修订说明

为深入贯彻党的二十大精神及全国教育大会精神，落实《国家职业教育改革实施方案》对高等卫生职业教育改革发展的新要求，服务新时期经济社会发展和"健康中国"战略的实施，人民卫生出版社经过充分的调研论证，组织成立了全国高等职业教育医学影像技术、放射治疗技术专业教育教材建设评审委员会，启动了医学影像技术、放射治疗技术专业规划教材第四轮修订。

全国高等职业教育医学影像技术专业规划教材第一轮共 8 种于 2002 年出版，第二轮共 10 种于 2010 年出版，第三轮共 11 种于 2014 年出版。本次修订结合《普通高等学校高等职业教育（专科）专业目录（2015 年）》新增放射治疗技术专业人才培养的迫切需要，在全国卫生行指委及相关专指委、分委会的全程指导和全面参与下，以最新版专业教学标准为依据，经过全国高等职业教育医学影像技术、放射治疗技术专业教育教材建设评审委员会广泛、深入、全面地分析与论证，确定了本轮修订的基本原则。

1. 统筹两个专业 根据医学影像技术、放射治疗技术专业人才培养需要，构建各自相对独立的教材体系。由于两个专业的关联性较强，部分教材设置为专业优选或共选教材，在教材适用专业中注明。

2. 对接岗位需要 对接两个专业岗位特点，全面贴近工作过程。本轮修订对课程体系作了较大调整，将《医学影像成像原理》《医学影像检查技术》调整为《X 线摄影检查技术》《CT 检查技术》《MRI 检查技术》，将《超声诊断学》《核医学》调整为《超声检查技术》《核医学检查技术》，并根据医学影像技术、放射治疗技术专业特点编写了相应的《临床医学概要》。

3. 融合数字内容 本轮修订充分对接两个专业工作过程与就业岗位需要，工作原理、设备结构、操作流程、图像采集处理及识读等岗位核心知识与技能，通过精心组织与设计的图片、动画、视频、微课等给予直观形象的展示，以随文二维码的形式融入教材，拓展了知识与技能培养的手段和方法。

本套教材共 18 种，为国家卫生健康委员会"十三五"规划教材，供全国高等职业教育医学影像技术、放射治疗技术专业选用。

教材目录

序号	教材名称	版次	主编	适用专业	配套教材
1	影像电子学基础	第4版	鲁　雯　郭树怀	医学影像技术、放射治疗技术	√
2	临床医学概要		周建军　王改芹	医学影像技术、放射治疗技术	
3	医学影像解剖学	第2版	辛　春　陈地龙	医学影像技术、放射治疗技术	√
4	医学影像设备学	第4版	黄祥国　李　燕	医学影像技术、放射治疗技术	√
5	X线摄影检查技术		李　萌　张晓康	医学影像技术	√
6	CT检查技术		张卫萍　樊先茂	医学影像技术	√
7	MRI检查技术		周学军　孙建忠	医学影像技术	√
8	超声检查技术		周进祝　吕国荣	医学影像技术	√
9	核医学检查技术		王　辉	医学影像技术	
10	介入放射学基础	第3版	卢　川　潘小平	医学影像技术	√
11	医学影像诊断学	第4版	夏瑞明　刘林祥	医学影像技术、放射治疗技术	√
12	放射物理与防护	第4版	王鹏程　李迅茹	医学影像技术、放射治疗技术	
13	放射生物学		姚　原	放射治疗技术	
14	放射治疗设备学		石继飞	放射治疗技术	√
15	医学影像技术		雷子乔　郑艳芬	放射治疗技术	√
16	临床肿瘤学		李宝生	放射治疗技术	
17	放射治疗技术	第4版	张　涛	放射治疗技术、医学影像技术	√
18	放射治疗计划学		何　侠　尹　勇	放射治疗技术	√

国家卫生健康委员会“十三五”规划教材

全国高等职业教育教材

供医学影像技术专业用

X线摄影检查技术

主　编　李　萌　张晓康

副主编　杨尚玉　黄兰珠　程曙文

编　者（以姓氏笔画为序）

王　利　泰山护理职业学院
王宝才　红河卫生职业学院
李　冰　四川卫生康复职业学院
李　萌　山东医学高等专科学校
李圣军　山东医学高等专科学校
杨尚玉　鹤壁职业技术学院
杨德武　北京卫生职业学院
邱勇钢　绍兴第二医院
沈秀明　上海市松江区卫生人才培训中心
张云鹏　邢台医学高等专科学校
张晓康　辽东学院医学院
张益兰　江苏医药职业学院
范文亮　华中科技大学同济医学院附属协和医院
黄兰珠　福建卫生职业技术学院
黄翔静　雅安职业技术学院
曹　阳　白城医学高等专科学校
崔军胜　南阳医学高等专科学校
程曙文　湖北职业技术学院
蔡小涛　山东第一医科大学

人民卫生出版社

图书在版编目（CIP）数据

X线摄影检查技术/李萌，张晓康主编. —北京：人民卫生出版社,2020

ISBN 978-7-117-29264-1

Ⅰ.①X… Ⅱ.①李…②张… Ⅲ.①X射线诊断-高等职业教育-教材 Ⅳ.①R814

中国版本图书馆CIP数据核字(2019)第251532号

X线摄影检查技术

主　　编：李　萌　张晓康

出版发行：人民卫生出版社（中继线 010-59780011）

地　　址：北京市朝阳区潘家园南里19号

邮　　编：100021

E - mail：pmph @ pmph. com

购书热线：010-59787592　010-59787584　010-65264830

印　　刷：人卫印务（北京）有限公司

经　　销：新华书店

开　　本：850×1168　1/16　　印张：16

字　　数：506千字

版　　次：2020年5月第1版　2025年5月第1版第8次印刷

标准书号：ISBN 978-7-117-29264-1

定　　价：56.00元

打击盗版举报电话：010-59787491　E-mail：WQ @ pmph. com

质量问题联系电话：010-59787234　E-mail：zhiliang @ pmph. com

第二届全国高等职业教育医学影像技术、放射治疗技术专业教育教材建设评审委员会名单

数字内容编者名单

主　编　张晓康　李　萌

副主编　杨尚玉　黄兰珠　程曙文

编　者（以姓氏笔画为序）

王　利　泰山护理职业学院
王宝才　红河卫生职业学院
李　冰　四川卫生康复职业学院
李　萌　山东医学高等专科学校
李圣军　山东医学高等专科学校
杨尚玉　鹤壁职业技术学院
杨德武　北京卫生职业学院
邱勇钢　绍兴第二医院
沈秀明　上海市松江区卫生人才培训中心
张云鹏　邢台医学高等专科学校
张晓康　辽东学院医学院
张益兰　江苏医药职业学院
范文亮　华中科技大学同济医学院附属协和医院
黄兰珠　福建卫生职业技术学院
黄翔静　雅安职业技术学院
曹　阳　白城医学高等专科学校
崔军胜　南阳医学高等专科学校
程曙文　湖北职业技术学院
蔡小涛　山东第一医科大学

主编简介与寄语

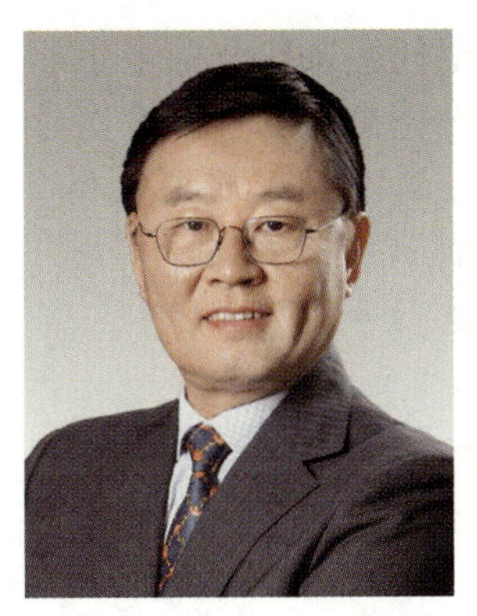

李萌，教授，山东医学高等专科学校医学影像系主任，山东省级教学名师。兼任中华医学会影像技术分会常务委员、全国卫生职业教育教学指导委员会医学影像技术专业分委会委员、山东省医学会放射技术分会副主任委员、山东省卫生职业教育专业建设指导委员会医学影像技术类分委会主任委员。主编国家级规划教材 6 部，主编、参编学术参考书 14 部，发表学术论文 10 余篇。获得省级教学成果一等奖 2 项、二等奖 2 项、省级科技进步三等奖 2 项，参与完成国家级教学成果二等奖 1 项，担任 2 门国家级精品课程及资源共享课程负责人。中华医学会影像技术分会首批“伦琴学者”获得者、日本放射线技术学会“国际贡献奖”获得者。

寄语：

医者是一种具有非常社会责任的神圣职业，专业素养是从业基础。爱岗敬业，学无止境，医学影像技师应把本专业技术知识和技能的再提高定位于立业之本。坚守事业，为患者服务，需要爱心、耐心、恒心，我们责无旁贷。

主编简介与寄语

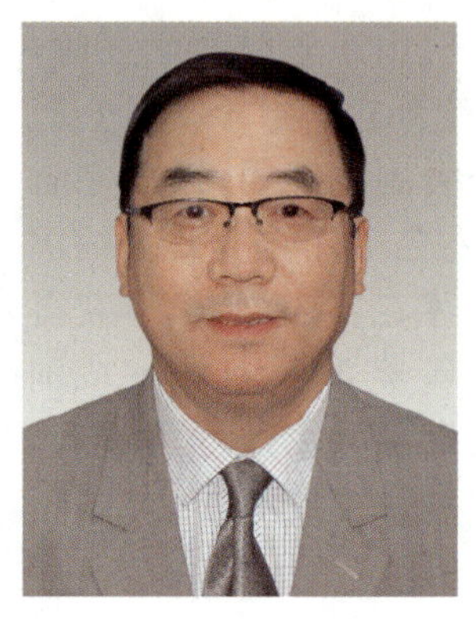

张晓康，副教授，辽东学院医学院临床医学教学部主任。兼任全国卫生职业教育教学指导委员会医学影像技术专业分委会委员，全国高等职业教育医学影像技术、放射治疗技术专业教材评审委员会委员。主编国家级规划教材 2 部，参编参考书、教材 10 部，发表学术论文 10 余篇。主持省级教育教学课题 1 项，获全国卫生职业教育研究发展基金教育教学研究课题三等奖 1 项。

寄语：

“医乃仁术，德为医本。”当你迈进医学的殿堂，就要牢记这句话的含义，在学习、工作和生活中不断培养自己优秀的品质和良好的职业道德；在专业上夯实基础知识，苦练基本技能，严谨、求精、勤奋，为医学影像事业贡献毕生精力。

前　言

为了认真落实党的二十大精神，我们组织编写了本教材。本轮编写一改既往教材成像理论和技术操作分离的状况，以岗位课程分类为原则，将临床 X 线摄影检查实际岗位中的成像原理和操作技术有机地结合在一起，依据高等职业教育高端技能型人才的培养目标，注重体现职业特点，突出强调“三基”，体现“五性”，适应“三个特定”的需要。

本教材是医学影像技术专业的核心课程之一。近年来随着医学影像学技术的不断发展，越来越多的成像手段应用于临床。虽然新的检查方式各有优势和特点，在一定程度上冲击和替代了传统意义上的 X 线摄影检查，但是常规 X 线检查的经济性、方便性和对一些组织结构的特异性显示的优势仍是不可代替的，更由于数字化摄影系统的快速发展和普及，使得 X 线摄影检查仍为临床最常用的检查手段。在本教材具体内容的编写上，我们加强了教学内容与实际工作岗位的对接，注重突出岗位的技能培养。编写遵循“整体优化”原则，加强与该专业其他教材的沟通和联系，以避免教材内容不必要的重复。同时在编写中参考了《放射师临床工作指南》，增加教材的适用性，对临床上已淘汰或不常用的检查方法尤其是 X 线摄影体位进行了必要的删减，部分知识放在数字内容中。本教材深入浅出，图文并茂，力求做到好读、好懂、好用，以培养学生专业操作技能为出发点和落脚点。

本教材参考总授课时数为 90 学时，实际学时可根据各院校的教学安排和学生具体情况进行相应的调整。为落实加强培养学生的专业操作技能的需要，本教材采用了主教材、数字内容、配套教材相结合的形式，将实训、学习指导、习题等内容纳入配套教材内。教材的理论授课学时数与实训、专业操作技能测试评价的学时比例原则上按 1∶1安排。

本教材在编写中得到了教材建设评审委员会和许多业内专家的指导和帮助，参考了许多专业著作，在此一并表示感谢。由于编者水平所限，对于教材存在的不足之处，恳请各位读者在使用中多提宝贵意见，以便改进。

李　萌　张晓康

2023 年 10 月

目　录

第一章 X线摄影检查技术概论

学习目标

1. 掌握：X线摄影检查技术的概念和研究范畴。
2. 熟悉：医学影像技师的定位及责任；熟悉本课程的主要特点，熟悉本课程的主要学习方法。
3. 了解：X线摄影检查技术的发展历程。

X线摄影检查技术是医学影像技术专业的核心课程之一。在本课程中所学到的知识和技能直接与临床医学影像科室X线摄影检查技术岗位相对接，决定了将来从事X线摄影检查技术工作应具备的知识与职业能力。本章主要讲述X线摄影检查技术的概念、研究内容与发展历程，医学影像技师的定位及职责，以及课程目标及学习方法。

一、X线摄影检查技术及其研究内容

X线摄影检查技术是利用医用X线摄影装置及成像机制，获取人体内部结构信息，以X线摄影方式提供医学诊疗照片图像的技术学科，是由多门学科交叉而形成的应用技术。在医学领域中，以影像手段提供诊疗信息的方式很多，但是从医学影像学科的建立与发展过程、影像检查属性以及临床岗位实际工作来分类，通常包括X线摄影、CT检查、MRI检查、核医学检查、超声检查等，而以各种可见光成像技术如光学内镜、眼底摄影、热成像等通常不包括在医学影像科室工作范畴内。

X线摄影检查技术主要研究在普通X线成像过程中，如何正确运用成像手段，克服不利因素，使被检者以最小的代价（痛苦、辐射损伤、费用、时间），最大限度地提取真实的人体解剖结构、病理、生理生化（指功能成像）信息，得到符合临床诊疗要求的影像。

X线摄影检查技术课程的主要内容包括X线摄影条件、X线检查体位、模拟和数字X线摄影成像技术、X线造影检查技术、影像处理和打印技术、X线摄影质量评价及管理。

二、X线摄影检查技术的发展历程

（一）普通X线摄影

1895年11月8日，德国物理学家威廉·康拉德·伦琴用一个高真空玻璃管和一台能产生高压的小型机器做实验时，发现了X线（图1-1-1）。

文献记载第一张X线摄影照片是伦琴于1895年12月22日拍摄的其夫人手的照片。据称当时曝光用时近15min。摄影板被处理后，伦琴夫人手骨的透亮影像（图1-1-2）显示在周围肌肉的黑影之中。

从伦琴发现X线的时刻起，影像记录方式、X线摄影的设备和围绕X线影像质量的相关技术逐步发生了巨大变化。伦琴在有生之年看到了他的发现已广泛地应用于疾病的诊断。

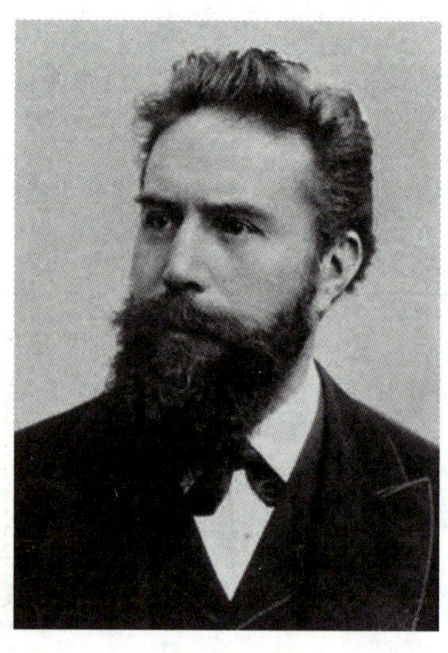

图 1-1-1　X 线发现者——伦琴像

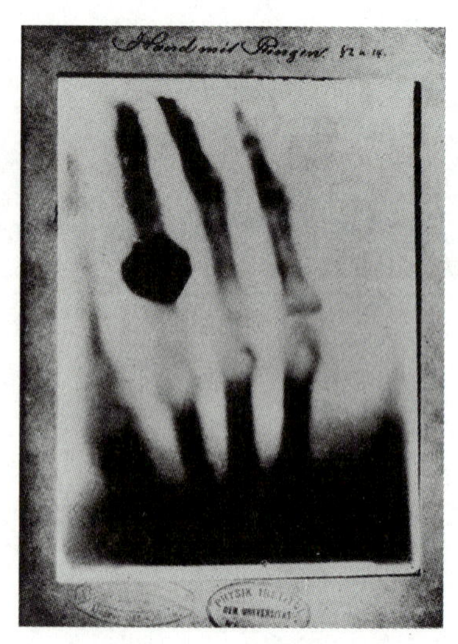

图 1-1-2　伦琴夫人的手像

在 1895 年,涂有一层乳剂的玻璃板、易弯曲的透明胶片和感光纸已广泛应用于普通的可见光摄影之中。专门为 X 线摄影设计的玻璃板,涂上对 X 线十分敏感的含银乳剂,能够记录宽范围的 X 线摄影密度。因当时产生的图像对比度低,尤其是对 X 线的吸收衰减程度差别不大的组织器官更是如此,所以高对比度显影剂的开发引起了人们的重视。

1897 年钨酸钙增感屏被应用在 X 线摄影中,大大降低了曝光量。1913 年硝酸纤维素片基胶片问世并用于临床,但硝酸纤维素片基胶片易燃,被称为“不安全”胶片。到了 1918 年,在片基两面都涂了高速感光乳剂的双面乳剂胶片配以双面增感屏,更大程度减少了曝光量,并使得活动滤线器的应用成为可能。1924 年醋酸纤维素片基的使用,提供了可靠的安全性。1933 年 X 线胶片片基开始被染成蓝色,以减少可见光透过透亮区时对眼睛的刺激。20 世纪 50 年代末聚酯片基取代了醋酸片基,这种片基更薄,减少了双面乳剂胶片的视差问题。

20 世纪 70 年代早期有关用于彩色显像管和影像增强管的稀土荧光体的研究,推动了应用于医学摄影中的稀土增感屏的发展。新型的发绿光或蓝光的增感屏都由 X 线发光效率高的荧光体制成,不同的 X 线胶片的吸收光谱与各自相对应的增感屏发光光谱匹配,使曝光条件进一步降低。荧光交迭效应的控制技术与新型扁平颗粒乳剂的联合进一步提高了屏-片系统的成像质量。

从 X 线摄影的角度上看,常规 X 线摄影自始至今一直广泛应用于临床影像学检查,而且随着技术的更新,不断加以改良和进步。

1920 年之前被称为 X 线初级应用阶段。这一时期还没有认识到辐射伤害问题,X 线使用较泛滥。直到 1920 年代以后才开始采用各种防护装置进行技师和被检者的防护。

1920—1950 年可以看做是 X 线临床应用与开发阶段。旋转阳极 X 线管(1929 年)、滤线器(1921 年)、X 线断层摄影装置(1930 年)、多轨迹断层摄影装置(1951 年)、光电限时器(1942 年)、影像增强器(1948 年)、自动洗片机(1956 年)、荧光缩影摄影(1968 年)等装置和器材相继出现,使得模拟影像的摄影技术得到了广泛的发展。钼靶 X 线管的开发应用到了乳腺等软组织摄影中。

随着计算机技术的不断更新,尤其是 1972 年 CT 机的问世使放射学影像开始了数字化。自 20 世纪 80 年代,在 X 线摄影设备中相继开发应用了计算机 X 线摄影(computed radiography,CR)、数字 X 线摄影(digital radiography,DR)成像技术。进入 21 世纪以来,CR 和 DR 得到广泛应用。许多全新的数字化成像设备迅猛崛起,使 X 线摄影进入了全面数字化时代,构筑了全新的 X 线摄影技术。与模拟 X 线摄影不同的是,数字 X 线摄影技术的发展和进步体现在硬件和软件两个方面。

CR 是使用含有光激励发光物质的成像板(image plate,IP)作为载体的一种数字化摄影技术。该技术自 20 世纪 70 年代开始研究,到 80 年代初应用于临床,进入 90 年代以后 CR 技术日益成熟,在临床应用中得以普及。CR 的发展,前期主要是 IP 的改进,提高其转换效率及使用寿命。2003 年 CR 在读出技术上出现了线阵阅读和双面阅读技术。线阵阅读是 CR 阅读器扫描方式的改进,即由点激光扫

描改为线激光扫描，加快了扫描速度，提高了整体采集效率。双面阅读技术的 IP 采用透明支持层，使用双面 CR 阅读器处理，双面同时采集 IP 信息，提高了输出信噪比，获得了更好的影像质量。

DR 是一种采用平板探测器（接收器）获得直接数字化影像的摄影技术。1995 年北美放射年会报道了非晶态硒直接转换型静态平板探测器（flat panel detector，FPD）。1997 年已有关于采用间接转换和直接转换型 FPD 的 DR 应用报道。2001 年可用于数字透视和摄影的 10～30 帧/s 的大面积 FPD 已由实验室走向临床。动态 FPD 技术的开发也促进了数字合成体层成像的临床应用和发展。

（二）口腔 X 线摄影

X 线发现后不久便被用于牙齿摄影。随着科技的发展，口腔颌面医学影像摄影进步迅速，各种型号的 X 线设备纷纷登场，各种新颖的技术不断涌现。20 世纪 70 年代末间接数字化 X 线摄影首先应用于口腔科，后来发展为以 CCD 传感技术为基础的数字化牙片摄影技术，直到后来出现了以 IP 为基础的口腔 CR 技术。1989 年法国人 Francis Monyen 首次将数字化成像系统引入牙科影像学检查，同年 FDA 标准将其应用于口内成像，称之为 X 线直视摄影（radio visio graphy，RVG）。特别是进入 21 世纪以来，数字 X 线摄影技术得以广泛应用，口腔专用牙片摄影机、曲面体层摄影机以及后来锥形束 CT（cone beam computed tomography，CBCT）的开发应用，使得口腔影像学检查更加全面细致。

（三）乳腺 X 线摄影

乳腺 X 线摄影检查始于 1913 年，德国的 Saloman 最早开始进行乳腺癌的 X 线诊断研究，美国的 Warren 于 1930 年采用细颗粒胶片与增感屏进行乳腺摄影，不过以上方法都是使用的钨靶 X 线机，成像质量欠佳。1970 年法国首先推出了专用于乳腺及其他软组织摄影的钼靶 X 线机，这是乳腺 X 线摄影技术的一次重要突破，无论是乳腺细微结构的显示能力还是照片对比度都明显提高。进入 20 世纪 80 年代，随着数字技术在医学影像的应用，数字乳腺 X 线摄影系统的研制与临床应用逐步替代传统的屏-胶组合而成为主流。数字探测器对 X 线的吸收率高，有更宽的动态范围和良好的线性，能够以较低的辐射剂量和系统噪声实现较高的密度分辨力，辅之以强大的系统图像处理功能，从而有利于癌灶的检出。

（四）数字断层融合成像技术

断层融合成像技术基于奥地利数学家雷杜的研究。雷杜曾在 19 世纪 20 年代用数学方法证实，一个立方体如果能利用前后、上下或左右等多个角度加以表现，则可以充分显示出它的立体特征。雷杜的这一论点后来成为 CT 等多种三维成像方法的重要理论基础。荷兰的 Ziedes des Plante 将这一理论引入到医学领域，传统的几何体层摄影（纵断体层摄影）得以发明，用来观察人体的内部层面结构。理论上可以证明，利用多个角度的投影数据可以重建出任意层面的图像。1972 年 Grant 创造了“tomosynthesis”一词，意思是可以回顾性重建任意位置的层面图像。但受当时技术条件所限，尤其是计算机和探测器等设备性能的限制，只能使用比较原始的手段和非数字（模拟）的方法来实验他的理论。由于 CT 的发明及临床广泛应用，合成体层成像的研究曾一度中断。近年来随着计算机性能的提高、数字图像处理技术的进步以及数字平板探测器的研制成功，人们开始用计算机方法进行合成体层成像的研究，使这项技术呈现出良好的发展前景。数字合成 X 线体层成像仅需要一组有限角度内的离散投影数据，利用计算机进行回顾性处理可以重建出物体任意深度的层面图像，相比 CT 需要受检体的全方位（360°或 180°）投影信息，有独特的优势和较强的适应性，容易与普通 X 线设备融合，而且辐射剂量较小，在乳腺、呼吸系统、骨关节系统等都有着重要的临床应用价值。

（五）X 线造影检查

造影检查最早始于 1898 年的胃肠道，开始使用的是硝酸铋，由于副作用比较大，后来于 1910 年改用硫酸钡。1912 年气体被应用于脑部造影，之后又被应用于腹腔、关节等部位，后来 CT 技术广泛应用，气体造影检查被淘汰。碘制剂用于造影检查是在 20 世纪 20 年代初，剂型有油剂、水剂、片剂等，先后被应用于脊髓、胆道、尿路、心脏、血管以及生殖器官的造影检查。早期的无机碘制剂不良反应大，有机碘制剂减少了不良反应。20 世纪 60 年代提出了低渗性对比剂的概念，随之开发出了非离子型对比剂，使对比剂的不良反应大大减小。目前心血管造影检查几乎全部都是非离子型对比剂。造影检查技术早期大都是经过外周静脉注射或直接引入目标脏器，20 世纪 50 年代 Seldinger 对动脉插管的方法做了改进，由选择性造影向超选择性造影前进了一大步。随着计算机和影像设备技术的进步，数字

减影血管造影（DSA）设备技术也向一体化、程序化、自动化、智能化等方向快速发展。

（六）X线图像处理

图像处理软件的进步主要是开发了组织均衡的处理软件。该软件的特点是根据不同部位自动使每幅图像最优化，也就是自动调整原曝光图像中过亮及过暗的区域的灰度，使一幅图像中的各解剖结构的亮暗程度显示更加均匀、协调，从而提高原曝光图像中过亮或过暗部位的对比度和细节的显示能力。另外，还开发有其他诸多专用软件，如自动噪声控制、长肢体拼接成像、能量减影、自动质量控制等。这些软件的开发和应用有助于充分利用和发挥数字X线摄影的优点和长处，一次采集可以获得不同效果、不同功用的图像，充分满足临床诊断需要。

当前影像技术已经基本完成了由模拟向数字的过渡，数字时代的影像技术研究如何正确和充分使用设备，克服检查技术的发展不利因素。在尽量减少被检者痛苦和损伤的情况下快速获取真实、直观、满足临床需要的影像已成为当前研究的重点。

需说明的是，医学影像检查技术经过了模拟、数字两个主要发展历程，并逐步建立起来一个较为完整的检查系统。为确保这些检查技术发挥作用，必须树立世界卫生组织（WHO）提出的医学影像诊断质量保证（quality assurance，QA）和质量控制（quality control，QC）的理念，即质量管理（quality management，QM）的理念。若不建立这样的理念，即使检查技术非常现代化、数字化，也不能为诊断医师提供清晰、准确、足量的影像诊断信息。

三、医学影像技师的定位及职责

（一）医学影像技师的定位

医疗服务是由全体医务工作者组成的工作团队相互配合共同完成的。医学影像技师作为医疗队伍中的一部分，从事的工作是临床医疗工作过程中的一个不可或缺的环节。医学影像技师是具有特殊技术的医务人员，要有技术、有形象、有修养、有尊严、高姿态，要在自己所处的岗位上做好两个服务：一是为其他医疗工作者做好服务，充分发挥设备性能和自身技术优势，满足整个医疗团队的需要；二是要对被检者表示出关爱，要理解其心情，尊重其隐私，包容其过激言行，用安慰、鼓励的语言争取其配合检查。使自己的工作成为医疗服务中的可靠一环，使自己的服务过程和结果成为精品。

（二）医学影像技师的职责

医学影像技师的主要职责是充分发挥设备功能和性能，最大限度地提取人体解剖结构、病理学、生理生化信息，得到真实的、满足临床诊断要求的影像学佐证。

医学影像技师应充分理解每一位被检者影像学检查目的和影像医师、临床医师希望得到的诊断信息，发挥设备的最大功效和自身潜力，尽最大可能满足诊断的需要；应结合检查申请单，综合之前得到的各种信息，及时主动地作出合理修正，或追加必要的检查；必要时与医师联系，共同商定检查方案，以减少不必要的延误；应掌握每一位被检者的临床信息，随时注意检查过程中所观察到的、对诊断或治疗有意义的症状和体征，以便提供给医生作为诊断与治疗的参考；对被检者进行监测，当被检者出现紧急情况时，应及时妥善处理，避免检查中发生意外；应熟知辐射防护知识，在检查中对被检者及其陪同人员特别是孕妇和儿童做有效的防护。

医学影像技术发展日新月异，医学影像设备的技术含量也越来越高，功能越来越丰富，更新周期越来越短，这就要求医学影像技师紧跟时代发展，加强知识更新，不断提高操作技能，学好、用好新设备，要全面掌握设备的应用，充分发挥设备的功能和性能。如果医学影像设备的功能不能得到充分利用，就会造成医疗资源的浪费。开发、利用好医学影像设备，发挥其全部作用，提高诊断的准确性，更好地为被检者服务，影像技师责无旁贷。

（三）医学影像技师誓词

2018年中华医学会影像技术分会第八届委员会提出了旨在倡导“奋发向上与自强不息的专业精神、坚定专业理想与信念”的医学影像技师的誓词，内容如下：

“作为放射影像技师和医学影像技术专业人员，我正式宣誓：

我决心献身医学影像技术事业，大医精诚、待患如亲，全心全意维护受检者权益。

我衷心感谢父母师长，善结同道同仁，博学强志，仁爱奉献，感恩回报社会。

我誓言秉承勤研技术，遵循辐射实践最优化，科普放射知识，提升专业与人文素养。

我牢记实践团结互信、医技护工信协作、精益精准之信念，追求影像品质。

我庄严、自主、光荣地做出上述承诺。”

作为未来的医学影像技术从业者，必须树立责任意识，恪守医德，弘扬救死扶伤的人道主义精神，履行好岗位职责，以高超的技术，为高质量服务于就医者做出贡献。

四、课程总目标及学习方法

（一）课程总目标

X 线摄影检查技术是医学影像技术专业的专业核心课程之一。学习这门课程的目的是应用 X 线摄影检查设备和专业操作技能，为临床提供符合要求的医学影像图像，使被检者得到正确诊断和治疗，在检查过程中尽量减少被检者痛苦，减少被检者接受的放射线辐射剂量。

通过本课程的学习，掌握 X 线摄影检查的基本要素和投影成像原理，各部位 X 线摄影检查体位设计、X 线造影检查、乳腺 X 线摄影检查、口腔 X 线摄影检查等基本知识；掌握检查过程的基本操作步骤；熟悉各种检查方式中的基本参数选择；熟悉各种检查的适应证、禁忌证以及临床诊断要求；熟悉各种检查中的操作注意事项；掌握基本图像后处理知识；掌握 X 线摄影质量管理学的基本概念并熟悉其常用管理方法。

能够理解临床会诊单的检查意图，正确决定影像学检查的方法，并能独立进行操作，按照操作规范要求完成整个检查过程；学会对获取的屏-片 X 线摄影、CR、DR 等影像资料的识别，并初步评价影像质量；在 X 线摄影检查过程中具有一定的应急、应变的处理能力，以适应 X 线摄影检查的不确定性。

能积极配合临床进行医学影像临床技术实践；了解和认识对每一位被检者的影像学检查所负有的个人责任；具有解决问题的能力，或提供解决问题及需求的方法；及时了解本学科的最新发展，建立对自身继续教育负责的意识。

（二）本课程的学习方法

本课程具有很强的应用性和实践性。根据 X 线摄影检查技术的特点，在学习中应掌握以下学习方法：

1. 树立应用基本理论知识提高动手能力的理念　学习本课程基本理论知识的出发点和落脚点是培养专业操作技能，这是学习本课程的正确方法和指导思想。

2. 分组实验讨论的方法　本课程的实验是验证性实验，实验内容是让学生学会显示人体各重要器官及可能出现病灶的肢体位置的检查方法。由于人体结构复杂，显示出的病灶影像易重叠、显示不清或显示不出来。操作稍有失误，就意味着需要重新检查，不仅浪费资源和被检者的时间，更会增加被检者的放射损伤。因此，实验技师要认真备课，做好预示实验，保证准确无误地给学生做出检查操作示范，体现以被检者为中心的思想，使学生认真学习检查技术和爱护被检者健康的意识。每个人对知识理解的深度和准确度都有所限，通过分组实验可以相互帮助和讨论，以正确掌握实验操作的技能。

3. 独立操作实训的学习方法　分组实验方法有优点，也存在不足之处，如动手机会少，独立的专业操作技能难以熟练掌握。可以通过开放实验室进行实训的方法，让每一位学生独立操作，锻炼专业操作技能。若让学生作为“被检者”，体会“被检者”在检查过程中的体位摆放，则更利于学生掌握实际操作技术。有条件的学校可以安排学生到附属医院或教学医院进行实训学习。

4. 采用评价像质的方法提高学生的应用理论知识的能力　学生通过实际操作获得符合临床要求的医学影像，这是师生共同期待的结果，但是初学者很难做到。为了培养学生的这种能力，对符合临床要求的和不符合临床要求的医学影像进行正确的评价，应用成像技术知识分析成败并找出原因，学生可以在这一过程中巩固所学的理论知识和应用方法。

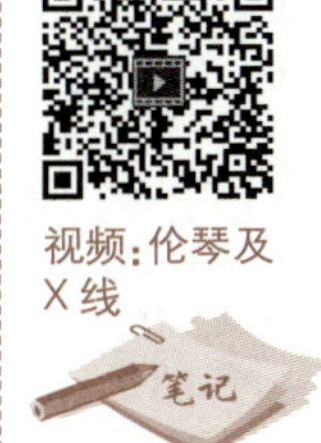

视频：伦琴及 X 线

医学影像检查技术是一门与时俱进的应用性很强的学科，认真学习和掌握新知识、新方法，围绕未来的工作岗位，把握“学以致用”这个主题，也就掌握了学习这门课程的真谛。

（李　萌）

笔记

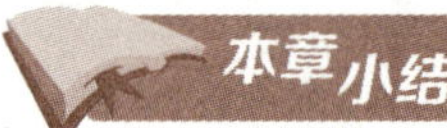

X线摄影检查技术是利用普通医用X线摄影装置及成像机制获取人体内部结构信息，以X线摄影方式提供医学诊疗照片图像的技术学科，是由多门学科交叉而形成的应用技术。作为一名医学影像技术人员，应该了解本学科的发展历史，明确自己的定位及职责，根据学科特点，运用适当的学习方法，掌握本课程的基本理论、基本知识、基本技能，结合岗位的人才要求，学好本门课程。

思考题

1. X线摄影检查技术研究的主要范畴是什么？
2. 简述X线检查技术发展中的重大发展内容与时间节点。
3. 对本课程的认识和今后的学习打算是什么？

第二章　X 线摄影原理的认知

学习目标

1. 掌握：X 线管焦点的概念；X 线照片密度、X 线照片对比度的概念；影响照片密度及影响照片对比度的因素；散射线对照片的影响；消除散射线的方法；锐利度及其影响因素；照片模糊的概念及其分类；CR 成像过程原理；CR 成像理论；非晶硒和非晶硅 DR 成像原理及工作流程。

2. 熟悉：X 线摄影及 X 线透视的特点；成像性能的主要参量；X 线束的特点；滤线栅的主要性能参量；X 线照片的层次及其影响因素；医用 X 线胶片、增感屏的基本结构及特性；影响照片模糊的因素；IP 的结构及特性；CR 后处理方法；影响 CR 图像质量的因素；直接和间接平板探测器的结构；影响 DR 图像质量的因素。

3. 了解：扁平颗粒技术；X 线照片影像的失真度；CR 的发展及临床应用；CCD 探测器和多丝正比电离室摄影设备的结构及成像理论。

第一节　模拟 X 线成像原理

模拟 X 线成像是利用 X 线与物质作用产生衰减的特性，使用相同强度入射的 X 线通过人体时，由于人体组织密度与厚度不同，X 线衰减也不相同，使用透过人体的 X 线强度不同，形成了 X 线强度的差异。具有强度差异的 X 线作用于胶片或荧光屏，使胶片感光或使荧光屏产生不同亮度的荧光。经感光的胶片通过胶片的冲洗，形成了 X 线照片影像，此过程为 X 线摄影检查；荧光屏产生不同亮度的荧光，就形成了传统 X 线透视的影像，此过程为 X 线透视检查。

模拟 X 线成像一旦形成，不可以对影像进行任何改变，所以对摄影条件和冲洗条件要求很严格。模拟 X 线成像最大的缺点是影像密度和对比的动态范围有限，其影像信息又为模拟量，所以不能利用计算机进行处理，更不能对影像进行后处理。随着医学影像技术的发展，模拟 X 线成像将逐渐完成使命，退出历史舞台。

一、模拟 X 线成像的基本条件

模拟 X 线图像的传递过程：信息载体→信息源→信息接收器（屏-片系统等）→暗室冲洗→显示图像→读取图像。模拟 X 线成像的基本条件有三要素：①模拟 X 线成像的信息载体，即 X 线；②信息源，即受检体；③信息接收器（IR）。

（一）信息载体

在模拟 X 线成像中，X 线是人体组织结构信息的载体，在成像中起着至关重要的作用。

X 线与可见光、红外线、紫外线等都是电磁波，只不过 X 线的频率较高，约在 $3\times(10^{16}\sim10^{19})$ Hz 之间，波长很短，约在 $10^{-2}\sim10$nm 之间。X 线的产生是阴极灯丝发射出的高速电子束和阳极靶面相互作用的结果。在真空条件下，高千伏的电场产生的高速电子流与靶物质的原子核和内层轨道电子作用，分别产生连续 X 线和特征 X 线。从 X 线管发出的 X 线束与靶面物质的原子序数（Z）、管电流量

(mAs)、管电压(kV)及高压波形有关。

在 X 线成像中,当管电压一定时,X 线管发出的 X 线束的强度(I_0)是基本均匀的。其穿过人体不同组织时,由于各种组织对 X 线的衰减程度(μ)不同,致使透过各种组织到达影像接收器的 X 线强度(I)不同,即影像信息就有了不同。因此可以说,X 线是我们人体组织结构信息的载体。光子能量越大,X 线的波长越短,穿透物质的能力越强。X 线对人体不同组织穿透性能的差别是 X 线摄影和透视的基础。

(二)信息源

X 线成像的信息源是被检人体。人体由骨骼、肌肉、脂肪等各种组织构成,其原子序数(Z)、组织密度(ρ)不同,形成了不同的对 X 线的衰减系数(μ)。成像时,X 线束进入人体后,一部分 X 线被人体组织结构吸收和散射,另一部分透过人体,沿原方向向前传播。X 线通过人体组织时是按照指数规律衰减的,即:

$$I=I_0 \cdot e^{-\mu d}$$

式中:I_0 为入射被检体的 X 线强度,I 为透过被检体衰减后的 X 线强度,d 为被检体厚度,μ 为线性衰减系数。

X 线通过人体的衰减规律一般采用单能窄束 X 线的指数衰减规律。当 X 线的衰减以光电吸收为主时,被检体的线衰减系数 μ 与人体组织的 Z、ρ 存在着如下关系:

$$\mu=K \cdot \lambda^3 \cdot Z^4 \cdot \rho$$

即人体不同组织结构的 Z、ρ 不同,其对 X 线的线性衰减系数 μ 也不同。因此,一束强度为 I_0 的原发 X 线透过人体组织后,其透过 X 线强度 I 是不一样的,即产生了 X 线对比度(K_X)。人体组织结构大致可分为骨骼、肌肉、脂肪及空气四大类,对 X 线的衰减按骨骼、肌肉、脂肪、空气的顺序逐渐减弱,一些组织比其他组织能衰减更多的射线,这种衰减差异的大小就形成了 X 线影像的对比度,然后通过各种影像接收器(探测器),进而形成可见的 X 线影像。

(三)信息接收器

模拟 X 线成像的信息接收器为屏-片系统或影像增强器。

模拟 X 线摄影的信息接收器是屏-片系统。屏-片系统由增感屏与 X 线胶片组合而成。屏-片系统使胶片感光形成潜影,通过冲洗处理形成照片影像。

透视的信息接收器是荧光屏或影像增强系统。荧光颗粒在 X 线的激发下产生不同的荧光强度,形成透视影像。

(四)模拟 X 线影像的形成与传递

X 线通过肢体被检部位时,一部分射线被吸收和散射,另一部分则通过肢体成为具有诊断信息的 X 线。在这一过程中,由于肢体被检部位的结构和成分不同,X 线穿过肢体后形成了强度差异,已具备被检肢体的信息。通过各系统的传递和变换,将人眼观察不到的 X 线信息记录在胶片上,通过转换成为人眼可见的光学密度影像。因此,X 线影像的形成是一种影像信息传递与转换的过程。

1. 模拟 X 线影像的形成　X 线管产生的 X 线穿过被检体(三维空间分布)时,由于组织的吸收和散射而衰减,使透过被检体后的 X 线强度分布出现差异,到达荧光屏、影像增强器等,直接转换成可见光强度的分布;或通过屏-片系统使胶片感光,经过化学处理后转换成可见光密度分布的照片影像。

(1) X 线透视:是利用 X 线的穿透性和荧光效应在荧光屏上形成人体组织结构影像的检查方法,是一种经济、简便的检查方法。透视的优点在于可多角度、实时动态观察组织器官的形态和功能。但动态的影像不能永久保留,影像的细节不及摄影,且被检者接受的辐射剂量较大。

X 线透视过程:X 线→被照体(信息源)→透射线(信息载体)→接收器(荧光屏)→影像形成。这种荧光图像称为正像,即图像中透过被检体的 X 线分布多的区域,转换的可见光亦多。按照接收器的不同,可分为荧光屏透视和影像增强透视。

荧光屏透视的接收器是荧光屏。由于荧光亮度太弱,必须在暗室进行,操作不便,而且影像效果不佳,目前临床上已经淘汰。

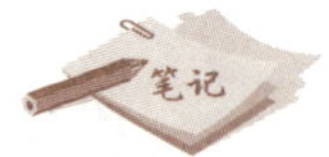

影像增强透视的接收器是 X 线电视系统。X 线电视系统是由影像增强器、光分配器和闭路电视

组成。影像增强器包括增强管、管套和电源三部分,其中增强管是影像增强器的核心,它可把接受的 X 线影像转换成可见光影像,并由输入屏的光电阴极转换为电子影像;在阳极电位和聚焦电极电位共同形成的电子透镜作用下加速聚焦,撞击在输出屏上,形成缩小并增强的电子影像;电子影像再由输出屏转换成可见光影像。可见光影像与电视摄像机、监视器配接,显示透视影像。阳极电位越高,光电子运动速度越快,撞击到输出屏时动能越大,输出屏亮度越高。影像增强透视使影像亮度明显提高,透视可由暗室转为明室,方便操作。

(2) X 线摄影:是应用光或其他能量来表现被照体信息状态,并以光学影像进行记录的一种技术。其优点在于影像的空间分辨力高、被检者受照剂量小及影像便于长期保存记录等。不足在于照片影像是瞬间固定的,难于动态了解脏器的变化。

X 线摄影过程:不同能量 X 线→被照体(信息源)→透射线(信息载体)→接收器(屏-片系统)→冲洗加工→照片(影像形成)。按照 X 线能量的不同,可分为普通 X 线摄影、软 X 线摄影和高千伏摄影等。

1) 普通 X 线摄影:是指使用管电压在 40~100kV 产生的 X 线进行的摄影技术,是临床上主要应用的摄影方法。

2) 软 X 线摄影:是指使用管电压在 25~40kV 产生的软 X 线进行的摄影技术,也称软组织摄影。其基本原理是利用钼靶 X 线机产生的单色性强、波长恒定、强度较大的 X 线,增加光电效应,扩大软组织的 X 线吸收差异,以此获取具有一定对比的软组织影像。

由于软组织的有效原子序数 Z 差别不大,缺乏天然对比。但在光电效应中,光电效应系数(μ_τ)与作用物质原子序数(Z)的四次方成正比,与 X 线波长(λ)的三次方成正比,即:

$$\mu = K \cdot \lambda^3 \cdot Z^4 \cdot \rho$$

在软 X 线照射时,X 线波长较长,软组织间可产生较大的衰减系数差,得到较大的 X 线对比度。因此,可获得照片对比度好、层次清晰的软组织照片。目前临床上多用于乳腺摄影。

3) 高千伏摄影:是指使用 120~150kV 的高电压产生 X 线进行的摄影技术。其基本原理是,管电压在 120~150kV 甚至更高时,X 线作用于人体主要是康普顿散射,这时 X 线的衰减主要受组织器官的原子序数的影响。肢体各组织对比度系数之差($\mu_1-\mu_2$)随着管电压的上升而降低,但管电压升至 120kV 以上时,肢体各组织对比度系数之差($\mu_1-\mu_2$)降至最低值。因此,X 线照片也相应呈现低对比度。临床上高千伏摄影多应用于胸部,虽然照片上肺组织与肋骨都呈现低对比,但影像的层次丰富,肺野也清晰可见,照片可呈现肺纹理连续追踪的效果,增加了病灶的可见性。

2. 模拟 X 线影像的传递　X 线影像信息的传递如图 2-1-1 所示,可分为 5 个阶段。

(1) X 线信息影像的产生:X 线对三维空间的被照体进行照射,获得载有被照体信息成分的强度

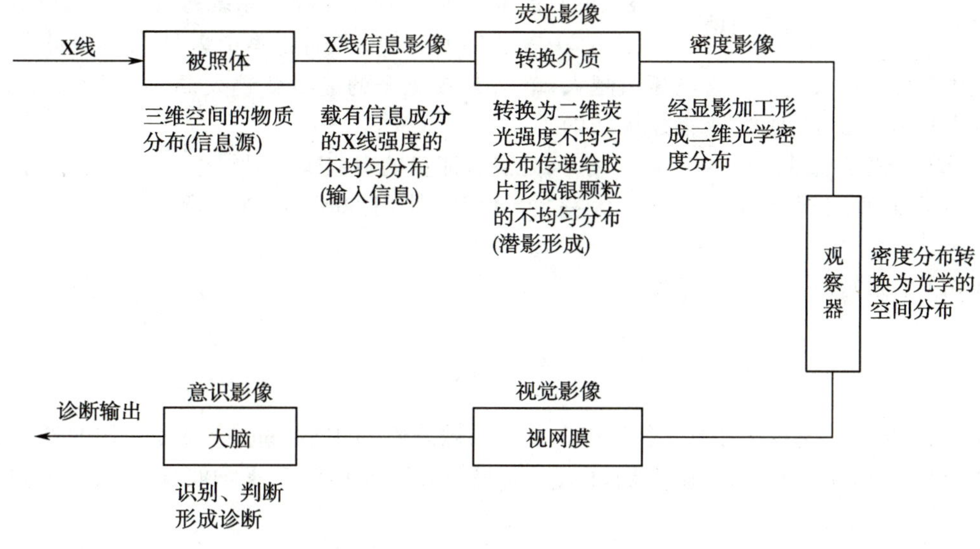

图 2-1-1　X 线信息影像的形成与传递

不均匀的 X 线。这种信息形成的质与量，取决于被照体因素（原子序数、密度、厚度）和射线因素（线质、线量、散射线）等。

（2） X 线信息影像的转换：将不均匀的 X 线强度分布，通过接收器（增感屏-胶片系统、荧光屏、影像增强器等）转换为二维的光强度分布。若以增感屏-胶片体系作为接收器，则荧光强度分布传递给胶片，形成银颗粒分布（潜影形成）。冲洗加工处理后，将潜影转换为二维光学密度的分布，即把不可见的 X 线影像信息转换成可见的密度影像。若以荧光屏或影像增强器作为接收器，则把 X 线转换成可见光的透视影像。

（3） 密度分布转换成可见光的空间分布：借助观片灯，可将密度分布转换成可见光的空间分布，然后投影到视网膜。此阶段信息传递的质量取决于观片灯的亮度、色光、观察环境以及视力。

（4） 视觉影像的形成：通过视网膜上明暗相间的图案形成视觉影像。

（5） 意识影像的形成：通过对视觉影像的识别、判断，做出评价或诊断。此阶段信息传递取决于医师的学历、知识、经验、记忆和鉴别能力。

二、X 线束与 X 线管焦点

（一）X 线束

1. X 线束的形状　X 线管阳极靶面上产生的 X 线原本是按一定规律向各个方向发射，由于阳极结构的自身吸收以及 X 线管套和窗口的限制，实际上 X 线管发出的 X 线是以阳极靶面的实际焦点为锥尖的锥形射线束（图 2-1-2）。

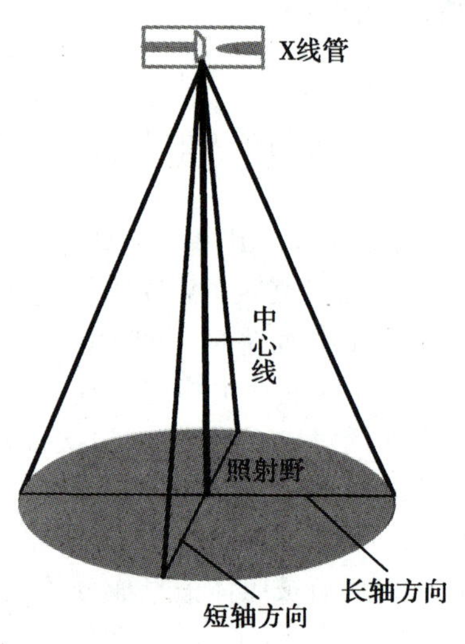

图 2-1-2　摄影用 X 线束示意图

X 线束中心部分的射线称为中心线。中心线垂直于窗口平面，是摄影方向的代表。一般情况下，中心线应通过被检部位的中心并与胶片垂直，有时也需要倾斜一定角度经被检体射入胶片。X 线束中除中心线外的射线称为斜射线，在某些特殊体位摄影时偶尔利用斜射线作为中心线摄影，以减少肢体影像的重叠。

由于 X 线是具有直进性的锥形射线束，所以 X 线摄影的影像放大是必然的。影像放大率的大小对于影像的质量和观察效果都有很大的影响。

2. X 线束的量与质　X 线束的能量是对感光系统产生感光效应的根本因素。它取决于 X 线光子的数量以及单个光子的能量大小。

（1） X 线的量：决定 X 线的量多少的是管电流量，即曝光所用的管电流值与曝光时间的乘积，记做 mAs。X 线的量越大，X 线束的总能量就越大，所给予感光系统的感光效应就越大。

（2） X 线的质：是用来描述单个 X 线光子能量大小的。X 线的质是由管电压所决定的。管电压值越大，单个 X 线光子的能量就越大，X 线束的总能量也就越大。临床上常用“X 线的硬度”来描述 X 线的质。

X 线束中的光子能量大小不一、波长不等，是混合能量的射线束。射线束中单个光子的最大能量从理论上应等于所用管电压值的电子伏特数。例如，使用 80kV 管电压所得到的最大光子能量是 80keV。

X 线光子的最短波长计算公式为：

$$\lambda_{min}=\frac{1.24}{kV}$$

式中：λ_{min} 表示 X 线管发射的 X 线束中 X 线的最短波长，单位是 nm；kV 表示所用的管电压值。

在 X 线管发射的 X 线束中，最强波长（λ_{max}）是最短波长的 1.5 倍，平均波长（λ_{mean}）是最短波长的 2.5 倍。记作：

$$\lambda_{max}=1.5\lambda_{min}$$

$$\lambda_{mean}=2.5\lambda_{min}$$

3. X线束的能量分布　X线束在照射野内的线量分布是不均匀的。照射野是指通过X线管窗口的X线束入射于成像介质的曝光面大小。若用一块厚为1.0mm的铅板，在上面加工几排平行的针孔，并将此铅板置于焦点和胶片正中。用适当的条件进行曝光，便可得到一张多个焦点针孔像的照片。

（二）X线管焦点

1. X线管焦点的概念　X线管焦点是X线的发生区域。焦点的大小、形状及线量是X线管焦点成像性能的主要参量之一，与成像系统的成像性能有密切关系。焦点的大小除与X线机本身的设计有关外，也与焦点的投影方位及使用的曝光条件等因素有关。

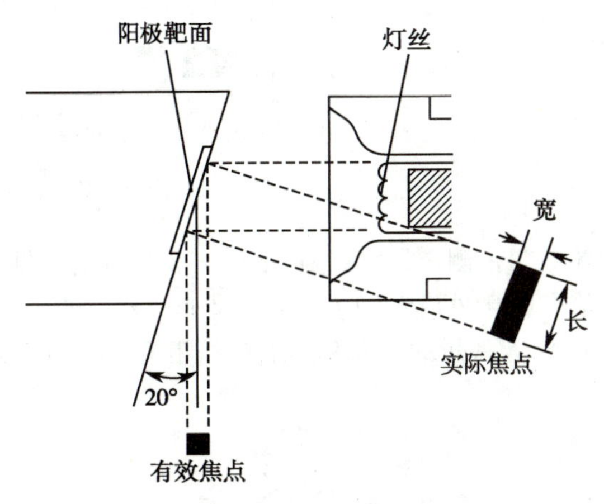

图2-1-3　实际焦点与有效焦点示意图

（1）实际焦点：是指灯丝发射的电子经聚焦后在X线管阳极靶面上的撞击面积。X线管阴极灯丝发射的电子在高压电场作用下高速撞击阳极靶面时，因电子间库仑斥力的存在而相互排斥产生扩散，表现为一个发生X线的焦点面积。设计阴极灯丝于聚焦槽内，就是使撞击阳极靶面的电子束聚集而缩小撞击面积。由于X线管的灯丝呈螺管状，所以阳极靶面上形成的电子撞击面从理论上讲约呈矩形。实际焦点的大小取决于聚焦槽的形状、宽度以及灯丝在聚焦槽内的深度（图2-1-3）。

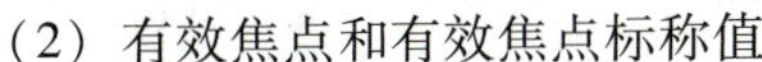

（2）有效焦点和有效焦点标称值

1）有效焦点：X线管阳极靶面具有一定的倾斜角度，即阳极倾角。它是阳极靶面与X线管长轴的垂直面所构成的夹角，用α表示。一般阳极倾角为17°～20°。由于靶面的倾斜，实际焦点的投影在不同方位上的大小是不一致的，这些在像面上不同方位上实际焦点的投影称为X线管有效焦点。有效焦点的大小对X线成像质量影响很大。作为X线管焦点成像性能的参量之一，通常我们把实际焦点在X线管长轴垂直方向上的投影称为X线管标称的有效焦点。有效焦点约为一矩形，其大小可用$a \times b\sin\alpha$来表示。其中，a为焦点的宽，b为焦点的长，α为阳极倾角。

2）有效焦点标称值：1982年国际电工委员会（IEC）336号出版物上阐述了用无量纲的数字（如1.0、0.3、0.1等）来表示有效焦点的大小，此数字称为有效焦点标称值，其值是指有效焦点或实际焦点宽度上的尺寸。另外，由于焦点面上的线量分布是不均匀的，故在描写焦点成像性能时又用“等效焦点”来描述。

（3）主焦点与副焦点：阴极灯丝在聚焦槽内的位置对阴极电子流的流动以及焦点的形成产生重要作用。从灯丝正面发射出的电子先发散后会聚撞击阳极靶面形成主焦点；从灯丝侧方发射的电子先发散后会聚再发散撞击阳极靶面形成副焦点（图2-1-4）；主焦点与副焦点共同形成实际焦点。在聚焦槽中灯丝的深度与焦点大小有关，当灯丝在聚焦槽内的深度越深、聚焦槽的宽度越狭时，聚焦作用越大，即灯丝深度大，主焦点变小，副焦点变大。理想的副焦点是处于主焦点内侧，此时热量容易被分散，焦点大小变化不大。

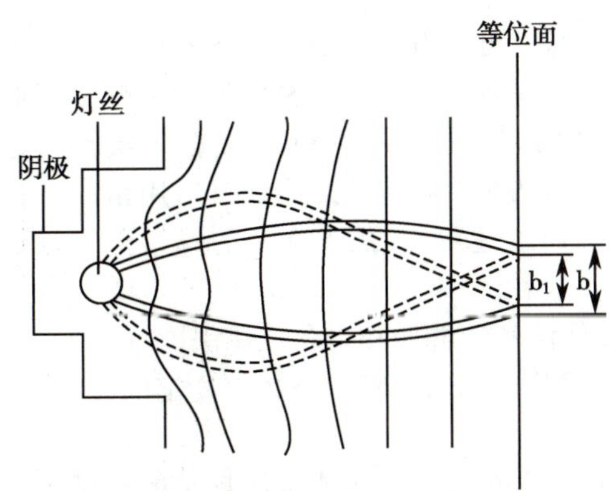

图2-1-4　主、副焦点形成示意图

2. X线管焦点的特性　包括焦点的方位特性、焦点的阳极效应以及焦点面上的线量分布。

（1）焦点的方位特性：在平行于X线管长轴方向的照射野内，近阳极侧有效焦点小，近阴极侧有效焦点大，这一现象被称为焦点的方位特性。在短轴方向上观察，有效焦点的大小对称相等（图2-1-5）。

（2）焦点的阳极效应：当阳极倾角约为20°时，进

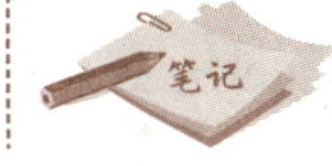

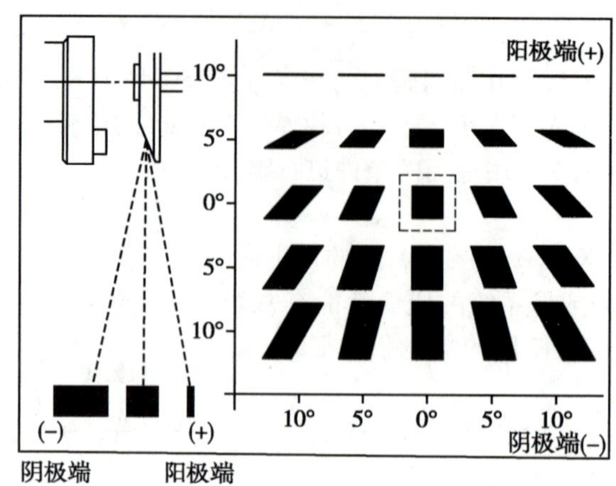

图 2-1-5　焦点的方位特性示意图

行 X 线量的测定,结果是在平行于 X 线管的长轴方向上,近阳极侧 X 线量少,近阴极侧的 X 线量多,最大值在 110°处(图 2-1-6),分布是非对称性的。这一现象被称为 X 线管的阳极效应。在 X 线管的短轴方向上,X 线量的分布基本上对称相等(图 2-1-7)。

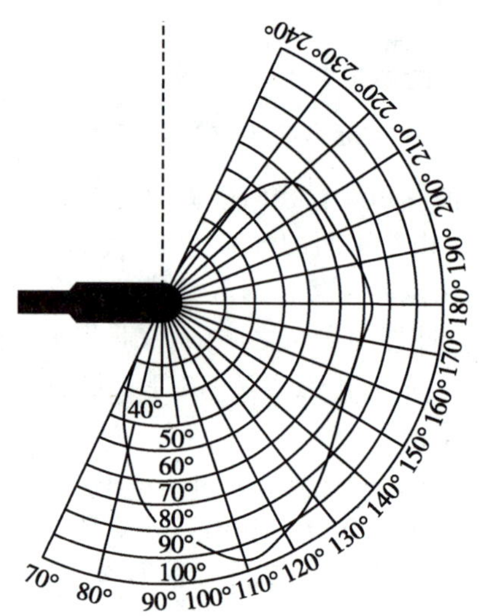

图 2-1-6　X 线量的空间分布(长轴)

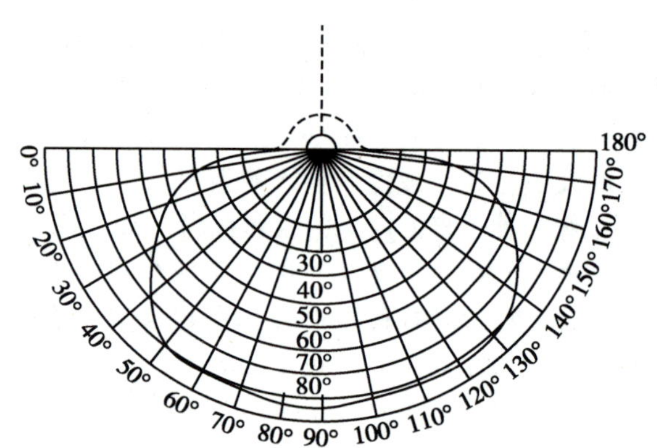

图 2-1-7　X 线量的空间分布(短轴)

因此,在摄影时应注意,将肢体厚度大、密度高的组织放在 X 线管阴极侧,而需重点观察的细致结构组织及厚度小的部位应置于阳极侧。

(3) 焦点面上的线量分布:利用小孔成像原理,从焦点像上可以看出焦点面上的密度分布是不均匀的。沿焦点宽方向(X 线管短轴方向),用密度计扫描得出两端密度高、中间密度低的双峰分布曲线(图 2-1-8)。这证明了焦点宽方向上的线量分布是中间少、两边高的双峰形;也有的呈多峰分布,这是由于灯丝受聚焦槽深度的影响而出现了主副焦点。沿焦点长方向(X 线管长轴方向),用密度计扫描得出两端密度低、中间密度高的单峰分布曲线(图 2-1-9)。由上述可知,焦点面上的线量分布是不均匀的,线量呈单峰分布的焦点成像质量比较好。

3. 焦点的测试　通常方法有两种,即针孔照相设备成像法和狭缝照相设备成像法。

(1) 针孔照相设备成像法:是国际放射委员会及测定委员会(ICRU)于 1962 年规定的方法,适用于尺寸在 0. 3 以上的焦点测试。

(2) 狭缝照相设备成像法:是根据国际电工委员会(IEC)336 号出版物要求所规定的测试焦点大小的方法。其测试方法如下:

狭缝照相装置的材料可用钨、铼钨合金、铂铱合金或金铂合金等材料制成。狭缝尺寸的基本要求如图 2-1-10 所示。

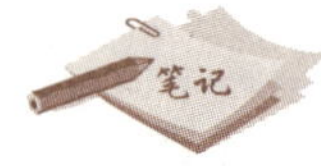

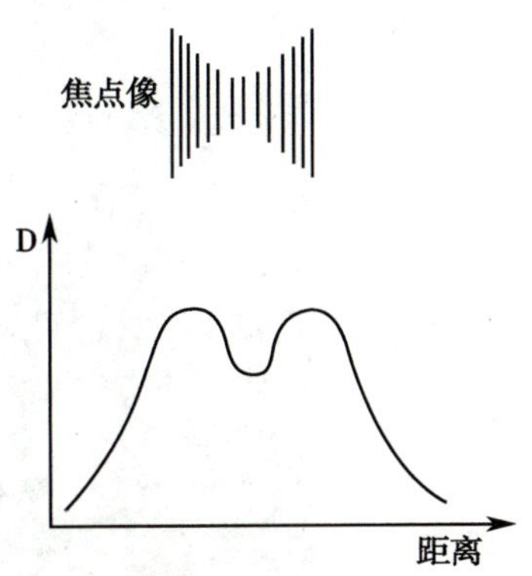

图 2-1-8　X 线管短轴方向上焦点像线量分布（双峰）

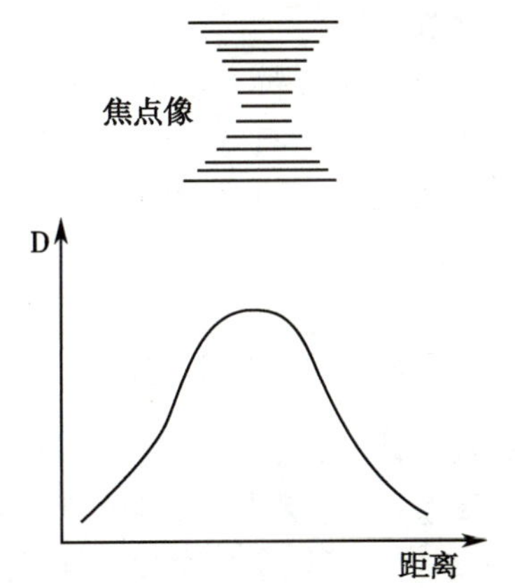

图 2-1-9　X 线管长轴方向上焦点像线量分布（单峰）

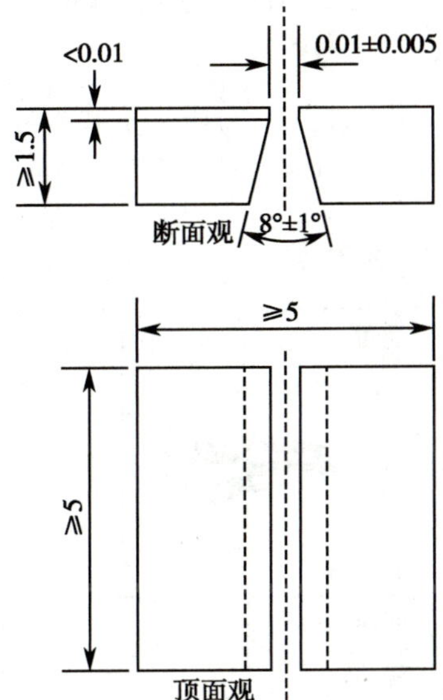

图 2-1-10　狭缝尺寸要求示意图

测试方法：①使 X 线中心线垂直通过狭缝入射面的中心（中心线与狭缝基准线的夹角小于或等于 10^{-3} 弧度）；②狭缝照相装置的狭缝入射面与焦点的距离（焦-缝距）≥100mm，按表 2-1-1 所示放大率摄影；③测焦点的长度时，狭缝的方向须与 X 线管的长轴垂直；测量焦点的宽度时，狭缝的方向须与 X 线管的长轴平行；④胶片与狭缝的平面平行，与 X 线的中心线相垂直；⑤按照表 2-1-2 中的规定选取曝光条件，分别摄取焦点照片影像，所得照片的最大密度值在 1.0~1.4 之间；⑥焦点的狭缝照片测量：测量出焦点像的长和宽。按下式计算出焦点的长和宽：

$$焦点的宽=\frac{像的宽}{放大率}$$

$$焦点的长=\frac{像的长}{放大率}\times 0.7$$

因为在焦点长方向上线量呈单峰分布的原因，焦点的长需乘以 0.7 作为修正。

4. 焦点主要成像性能参量　描述 X 线管焦点成像性能的主要参量有焦点大小、焦点的极限分辨力、焦点的散焦值和焦点的调制传递函数。

表 2-1-1　焦点狭缝照片的放大倍率

焦点的标称值	放大倍数/M
F≤0.4	M≥3
0.4<F≤1.0	M≥2
F≥1.1	M≥1

表 2-1-2　曝光条件

X 线管标称电压/kV	曝光条件	
	管电压	管电流量
75~<150	75kV	标称电流的 50%，曝光时间为 0.1s
≥150	50%标称电压	

（1）焦点大小：是影响像质优劣的主要原因之一。焦点是一个有一定面积的发光源。由于 X 线影像是由物体吸收 X 线后产生的本影和几何原因形成的半影共同组成的，所以焦点尺寸越大，则半影

越大,影像表现越模糊。

(2) 焦点的极限分辨力(R):是在规定测量条件下不能成像的最小空间频率值,以每毫米中能够分辨出的线对数(LP/mm)来表示。即用星形测试卡测试时,在星形测试卡像面上出现第一个模糊带所对应的空间频率值:

$$R=\frac{1}{2d}$$

用上式可以计算出焦点的极限分辨力,d 值为不能成像时星形测试卡的线径宽度,$2d$ 是测得的模糊区的一对楔条对应的弧长。在 X 线管焦点小、焦点面上的线量分布为单峰时,R 值大;反之,在 X 线管焦点大、焦点面上的线量分布为多峰时,R 值就小。R 值大时,成像性能好。

测试方法:测试设备主要采用矩形波测试卡(图 2-1-11)或星形测试卡(图 2-1-12)。

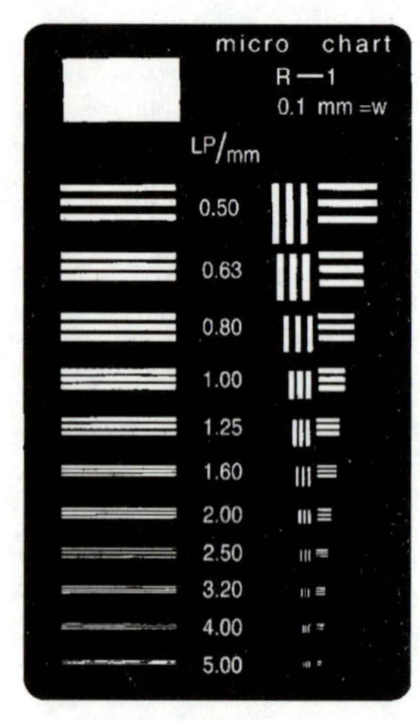

图 2-1-11 矩形波测试卡示意图

摄取星形测试卡照片时,先做好准直,要求 X 线中心线与测试卡中心的垂直基准线所成的角度必须≤10^{-3}rad。调节焦点至星卡和星卡至胶片的距离,使星卡照片的两个方向上测得的最外模糊区尺寸 Z_W 和 Z_L(图 2-1-13)应大于和接近星卡影像直径的 1/3,但不得小于 25mm。曝光条件应使照片的最大密度值在 1.0~1.4 之间。

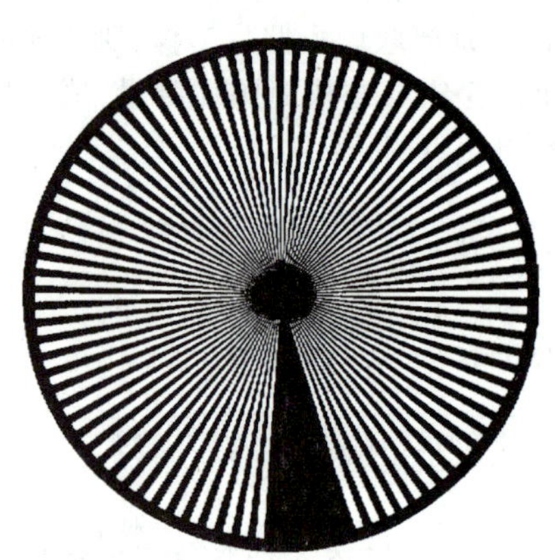

图 2-1-12 星形测试卡示意图

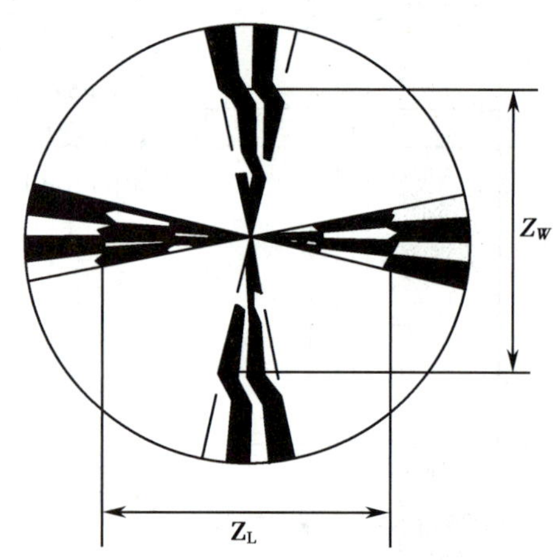

图 2-1-13 星形测试卡照片的模糊带示意图

计算方法:

$$R_F=R_p(M-1)=\frac{M-1}{Z\cdot\theta}$$

当 $\theta=2°$(0.035rad)时,则

$$R_F=\frac{28.65}{Z}(M-1)$$

$$R_{FL}=\frac{(M-1)}{Z_L\cdot\theta}=\frac{28.65}{Z_L}(M-1)$$

$$R_{FW}=\frac{(M-1)}{Z_W\cdot\theta}=\frac{28.65}{Z_W}(M-1)$$

式中:θ 为星形测试卡的楔条顶角;M 为星形测试卡照片放大率;R_P、R_F 分别为焦点像面及焦点面上的极限分辨力;R_{FL}、R_{FW} 分别为焦点面上的宽方向上与长方向上的极限分辨力;Z 为星形测试卡照片上的模糊区直径;Z_W、Z_L 分别为星形测试卡照片上垂直于 X 线管长轴方向和平行 X 线管长轴方向上的模糊区直径。

（3）X 线管焦点的散焦值（B）：是描述 X 线管焦点的极限分辨力 R 随着负荷条件的改变而相对变化的量，又称晕值。

有效焦点的尺寸随负荷条件的变化而变化。在 X 线管管电压较低时，其大小随着选用的管电流大小不同而有较大的变化。当管电压一定，随管电流增大，焦点的尺寸变大。当管电流不变时，焦点增涨随管电压的上升而减小，在高毫安时尤为明显。焦点的这种特性对成像质量有很大的影响。

焦点增涨的原因是由于在管电流（mA）增高时灯丝附近的电子密度较大，由电子间库仑斥力的作用，造成有效焦点增大的倾向。当毫安低时此倾向变小。管电压升高时，电子束向阳极靶面撞击的速度加快，该方向矢量增大，扩散程度也较小；反之，则引起较大的焦点增涨。

如果将管电压、管电流分别作为参量，可以观察到焦点尺寸的变化（表 2-1-3）。

表 2-1-3　某 X 线管 1.0 焦点的尺寸变化

管电压/kV	管电流/mA	焦点尺寸（长）	焦点尺寸（宽）
40	200	1.95	2.93
80	200	1.89	2.61
120	200	1.91	2.58
40	600	2.15	4.04
80	600	1.95	2.63
120	600	1.98	2.61
40	1 200	2.25	4.95
80	1 200	2.25	3.39
120	1 200	2.15	2.97

从表 2-1-4、表 2-1-5 中可以得出：有效焦点的尺寸是随着负荷条件的变化而变化的，特别是在 X 线管管电压较低时，其大小随着选用的管电流大小不同而有较大的变化。在 kV 相同的情况下，管电流增大，焦点的尺寸变大，焦点的极限分辨力下降。在 X 线管管电流不变的情况下，随着管电压的上升，焦点尺寸减小，尤以高毫安时更为明显。焦点的这种特性对成像质量有较大的影响。

表 2-1-4　某 X 线管 1.0 焦点随管电流的变化情况

管电流 200～1 200mA	
管电压/kV	焦点增涨
40	70%
80	30%
120	15%

表 2-1-5　某 X 线管 1.0 焦点随管电压的变化情况

管电压 40～120kV	
管电流/mA	焦点增涨减少
200	13%
600	55%
1 200	67%

为了确切地描述这一参量，国际电工委员会（IEC）用下列公式计算：

$$B=\frac{R_{50}}{R_{100}}$$

式中：R_{50} 为用表 2-1-6 规定的负载因素所测得的焦点的极限分辨力；R_{100} 为用表 2-1-7 规定的负载因素所测得的焦点的极限分辨力。

表 2-1-6　R_{50} 的负载因素

X 线管的标称电压/kV	管电压/kV	管电流/mA
≤75	标称电压	50%的额定管电流（0.1s）
>75～150	75	
>150～200	50%标称电压	

表 2-1-7　R_{100} 的负载因素

X 线管的标称电压/kV	管电压/kV	管电流/mA
≤75	标称电压	在规定的管电压下，曝光时间为 0.1s 的最大管电流
>75~150	75	
>150~200	50%标称电压	

一般 X 线焦点的散焦值 $B \geq 1$。焦点的散焦值越接近 1，成像性能受负荷条件的影响就越小。

（4）焦点的调制传递函数（MTF）：是描述 X 线管焦点这个面光源使肢体成像时肢体组织影像再现率的函数关系。

MTF 的最大值为 1，最小值为 0，即 $0 \leq \text{MTF} \leq 1$。当 MTF=1 时，表示成像系统的输入对比度与输出对比度相等；当 MTF=0 时，表示成像系统的输出对比度为 0，即影像消失（图 2-1-14）。一般来说，在同一个空间频率值时，MTF 值大的焦点成像性能好，MTF 值小的焦点成像性能差。因此，焦点尺寸越小，MTF 值越大，成像性能就越好。

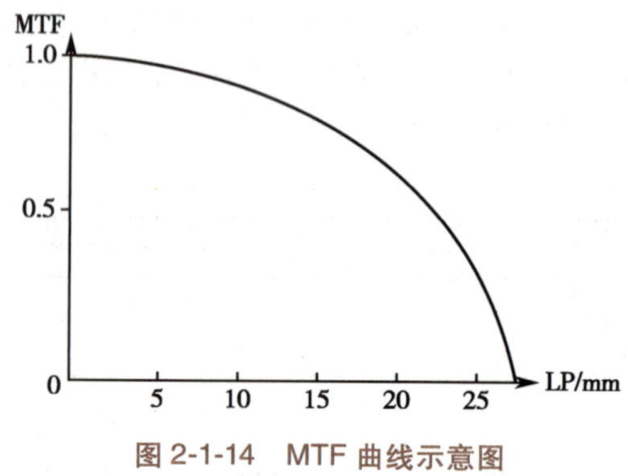

图 2-1-14　MTF 曲线示意图

三、X 线影像的形成及影响因素

X 线照片是通过 X 线摄影过程所获取的，优质 X 线照片影像必须具备的基本条件是：①适当的影像密度；②良好的照片影像对比度；③照片影像层次丰富；④照片影像锐利度好；⑤照片影像失真度小；⑥照片影像颗粒度好；⑦照片标记正确、清晰、整齐；⑧照片无任何伪影、刮痕、污染；⑨照片影像显示部位符合诊断要求。

（一）照片影像密度

1. 概念

（1）照片密度：又称光学密度或黑化度，是指 X 线胶片经过感光后通过显影等处理在照片上形成的黑化程度，用 D（density）表示。将 X 线照片置于观片灯上，可以看到照片密度相间的影像，组织密度高的部位（如骨骼）X 线胶片感光少，经冲洗后银原子堆积少，照片显示白；组织密度低的部位（如气体）X 线胶片感光多，经冲洗后银原子堆积多，照片显示黑。照片密度是观察 X 线照片影像的先决条件，构成照片影像的密度必须适当，才能符合影像诊断的要求。如果密度过小或密度过大，则导致照片影像的观察受限，影像细微结构不能识别。

（2）光学密度的求值：光学密度值是一个对数值，无量纲。其大小决定于入射光线强度（I_0）与透过光线强度（I）的比值。

1）透光率：指照片上某处的透光程度。在数值上等于透过光线强度与入射光线强度之比，用 T 表示：

$$T=\frac{I}{I_0}$$

T 值越大，表明照片密度越低，在照片上吸收光能的黑色银原子越少；T 值越小，表明照片密度越高，照片吸收光的黑色银原子越多；当 T 值为 1 时，表明在照片上无吸收光能的黑色银原子，入射光全部通过照片；当 T 值为零时，表示照片黑色银原子将入射光线全部吸收，无透过光线。

2）阻光率：指照片上阻挡光线能力的大小。在数值上等于透光率的倒数，用 O 表示：

$$O=\frac{1}{T}=\frac{I_0}{I}$$

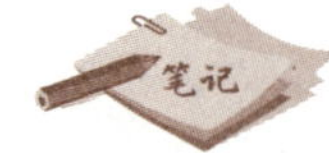

O 值越大，表示照片密度越高，在照片上吸收光能的黑色银原子越多；O 值越小，表示照片密度越低，在照片上吸收光能的黑色银原子越少，照片透过的光线越多；当 O 值为 1 时，表示入射到照片上的

光线全部通过，即表示照片无吸收光线的黑色银原子。

3）光学密度值：照片阻光率的对数值。表示为：

$$D = \lg O = \lg \frac{I_0}{I}$$

如 $I_0 = 1\,000\text{Lx}$，$I = 100\text{Lx}$，则 $D = 1.0$。光学密度仪即根据此原理制作，借助光学密度仪可以直接读出照片影像的光学密度值。

在阅读照片时，D 值大小由照片吸收光能的黑色银粒子多少决定，与观片灯的强弱无关；但人眼对密度值大小感觉却随观片灯光线的强弱而有差异。研究显示，人眼在正常的观片灯下能分辨的光学密度值的范围在 0.25~2.0 之间，对于低于 0.25 的光学密度值或高于 2.0 的光学密度值的 X 线照片影像，人眼则难以辨认，需要通过调节入射光线强度，将其 X 线照片置于弱光源或强光源下才能使人眼增加分辨能力。良好的 X 线诊断照片的密度范围在 0.3~1.5 之间，在这一范围内对于人眼有最佳反差的感觉。

2. 影响照片密度的因素

（1）照射量（mAs）：当管电压一定时，决定 X 线照片影像密度的因素是照射量，即管电流和曝光时间。不同的照射量在照片上得到不同的照片密度。两者的关系符合胶片特性曲线（又称 H-D 曲线）关系。在正确的曝光范围内，照射量与照片密度成正比。但在曝光不足或过度时，照片密度的变化小于照射量的变化。

（2）管电压（kV）：管电压决定 X 线的硬度。管电压增加，使 X 线穿透物体到达胶片的量增多，即照片密度增加。由于作用于 X 线胶片的感光效应与管电压的 n 次方成正比，所以当胶片对其响应处于线性关系时，照片密度的变化则与管电压的 n 次方成正比例。管电压的 n 值可因管电压数值、被照体厚度及增感屏与胶片组合等因素发生改变。

管电压的变化为 40~150kV 时，n 的变化从 4 降到 2。因此，使用低电压摄影技术时，管电压的改变对照片密度的影响要大于高电压摄影技术。高电压摄影时，摄影条件选择的通融性要大；低电压摄影时，对管电压的选择要更严格。

由于照片密度与管电压的 n 次方成正比，所以管电压数值变化比照射量（mAs）变化对照片密度的影响要大。但是由于管电压的升高可增加散射光子，降低照片对比度，所以在摄影中应当利用照射量调节照片密度，利用管电压控制照片对比度。

（3）摄影距离（FFD）：X 线强度在空间中的衰减遵循平方反比定律，即 X 线强度的衰减与摄影距离的平方成反比。在摄影中，摄影距离越短，X 线强度越大，照片密度越高。若为了获得一定照片密度可以减少曝光条件，但由于缩短摄影距离将增加影像的模糊及放大变形，所以确定摄影距离的原则：一要考虑 X 线机容量允许的条件下，尽量增长摄影距离，确保影像的清晰；二要根据诊断的要求，选择合适的摄影距离。

（4）增感屏：可将 X 线转换成低能量可见光，使胶片感光，从而提高照片密度。增感屏对照片密度的提高能力取决于增感屏的增感率。增感率越高，所获得的照片密度越大。

（5）胶片的感光度：在曝光量一定时，胶片的感光度越大，形成的照片密度越大。在胶片与增感屏组合应用时，可以提高相对感度，降低照射量，有利于减少病人的辐射量。

（6）被照体厚度及密度：照片密度随着被照体的厚度和密度的增加而降低。人体除肺之外，各组织的密度大体接近于 1。肺对 X 线的吸收不能单以厚度决定，在吸气与呼气的不同时相，要获得相同照片密度，照射量相差 30%左右。

（7）照片冲洗因素：照片冲洗加工不是导致胶片产生照片密度的决定因素，但胶片感光后只有通过冲洗加工才能显示出照片密度来。冲洗环境的安全性、显影液特性、显影温度及时间等因素对照片密度的大小有较大的影响。

3. 照片密度与感光效应的关系　感光效应是 X 线对胶片的感光作用，而密度是胶片对感光效应的记录。与感光效应有关的因素有 X 线的因素（如管电压、管电流、照射时间、焦-片距）、屏-片因素（如增感屏的增感率、胶片感光度）、被照体因素（如被照体厚度、密度）、冲洗因素（如显影温度、显影时间）等。照片密度与感光效应之间的关系，可归纳公式如下：

$$E=(Vp)n\cdot A\cdot t\cdot S\cdot V/(D)^{2}\cdot(T)^{a}$$

在正确曝光下，密度随着感光效应的增加而增加，故此影响感光效应的因素也可以看作是影响照片密度的因素。但是超过一定限度，感光效应与密度之间不成线性关系，这是由于胶片特性所决定的。

（二）照片影像对比度

1. 概念　照片对比度是形成 X 线照片影像的基础因素之一。其中，涉及四个基本概念，即肢体对比度、射线对比度、胶片对比度和 X 线照片对比度。

（1）肢体对比度（$\Delta\mu$）：又称对比度指数，是肢体对 X 线吸收系数的差（$\mu_2-\mu_1$）。肢体对比度是受检体所固有的，是形成射线对比度的基础。

（2）X 线对比度（K_X）：又称射线对比度。到达被照体之前，X 线是强度分布均匀的一束射线。当 X 线透过被照体时，由于被照体对 X 线的吸收、散射而减弱，透过被照体的透射线形成了强度分布不均，这种 X 线强度的差异称为射线对比度。此时即形成了 X 线信息影像。射线对比度 K_X 记作

$$K_X=\frac{I_2}{I_1}$$

式中，I_1、I_2 代表透过线强度。

对于不同部位的透射线。其强度为：

$$I_1=I_0e^{-\mu_1d_1}$$

$$I_2=I_0e^{-\mu_2d_2}$$

$$K_X=\frac{I_2}{I_1}=\frac{I_0e^{-\mu_2d_2}}{I_0e^{-\mu_1d_1}}=e^{\mu_1d_1-\mu_2d_2}$$

式中，μ_1、μ_2、d_1、d_2 分别表示被照体上两部分的 X 线吸收系数和厚度。

（3）胶片对比度：又称胶片对比度系数，是 X 线胶片对射线对比度的放大能力。通常采用胶片的最大斜率（γ 值）或平均斜率（$\overline{G}$）来表示。由于射线对比度所表示的 X 线信息影像不能为肉眼所识别，只有通过某种介质的转换才能转换成肉眼可见的影像。胶片特性曲线上 γ 值为：

$$\gamma=tg\alpha=\frac{D_2-D_1}{\lg RE_2-\lg RE_1}=\frac{D_2-D_1}{\lg I_2\cdot t-\lg I_1\cdot t}=\frac{D_2-D_1}{\lg I_2-\lg I_1}$$

（4）X 线照片对比度：又称为光学对比度（K），是 X 线照片上相邻组织影像的密度差。照片对比度依存于被照体不同组织对 X 线衰减所产生的射线对比度以及胶片对射线对比度的放大结果。照片的光学对比度：

$$K=D_2-D_1$$

照片对比度为

$$K'=\gamma(D_2-D_1)=\gamma\lg\frac{I_2}{I_1}=\gamma\lg K_X=\gamma(\mu_2d_2-\mu_1d_1)\lg e$$

在 X 线对比度一定时，照片对比度的大小决定于胶片的 γ 值大小。γ 值越大，获得的照片对比度越大，反之越小。

X 线照片对比度可用相加的方法计算（图 2-1-15）

$$\sum K_1+K_2+K_3+\cdots\cdots K_n$$

因此，在两面药膜的医用 X 线胶片，其照片上的对比度分别是两个药膜各自产生的照片对比度之和。

2. 影响照片对比度的因素　影响照片对比度的因素有许多，主要有以下几个方面：

（1）被照体因素：照片对比度是 X 线对比度被胶片对比度放大的结果，X 线对比度是被照体组织

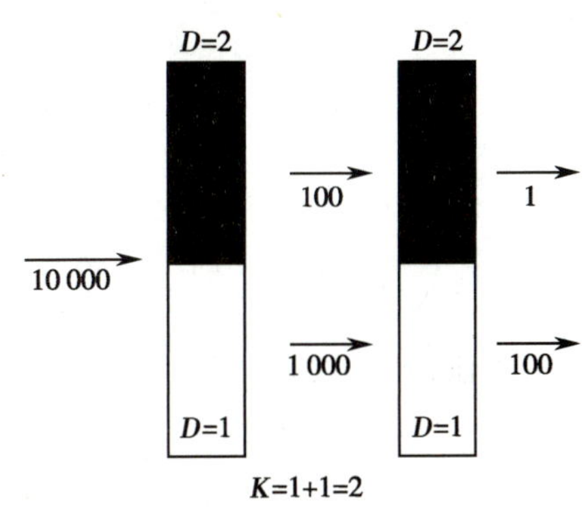

图 2-1-15 照片对比度合成示意图

结构对X线不同吸收的结果。在强度相同的X线照射下，X线对比度主要取决于被照物体本身的因素，如组织的原子序数、组织的密度及厚度等。

1）组织的原子序数：X线诊断领域内，射线作用于人体的形式主要有光电吸收和康普顿散射。其中，组织的原子序数(Z)增高，则光电效应增加。光电效应与物质的原子序数Z的四次方成正比，即原子序数越高，光电吸收越多，X线减弱系数(μ)越大，X线对比度越高。

人体除骨骼及气体外，大部分是由水、蛋白质、脂肪及碳水化合物组成的软组织，这些化合物的有效原子序数相差较少，对X线的吸收率较接近。因此，临床上通过借助高原子序数的对比剂如碘、硫酸钡等，低密度的介质如气体等，增加组织间对比，提高照片对比度。

2）组织的密度与厚度：被照体组织的密度与X线的吸收成正比。组织的密度愈大，X线吸收愈多。肺在活体时是个充气组织，气体比血液、肌肉等的对X线的吸收小1 000倍，所以肺与其他组织可形成较高的对比度。

当被照体的密度、原子序数相同时，照片对比度则受被照体的厚度影响。肢体厚度大时，吸收X线多，照片密度越小。如果在软组织中出现空腔，因为空气对X线几乎没有吸收，相当于减小厚度。

（2）射线的因素

1）X线的质：通常X线的质是由射线的波长决定的。而波长受管电压的影响，管电压越高，X线波长越短，X线的穿透能力越强，被检组织对X线的衰减越少，反之越大。因此，不同的管电压摄影所获得的照片对比度也不同，使用高电压摄影，射线对比度减小，照片对比度也减小，反之增大。

图2-1-16说明对于肌肉组织的X线吸收曲线，用高千伏或低千伏摄影基本相同，而骨组织和脂肪组织在不同千伏时则出现差异。高千伏摄影时，X线吸收系数彼此相互接近，说明骨、肌肉、脂肪组织对X线量的吸收差异不大，所获得的照片对比度低（白色柱体间的对比）；而低千伏摄影时，骨、肌肉、脂肪等组织的X线吸收系数差异大，故获得的X线照片对比度高（黑色柱体间的对比）。

使用高电压摄影，照片对比度减小，获得的层次丰富，病灶与正常组织清晰可见，甚至在胸部可呈现出肺纹理连续追踪的效果。

从理论上讲，在高千伏摄影时用γ值大的胶片所获得的照片对比度与低千伏摄影用γ值小的胶片所获得的照片对比度可以相等。但实际上，前者显示出的组织密度一般在胶片特性曲线的直线部分，而后者易在胶片特性曲线的足部或肩部显示，因而获得优质的照片是比较困难的。

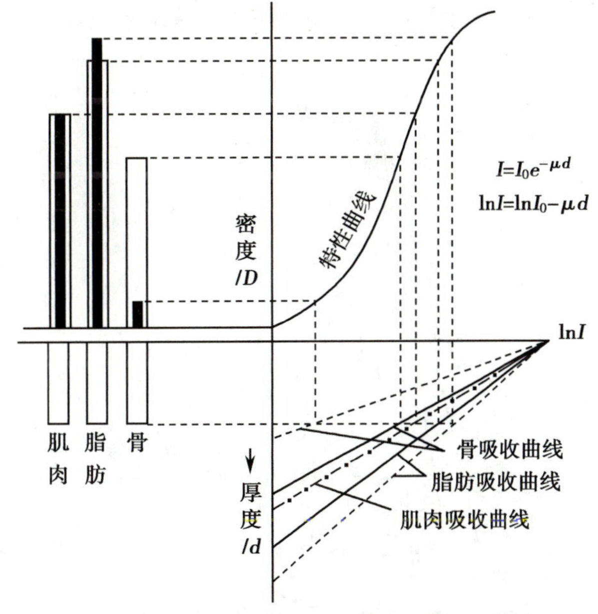

图 2-1-16 X线质对照片对比度的影响

X线吸收差因被检组织的性质、原子序数、厚度、密度及管电压的不同而发生改变，特别是原子序数不同的物质如对比剂、钙化灶等在照片上有明显的对比。而乳腺、腹腔内的组织器官等因吸收差小，照片对比度较小。为获得良好对比的照片，应尽量将组织吸收差显示在胶片特性曲线的直线部。为此，可通过改变X线的质，压缩吸收差，将被检组织的影像显示在胶片特性曲线的直线部，不需要的其他组织显示在直线部分之外。

为了得到更好对比度的照片，可采用不同管电压进行摄影。管电压的使用范围分类如下：

软X线摄影：25~40kV（由钼靶X线管产生）

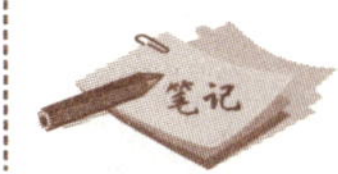

普通 X 线摄影:40~100kV

次高电压摄影:100~120kV

高电压摄影:120~150kV

临床上,大都使用管电压为 40~100kV 的普通 X 线摄影。而管电压 25~40kV 由于产生的波长较长,多用于软组织及较薄组织特别是乳腺摄影,故又称软组织摄影。高电压摄影又称高千伏摄影,常用于胸部。

2) X 线量:一般情况下,X 线量对照片对比度无直接的影响。但随着 X 线量增加,照片密度增加,从而使照片低密度区的影像对比度明显好转。

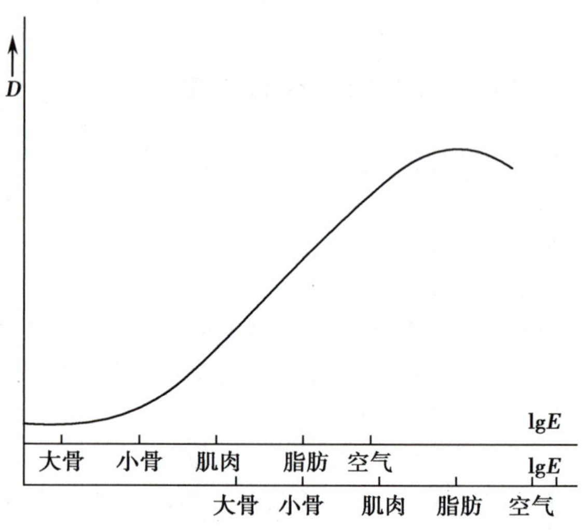

图 2-1-17 X 线量对照片对比度的影响

以四肢为例(图 2-1-17),当摄影时曝光量为 E,骨骼由于组织密度高,对 X 线吸收大而形成的照片密度落在胶片特性曲线的足部,肌肉、脂肪组织由于组织密度小而落在胶片特性曲线的直线部,因而可形成良好的对比度,X 线影像清晰,而骨骼的影像由于在足部,缺乏对比,无法观察。若把曝光量增加到 2 倍 E,其他条件不变,则由于曝光量的增加,使各种组织均向特性曲线横坐标的右侧移动,致使原来落在足部的骨骼通过增加曝光量落在了直线部,加大了对比度;而肌肉、脂肪组织则由直线部移到肩部,对比度减小甚至消失。因此,在使用 X 线量调节影像时,应注意 X 线量不可过分增加。

在影像密度过高时,可适当减少 X 线量,增加对比度。但不改变 X 线的质而仅加减 X 线量的摄影方法在使用高千伏摄影后已不常用。

3) 散射线:是 X 线管发射出的原发射线穿过人体及其他物体时,发生光电效应和康普顿散射,产生方向不定、能量较低的二次射线(图 2-1-18)。这些射线不能用于成像,只能使照片发生灰雾,照片对比度下降,同时对工作人员和被检者都产生辐射。

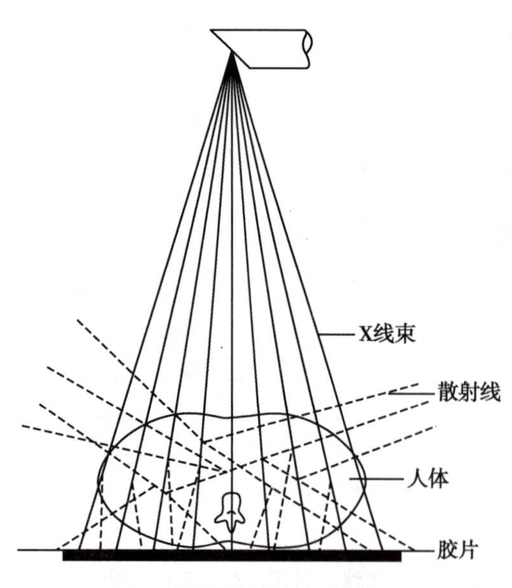

图 2-1-18 散射线产生示意图

散射线含有率是作用于胶片上的散射线与全部射线的比率。散射线含有率与原发射线和受检体有关。①管电压:散射线含有率随着管电压的升高而加大。当管电压超过 80~90kV,散射线含有率趋于平稳。②受检体的厚度:当受检体的厚度在 15cm 以下,相同的管电压和照射野下散射线含有率随着受检体的厚度增加而增加。当被检体厚度超过 15cm 时,因其上层组织中产生的散射线被下层组织所吸收,不能达到胶片,所以散射线含有率不再增加。③照射野:照射野增加时,散射线含有率大幅上升。散射线含有率的增加在 30cm×30cm 的照射野时达到了饱和(图 2-1-19),照射野小于 2cm×2cm 时,散射线很少。

抑制散射线的方法:①遮线器:主要是通过控制照射野的大小来减少散射线。遮线器分透视和摄影用两种,通常以铅板的机械装置组成,使相互垂直的两对铅板并拢或张开,以控制照射野大小。实际应用时应尽量缩小照射野,一般与胶片等大。②滤过板:通过使用适当厚度的金属薄板(如铝板、铜板等),置于 X 线管窗口处,吸收原发射线中波长较长的无用射线,减少低能射线对被检者的辐射。

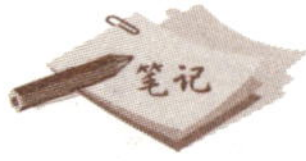

消除散射线的方法：①空气间隙法：又称为空气间隙效应或 Groedel 效应，是利用空气可吸收能量较低的 X 线及 X 线衰减与距离的平方成反比的规律，在增加了肢-片距后，一部分与原发射线成角较大的散射线可射出胶片以外（图 2-1-20）。②滤线栅：直接吸收散射线最有效的设备。

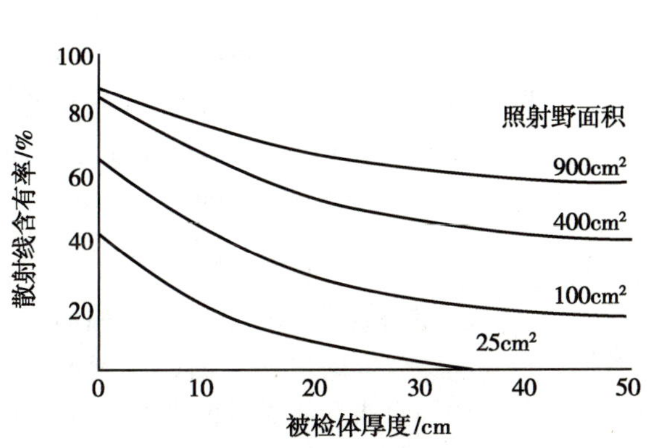

图 2-1-19　散射线含有率与照射野的关系示意图

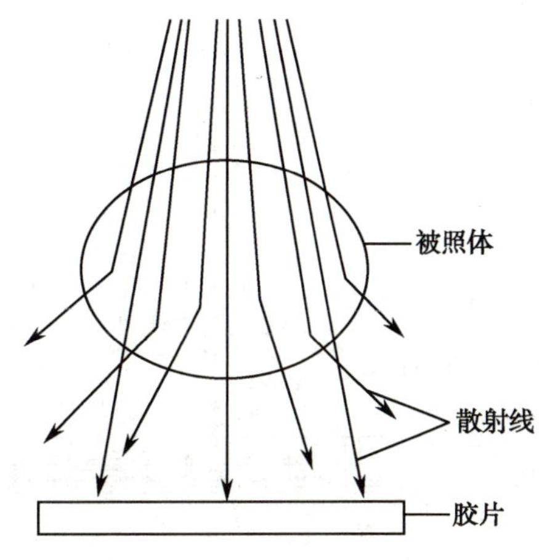

图 2-1-20　空气间隙法示意图

滤线栅是由许多薄的铅条（一般厚 0.05~0.1mm）和易透过 X 线的低密度物质（0.15~0.35mm 铝或有机化合物等）作为填充质，使铅条相互平行或形成一定斜率固定排列，两面再附加铝板或合成树脂板起支撑和保护作用，成为有一定厚度的能吸收散射线的铅条板（图 2-1-21）。

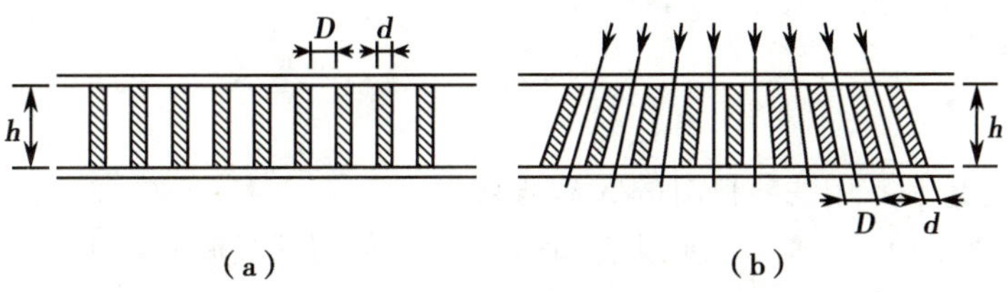

图 2-1-21　滤线栅的基本结构示意图

滤线栅根据构造特点分为平行式、聚焦式及交叉式等。聚焦式滤线栅的铅条延长线可于空中会聚（图 2-1-22）；平行式滤线栅的铅条互相平行排列；交叉式滤线栅中的铅条相互垂直或斜交叉组成，栅平面呈网格状。此外，滤线栅根据运动机能分为静止式（固定式）和活动式两种。静止式滤线栅在曝光过程中保持不动，会在照片上留下细小的铅条影；活动式滤线栅则滤线栅板与机械振动结构连接在一起，曝光时铅条运动，产生模糊，避免铅条影像对被照体影像的影响。

滤线栅的工作原理：在摄影时，将滤线栅置于肢体与胶片之间，焦点至滤线栅的距离应在滤线栅焦距允许的范围内，并使 X 线中心线对准滤线板中心。这样从 X 线管发出的原发射线与滤线栅的铅条平行，大部分穿过铅条间隙到达胶片，小部分照射到铅条上被吸收。散射线因与铅条成角，大部分不能通过铅条间隙而被吸，减少了胶片上接受的散射线量，从而有效地改善了照片对比度，提高了影像质量（图 2-1-23）。

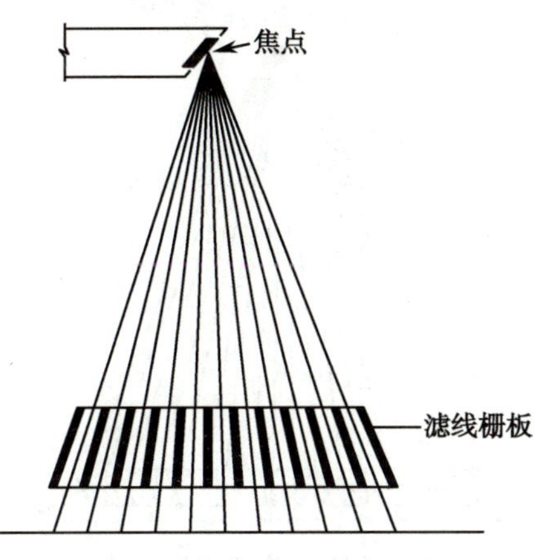

图 2-1-22　聚焦式滤线栅示意图

滤线栅的特性：

a. 栅比（R）：指铅条高度 h 与相邻两铅条间距 D 的比值，即：

$$R=\frac{h}{D}$$

R 表示一个滤线栅清除散射线的能力，栅比值越高，其消除散射线作用越好。R 值有 8∶1、12∶1、16∶1、34∶1 等多种。

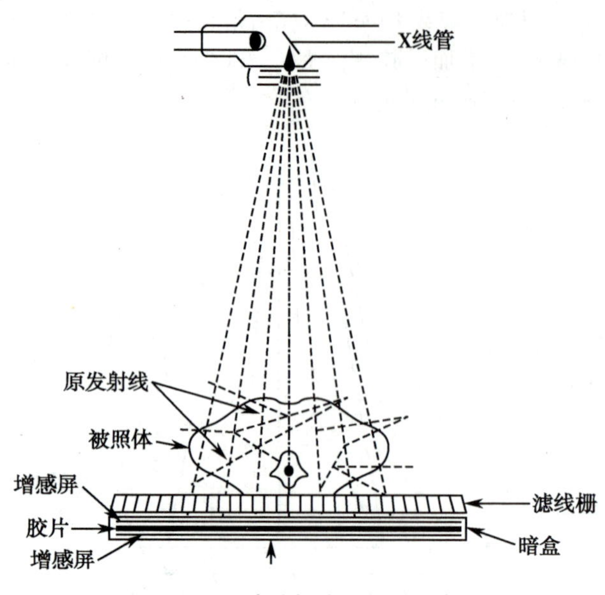

图 2-1-23　滤线栅应用原理示意图

b. 栅密度(n):表示在滤线栅表面上单位距离(1cm)内,铅条与其间距形成的线对数,常用线/厘米表示。

$$n=\frac{1}{d+D}$$

式中:d 为铅板的宽度,栅比值相同、密度 n 值大的滤线栅,吸收散射线能力强。

c. 铅容积(P):表示在滤线栅表面上,平均 $1cm^2$ 中铅的体积(cm^3)。

$$P=n \cdot d \cdot h$$

d. 滤线栅的焦距(f_0)和焦栅距离界限($f_1 \sim f_2$):f_0 指聚焦滤线栅的倾斜铅条会聚于空中一直线到滤线栅板平面的垂直距离。$f_1 \sim f_2$ 是指 X 线摄影时,在聚焦滤线栅有效面积边缘处原射线透射值在聚焦距离上的透射值的 60%(满足临床需要的 X 线照片)时,允许焦点距离聚焦入射面的最低 f_1 和最高 f_2 的范围。此范围随栅比的增加而缩小。

e. 一次 X 线透过率(T_p):所谓一次 X 线,是指从 X 线管焦点发出的原发 X 线,不包括散射线。T_p 是指使用滤线栅时原发 X 线强度与不使用滤线栅时原发 X 线强度之比。

$$T_P=\frac{I_P''}{I_P'}$$

式中,I_P''、I_P' 分别为用和不用滤线栅时的 X 线强度。

f. 对比度改善系数(K):又称对比度因子,是使用和不使用滤线栅的对比度之比。

$$K=\frac{\text{使用滤线栅的对比度}}{\text{不使用滤线栅的对比度}}$$

K 值越大,消除散射线效果越好。

g. 曝光倍数(B):又称滤线栅因子,是指不使用滤线栅时测得的全 X 线(原发射线和散射线之和)强度 I_t' 和使用滤线栅时测得的全 X 线强度 I_t'' 的比值。记作:

$$B=\frac{I_t'}{I_t''}$$

B 值越小,所需曝光量越小。其中,a、b、c、d 项为滤线栅的几何特性;e、f、g 项为滤线栅的物理特性。

滤线栅的切割效应:即滤线栅铅条对 X 线原射线的吸收作用(图 2-1-24)。包括四种情况:①聚焦式滤线栅倒置:照片显示中部密度大而两边密度小的不均匀现象。②侧向倾斜(或偏离)焦栅距:一种是摄影距离与焦栅距一致,但 X 线管焦点向一侧偏离了聚焦线;第二种是摄影距离与焦栅距一致,而栅平面不与 X 线束垂直,向一侧倾斜了一定角度。这都会产生密度不均匀的影像。③偏离焦栅距:当 X 线管焦点对准栅中心,但焦栅距过大或过小,都会产生切割效应。④双重偏离:侧向偏离及上、下偏离焦栅距同时发生,双重偏离可造成胶片不均匀照射,照片影像密度一边高一边低。

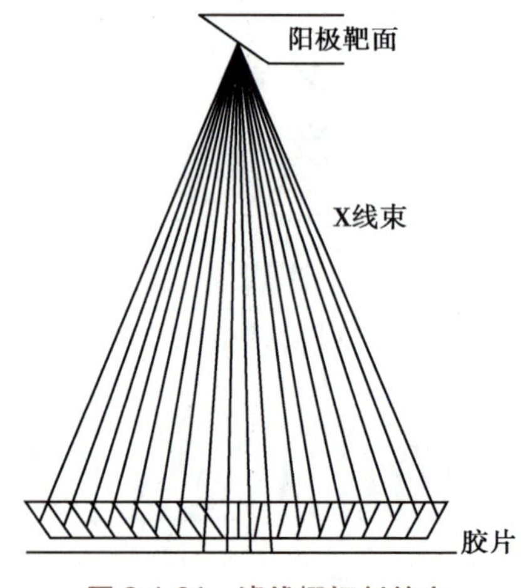

图 2-1-24　滤线栅切割效应

（3）接收器（屏-片系统）的因素

1）胶片对比度系数：照片对比度是射线对比度通过胶片对比度放大而显示出来的。在 X 线摄影条件正确的前提下，胶片对比度（γ）越高，对 X 线对比度的放大能力越大。一般医用胶片对 X 线对比度的放大能力在 1.5～3.5 之间。

图 2-1-25 表示应用不同 γ 值的两种胶片摄影时，所得照片对比度不同。若摄取同一厚度的脂肪、肌肉和骨组织的影像，由于物质对 X 线的吸收关系是 $I=I_0e^{-\mu d}$，两侧取以 e 为底的对数，得 $\ln I=\ln I_0-\mu d$，若用横坐标表示 $\ln I$，纵坐标表示组织厚度 d，则各组织的吸收曲线位于第二象限。若横坐标表示密度值，在第一象限描绘出胶片的特性曲线 A 和 B，曲线 A 比曲线 B 的 γ 值大。通过各种组织的 X 线吸收曲线做出各种组织在不同胶片上的影像密度差，就获得了不同照片的对比度（第四象限）。黑色柱体表示用 γ 值大的胶片获得的照片对比度。很明显，用 γ 值大的胶片比用 γ 值小的胶片获得照片对比度高，即使对 X 线吸收差异较小的脂肪和肌肉组织，用 γ 值大的胶片，在照片影像上也可以辨认。因此，X 线摄影中应尽量采用 γ 值大的胶片。

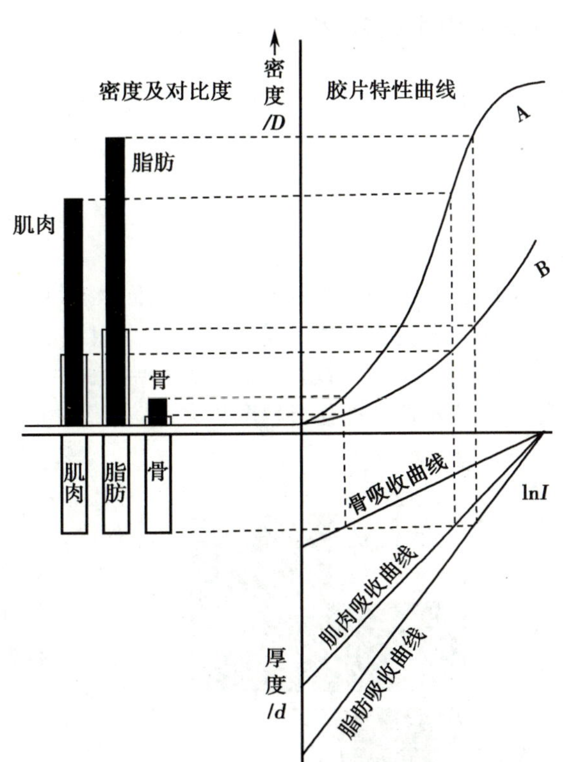

图 2-1-25 胶片 γ 值对照片对比度的影响

2）增感屏：目前 X 线摄影采用的增感屏的增感率为 20～100，使胶片的感光能力增加 20～100 倍，这样可以明显提高照片对比度。如果把无屏胶片 A 与屏-片组合 B 的特性曲线绘制出来（图 2-1-26），则发现屏-片组合 B 的特性曲线左移，曲线的斜率加大。同时增感屏的使用减少 X 线的量，缩短了曝光时间。

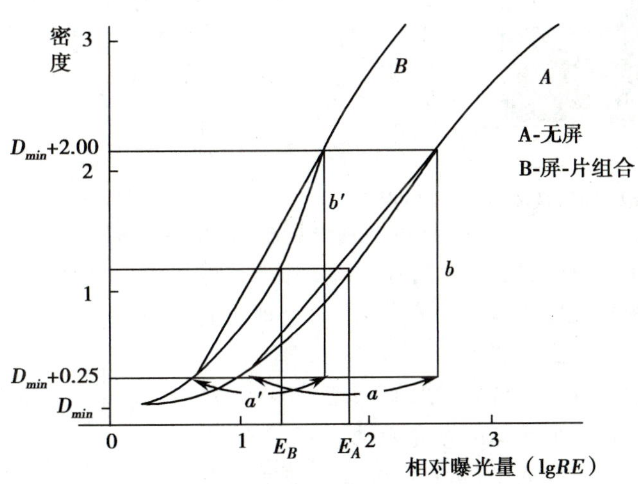

图 2-1-26 有屏与无屏特性曲线比较

（4）照片冲洗处理的因素：在冲洗胶片的显影液中如果增加了显影剂对苯二酚的比例，则可以增加照片对比度；适当提高显影液的 pH、温度，加入适量的抑制剂，采取动态显影，可以提高照片对比度。

（5）照片观察的因素：X 线照片需在观片灯上观察，把银颗粒的不均匀分布转换为可见光的空间分布，以便投射到人眼的视网膜上。因此，观片灯的亮度、颜色及照片观察的环境照度都影响照片对比度的观察效果。同一张照片在不同亮度的观片灯观察时效果不同。一般来说，感光不足的照片用低亮度黄色观片灯可提高生理对比度，感光过度的照片可借助强光灯来提高生理对比度。

（三）照片影像锐利度

1. 概念

（1）锐利度(S)：是指在照片上形成的影像边缘的清晰程度。若以X线照片影像的相邻两点的照片密度差 D_1-D_2 为照片对比度(K)，从 D_1 到 D_2 移行距离为 H，则锐利度为：

$$S=\frac{D_2-D_1}{H}=\frac{K}{H}$$

（2）模糊度(H)：是锐利度的反义词。在X线照片上组织器官、解剖结构、病灶等影像的轮廓边缘不锐利，均称为"模糊"。它表示从一个组织的影像密度，过渡到相邻的另一组织影像密度的幅度。此移行幅度大小，称为模糊度。当移行幅度超过0.2mm时，人眼即可识别出影像的模糊。图2-1-27中 H 值越大，表示两密度移行幅度越大，其边缘越模糊。

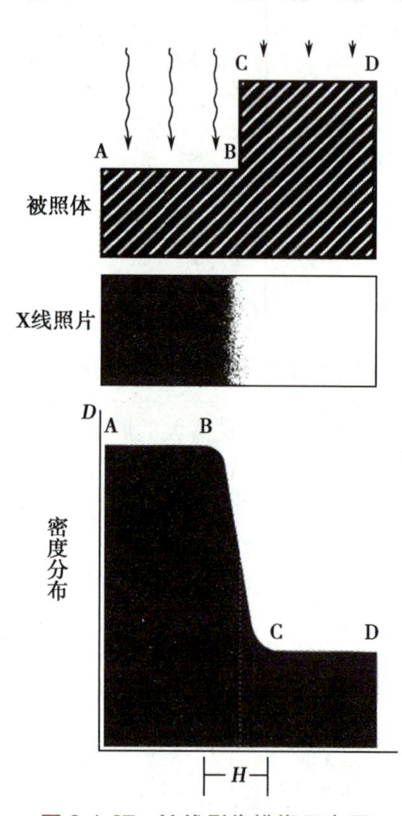

图 2-1-27　X线影像模糊示意图

2. 照片锐利度与对比度、模糊度之间的关系　模糊度的概念多用于对某些图像质量下降因素的评价以及X线图像工程设计方面。在分析影像锐利度时，均以模糊度的概念分析影响锐利度的因素。

（1）照片对比度：照片锐利度与照片对比度(D_2-D_1)呈正比。模糊值一定时，随着照片对比度的增加，锐利度越来越好。

（2）模糊值：照片锐利度与模糊值(H)成反比。照片对比度一定时，模糊值越大，锐利度越差。

然而在实际观察影像时，理论上计算的锐利度与人眼感受到的锐利度并不完全一致。当 H 值一定、K 值增大时，则锐利度增加；若 K 值一定、H 减少时，锐利度也增加；但当 H 值和 K 值都相应增大时，S值虽然不变，人眼却感到锐利度降低。

X线影像的模糊程度是评价X线照片质量的重要标准之一。如果一张X线照片技术性模糊较大，会妨碍影像细节的清晰显示，严重时会导致漏诊或误诊，甚至成为废片。因此，通过各种技术措施将X线影像模糊度尽量降低并控制在允许范围内而不影响X线诊断，是X线摄影技术的一个重要内容。

3. 影响照片锐利度的因素　X线照片影像的模糊是由多种原因引起的综合效果，其中对影像质量影响较大的是焦点的几何学模糊、运动性模糊和屏-片系统产生的模糊。针对这些原因进行全面正确的分析，采取有效措施，降低、限制影像模糊，才能提高照片影像的质量。

（1）几何学模糊：根据几何光学的原理可知，一个理想的点光源发出的光束呈放射状，在肢-片距不等于零时，对物体的几何投影只有放大变化而不产生模糊。然而X线管焦点不是理想的点光源，是一个具有一定面积的发光源，所以在X线摄影成像时，由于几何学原因而形成半影(H)，称为几何学模糊（图2-1-28）。分析影响半影大小的因素，有利于减少照片影像模糊。半影的大小可按下式计算：

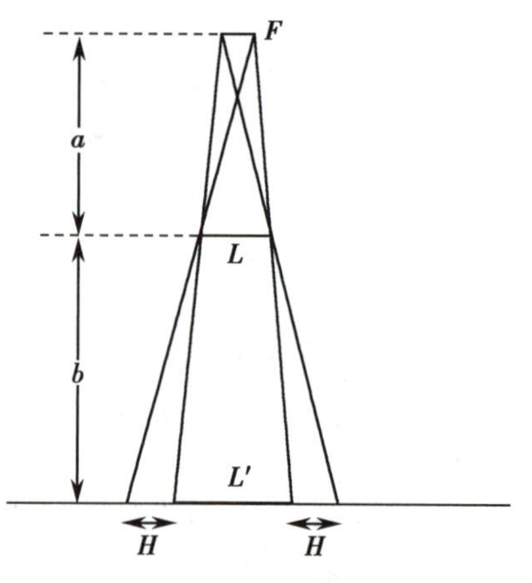

图 2-1-28　半影形成示意图

$$H=F\cdot\frac{b}{a}$$

式中，F 为焦点的尺寸；b 为肢-片距；a 为焦-肢距。

影响半影大小的因素包括：

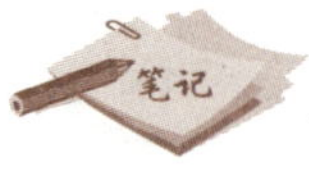

1）焦点的大小：焦点越大，几何模糊度即半影越明显。

在 X 线管负荷允许的情况下，为促使影像清晰，应尽量采用小焦点摄影。焦点的大小在一定程度上主要受管电流的影响。

2）放大率：在 X 线摄影中，X 线束是以焦点作为顶点的圆锥形放射线束，将被照体 G 置于焦点与胶片之间时，因为几何投影关系，一般被照体离开焦点一定的距离 a（焦-肢距），胶片离开肢体一定距离 b（肢-片距），所以肢体在 X 线胶片上的影像 S 比肢体 G 大，将 S 与 G 之比称为影像的放大率 M（图 2-1-29）。影像的放大率为

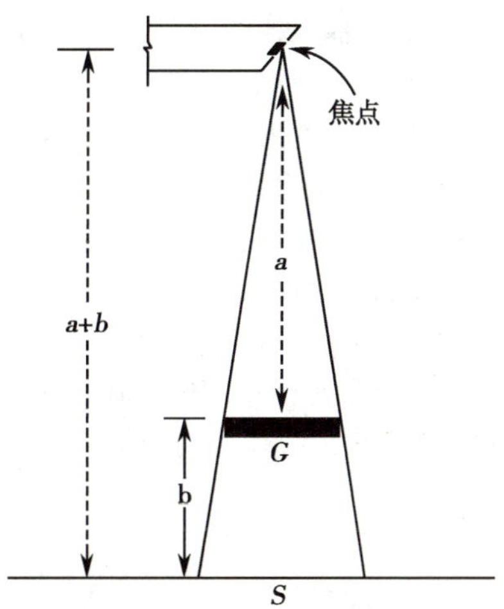

图 2-1-29 X 线影像的放大示意图

$$M=\frac{S}{G}=\frac{a+b}{a}=1+\frac{b}{a}$$

当 a 越小、b 越大时，影像的放大率越大，反之相反。

3）焦点的允许放大率：关于人眼的模糊阈值，国际放射学界公认当半影模糊值<0.2mm 时，人眼观察影像毫无模糊之感；当半影模糊值>0.2mm 时，人眼观察影像开始有模糊之感。故 0.2mm 的半影模糊值就是人眼的模糊阈值。

焦点允许放大率：根据半影计算公式

$$H=F\cdot\frac{b}{a}=F\cdot\left(\frac{a+b}{a}-1\right)=F(M-1)$$

将模糊阈值 $H=0.2\text{mm}$ 代入上述公式，则

$$0.2=F(M-1)$$

$$M=1+\frac{0.2}{F}$$

式中，M 为焦点的允许放大率；0.2 为人眼的模糊阈值；F 为焦点的尺寸。如果已知焦点（F）的尺寸，即可求出该焦点所允许的最大放大率（M）。

（2）运动模糊：X 线摄影过程中，X 线管、被照体及胶片三者均应保持静止或相对静止，即三者之间的相互几何投影关系保持不变。如果其中一个因素在 X 线摄影过程中发生移动，所摄影像必然出现模糊，称为运动模糊。

产生运动模糊的因素有 X 线管、胶片的运动及被检体的运动。在 X 线摄影时，主要是由于组织脏器的生理性运动（心脏大血管的搏动、胃肠道的蠕动等）以及病理性运动（哮喘、肢体震颤、胃肠道痉挛等）是不可避免的，同时有时被检者不合作（婴幼儿哭闹、精神不健全者以及人为的体位移动等），会导致在照片上产生运动模糊。其运动模糊的程度取决于物体运动的幅度（m）与照片影像的放大率（图 2-1-30），即：

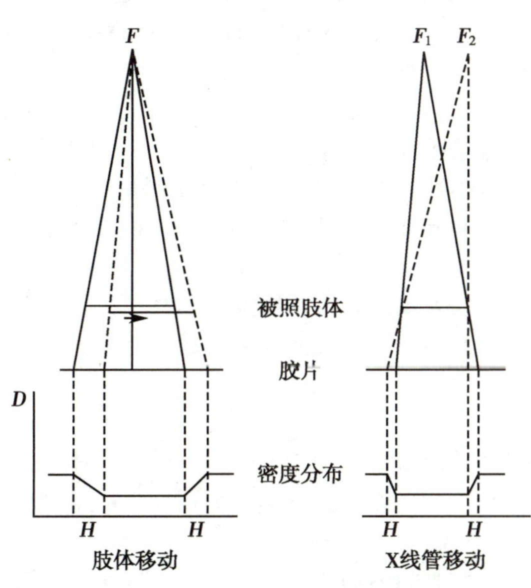

图 2-1-30 运动产生的模糊示意图

$$H_m=m\left(1+\frac{b}{a}\right)$$

在一般情况下，运动模糊是影像模糊最主要的因素。由于运动模糊量为运动幅度与放大率的乘积，所以运动模糊要比单纯性的几何模糊严重得多。

为了控制和降低运动性模糊，在 X 线摄影中采取的措施有：①保证 X 线管、诊断床以及活动滤线器托盘的机械稳定性，发现故障应及时维修。

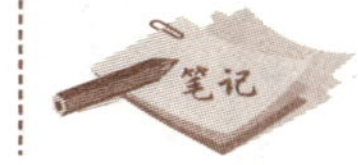

②在摄影时,通过固定被检者肢体、屏气与缩短曝光时间等方法,减少运动模糊。如对活动脏器和不合作者,采用短时间曝光法;对合作的被检者,在某些部位摄影前向其说明并训练屏气动作,使其很好地配合摄影;对四肢部位,可用沙袋等作必要的压迫及固定,以避免摄影中移动。③尽量缩小肢-片距,使肢体与胶片紧贴。肢-片距在不等于零的情况下,存在不同程度的放大现象,而放大现象又增加了运动性模糊,所以缩小肢-片距也是降低运动模糊的一种措施。④为了减少曝光时间,可配用高感光度的胶片、高增感率的增感屏、强力显影液等,保证X线胶片有合适的感光效应。

(3) 屏-片系统产生的模糊:屏-片组合系统对照片影像会产生一定程度的模糊,其原因除增感屏及胶片本身具有微小的模糊作用外,增感屏与胶片的接触不佳也会扩大屏-片组合系统的模糊程度。因此,对屏-片系统产生的模糊也应引起足够的重视(图2-1-31)。

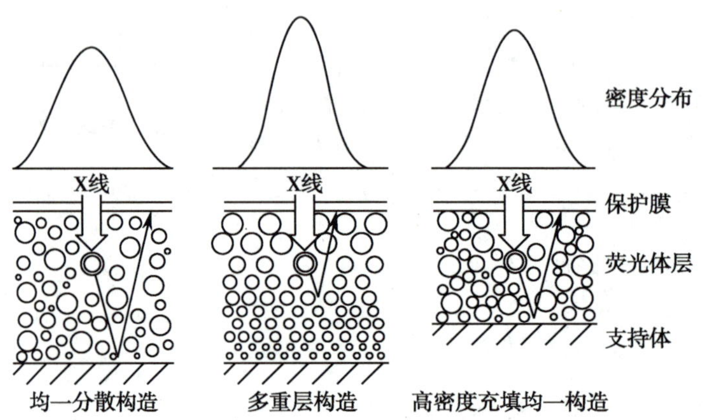

图2-1-31 增感屏产生的模糊示意图

产生屏-片系统模糊的因素主要有增感屏性模糊、屏-片接触模糊及中心线斜射导致的模糊。

1) 增感屏性模糊:增感屏产生的模糊是因光的扩散现象造成的。增感屏荧光颗粒越大,荧光发光效率越高,荧光扩散现象越严重,产生的模糊度则越大。另外,荧光颗粒发出的荧光在传递到胶片之前可有各种程度的反射,若反射层越大,荧光层越厚,模糊度越大。

2) 屏-片接触模糊:X线摄影一般均为屏-片组合使用,若组合使用时两者接触不良,则继发产生的屏-片接触性模糊对影像质量的影响更为明显。因此,屏-片组合必须紧密,要求在粘贴增感屏后进行屏-片接触性测试合格者方可在摄影技术中应用。

3) 中心线斜射导致的模糊:在X线摄影技术中经常需要中心线倾斜一定角度来摄取某一解剖部位。为此,X线对双增感屏-双乳剂胶片(IR)形成了倾斜照射,此时胶片前后乳剂层形成的影像将因错开一个距离而造成模糊。中心线倾斜角度越大,影像也就越模糊。这种现象即为X线对屏-片体系的斜射效应。

(四)照片影像颗粒度

1. 概念 均匀的X线束照射胶片或屏-片系统之后,在照片上观察光学密度值大约是1.0处有时可见其光学密度不均匀,即出现不规则的斑点,这种由小密度差造成的不均匀结构呈现粗糙或砂砾状效果,称为照片斑点或称为照片颗粒性。颗粒性差,可造成一定程度的影像模糊,从而影响影像质量。

2. 影响照片颗粒度的因素 在影响颗粒度的因素中,最为重要的因素是增感屏斑点和胶片斑点。引起增感屏斑点的原因有:①增感屏结构斑点;②X线量子斑点。引起胶片斑点的原因有:①胶片卤化银颗粒的尺寸和分布;②胶片对比度。

(1) 增感屏斑点:由屏结构斑点和量子斑点组成。

1) 增感屏结构斑点:由增感屏结构方面引起的斑点统称为屏的结构斑点。引起屏结构斑点的因素包括荧光物质性能方面的因素和工艺方面的因素。例如,增感屏荧光体颗粒大小不等,分布不均匀,涂布厚度不同等现象,均可导致斑点增多或减少(图2-1-32)。

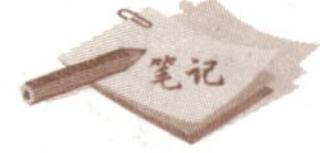

2) 量子斑点:就是X线量子统计涨落的照片记录。通过被照体后的X线量子可形成X线影像。如果这些X线量子很少,则很难记录有吸收差的两种组织。这种现象是由于X线量子的统计涨落而

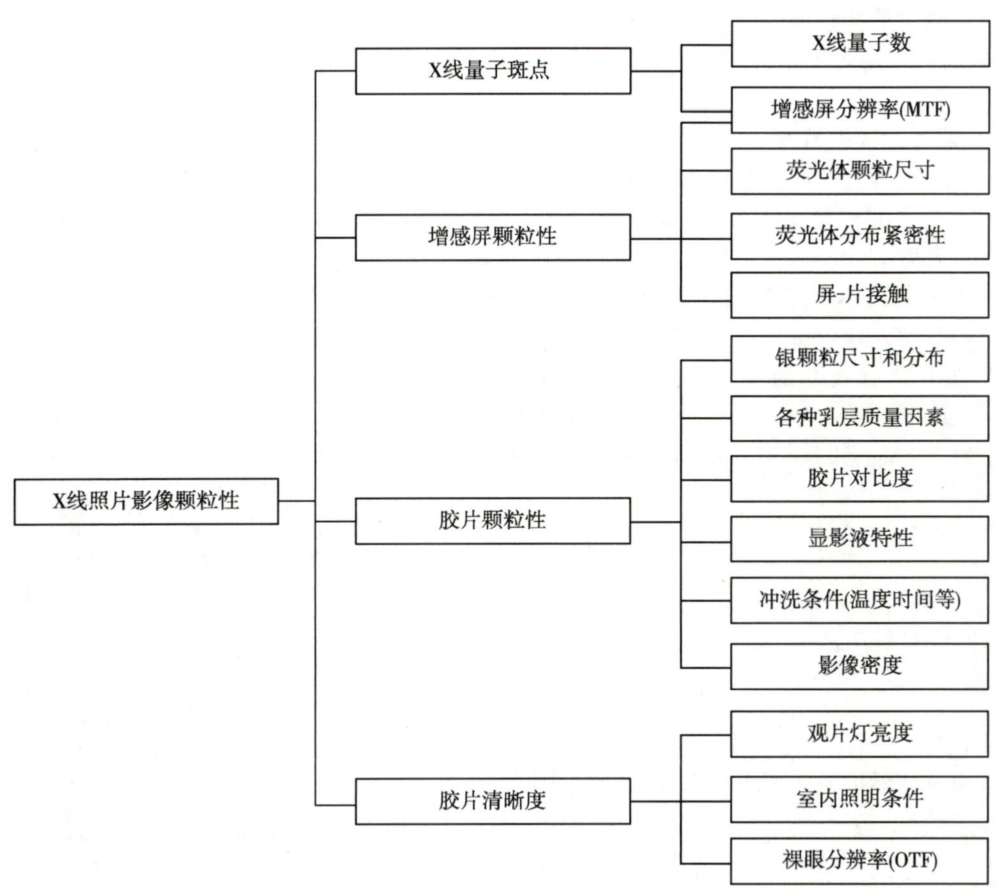

图 2-1-32　增感屏结构斑点形成的原因

产生的。X 线发生和吸收遵循几率法则，即按几率法则产生的 X 线通过肢体时，被减弱的情况也是遵循几率法则的。在 X 线量子数比较少时，X 线量子在肢体内是否被吸收尚不能确定，但量子数比较多时就能按统计法则确定下来。X 线影像就是通过肢体对 X 线的不同吸收而形成的。因此，X 线影像的形成也遵循统计学的法则。若量子数相当多时，到达像面单位面积上的量子数(光子密度)可认为是比较均匀的。但当 X 线量子数较少时，在像面上单位面积的量子数则明显不同。这种量子密度的变动称为 X 线量子的"统计涨落"。计算方法如下：

每平方毫米的光子数服从几率定律，以 X 线束的总截面去除光子的总数，可以求出每一单位面积光子的平均数。每一单位面积内的实际光子数虽不等于平均光子数，但在平均值的一定范围之内。根据几率定律，这种波动的大小为 $N\pm\sqrt{N}$，平均光子数越少，实际光子数的波动百分比就越大。例如，平均光子数为 100，则波动数为 $100\pm\sqrt{100}$ 即 100±10，波动为 10%；如果平均数为 10 000，则波动数是 $10\,000\pm\sqrt{10\,000}$ 即 10 000±100，波动为 1%。由上述分析可知，量子斑点是由增感屏单位面积吸收量子的数据统计学波动造成的。所用的量子越少，量子斑点越大。若在 X 线统计涨落限度外，不管如何改善设备，提高像质也是困难的。因而进行 X 线摄影时必须充分注意 X 线量不能过少。

在高千伏摄影中，X 线量减少，因统计涨落而影响像质问题已显重要。一般认为，在屏-片系统中形成 X 线影像，最低限度的 X 线量子数是 $105/mm^2$；在透视中约为 $40/mm^2$。

(2) 胶片斑点：是由卤化银晶体颗粒造成的。其晶体颗粒大，则影像颗粒粗，即产生模糊。这种模糊在屏-片组合系统形成的模糊中可以忽略不计，理由是胶片卤化银的颗粒比荧光物质的颗粒小得多，且胶片厚度不及增感屏的 1/10。

3. 照片颗粒度的测量方法　主要方法分为两种。

(1) 主观性测量：通过肉眼观察影像的颗粒状况。这对于影像是否粗糙或优质的决定带有主观性且依赖于肉眼的观察，对于不同观察者存在着很大差异，会产生主观错误。

（2）客观性测量：以仪器或物理学检查颗粒状况的结果。由于主观测量容易产生主观错误且需要大量时间，故采用与实际主观颗粒性密切相关的客观方法。目前客观测量方法最常用的是 RMS 颗粒度和维纳频谱。

（五）照片影像失真度

1. 概念　照片影像较原物体大小及形状的改变称为失真。其变化的程度称为照片影像失真度。

2. 照片失真的种类及措施　根据影像失真的原因，照片影像失真主要包括放大失真、歪斜失真、重叠失真三大类。

（1）放大失真：X 线摄影的照片均有放大，由于被照物体各部与胶片距离不同，导致被照体各部位放大率不一致，称影像的放大失真。

例如，在体内有 A、B 两点，离焦点近者为 A，离焦点远者为 B。A、B 之间距离为 b，焦点离 A 点的距离为 a，B 点至胶片距离为 c 时（图 2-1-33），则 A 点在胶片上的放大率 α 为：

$$\alpha=\frac{a+b+c}{a}$$

B 点的放大率 β 为：

$$\beta=\frac{a+b+c}{a+b}$$

如果用 ω 表示因放大率不同引起的失真，则

$$\omega=\frac{\alpha}{\beta}=1+\frac{b}{a}$$

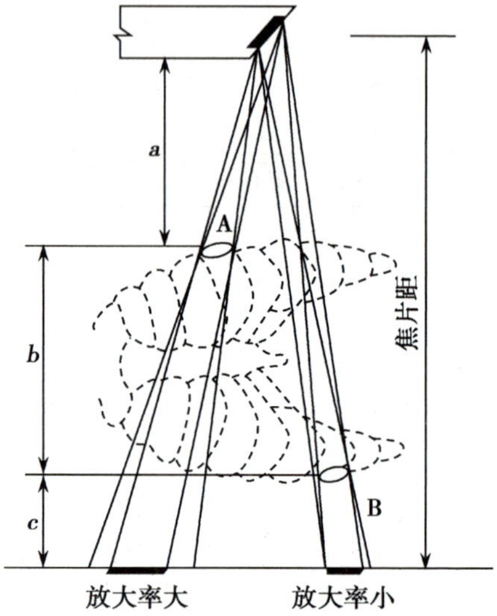

图 2-1-33　影像的放大失真

由上式可知，当两个物体位于体内，若其距离较大，且焦点至物体 A 的距离不是足够大时，那么 ω 值是不可忽视的；当焦-片距离增大，病灶离胶片又较近时，ω 值近似于 1，这时可认为 X 线几乎是平行的。

矫正方法：摄影过程中，应按设定的标准摄影方法进行摄影，使被照体或被摄病灶尽量与胶片平行且靠近，减少放大失真。

（2）歪斜失真：摄影时 X 线中心线与被照物的投影关系不合理，被照体不在焦点的正下方，可引起歪斜失真，又称为形状变形。歪斜失真包括被照体的影像被拉长和缩短，但不限于诊断上的特别要求（图 2-1-34）。

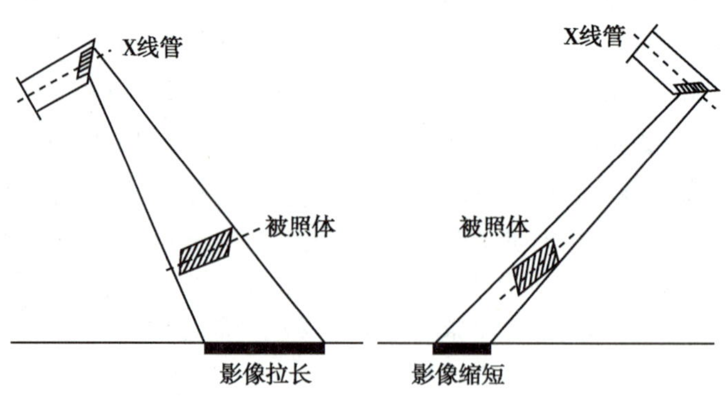

图 2-1-34　影像的歪斜失真

X 线中心线投射方向和角度的改变对被照体影像的变化有很大的影响。因此，减小歪斜失真主要有以下措施：①将焦点置于被照物体中心的正上方；②尽量使被照体与胶片平面平行。

（3）重叠失真：由于被照体组织结构相互重叠，在影像上形成的光学密度减低、对比下降乃至影像消失的现象，称为重叠失真。

被照体为三维立体的人体，而照片影像则是二维的平面影像，必然会存在影像重叠现象。X线照片影像的重叠有三种情况：①大物体密度小于小物体，而且相差很大，其重叠的影像中对比度较好，可以看到小物体的影像。如胸部肺野中的肋骨阴影。②大小物体组织密度相等并且密度较高时，重叠后的影像中小物体的阴影隐约可见，对比度差。如膝关节正位照片中髌骨的影像。③大小物体组织密度相差很大，而且大物体密度大于小物体的密度，重叠后的影像中小物体的阴影由于对X线吸收很少而不能显示。如正位胸片中看不到胸骨的影像。

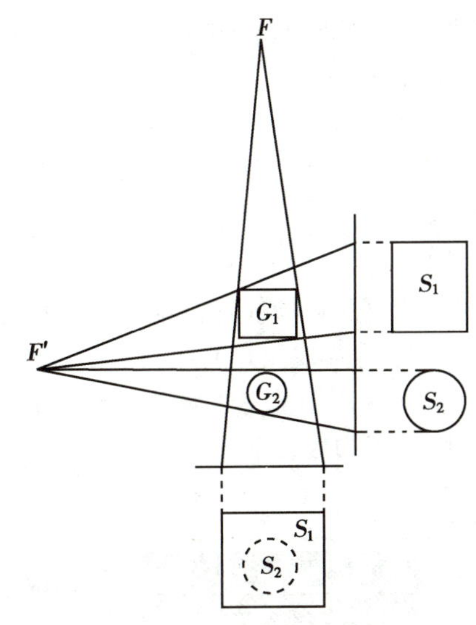

图2-1-35 影像的重叠失真

为了减轻和避免被照体影像的重叠，在X线摄影时应合理选择体位，灵活运用中心线的投射方向。如图2-1-35所示，若投射方向从G_1和G_2的垂直方向上摄影时，仅得G_1的影像S_1，而G_2的影像S_2与S_1重叠。若X线管转动90°角进行摄影时，G_1和G_2的投影S_1和S_2即分开。因此，合理利用各种角度摄影、旋转体位、倾斜射线、体层等方法是减少影像重叠的主要措施。

【附】

一、X线胶片与增感屏

（一）医用X线胶片

医用X线胶片的种类繁多，它们的种类和结构分述如下。

1. 医用X线胶片的种类 包括直接摄影用X线胶片、激光打印及热敏成像胶片、多幅相机胶片以及影像增强器记录胶片。

（1）直接摄影用X线胶片

1）感绿胶片：是一种配合发绿色荧光的增感屏使用的正色胶片，其吸收光谱的峰值为550nm。感绿胶片的最大特点是，在与发绿色荧光的稀土增感屏组合下，感度可高达1 200，能使被照体X线的接受剂量大幅度减少。

感绿胶片包括：①T颗粒胶片：是将卤化银颗粒切割成扁平状，以预期的方式系统地排列，并在乳剂中加入防止交叠效应的染料，从而增加了影像的清晰度。②普通正色胶片：是一种配合发绿色荧光增感屏使用的正色胶片，与T颗粒胶片的不同之处在于，卤化银乳剂仍是传统颗粒。此类胶片已被相对应的T颗粒胶片取代。③乳腺摄影用正色胶片：是一种作为乳腺摄影用最佳选择的系列胶片，以高对比度为主要特点，其产品类型主要有高分辨力、高感度、单层或双层乳剂等。④高清晰度摄影用正色胶片：是一种高分辨力、高对比度胶片，特别适于要求提供高清晰的图像，显示组织微细结构信息的四肢摄影。

2）感蓝胶片：是配合发蓝色荧光的增感屏使用的胶片，因感光乳剂的固有感色是以蓝色为主，所以不添加感色剂，故此类胶片也称色盲片。其吸收光谱的峰值为420nm。

感蓝胶片包括：①标准感度胶片：是标准感度的通用型胶片，适用于大部分摄影，性能适中，低灰雾，高对比，可使骨骼、空气和对比剂之间对比度增强。可以和各种发蓝紫色荧光的增感屏匹配，可同时适用于手工冲洗和自动冲洗。②大宽容度胶片：是一种专为一般摄影中要求具有宽容范围的部位而设计的胶片。其特点是感蓝、中速、对比度相对较低，但可呈现出一个大宽容的密度范围，摄影条件可因此有较大的通融性，适用于胸部及腹部摄影。

（2）激光打印及热敏成像胶片

1）激光胶片：属于银盐材料，其对可见光敏感；用于记录激光扫描图像。按激光种类分为红外线激光胶片和氦氖激光胶片两种。

2）热敏胶片：属于非银盐材料，其对可见光不敏感。常使用碳黑材料，用于干式打印方式，可在明室下操作。

（3）多幅相机胶片：亦称 CRT 记录图像，适用于 CT、MRI、DSA、ECT、超声等图像技术的记录。其特点是能摄取显示器屏幕影像，单面涂布感光乳剂，背面涂有防光晕层，以减小荧光物质造成的模糊，成像清晰、细腻。

除上述各种胶片外，还有影像增强器记录胶片、直接复制用反转片、直接反转型幻灯片、手术摄影专用胶片以及自动冲洗机辊轮清洁片等。

2. 医用 X 线胶片的结构

（1）医用银盐感光胶片：银盐感光材料多用于直接摄影。其结构主要由保护层、感光乳剂层、片基及附加层构成（图 2-1-36）。

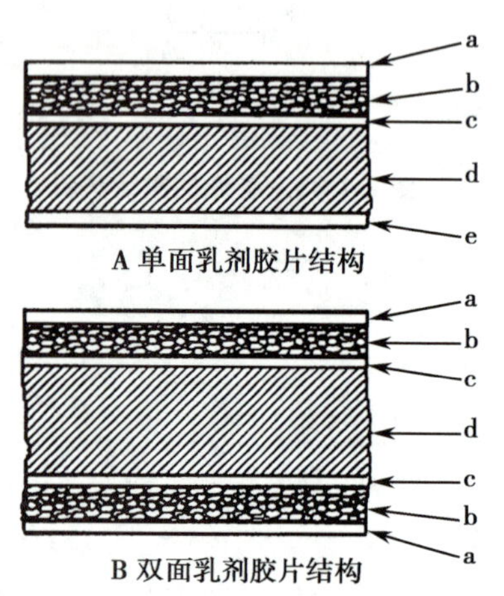

图 2-1-36 银盐感光胶片结构示意图

1）保护层：在乳剂层的表面涂有一层韧性很强的明胶，防止质地柔软的乳剂层受到机械损伤，予以保护。

2）感光乳剂层：主要由卤化银和明胶组成。

卤化银是卤族元素氟、氯、溴、碘与银的化合物，是一种具有感光性能的物质，起着记录影像的作用。其中，氯化银（AgCl）、溴化银（AgBr）、碘化银（AgI）分别为白色、乳白色和淡黄色的固体，都可应用于感光材料。只有氟化银因极易溶于水，实际上不能应用。传统 X 线胶片的感光物质是溴化银加上微量的碘化银，T 颗粒胶片的感光物质仅为溴化银。

卤化银是胶片产生影像的核心，从胶片制作到曝光、冲洗都是围绕着它进行的。它是以微晶体状态存在，其感光作用是以每个晶体为单位进行的，胶片记录下来的影像效果是千千万万个微小卤化银晶体感光效应的总和。

以溴化银为例，它是由溴离子和银离子以对称的晶体结构形式排列而成。每个溴离子周围有 6 个银离子包围；同样，每个银离子周围也被 6 个溴离子包围（图 2-1-37）。

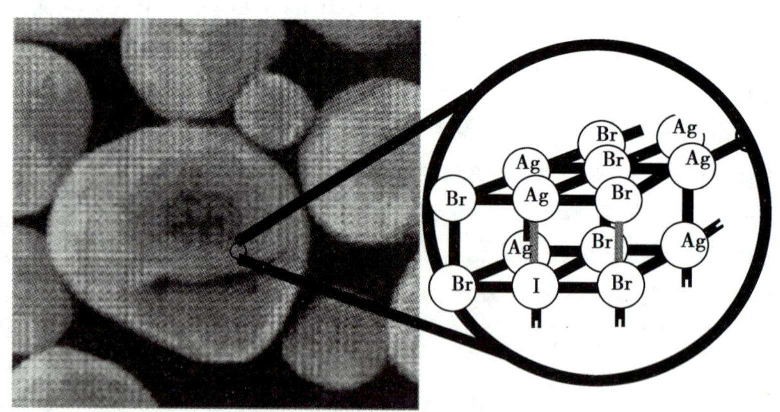

图 2-1-37 溴化银晶体结构

实际使用的溴化银晶体颗粒形态多样，大小不一，多呈马铃薯状（普通乳剂），这是由于乳剂制备时晶体在成熟过程中因种种原因发展不平衡的结果。典型的溴化银晶体结构没有光敏度，晶体的缺损才有感光意义。缺损有几种类型，一种是点缺损，即银离子在晶体内离开它的正常位置，自由移动；另一种是错位，它是溴化银中的碘离子的存在造成的。晶体排列的这种不平衡，为感光中心的形成提供了条件。

溴化银的感光与显影是以晶体为单位进行的。在其他条件相同时，晶体颗粒的大小、分布会给影像效果带来影响。晶体颗粒大，感光度高；晶体颗粒小，分辨力高；晶体颗粒分布均匀，对比度高，颗粒性好；晶体颗粒大小不一，宽容度大。X线胶片卤化银平均颗粒约为1.71μm。

明胶是由动物骨皮精选提炼而成。用于感光材料的各种卤化银均不溶于水，不能直接涂布于片基上，所以需要明胶使卤化银晶体处于永久性的悬浮状态，互不接触，并能均匀涂布在片基上。由于卤化银加入明胶后呈淡黄色的乳状物，所以称之为“乳剂”。将其涂于片基上，干燥后即形成乳剂层。

明胶的作用：①提高感光乳剂的感光度：明胶与银离子相互作用，生成的银胶络合物在加热时分解，生成银及硫化银，构成感光中心。感光中心为潜影形成的“催化剂”，感光中心越多，自然就会加快潜影的形成。另外，明胶是一种吸卤剂，能吸收卤化银在感光时产生的卤原子，以防止卤原子与银原子的重新化合，因而相对地提高了感光度。②起保护性胶体作用：明胶可以包围卤化银晶体，使它们彼此不直接接触，并能均匀涂布在片基上，不沉淀，不结块，保护了未感光卤化银晶体不被显影，保证了影像的层次。③吸水膨胀后具有多孔性：在显影加工时，易使显影液渗透，有利于显影。还可使胶片在水洗工序中将多余的盐类冲洗掉。④具有热熔冷凝性：这在胶片制作及使用中非常有用。因为在配液及涂布工序时希望明胶是流体，使用时又希望它是固体。⑤具有很强的黏性：使乳剂牢固地黏着在片基上。⑥明胶参与坚膜作用：明胶的氨基酸分子的尾端和侧链上同时含有氨基和羟基，它们易于与铬盐、铝盐和醛、酮等化合物相互作用，产生稳定的分子间键，从而提高明胶的熔点，增强乳剂层的机械强度。加入坚膜剂后，明胶熔点可从30℃提高到70℃。

明胶是感光材料制备中用量最大、性能最复杂的一种原料。它具有独特的物理、化学性能，为胶片的制作、冲洗提供了必不可少的有利条件，同时对胶片感光特性有着重要影响。但明胶的性能不稳定，随动物生长条件的不同而变化，这常常给胶片的感光特性带来不稳定的因素。

色素为一种有机染料，用以调节胶片的吸收光谱范围（感色性）。不含有色素的胶片，其吸收光谱范围（感色性）大都限制在500nm以下的蓝、紫色光区域，此称为卤化银“固有感色波长域”。X线胶片中的感蓝胶片无需含有色素，称为色盲片。而间接摄影用的胶片，如荧光缩影片、多幅相机和激光相机所用胶片（即CT、MR、DSA等使用的胶片）以及与发绿色荧光稀土屏组合用于直接摄影的感绿片，由于它们对荧光体发出的绿色光最敏感，所以需要在胶片乳剂中加入某种色素（如碳菁），以使乳剂的吸收峰值移向绿色波长（550nm）范围，来提高感光度（图2-1-38）。

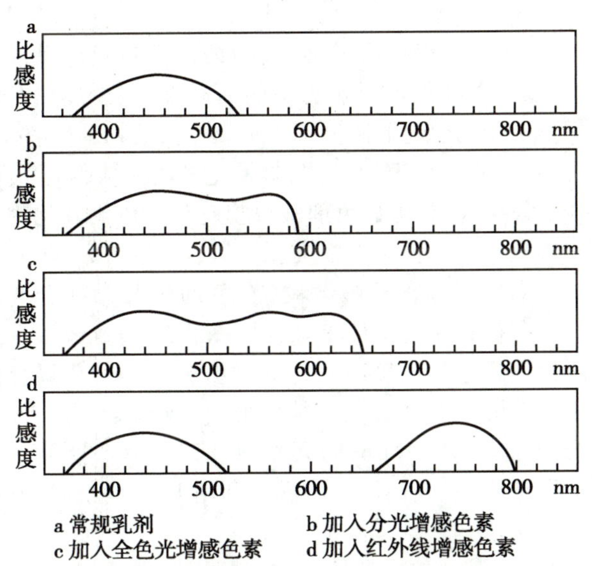

图2-1-38　色素对胶片吸收光谱的调节

3）片基：是一种具有透明、柔软特性和一定机械强度的塑料薄膜，是乳剂层的支持体。

片基对感光材料的成像性能有很大影响，选择片基材料要考虑其相关性能。①光学性能：片基本身无色透明。X线胶片片基多呈浅蓝色（加染料）时，观片视觉效果较好。片基的平面性、均一性良好，无晕残影。醋酸片基透光率90%，聚酯片基为87%~90%。②物理性能：坚韧而不脆，具有一定机械强度和几何尺寸稳定性，导电性好，有耐热性，热变形尺寸很小，软化温度高，不易燃烧。③化学性能：化学性能稳定，同乳剂及冲洗药液不起任何化学反应，同乳剂有良好附着力，有耐湿性，长期存放不变质。④制造适宜性。

片基根据所采用的材料不同，可分为硝酸纤维素片基、醋酸纤维素片基和聚酯片基三类。其中，聚酯片基（又称涤纶片基）是目前最常用的，其特点是熔点高，热稳定性好，弹性高，吸收性小，收缩性低，平整度好，化学稳定性好。

4）附加层：包括底层和防光晕层。

底层又称结合层。片基表面有疏水性，不易与亲水的乳剂层粘连，为使乳剂层牢固地黏附在片基上，在片基表面涂有一层黏性很强的胶体，以防止乳剂层在加工时脱落。

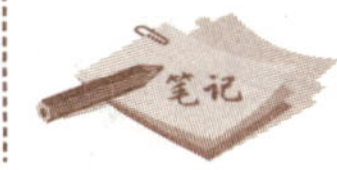

防光晕层又称防反射层。单药膜X线胶片，如间接摄影用的荧光缩影片和影像增强器记录片，涂

有防光晕层，其作用是防止强烈光线从片基反射回去，再次使乳剂层感光，造成影像的灰雾模糊。双药膜X线胶片不涂有防光晕层。

此外，在X线胶片中还涂有防静电层、防腐层，或在保护层、乳剂层中加入防静电剂、防腐剂、坚膜剂、防灰剂等成分。

（2）医用激光胶片：是一种单面乳剂层胶片，主要由保护层、乳剂层、底层（结合层）、片基及防光晕层组成（图2-1-39）。

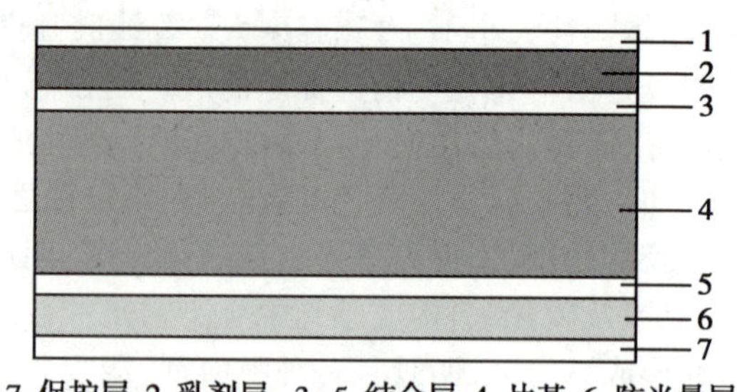

图2-1-39　激光胶片结构示意图

1）保护层：在胶片表面涂布一层透明的特殊胶质材料，以保护胶片乳剂，防止操作时划伤和污染，同时还避免在输片过程中卡片、粘片和静电的产生。

2）乳剂层：是激光胶片的主要组成部分，由感光物质溴化银、碘化银和明胶组成；厚约6.25μm，乳剂密度在0.1~0.2之间。为提高感光性能和适应自动冲洗机的要求，采用了单分散卤化银浓缩乳剂和低胶银比的薄层挤压涂布技术，并增加了坚膜剂、抗静电剂、防腐蚀剂以及防灰雾剂等成分。

3）底层又称结合层：为使乳剂层牢固地黏附在片基上，在片基表面涂有一层黏附性很强的胶体，以防乳剂层在冲洗加工时脱落。

4）片基：激光胶片的片基采用聚酯纤维材料，是乳剂层、防光晕层、保护层的载体，它可使胶片在激光打印机内可靠地传递，其厚度约0.175mm，密度在0.12~0.16之间。根据临床应用要求，其基色有无色和蓝色之分。

5）防光晕层：又称防反射层，在片基的底面涂有一层深色的吸光物质，以吸收产生光渗现象的光线，防止反射光对乳剂再感光，对提高影像清晰度起到良好作用。

（3）热敏胶片：属于非银盐胶片，不含卤化银，用于干式打印机。其记录层由碳黑替代，故而此胶片不需要暗室处理，可在明室下进行操作。

热敏胶片的结构由保护层、热敏记录层、基层和背层组成。背层又由UV吸收层和无光层组成（图2-1-40）。

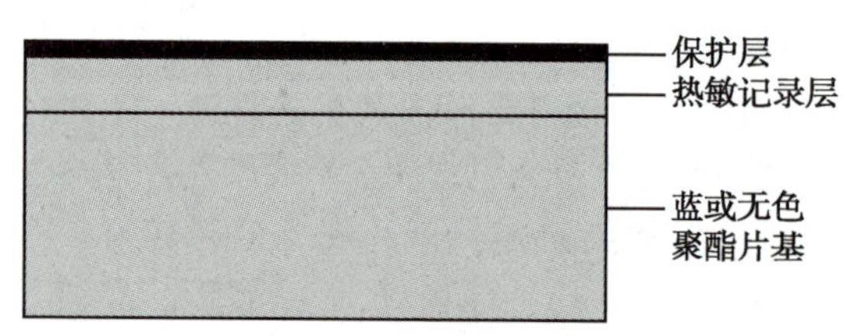

图2-1-40　热敏胶片结构示意图

1）保护层：由微细的无机原料及润滑剂组成，提高加热时热力头的润滑性，减少加热时转矩变动引起的图像不均及热力头的物理性磨损。

2）热敏记录层：亦称感热层（成像层）、图像记录层，由显色剂微型胶囊和显色剂乳化物组成。微型胶囊直径在μm级，囊内有受体（显色剂），囊外有显影微粒（发色剂），其靠粘合剂散布在胶片支持体上。为了获得靠热力来减少或消除不均匀现象和获得灰阶稳定的再现性，使用两种发色起始温度不一样的微型胶囊和优化调合比率，以得到较理想的灰阶特性。同时使用了六种发色剂混用，使色光的连续性得到了调整。

3）背层：由无光层和UV吸收层组成。无光层内加入有3~6μm的无光剂，把UV吸收剂微型胶囊的光散乱效果和表面光泽进行调整。UV层内设置有UV吸收剂微型胶囊。利用UV吸收剂胶囊的内部散射来优化无光泽材料的颗粒大小和使用量，提高耐光性。

4）基层：亦称片基，为175μm厚的聚酯材料构成，是胶片的支持体。在实际运用中，因热敏干式胶片对温度敏感，所以对胶片保存环境要求严格。温度越低，保存性越好。对照片亦如此，温度越低，越能保住稳定的图像。温度在25℃时，胶片可保存30年，30℃时可保存3年，35℃可保存半年，45℃仅保存一周。

3. 医用X线胶片的感光特性及测定

（1）感光材料的照相性能：感光材料中直接决定和影响像质的因素统称为照相性能。它包括以下三类：①感光性能：含感光材料的感光度、灰雾度、反差系数、平均斜率、最大密度、宽容度等参数，反映着胶片的感光性能，将通过感光测定获得；②物理性能：含感光材料的熔点、厚度、保存性、感色性、

色温性等,可通过物理性测定方法获得;③成像性能:含感光材料的清晰度、分辨力、颗粒度、调制传递函数等参数,可通过成像质量测定方法获得。

(2) 胶片特性曲线:是认识 X 线胶片感光性能的前提。要认识胶片特性曲线,首先应理解光学密度与曝光量的概念。

光学密度是指胶片乳剂层在感光及显影作用下黑化程度的物理量。已感光胶片在显影过程中,卤化银被还原成金属银,沉积在感光层上。这种银颗粒对光线起着吸收和阻止作用。银颗粒越多,阻挡的光线越多,照片影像越黑,这种黑化度即称之为光学密度(图 2-1-41)。数值上等于阻光率的常用对数值,记作

$$D=\lg \frac{I_0}{I}$$

式中,D 为光学密度;I_0 为入射光强度;I 为透过光强度。透光率定义为$\frac{I}{I_0}$;阻光率定义为$\frac{I_0}{I}$。

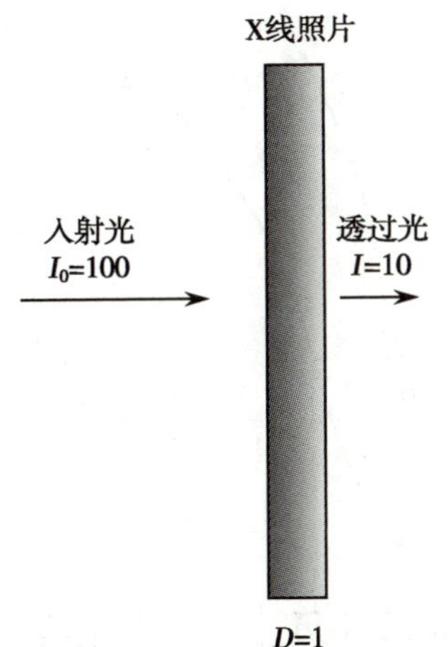

图 2-1-41　光学密度示意图

曝光量表示光强度与曝光时间的乘积。记作

$$E=I \cdot t$$

式中,E 为曝光量;I 为光强度;t 为曝光时间。但临床上常用管电流(mA)与曝光时间(s)的乘积来表示。故上式亦记作

$$E=I \cdot t=mA \cdot s$$

曝光量可通过两种方式改变,即改变强度或改变时间。需要指出的是,在 X 线胶片感光测定时,屏-片系统无法得到绝对曝光量的大小,而以相对曝光量的常用对数值($\lg RE$)来表示。

所谓胶片特性曲线,是指描绘曝光量与所产生的密度之间关系的一条曲线,由于这条曲线可以表示出感光材料的感光特性,所以称之为“特性曲线”(图 2-1-42)。

X 线胶片特性曲线的横坐标以相对曝光量的常用对数值 $\lg RE$ 表示;纵坐标为光学密度 D 表示。曝光量所以取对数值,是能在紧缩的图纸内表示出很大范围的曝光量,便于分析特性曲线所反映的特性值。如相对曝光量对数值每增加 0.3,则曝光量相应增加一倍。密度实际上也是以对数级数表示的。

胶片特性曲线由足部、直线部、肩部和反转部组成。①足部:即特性曲线开始的部分,其走行近似与横坐标平行,达到一定曝光量后曲线开始沿弧形缓慢上升,足部密度的上升与曝光量不成正比,曝光量增加较多,密度只有较小的增加。照片影像呈现感光不足,分辨困难。感光材料对曝光量开始产生反应的这一点称为初感点。胶片感光速度越快,曲线越靠近纵坐标,初感点越低。特性曲线的起始密度并不是零,虽然它没有感光,但经显影加工后也会呈现出一定的密度值,此即胶片的本底灰雾,也称最小密度(D_{min})。②直线部:该部密度与曝光量的增加成正比,密度差保持一定,此时曲线沿一定的斜率直线上升。它在整个特性曲线中是曝光正确的部分,也是 X 线摄影力求利用的部分。③肩部:肩部的密度随曝光量的增

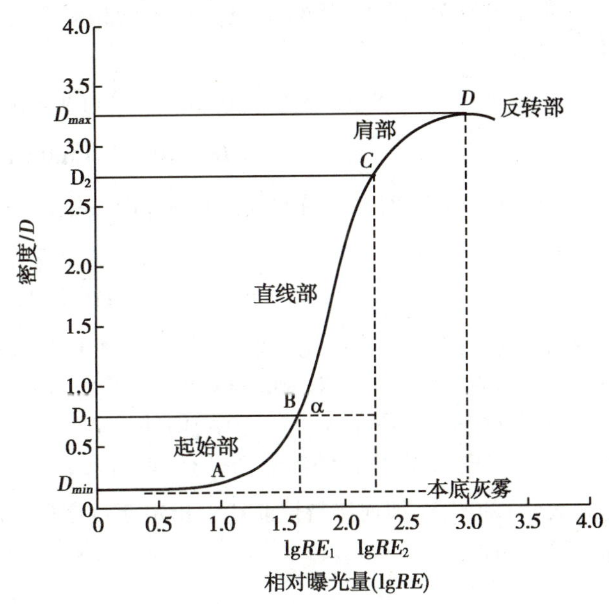

图 2-1-42　X 线胶片特性曲线

加而增加，但不成正比，曝光量增加较多而密度上升较少，此部在照片影像上显示为曝光过度。④反转部：随曝光量的增加，密度反而下降，影像密度呈现逆转。产生反转现象的原因是潜影溴化的结果。当曝光量超过一定数值之后，卤化银在光化反应中产生的大量溴不能全部被明胶吸收，却与潜影的组成物质银重新化合为卤化银。这些卤化银包围了潜影，使之不能与显影液接触，于是就产生了反转现象。

特性曲线可提供感光材料的本底灰雾（D_{min}）、感光度（S）、反差系数（γ 值或 G 值）、最大密度（D_{max}）、宽容度（L）等参数，以表示感光材料的感光性能。

1）本底灰雾（最小密度 D_{min}）是指感光材料未经曝光，而在显影加工后部分被还原的银所产生的密度。它由片基灰雾和乳剂灰雾组合而成。片基灰雾是指感光材料不经显影，直接在定影中处理，将卤化银全部溶解之后的密度。乳剂灰雾是指乳剂制作中为谋求一定的感度而产生的接近于显影中心程度的感光中心。带有这种感光中心的卤化银结晶，即使不经曝光，在显影加工时也会还原成银。这种较大的感光中心称为灰雾中心，灰雾度的大小取决于乳剂中灰雾中心的量。乳剂灰雾可由本底灰雾减去片基灰雾得到。

对照片质量进行评价时，经常提及“灰雾”一词。此时的“灰雾”概念与胶片本底灰雾一词不能等同。照片灰雾是泛指，它包括本底灰雾和由散射线等各种原因所致灰雾的总和。

2）感光度（S）：是指感光材料对光作用的响应程度，也即感光材料达到一定密度值所需曝光量的倒数。医用X线胶片感光度定义为，产生密度1.0所需曝光量的倒数。

$$S=\frac{1}{E_{(D_{min}+1.0)}}$$

X线胶片通常取相对感度来表示，即与感度的设定值为100的特定胶片相对比较。相对感度的概念更有利于X线摄影条件的正确选择（图2-1-43）。

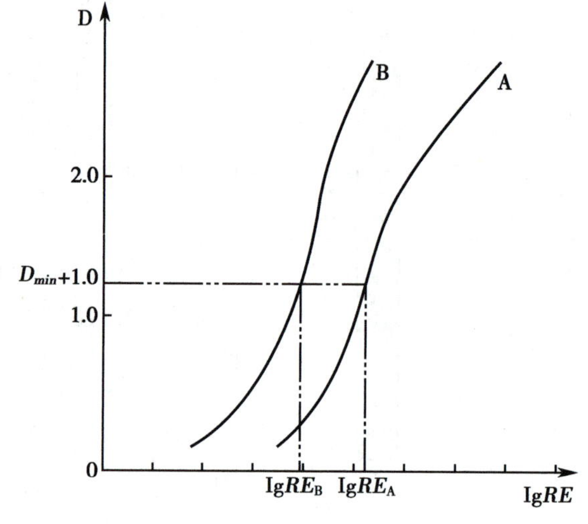

图2-1-43 胶片的相对感度

X线胶片相对感度的计算方法是以产生密度1.0（D_{min}+1.0）的胶片A的曝光量对数值（$\lg RE_A$）与胶片B的曝光量对数值（$\lg RE_B$）之差的反对数值乘以100。如A、B、C三种胶片产生密度1.0所需曝光量对数值分别为0.7、0.55、0.4，设胶片A的相对感度为100，则胶片B对胶片A，胶片C对胶片A的相对感度分别是：

$$S_{BA}=10^{a-b}\times100=10^{0.7-0.55}\times100=10^{0.15}\times100=1.4\times100=140$$

$$S_{CA}=10^{a-c}\times100=10^{0.7-0.4}\times100=10^{0.3}\times100=2\times100=200$$

3）反差系数（γ 值）：亦称对比度（contrast）系数，是指特性曲线直线部分的斜率。其值为

$$\gamma=\frac{D_2-D_1}{\lg RE_2-\lg RE_1}$$

为了获得较大的影像对比效果，需要X线胶片具有较大的反差性能。当组织间的X线吸收差异一定时，γ 值越大，X线胶片对射线对比度的放大能力越大。反差系数反映的是直线部分的斜率，或称曲线的最大斜率。但是在X线摄影中，即使在同一照片上，被照体的组织密度和厚度差别也很大，其中对于组织密度高、厚度大的部分，它所呈现出来的光学密度就落在曲线足部。为此引出了平均斜率（用 $\overline{G}$ 表示）的概念，即连接特性曲线上指定两点密度（D_{min}+0.25 和 D_{min}+2.00）的连线与横坐标夹角的正切值。记作

$$\overline{G}=\frac{(D_{min}+2.00)-(D_{min}+0.25)}{\lg RE_2-\lg RE_1}$$

笔记

式中：lgRE$_2$ 和 lgRE$_1$ 分别表示 $D_{min}+2.00$ 和 $D_{min}+0.25$ 两点密度值所对应的相对曝光量的对数值。

4）最大密度（D_{max}）：对某种感光材料来说，密度上升到一定程度时，不再因曝光量的增加而上升，此时的密度值称为最大密度，以（D_{max}）表示。

5）宽容度（L）：是指特性曲线上直线部分在横坐标上的投影，表示的是正确曝光量的范围。图 2-1-44 表示 A、B 两种胶片宽容度的大小比较，其中 $b>a$。从 X 线摄影角度上讲，有效宽容度是指产生诊断密度（0.25~2.00）所对应的曝光量范围。反差系数越大，宽容度越小，而不同组织间的影像锐利度越高；反差越小，宽容度越大，信息增多，影像层次丰富，摄影条件的通融性也增大。

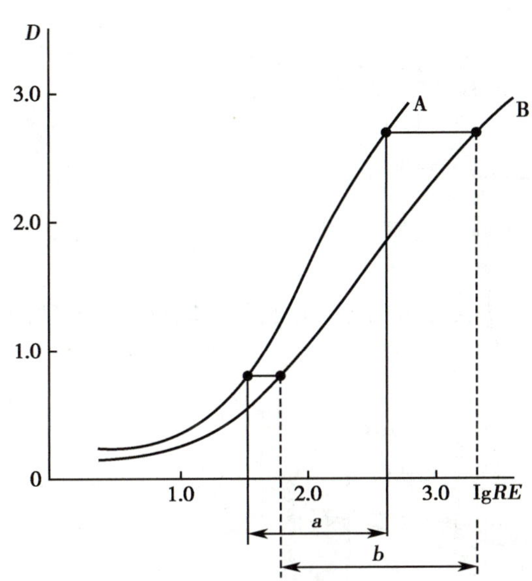

图 2-1-44　X 线胶片的宽容度

（3）感光测定：是一种表示感光材料所接受的曝光量，同由此而产生的密度之间关系的定量测定方法。早期，此术语仅指感度的测定，现包括感光材料除感度之外更广义的相关胶片特性的测定。

感光测定除对感光材料的相关胶片特性进行测定外，还可以利用其进行显影液性能的测定、冲洗机因素的测定、增感屏感度的测定、X 线物理特性对影像影响的测定以及其他一些有关测定。

感光测定是一项科学性很强的工作，其总体设计应遵循两个原则：一是必须使测试条件具有充分代表性，确实符合摄影的实际情况；二是必须遵循测试条件固定不变的原则。

X 线胶片与普通摄影用的感光材料不同，它感受的是高能量 X 线光子以及由 X 线光子激发的荧光。因此，在这个范围内的感光测定对象有两个，一是 X 线胶片的感光测定；二是增感屏-胶片体系的感光测定。其方法因曝光源不同而分为可见光源和 X 线光源两类。

可见光法是将测试胶片置于感光仪上，对其以一定比率进行已知量的曝光，再经显影加工处理，密度测量，绘制特性曲线，求取特性值。此方法因其感光参数难以与 X 线摄影的实际情况相吻合而很少用于临床实践中。现仅将以 X 线为曝光源的 X 线阶段曝光测定法进行介绍。X 线感光测定有三种方法：

1）时间阶段曝光法：是一种其他条件固定，通过限时定量对胶片进行 X 线曝光的方法，经显影加工、密度测量，便可绘制出特性曲线。但是这种方法因受限时器、互易率失效等影响而易出现误差。

2）铝梯定量测定法：这是在使用铝梯厚度改变 X 线强度的基础上，根据 lg2 = 0.3 的数学关系加以定量测定的方法。为了解决铝梯厚度是 X 线衰减的非线性关系，可在铝梯上加一层 0.5mm 厚的铜片，以取得近似的线性关系。其步骤：①曝光：利用铝梯做为光楔模板，对同种的两张 X 线胶片进行 X 线曝光，其中一张接受的曝光量是另一张的 2 倍。如果测定屏-片体系的感光性能，则应将胶片放在装有增感屏的 IR 内，单纯 X 线胶片则放在纸夹 IR 内进行，铝梯级数一般有 11 级至 36 级不等。②显影加工：将这两张胶片进行标准显影加工。③密度测量：用光学密度计测量各级密度值。④绘制特性曲线：按图 2-1-45 所示，绘制出 1 倍曝光和 2 倍曝光的铝梯级数（厚度差）与密度的相关曲线。在此坐标图的右方（或另附坐标纸）画出纵轴为照片密度、横轴为相对曝光量对数的坐标轴。把（a）图中的 a 点密度作为（b）图 lgRE 轴上"0"点相对应的密度 a'，而（a）图的 b 点由于接受的是 a 点的 2 倍曝光量，所以把 b 点密度作为（b）图曝光轴上"0.3"点相对应的密度 b'（lg2 = 0.3）。然后，把（a）图 b 点水平移动（即通过 b 点做一条与横坐标平行线）与曲线相交于 c 点，过 c 点做横轴垂线与曲线相交于 d 点。由于 d 点是 c 点的 2 倍曝光，所以把 d 点密度作为（b）图曝光轴上的 0.6 点相对应的密度 d'。依此类推，即可得到一条该胶片的特性曲线。

铝梯定量测定法简便易行，空间与时间需求有限，也可测定屏-片体系的感光性能。缺点是铝梯厚

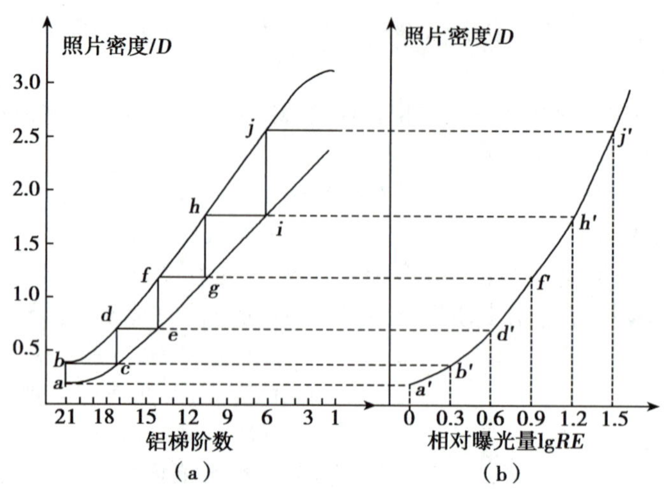

图 2-1-45　铝梯法特性曲线的制作

度的改变与 X 线衰减不成线性关系，铝梯自身散射线的影响无法避免，两次曝光时高压输出重复性能的影响，另外也存在间歇效应的影响和作图的误差因素。

3）距离法：这是根据 X 线强度与焦点-胶片距离平方成反比的定律，在胶片上取得不同密度的阶段曝光法（图 2-1-46）。其方法及注意点如下：

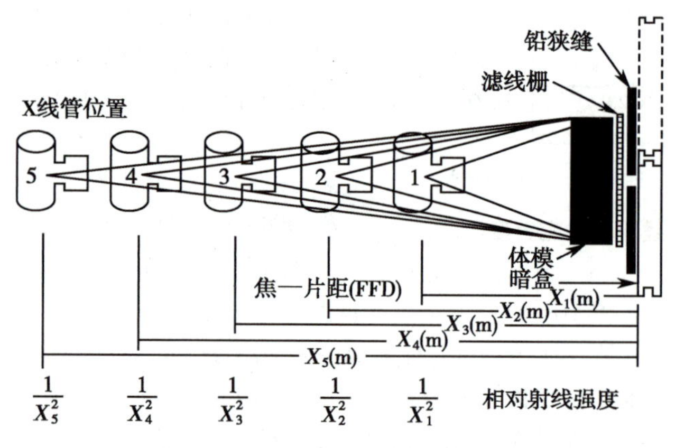

图 2-1-46　距离法感光测定示意图

测试平台的制作与配置：X 线管中心线呈水平方向投射，在可移动的诊查床上放置载有 IR（屏-片体系）的金属托架。金属托架在床两侧凹槽内固定，以确保 IR 与 X 线中心线垂直。在测试 X 线照射野与准直器输出窗口侧放置一块 3mm 厚铅板，覆盖其输出窗口，在与中心线相对应的中心做一个 3cm×3cm 方孔，另在 IR 前放一块 50cm×30cm、3mm 厚的铅板，中心挖有 3cm×2cm 小孔，以此控制测试中的照射野。

阶段曝光中焦点-胶片距离的确定：本法是利用焦点-胶片距离的改变来取得阶段曝光。因此，首先要设定曝光级数以及 2 个阶段曝光距离的曝光量对数比，求取实际的焦点-胶片距离。一般在 40～400cm 之间取 7 级（lg*RE*0. 3）或 11 级（lg*RE*0. 15）或 21 级（lg*RE*0. 1）。例如，取 7 级曝光时，其焦点-胶片距离（*FFD*）、相对曝光量（*RE*）、相对曝光量对数值（lg*RE*）的关系如表 2-1-8 所示。

感光测定的距离法成立的核心是“距离反平方定律是否成立”，如果测试中不成立的话，则理论计算值的误差就会成为测试中相对曝光量的误差原因。在测试中应用剂量仪进行监测，随距离的改变测量出各点的曝光量，在双对数坐标纸上作图，当两者间的关系直线倾斜值为 1. 95～2. 04 时，则可认为测试中的距离反平方定律成立。

距离测定法的最大优点是接近 X 线摄影实际，其测量参数也就更具指导意义。其次与其他阶段曝光方法相比重复性好，也可以根据特性曲线的使用目的选择曝光点，自由度较大。缺点是需要足够的测试空间和大容量 X 线管，操作时间长。

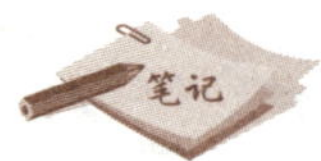

表 2-1-8 7级曝光时胶片距、相对曝光量对数值及相对曝光量关系

焦点-胶片距离(FFD)/cm	相对曝光量对数值(lgRE)	相对曝光量(RE)
320.0	0.0	1.00
226.1	0.3	2.00
160.4	0.6	3.98
113.5	0.9	7.95
80.3	1.2	15.88
56.9	1.5	31.63
40.1	1.8	63.68

（二）增感屏

增感屏是屏-片摄影系统的重要器材之一。在X线摄影中利用X线激发增感屏的荧光体获得的荧光对胶片产生增加感光的作用，从而大大减少X线曝光条件。进行X线摄影时，对胶片的感光作用主要来自于增感屏发出的荧光，可占到95%以上，而直接依靠X线形成的感光作用不到5%。

1. 增感屏的种类　可分为钨酸钙屏、稀土增感屏及特殊增感屏。

（1）钨酸钙屏：其荧光体为钨酸钙($CaWO_4$)，发射光谱主要在350~560nm之间，峰值在420nm左右，与感蓝片组合使用。根据钨酸钙晶体颗粒的大小，这种屏可分为高速、中速和低速三种。

（2）稀土增感屏：其荧光体是一种由稀土元素组成的"赋活型"荧光体。稀土增感屏又分两类，一类是发光光谱在蓝紫色光区（峰值420nm）的增感屏，如氟氯化钡/铕屏，需匹配感蓝胶片组合使用；另一类是发光光谱在黄绿色光区（峰值550nm）的增感屏，如硫氧化钆/铽屏，需匹配感绿胶片组合使用。目前最常用的稀土增感屏为氟氯化钡/铕（蓝光）屏和硫氧化钆/铽（绿光）屏。

（3）特殊增感屏

1）超清晰型增感屏：适用于远端四肢关节摄影，观察微细的骨纹理影像。

2）高感度增感屏：是一种比常规增感屏尺寸长得多，由不同感度的荧光体组合而成的增感屏。它用于全身脊柱摄影、上下肢全长摄影、血管造影等。

3）乳腺摄影专用增感屏：为减少照射剂量，同时保证影像质量，现以单层乳剂胶片与单张软X线增感屏组合使用，可将照射剂量减少到1/30~1/15。最近又将单层微粒可塑型稀土屏专用于乳腺摄影。

此外，还有高电压摄影用增感屏、同时多层增感屏和连续摄影用增感屏等。

2. 增感屏的结构　主要由保护层、荧光体层、基层及反射层或吸收层组成（图2-1-47）。

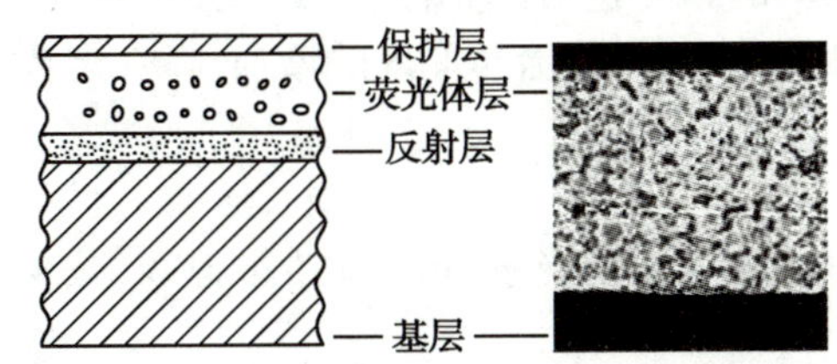

图 2-1-47　增感屏的结构及荧光体显微照片

（1）保护层：主要由高分子聚合材料制成。其作用是对质脆的荧光体进行物理保护、防止污染便于清洁、减少静电产生等。

（2）荧光体层：主要组成物是荧光体，它悬浮于一种胶结剂（如硝化纤维树脂）中。此外，还含有一种能保证塑胶弯曲时不致断裂的物质。荧光体分为单纯型（如钨酸钙）和赋活型（如稀土类）两大类。其中，赋活型由荧光母体、赋活剂和融剂三种成分组成。母体是构成荧光体的基本成分（如CaS、BaS等），它是荧光体具有种种特性的基础。赋活剂包含在荧光体中，形成发光中心，并增强其活性物质（如Tb、Eu等）。融剂（如KCl、NaCl、$BaCl_2$等）促进母体的结晶化，同时有增加发光效率的作用。

（3）基层：是荧光体的支持体，相当于胶片的片基。它是由经树脂加工处理的硬纸板或聚酯塑料板制成。

（4）反射层或吸收层：反射层用于高感度增感屏，是在基层上涂有一层光泽明亮的无机物（如二氧化钛、硫酸钡、氯化镁等），起反射荧光、提高发光效率的作用。而对于高清晰型增感屏则设有吸收

层，是在基层上加涂一层吸收物质（如碳黑、颜料等），以吸收由荧光体向基层照射的荧光，防止荧光反射，提高影像清晰度。

3. 增感屏的性能

（1）荧光现象：是指某些物质在紫外线、X线、电子射线等激发下，将其吸收的能量以可见光的形式释放出来的现象。这是在物质内部进行的能量转换过程，结果不伴有物质的变化。

（2）增感率：亦称增感倍数或增感因数。增感屏的增感作用常以增感率表示。在照片上产生同等密度为1.0时，无屏与有屏所需照射量之比，称为增感率，记作

$$f=\frac{t_0}{t}$$

式中，f表示增感率；t_0为无屏照射量；t为有屏照射量。

增感速度是以增感率为40的中速钨酸钙屏为100，其余各种增感屏均以产生相同密度1.0的感度与其比较。如氟氯化钡稀土屏的感度为400~500，增感倍数为钨酸钨屏的4~5倍。在实际应用中，使用稀土增感屏应减少适当的曝光量。

增感率的大小主要受荧光体发光效率和屏结构的影响。

1）荧光体的发光效率（η）

$$\eta=\eta_a\cdot\eta_c\cdot\eta_t\cdot\eta_f$$

式中，η_a为X线吸收效率；η_c为荧光转换效率；η_t为荧光传递效率；η_f为屏-片匹配效率。

a. X线吸收效率（η_a）：荧光体不同，对X线吸收效率不同。在X线摄影的能量范围内，钨酸钙的X线吸收率最低，稀土增感屏荧光体的X线吸收效率普遍较高，其中硫氧化钆稀土增感屏的X线吸收率最高，氟氯化钡稀土增感屏次之。X线的吸收率高，则发光效率也高。

荧光体不同，受管电压的影响也不同。钨酸钙增感屏的感度受管电压的影响不大，而稀土增感屏的感度受管电压的影响明显。当管电压超过70kV时，感度明显增强。

b. 增感屏的荧光转换效率（η_c）：荧光的产生是荧光体在X线激发下，将高能量X线光子转换成低能量可见光的过程，荧光转换效率高，屏的增感率也高。

c. 荧光体的传递效率（η_t）：增感屏发出的荧光在到达胶片之前存在一个传递过程。屏-片之间的密着程度会影响荧光体的传递效率。此外，荧光在屏中的散射越小，荧光传递效率就越高。

d. 增感屏发光光谱与胶片吸收光谱的匹配效率（η_f）：增感屏在X线激发下均产生荧光，但不同的荧光体发出的光谱范围不同。只有增感屏的发射光谱与胶片吸收光谱相匹配得当，胶片才能获得最大的感光度。因此在实际应用中，发光光谱在蓝紫色光区的增感屏，应匹配感蓝胶片组合使用；而发光光谱在黄绿色光区的增感屏，应匹配感绿胶片组合使用（图2-1-48）。

2）结构及工艺因素：增感屏的结构及制作工艺对增感率的影响包括：①增感屏荧光体的颗粒大，增感率高；②增感屏支持体的荧光反射率高，增感率高；③增感屏荧光体涂布厚度的增加，在一定范围内可提高增感率。

4. 增感屏对影像效果的影响

（1）影像对比度增加：使用增感屏由于其增感作用，可减少X线曝光量，相应减少散射线，减少灰雾，增加对比度。

（2）影像清晰度降低：照片影像的清晰度由于增感屏的使用而大为降低，其原因主要是荧光体的光扩散（图2-1-49）、增感屏与胶片的密着状态及X线斜射效应等造成。

（3）影像颗粒性变差：当人眼观察X线照片时，会看到一定量的颗粒，它们不是由乳剂中单个银颗粒或增感屏荧光体颗粒组成，而是一些在一定区域内大量集中的不规则的颗粒。这些有颗粒聚集的区域称做斑点（噪声）。

（三）屏-片系统

20世纪80年代初，Kodak公司率先将扁平颗粒乳剂（T颗粒乳剂）技术应用于医用X线胶片上，配合使用X线吸收效率、荧光转换效率都很高的硫氧化钆稀土增感屏，形成了称之为“T颗粒技术”的一种新型屏-片体系。

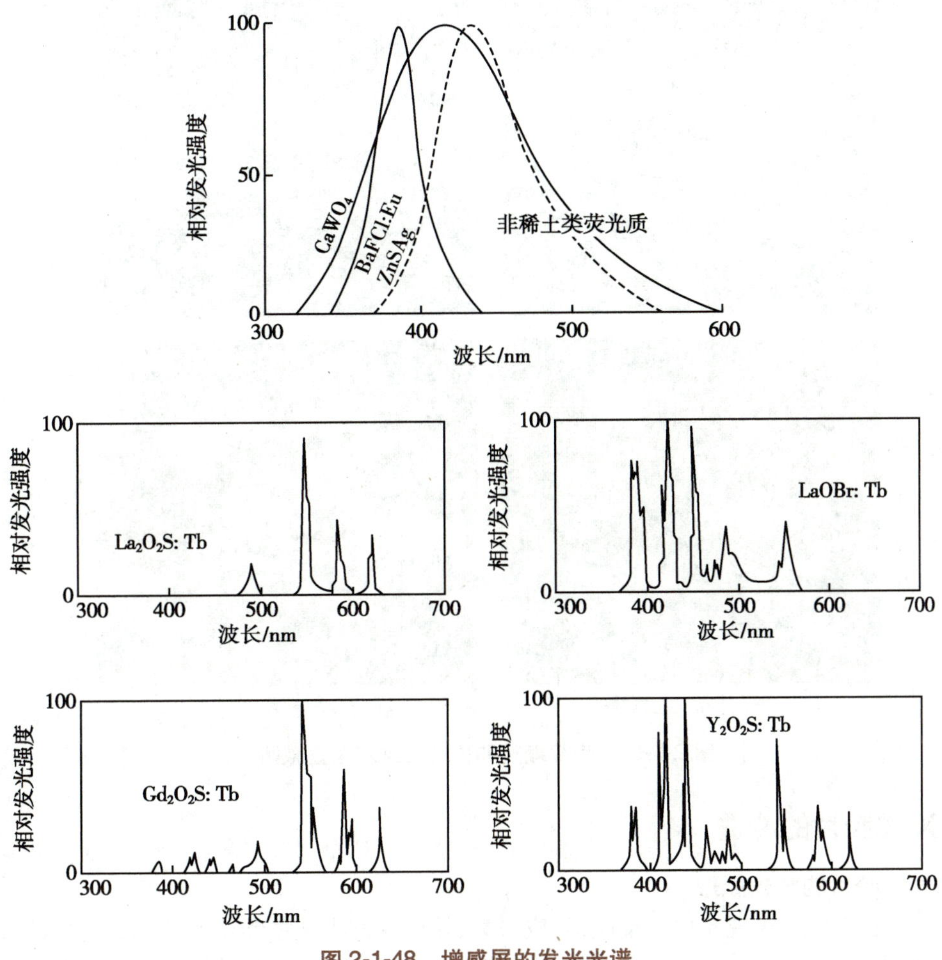

图 2-1-48　增感屏的发光光谱

图 2-1-49　荧光体的光扩散示意图

1. 扁平颗粒胶片（T 颗粒胶片）　其结构特点是将卤化银晶体颗粒切割成二维的扁平状，并与片基平行排列（图 2-1-50）。

扁平颗粒与传统三维颗粒相比，有更大的表面积，光的采集容量高，可获得最大光吸收，其提供的投射面积是传统三维颗粒的四倍。扁平颗粒胶片中还加入了一层品红染料，包绕晶体颗粒，以吸收可能产生交叠效应的荧光，这样可减低约 50% 的荧光交叠效应，从而增加影像清晰度。

2. LANEX 稀土增感屏　荧光体为发绿色荧光的硫氧化钆。硫氧化钆增感屏与普通钨酸钙增感屏的最大区别是具有很高的 X 线吸收效率及荧光转换效率，可以把极少的 X 线光子转换成大量荧光，使照射到胶片单位面积上的荧光光子数并未减少，但更加均匀，从而减少了量子斑点的产生。

扁平颗粒胶片应与相对应的硫氧化钆（稀土）增感屏匹配，才能真正发挥出独特的扁平颗粒技术所具有的高质量影像效果，两者必须相辅相成。

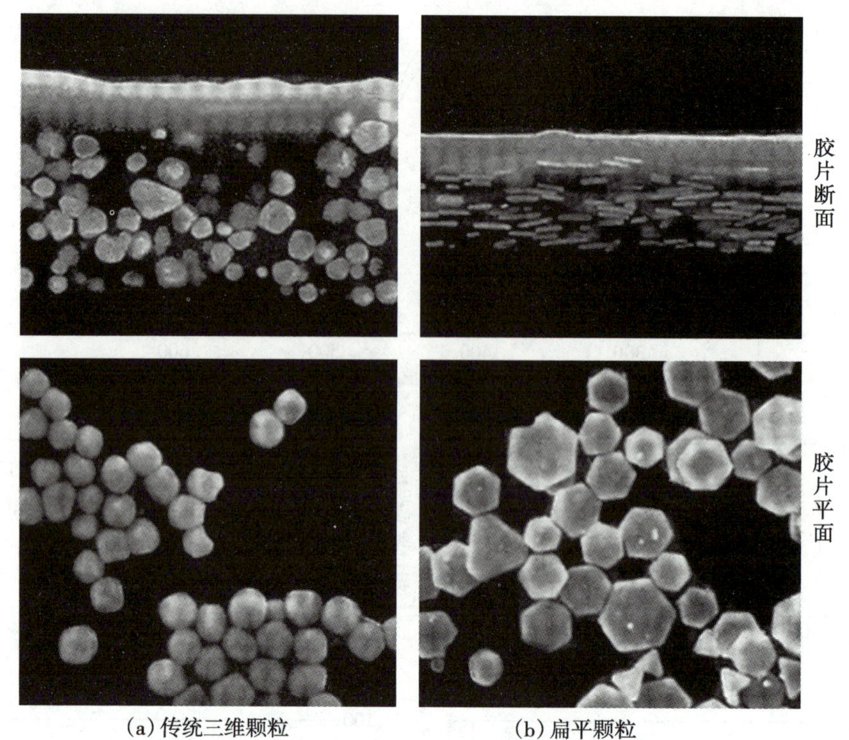

(a) 传统三维颗粒　　(b) 扁平颗粒

图 2-1-50　扁平颗粒和传统三维颗粒显微照片

二、X 线胶片的冲洗

（一）X 线胶片的感光原理

X 线胶片经曝光后，出现光化学反应，形成潜影，并出现感光现象和感光效应。

1. 光化学反应　银盐感光材料接受光的照射后会在感光乳剂层发生感光作用，这种感光作用是基于光化学反应所致。所谓光化学反应，是指许多的物质见光后能引起化学变化的现象。一般在摄影中的光化学反应都是光化学氧化还原反应。反应的过程是光量子进入反应物（AgX）后，光子所具有的能量（$E=h\nu$）恰好能使反应质点（活化分子、原子、离子）的某些电子从低能级达到使质点活化所需的高能级。对物质来说，质点被光量子活化；对光线来说，光能被吸收了。只有物质吸收了光能才有可能引起化学反应。物质对光的吸收要由物质本身的结构和光能所决定，不适合吸收的光能被透过或反射。

但是被吸收的光能也不一定能引起光化学反应，在一些情况下是起了光化学变化，组成另外的质点而稳定下来；但在另一些情况下却把活化能变为非活化质点的动能或其他形式的能（电能、热能），辐射出来。如涂在纸板上的荧光物质就是经过 X 线照射后，吸收了部分 X 线光能而激发出能量较低的荧光，使自己恢复成未活化的质点稳定下来，并未引起化学变化。当物质中存在某些杂质时，如果这类杂质也能吸收某种光，引起反应，则白白的消耗了一些光量子能量用于不需要的反应上，造成活化能量转移，能被活化的质点减少，减低了光能的利用率。此外，有时被吸收的光能已引起光化反应，但由于生成物未被除去，在一定条件下易产生逆反应，因而光化学反应也受到影响。

2. 潜影的形成　潜影是感光胶片被曝光后在胶片内部产生的微量的新生银原子集团。因其量太少，肉眼不可见，所以称之为潜影。潜影的生成一般是以感光中心的存在为基础的。

所谓感光中心，就是在乳剂的制备过程中形成的微量银质点。形成感光中心的原因有三个：一是晶体结构中的物理不完整性；二是乳剂中的杂质质点；三是自发还原。理想的 AgX 晶体对光是不敏感的，AgX 晶体的不完整性破坏了理想晶体结构的固有平衡，造成晶体结构中的薄弱环节。正是这些薄弱环节才使 AgX 具有感光性能，这是因为在理想的晶体中，所有的离子都被带有相反电荷的离子群围绕着，在晶体内部，电荷是平衡的，而对不完整的晶体来说，在晶体点阵缺陷和位错部位若失掉一个离子，便意味着其周围的 6 个离子带有负电荷，能够吸引带正电荷的质点。例如，Ag^+ 被吸引便生成金属

银粒。在化学成熟中，乳剂中若加入微量杂质，如醛、氯化亚锡、亚硫酸盐等其他有机还原剂，AgX 在还原剂的作用下颗粒表面上还原出银原子，形成感光中心。很明显，感光中心的形成不是由于曝光所致，而是因为乳剂在化学成熟中自发还原形成的银质点。这样的质点也叫灰雾中心，感光中心增多，胶片感光度增大，但照片灰雾加重。

当 AgX 接受光的照射（曝光）后，AgX 吸收光量子能量，光量子激发了溴离子，使溴离子的电子能量加大，而脱离了溴离子，即：

$$Br^{-}+(h\upsilon)\rightarrow Br+e$$

此电子又去还原 AgX 中的银离子为银原子。

$$Ag^{+}+e\rightarrow Ag$$

这种反应的结果使得胶片上以感光中心为基点的周围产生了更多的银原子，当银原子的数量增加到一定程度，便把这些银原子集团称为显影中心。

显影中心的形成是分三步完成的：①溴化银晶体颗粒的溴离子受到光量子的冲击，释放出若干电子；②这些电子在溴化银晶体格内自由移动时，遇到了感光中心而被吸陷，从而使感光中心带上了负电荷。这个感光中心就成了陷阱。与此同时，晶体格内游离的银离子因为带有正电荷，于是在静电吸引下被移向感光中心；③银离子与感光中心的电子中和，形成了中性的银原子，沉积在感光中心上。随着光化学反应的不断进行，感光中心的银原子聚集到一定大小时（至少 3~6 个银原子），它就成了显影中心。

无数的显影中心在胶片上的分布就形成了潜影，其能够催化显影剂对感光银盐的化学反应。

潜影还有亚潜影和潜影之分。当组成潜影的显影中心的银粒子由大于 4 个的银原子组成时，其显影几率接近于 1。若组成显影中心的银原子少于 3 个，其显影几率小于 0.5，几乎等于零。潜影是由曝光产生的，潜影的唯一标准就是能被显影。

3. 感光现象　银盐感光材料的感光在一定条件下还可能出现以下几种感光现象。

（1）互易律失效：一般情况下，光化学反应生成银原子的量与投入的光能成正比，即在摄影过程中密度与曝光量成正比。当曝光量一定时，无论光强度与曝光时间如何变化，密度应该是一定的，此即互易律。但是在摄影过程中，当光强度过大、曝光时间过短，或光强度过小、曝光时间过长时，往往密度并不一致。此为互易律失效。

（2）间歇曝光效应：用同一光强度的连续曝光与间歇曝光，虽然曝光量相同，但会产生不相同的密度。此为间歇曝光效应。

（3）反转现象：胶片在特殊条件下（如大曝光量、重复曝光等）所获得的密度反而下降。此即反转现象。

（4）静电效应：由于感光材料在制作、包装、摄影过程中的静电摩擦带电产生潜影，显影后呈现树枝状或斑点状、条纹状伪影。此为静电效应。

（5）压力效应：感光材料在曝光前局部受到压力，产生压力效应，显影后局部呈现密度增加，形成伪影；或在曝光后局部受压，显影后局部呈现密度降低而形成伪影。

4. 感光效应　光对胶片产生的感光作用通常用感光效应（E）表示。使感光系统（屏-片系统）产生的感光效果称为感光效应。胶片接受的感光效应越大，所产生的显影中心就越多，催化胶片显影的作用就越大。相关感光效应与摄影条件之间的关系详见第三章第三节中 X 线摄影基本参数设定及优化内容。

（二）X 线胶片的冲洗原理

X 线胶片的冲洗原理主要是指银盐感光胶片显影的原理。

从化学反应的性质来讲，显影是氧化还原反应，是将已感光的卤化银用还原剂（显影剂）还原成金属银，进而形成影像。在显影时，显影剂电离成阴离子，然后与银离子结合，银离子从显影剂中得到一个电子而还原成银原子。显影剂（常用对苯二酚、米吐尔、菲尼酮）在显影时，自身被氧化，同时也能还原已感光的卤化银，其化学反应过程表示式如下（以对苯二酚为例）：

$$AgX \rightleftharpoons Ag^+ + X^-$$

对苯二酚（$HO-C_6H_4-OH$） $\rightleftharpoons$ 对苯二酚阴离子（$^-O-C_6H_4-O^-$） $+ 2H^+$

对苯二酚　对苯二酚阴离子　氢离子

$^-O-C_6H_4-O^-$ $+ 2Ag^+$ $=$ $O=C_6H_4=O$ $+ 2Ag$

对苯二酚阴离子　阴离子　　对苯醌　金属银

$$H^+ + X^- \rightleftharpoons HX$$

氢离子　卤素离子　卤化氢

显影剂显影反应的总反应为：

显影剂+卤化银→显影剂氧化物+金属银+卤化氢

以下为常用显影剂的化学反应式：

1. 对苯二酚显影的化学反应式

$HO-C_6H_4-OH$ $+ 2AgX$ $=$ $O=C_6H_4=O$ $+ 2Ag + 2HX$

对苯二酚　卤化银　对苯醌　银　氢卤酸

2. 米吐儿显影的化学反应式

$HO-C_6H_4-NHCH_3$ $+ 2AgX$ $=$ $O=C_6H_4=NCH_3$ $+ 2Ag + 2HX$

米吐尔　卤化银　对氨基醌　银　氢卤酸

3. 菲尼酮显影的化学反应式

（H_2C-CH_2，$O=C-NH$，NC_6H_5） $+ 2AgX$ $=$ （$HC=CH$，$O=C-NH$，NC_6H_5） $+ 2Ag + 2HX$

菲尼酮　卤化银　吡唑啉酮　银　氢卤酸

随着金属银还原数量不断、快速、大量地增加，照片的光学密度值（黑化度）越来越大，直至达到诊断所需的密度值为止。

（李圣军）

第二节　数字 X 线成像原理

一、计算机 X 线成像

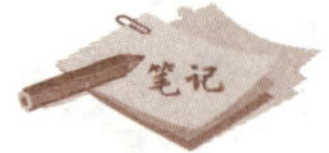

计算机 X 线摄影（CR）是以成像板（IP）作为信息接收器，经 X 线曝光及信息读出，处理形成数字

影像的成像技术。1983 年研制成功的 CR 系统应用于临床，实现了将模拟 X 线摄影的模拟信息转化为数字信息，不仅具有各种图像后处理功能，还可将获得的数字信息通过图像存储与传输系统（PACS）实现远程医学。但是 CR 系统的时间和空间分辨力还有待提高，目前还不能实时动态观察器官和结构，显示细微结构能力也不及平片。

（一）CR 成像基本条件

CR 系统主要由 X 线机、IP、影像阅读器、后处理工作站和存储装置等组成（图 2-2-1）。

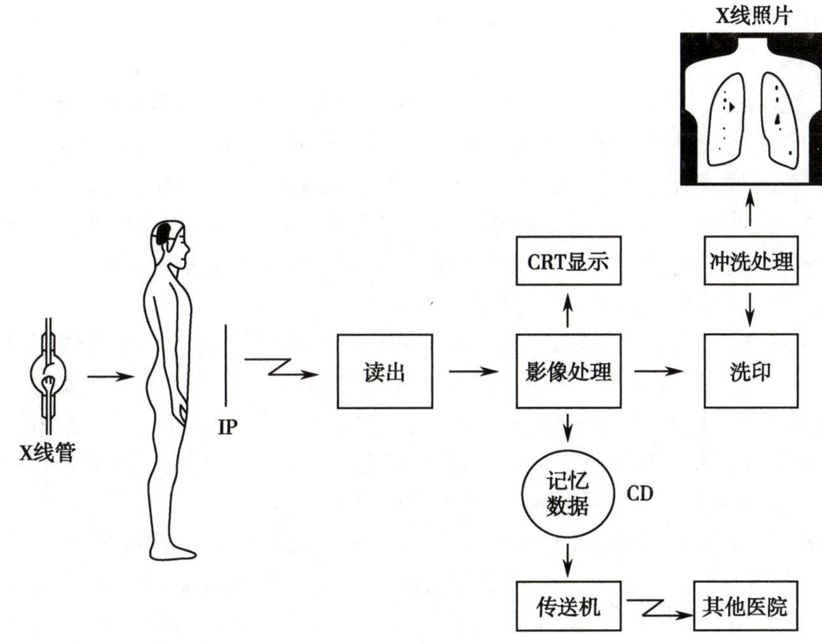

图 2-2-1　CR 系统示意图

1. X 线机　CR 系统使用的 X 线机与传统的 X 线机兼容，不需要单独配置。但无 IR 型影像阅读装置是将 IP 与阅读装置组合为一体，需要单独配置 X 线机。

2. 成像板　是 CR 成像系统的关键部件，是 CR 系统信息采集的设备，是记录人体影像信息、实现模拟信息转化为数字信息的介质。IP 只具有记录功能，不具备影像显示功能。IP 有正反之分，从外观上看，正面就如同增感屏一样，反面为黑色。

（1）IP 的基本结构：IP 由保护层、成像层、支持层和背衬层组成（图 2-2-2）。

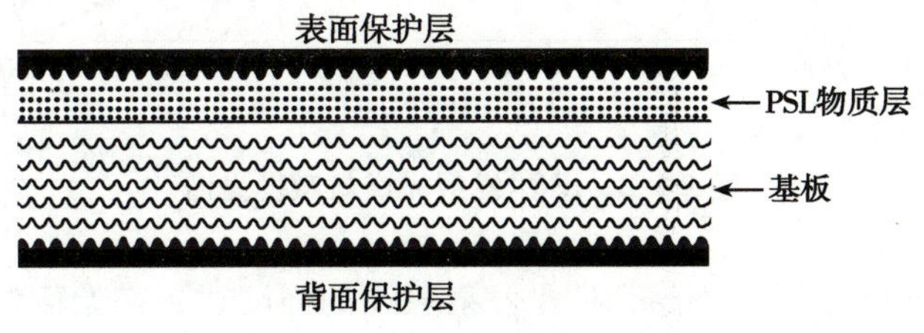

图 2-2-2　成像板结构示意图

1）保护层：由　层非常薄的聚酯树脂类纤维制成，能弯曲，耐磨，透光率高，保护荧光层不受外界温度、湿度和辐射的影响，及使用过程中防止荧光层受到损伤。

2）成像层：又称光激励发光（photo stimulated luminescence，PSL）物质层，主要是由“光激励发光物质”组成。一般的 PSL 物质的荧光非常微弱，难以利用。研究发现，掺入 2 价铕离子（Eu^{2+}）的氟卤化钡（$BaFXEu^{2+}$，X＝Cl、Br、I）的结晶在已知的 PSL 物质中光激励发光作用最强，被选为 IP 的荧光材料。

这些 PSL 物质晶体的平均尺寸为 4～7μm，晶体直径越大，PSL 现象越强，但影像清晰度随之下降。

3）支持层：又称基板，用于支持和固定成像物质，是由聚酯树脂纤维胶制成。该材料具有较好的

平面性、适中的柔韧性及良好的机械强度。为了避免激光在成像层和支持层之间发生界面反射，提高图像的清晰度，故将支持层制成黑色。

4）背衬层：又称背面保护层，其材料与保护层相同。主要是防止使用过程中与IP之间的摩擦损伤。

（2）IP的规格与类型：IP常用的规格有35cm×43cm（14英寸×17英寸）、35cm×35cm（14英寸×14英寸）、25cm×30cm（10英寸×12英寸）和20cm×25cm（8英寸×10英寸）四种规格。IP的类型根据不同的摄影技术分为标准型（standard，ST）和高分辨力型（high resolution，HR）两种。ST多用于常规摄影，而HR用于乳腺摄影。

（3）IP的特性

1）IP具有“光激励发光现象”：IP中PSL物质在受到第一次激励光照射时，能将第一次激励光所携带的信息储存下来，当受到第二次激励光照射时，能发出与第一次激励光所携带信息相关的荧光，这种现象被称为“光激励发光现象”。这种物质就被称之为光激励发光物质。

这种“光激励发光现象”是由于PSL物质受到第一次激发光（如X线、γ射线及紫外线等）照射时，物质中的电子吸收能量，呈半稳定状态散布在成像层内，即形成潜影；当第二次激发（如激光）照射时，半稳定状态的电子就会以可见光的形式将能量释放出去。

2）IP可重复使用：IP可替代胶片，作为信息的采集部件重复使用。IP重复使用是PSL物质中微量Eu^{2+}形成的发光中心发挥的作用。当IP受到第一次激励时，由于吸收X线而发生电离，形成电子/空穴对。一个电子/空穴对（陷阱）将一个Eu^{2+}跃迁到激发态Eu^{3+}，以俘获电子的形式存储能量，形成潜影。当IP受到第二次激励时，激发态Eu^{3+}再返回到基态Eu^{2+}，同时将俘获的能量以可见光的方式释放出来。成像板在正常条件下的使用寿命可达10 000余次。

3）IP的激励光谱与发射光谱不同：IP的激励光谱是激光阅读器中激光发出的波长为600nm左右的光谱，也是PSL物质发生光激励发光现象的光谱。IP的发射光谱是IP中PSL物质在激光阅读器中被激光激励时释放出的可见光光谱，峰值为390~400nm。该光谱的峰值恰是光电倍增管吸收光谱的范围，因而信息检测效率最高。IP的激励光谱与发射光谱的差别确保光电倍增管接收的是携带被照体信息的可见光，而不是激光（图2-2-3）。

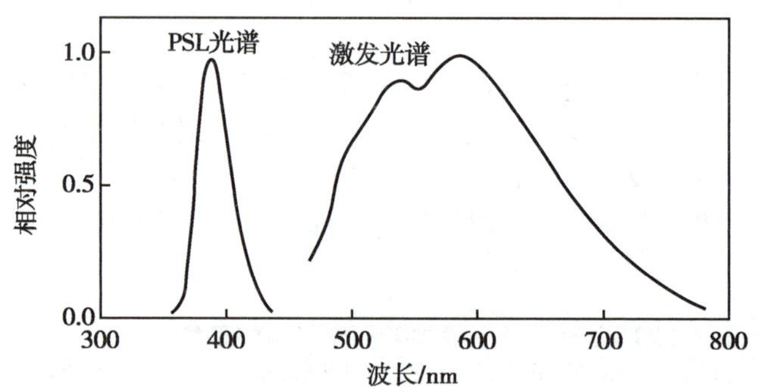

图2-2-3　IP的发射光谱与激发光谱

4）IP的光发射寿命期短：光发射寿命期是发射荧光的强度达到初始值的$1/e$（e=2.718）时所用的时间。IP受到第二次激发后产生的可见光会逐渐衰减，直至消失，其强度的衰减与时间的关系如图2-2-4。虽然IP上不同位置受激光照射后产生相同光谱的可见光，但以Eu^{2+}为发光中心，PSL发光寿命期为0.8μs。由于这个时间极短，致使光电倍增管吸收IP上不同位置产生的可见光信息不发生重叠。

5）IP存储信息易消退：X线激励IP后，模拟影像被存储在IP内。随着时间的推移，俘获的信号会通过自发荧光呈指数规律消退。一次曝光后，典型的成像板会在10min~8h之间损失25%的存储信息，这个时间段之后，消退逐渐变慢。时间越长、存储的温度越高，消退速度越快（图2-2-5）。因此，曝光后的IP需要在8h内读出信息。

6）IP易受天然辐射的影响：IP是高敏感性的光敏材料，不仅对X线敏感，对其他形式的电磁波如紫外线、γ射线及粒子射线等也敏感。因此，长期存放的未使用IP使用前应先采用强光（来自激光

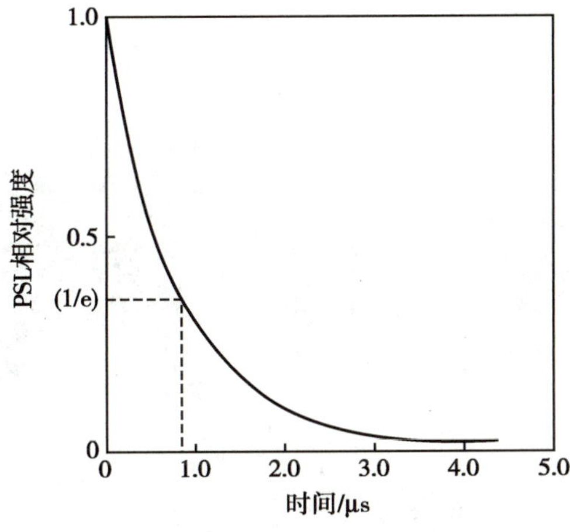

图 2-2-4　IP 发射可见光与时间的关系

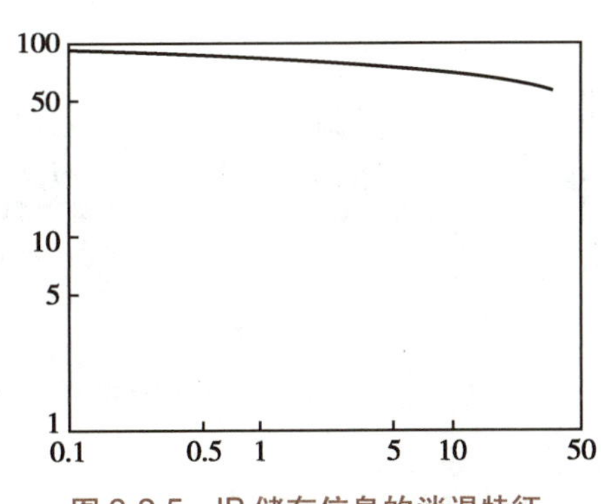

图 2-2-5　IP 储存信息的消退特征

阅读器）消除天然辐射产生的伪影。

（4）IP 使用注意事项：①IP 可以重复使用。②IP 在 8h 以上未使用，则在使用前应使用强光照射，消除可能存在的潜影。③在使用中应注意避免 IP 出现擦伤。④由于 IP 中的荧光物质对放射线、紫外线的敏感度远高于普通 X 线胶片，摄影前、后的 IP 都要屏蔽。⑤摄影后的 IP 上的潜影会因光的照射而消退，所以必须避光，并在 8h 之内将信息读取。⑥避光不良或漏光的 IP 上的图像会因储存的影像信息量减少而变得发白，这与普通胶片正好相反。

3. 影像阅读器　CR 系统的影像阅读装置分为 IR 型和无 IR 型两种。

IR 型影像阅读器需要采用 IR 装载 IP，经过 X 线曝光后随同 IR 一起插入影像阅读装置特定的通道中，IP 被自动取出，经过扫描之后送回 IR 中，整个过程自动连续（图 2-2-6）。该种类型的 CR 系统所用的 X 线机与传统的 X 线机兼容，不需要单独配置。

无 IR 型影像阅读器是将 IP 与影像阅读器组合成一体，无需 IR，直接放置在 X 线摄影滤线器的后面，经曝光后自动进入影像阅读装置，读出影像后自动复位到初始位置，整个过程都是自动完成。

影像阅读器主要是通过激光扫描读取成像板中的记录信息，并可通过曝光数据识别进行影像的初步处理，之后将影像数据输出到影像后处理工作站。此外，还负责对成像板的潜影进行擦除处理。

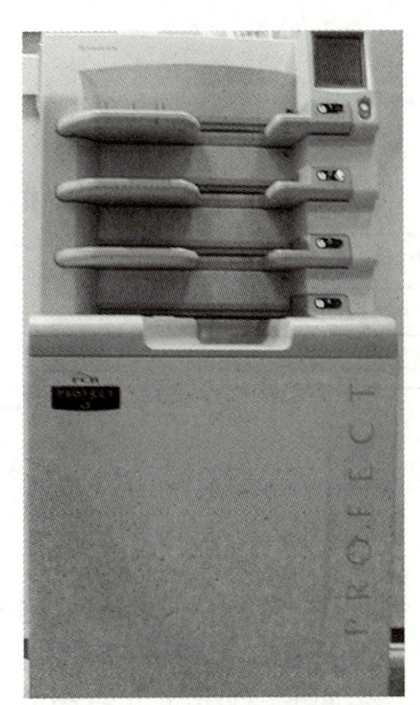

图 2-2-6　阅读处理器外观

4. 影像处理工作站　影像处理工作站有影像处理软件，可提供不同解剖成像部位的多种预设影像处理模式，实现影像的最优化处理和显示，并可进行影像数据的存储和传输。其可以进行影像的查询、显示与处理（如放大、局部放大、窗宽窗位调节、旋转、边缘增强、添加注解、测量和统计等），并可把处理结果输出。

5. 存储装置　用于存储经影像阅读处理器处理过的数据，如光盘、磁盘、硬盘等。

（二）CR 系统工作流程与成像原理

1. CR 系统工作流程　也就是影像信息的形成过程，主要包括影像信息采集、影像信息转换、影像信息处理和影像信息存储四部分（图 2-2-7）。

（1）影像信息的采集：CR 系统采用 IP 作为 X 线信息采集的接收器。将未曝光的 IP 经穿过被照体的透射线照射后，X 线光子就被 IP 的 PSL 物质层中的荧光颗粒吸收，释放出电子，其中一部分电子散布在成像层内呈半稳定状态，形成潜影，X 线信息以潜影的形式被记录下来。

（2）影像信息的转换：指存储在 IP 上的 X 线模拟信息转化为数字信号的过程，主要由激光扫描读出装置（又称光激励发光扫描仪或 PSL 扫描仪）、光电倍增管和模数（A/D）转换器完成。其过程是将储存着潜影的 IP 置入到 CR 阅读器内，IP 被自动取出，并经过激光扫描仪扫描，潜影信息以可见光

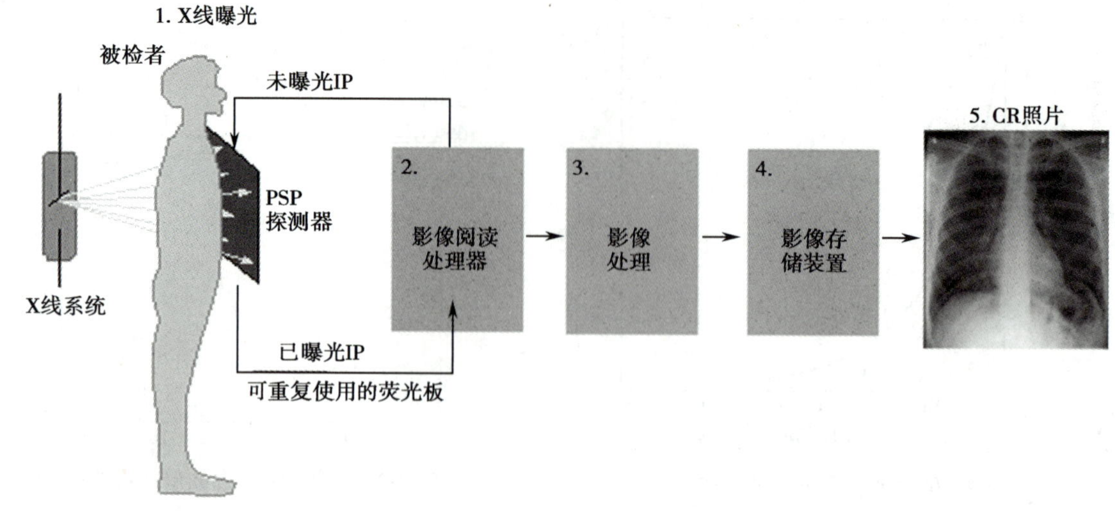

图 2-2-7　CR 系统工作流程

的形式被读取出来。同时，释放的可见光被光电倍增管检测收集，并转换成为相应强弱的电信号，经放大并由模数（A/D）转换器转换为数字信号。

激光扫描读出装置的读出过程：随着由高精度电机带动 IP 匀速移动，激光束经摆动式反光镜和回旋式多面体反光镜的反射，在与 IP 垂直的方向上依次对 IP 进行精确而均匀地扫描。与此同时，随着激光束的扫描，IP 上释放出的 PSL 被自动跟踪的集光器收集，经光电倍增管转换成相应强弱的电信号并逐步放大，再由模数（A/D）转换器转换成数字信号。这一过程反复进行，扫描完一张 IP 便可得到一幅完整的数字图像（图 2-2-8）。

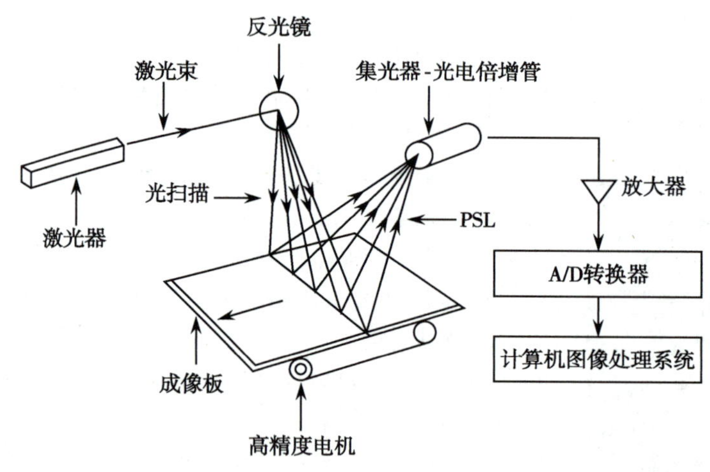

图 2-2-8　CR 系统影像读取原理示意图

（3）影像信息的处理：是指在 CR 系统的后处理工作站采用不同的影像处理技术实施处理，达到影像质量的最优化，以满足临床诊断的需求。主要包括谐调处理、空间频率处理和减影处理等。

（4）影像信息的存储：CR 系统影像信息的存储方式有两种，一种是通过激光打印机，以打印成照片的形式进行存储，另一种是采用光盘或大容量硬盘的方式存储。光盘或硬盘的储存方式可大大减小储存的空间，并能够长久保存。

2. CR 系统成像原理　CR 系统的成像原理复杂，可用直观的“四象限”理论进行解释（图 2-2-9）。

（1）第一象限：横坐标表示入射到 IP 的 X 线曝光量，纵坐标表示 IP 被第二次激励释放可见光的强度，两者之间的关系在 $1:10^4$ 动态范围具有良好的线性，即 IP 的动态范围大、线性好。这种线性关系也说明，CR 系统具有很高的敏感性和较宽的动态范围。

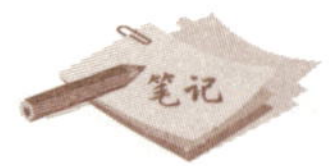

（2）第二象限：表示 IP 被第二次激发释放可见光的强度与 CR 影像的像素值灰度之间的转化关

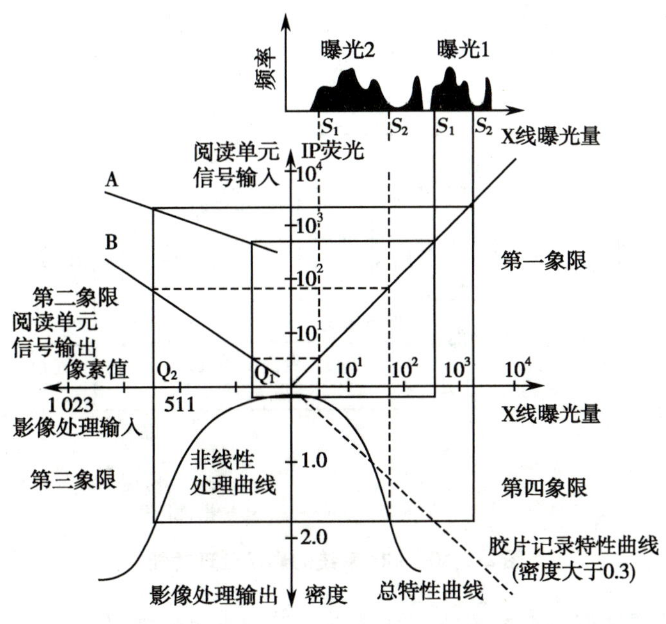

图 2-2-9 CR 系统四象限理论示意图

系，即由模拟信息到数字信息的转化关系。通过曝光数据识别器(exposure data recognizer, EDR)确定阅读条件。例 1 读出条件由 A 线指示，使用了较高的 X 线剂量和较窄的动态范围；例 2 读出条件由 B 线指示，使用了较低的 X 线剂量和较宽的动态范围。使输出的像素灰度值均在 Q_1 和 Q_2 之间，得到的 CR 影像与合适曝光量的效果相同。

(3) 第三象限：通过输入的数字信息(数字影像)，采用多种图像处理技术，如动态范围压缩处理、谐调处理、空间频率处理等，对影像进行处理，使影像能够达到最佳的显示，以最大限度地满足医学影像诊断的需要。

(4) 第四象限：横坐标表示入射的 X 线曝光量，纵坐标表示数字图像的影像密度。这种曲线类似于屏-片系统的 X 线胶片特性曲线，它包括了前面三个象限对影像转化和处理后的综合效果，是 CR 系统的一个总的特性曲线。

(三) CR 系统的图像处理

CR 系统的图像处理在实际运行中分为三个主要环节。一是与系统的检测功能有关的处理环节，即第二象限处理功能。该环节基于适当的影像读出技术，保证整个系统在一个很宽的动态范围内自动获得具有最佳密度与对比度的影像，即采用最佳阅读条件并使之数字化。这个处理环节称为"曝光数据识别"。二是与显示的影像特征有关的处理环节，即第三象限处理功能。此环节在于通过各种特定处理(如谐调处理、频率处理、减影处理等)，为诊断医生提供满足不同诊断要求的、具有较高诊断价值的影像。三是与影像信息的存储与传输功能有关的处理环节，即第四象限处理功能。这个环节是获得优质的数字图像照片的记录，并保证影像质量不衰减的前提下实施影像数据的压缩，以达到高效率的存储与传输(图 2-2-10)。

本节主要介绍与影像信息检测和影像信息显示有关的处理，分别表现在第二象限和第三象限两个环节上。

1. 与检测功能有关的处理　检测到 IP 上所携带的信息并以最佳的阅读条件读出，形成具有最佳密度与对比度的数字影像，这是第二象限环节的功能。实现这种功能的装置就是曝光数据识别器(EDR)，它结合了先进的图像识别技术，如分割标识范围、曝光区识别和直方图分析等，控制影像的质量。

EDR 是通过设定敏感度(S)和宽容度(L)的方式阅读成像板上的信息，使获得的图像克服因曝光不足和曝光过度导致的影像密度的不稳定性。EDR 是在正式读出影像之前，首先分割标识范围，主要有无分割、垂直分割、水平分割和四分割四种模式。然后识别曝光的区域，先用一束微弱的激光阅读已曝光的 IP，得到一组抽样数据，形成一个预读出的影像直方图。再使用输入的 X 线摄影信息和自动

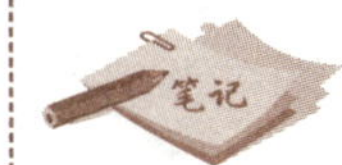

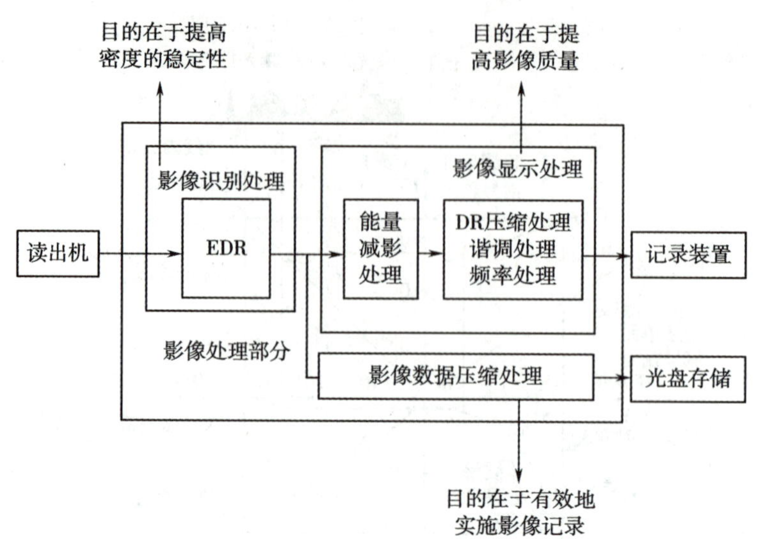

图 2-2-10　CR 系统的影像处理功能

检测到的影像敏感性范围来调整直方图的特征。为了得到更大的特异性，首先检测出对诊断有用的影像信号的最大和最小剂量值（图 2-2-9 中的 S_1、S_2），再根据 S_1、S_2 相应地标识出预先设定的摄影参数中 Q_1、Q_2 的值，从而决定 A、B 的读出条件。

EDR 流程包括（图 2-2-11）：①分割标识范围的识别处理；②曝光区域的识别处理；③直方图分析，在最后修正的曝光区内基于影像数据制成直方图。使用在每个摄影程序中设定的直方图分析参数（界限值、探测参数等），可测得有用的影像信号的最大剂量值 S_1 和最小剂量值 S_2。

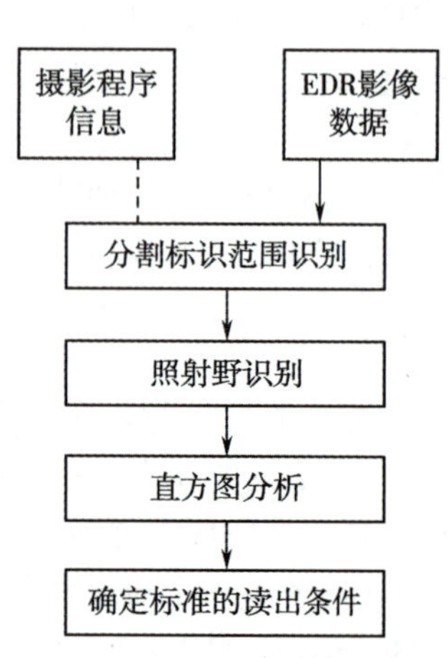

图 2-2-11　曝光数据识别处理流程

直方图分析是利用了每个摄影程序中的直方图分析参数及预读出的影像密度直方图信息。以下有五种类型的直方图用于不同的诊断目的：①用于骨骼～皮肤的显示；②用于骨骼～软组织的显示；③用于胃肠道钡剂造影检查的显示；④着重突出软组织信息的软组织显示；⑤着重突出骨骼信息的骨骼显示。

EDR 的工作模式有三种模式：①自动模式：自动调整阅读宽容度（L）和阅读敏感度（S）。S 值与 IP 的光激励发光强度有关；L 值是最终显示在胶片上影像的宽容度，表示 IP 上光激励发光数值的对数范围。②半自动模式：阅读宽容度固定，敏感度自动调整。③固定模式：阅读宽容度和敏感度均固定。

2. 与显示功能有关的处理　为提高影像诊断的准确性并扩大诊断范围，CR 系统显示功能的处理包括动态范围压缩处理、谐调（层次）处理、空间频率处理和能量减影处理。

（1）动态范围（dynamic range）压缩处理：是能够提供较宽影像诊断范围的处理算法，可将曝光不足或过度的影像置于最适宜处显示，最终获得优质照片影像。动态范围压缩处理是在谐调处理和空间频率处理之前自动进行的，可通过下列公式完成。主要用于组织结构中 X 线吸收差异较大的胸部及四肢等部位。

$$SD = Sorg + f(Sus)$$

式中：SD 为动态范围处理后的信号；$f(Sus)$ 为处理函数；$Sorg$ 为原始影像信号。

$$Sus = \sum Sorg/M^2$$

式中：Sus 为平滑处理后的信号；M^2 为动态范围压缩的表面尺寸。

在显示胸部影像时，因肺野与纵隔影像的密度差别很大，用图 2-2-12 表示的动态范围压缩处理对胸部进行的处理。图 2-2-12（A）中的阶梯状分布的信号是模拟肺野、心脏、纵隔等胸部的主要结构。各阶梯内细小的信号变化是模拟肺血管与纵隔重叠的骨骼。如果进行平滑处理，得到图 2-2-12（B）样的阶梯图形，其内的细小信号变化被平滑，进而消失。图 2-2-12(C)中，用图中的函数代入原始影像信号 *Sorg*，得到图 2-2-12(E)中表示的信号，低密度区域信号密度提高，影像的动态范围变窄。此外，存在于各个阶梯上的细小信号变化涉及各个密度区，可作为原始信号保存下来，这样就不会存在影像信号的对比度下降的情况。函数 *f*(*Sus*)的形状是可以自由设定的，若使用图 2-2-12(D)中的函数处理，则可以使原始图像中的高密度区域为中心进行压缩，处理结果如图 2-2-12(F)。

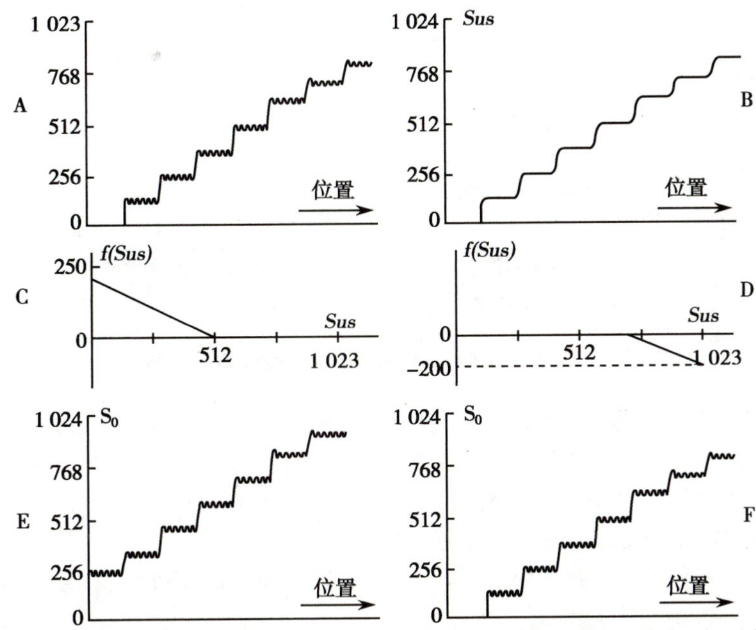

A横轴表示各坐标的位置，纵轴表示各坐标点的像素值；B平滑处理后的曲线；C把图中的函数代入原始影像信号，得到E的结果，低密度区信号的密度提高；D把图中的函数代入原始影像信号，以高密度区为中心进行压缩，得到F结果

图 2-2-12　CR 系统的动态范围压缩处理

通过 CR 的动态范围压缩处理，在胸部影像中可以清楚地描绘出纵隔内的细微结构。

(2) 谐调处理(gradation processing)：又称层次处理，主要用来改变影像的对比度、调节影像的整体密度。在 CR 系统中有 16 种谐调曲线类型(gradation type，GT)作为基础，以旋转量(gradation amount，GA)、旋转中心(gradation center，GC)和移动量(gradation shift，GS)作为调节参数，来实现对比度和光学密度的调节，从而实现影像显示的最优化。

1) 谐调曲线类型(GT)：谐调曲线(A～Z)是一组非线性的转换曲线，其作用是显示灰阶范围内各段被压缩和放大显示的程度。它的选择就像选择 X 线胶片不同的 γ 值一样，针对不同的部位有不同的配置(图 2-2-13)。这 16 种曲线的作用是：

A 线：产生大宽容度的线性层次；

B～J 线：是系统线性变化的非线性层次曲线，类似于屏-片系统，肩部是高密度区，足部是低密度区；

K～L 线：为数字减影血管造影所设置的极高对比度的非线性曲线；

M 线：线性黑白反转；

N 线：为胃肠造影专门设定的非线性曲线；

O 线：主要用于优化骨骼的非线性曲线；

P 线：主要用于优化胸部肺野区产生的微小密度变化的影像。

在实际应用中，针对不同部位的影像密度和对比度差异，在 CR 系统中就相应匹配不同的转换曲线，以获得最佳的影像效果。

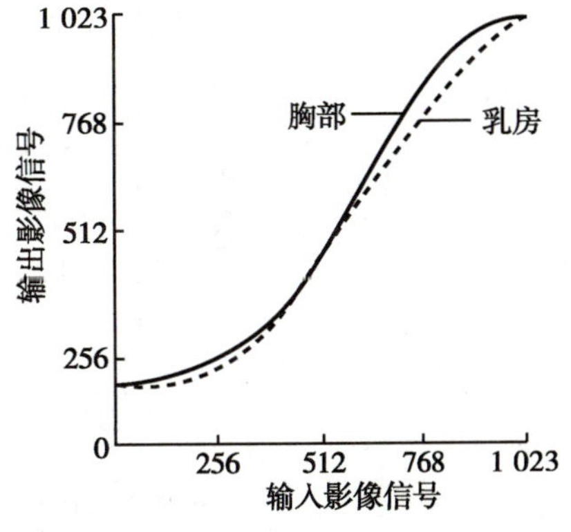

图 2-2-13　CR 系统影像谐调处理曲线类型

2）旋转中心（GC）：为谐调曲线的中心密度，它的值根据医学影像的诊断要求在 CR 系统中设定为 0.3~2.6。改变 GC 即改变了曲线密度的中心，影像的改变甚至会由正像变为负像。实际应用中诊断医生总是追求兴趣区最清晰的显示，所以首先要将 GC 置于兴趣区中心位置（图 2-2-14）。若兴趣区在激光阅读完后已经达到了诊断要求，就没有必要再调整 GC 值。

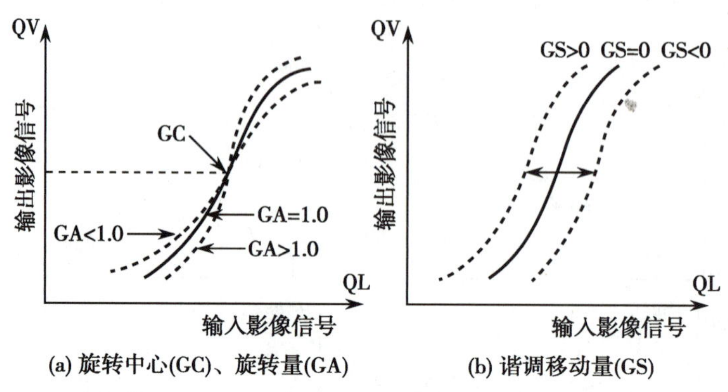

图 2-2-14　CR 系统谐调处理的非线性转换曲线参数

3）旋转量（GA）：主要用来改变影像的对比度。旋转量有一定的数值范围，在 CR 系统中 GA 的值范围是-4~+4（不包括 0）。GA 越大，对比度越大；GA 越小，对比度越小（图 2-2-14）。

4）移动量（GS）：用于改变整幅影像的密度，GS 的值范围是-1.44~+1.44。降低 GS 值，即曲线向右移，就减少影像密度；增加 GS 值，即曲线向左移，就增加影像密度。

在进行影像处理时，一般 GT 不做改变，其他三个参数以兴趣区的密度、对比度特征再做调整。在调整过程中，先确定 GC，再调整 GA 和 GS。

（3）空间频率处理（spatial frequency processing）：是指系统对空间频率响应性的调节。空间频率处理影响影像的锐利度。CR 系统通过空间频率调节，可提高影像中高对比成分的响应，而增加局部和特定尺寸结构的对比度。

CR 系统的空间频率处理又称为不鲜明蒙片（unsharp masking）处理。因为处理过程中使用一个不鲜明的影像 Qus 作为蒙片影像，以增加空间频率响应。图 2-2-15 点状曲线表示不鲜明影像 Qus 的频率响应，虚线表示原始影像 Q 与不鲜明影像之间的差别，即 Q~Qus 的频率响应；点划曲线 QL 表示最终经过处理的影像的频率响应。一幅影像中，主要增强成分的频率是由不鲜明蒙片的大小决定的，即如果使用了一个大的蒙片，不鲜明影像在较低频率上的响应将变得较少，这样 Q~Qus 和 QL 的响应峰值将移向低频区，低频成分将被增强。相反，若使用一个小的蒙片，则将增强高频成分。这样可通过调节蒙片的尺寸，选择性增强低频或高频成分的频带，得到适于诊断的影像。

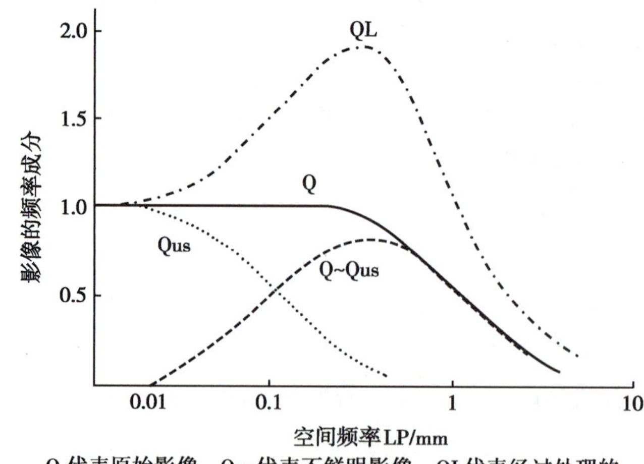

图 2-2-15　CR 系统空间频率处理示意图

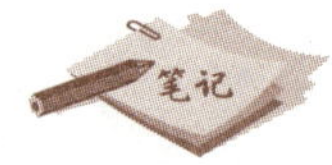

同时,决定增强程度的加权因素不是一个常数,而是原始影像 Q 的函数。如果把它确定为一常数,在施行较强的频率处理时有时会在密度变化陡峭的区域出现伪影,如胃肠道造影检查时充钡的胃、肠壁边缘处。在影像中,低密度部分(Q 值小的部分)施行显著的增强时,也会局部加大 X 线量子噪声,降低影像质量。在低密度区加权因素减少,在高密度区加权因素增加,此类处理称"非线性不鲜明蒙片处理"。若为常数,则处理为线性。

决定频率处理条件的频率响应方式有三个参数,分别是频率等级(frequency rank,RN)、频率类型(frequency type,RT)、频率增强程度(frequency enhancement,RE)。

1）频率等级(RN):即对空间频率范围的分级。等级范围 0~9,按结构尺寸分为:

低频等级(0~3):用于增强大结构、软组织、肾脏和其他内部器官的轮廓;

中频等级(4~5):用于增强普通结构、肺部脉管和骨骼轮廓线;

高频等级(6~9):用于增强小结构,如微细骨结构、肾小区等。

2）频率类型(RT):用于调整增强系数,控制每一种组织密度的增强程度。在 CR 系统中,共设有 F、P、Q、R、S、T、U、V、W、X、Y 和 Z 等 12 个类型。

3）频率增强程度(RE):指增强程度的最大值,用于控制频率的增强程度。在 CR 系统中,频率增强程度的范围为 0~16。

在某些影像处理中,为了充分显示正常组织或病变结构,往往是谐调处理和空间频率处理结合起来应用。如较低的 GA 与较大的空间频率增强程度结合产生的影像可覆盖较宽的信息范围,并使组织器官的边缘增强,用于显示软组织;若较大的 GA 与较小的 RE 结合使用,就可产生类似于屏-片系统的影像。

(4）减影处理:常用的减影处理方式有时间减影和能量减影两种。CR 系统由于采集影像信息的速度较慢,时间分辨力不高,所以能量减影是 CR 系统最常用的方法。能量减影又分为两次曝光法和一次曝光法。

1）两次曝光法能量减影:对同一部位先后采用不同能量的 X 线(如 100kV 和 60kV)对其进行两次曝光,获得两幅不同能量的 CR 影像。通过对两幅能量不同影像的数据进行减影处理(图 2-2-16),可以得到去除骨骼的软组织影像,或去除软组织的骨组织影像。两次曝光法适宜用在非自主运动的组织器官,CR 系统的时间分辨力不高,导致两次曝光的减影影像效果不佳。

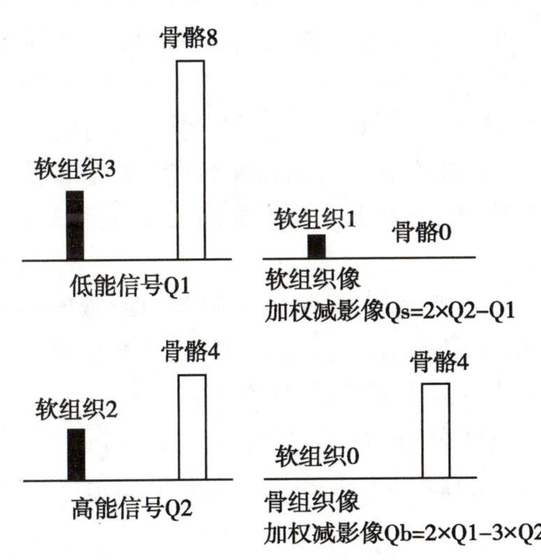

图 2-2-16　能量减影原理示意图

2）一次曝光法能量减影:使用两块同样大小的 IP,并将一个 0.6mm 厚金属铜板作为滤过板置于其间(图 2-2-17)。曝光后,铜板后方的 IP 获得比前方 IP 能量高的影像,由此前、后两张 IP 也是两幅不同能量的影像。同样,经过加权减影技术处理,也可获得软组织、骨组织影像。此方法避免了组织器官移动造成的伪影,减影效果较为理想。

在能量减影的过程中,获得较高质量的减影影像必须具备以下条件:①前后 IP 的两种曝光的 X 线能量差别要大;②IP 的检测效率要高;③IP 的检测线性要好;④散射线的影响要小。能量减影技术在 CR 系统的出现拓宽了 CR 系统的应用范围,同时也提高了诊断的正确率。

3. CR 影像质量标准与影响因素

(1）CR 影像质量标准:CR 影像质量目前没有统一标准,但有以下共识。

1）CR 的影像必须满足诊断需要,要求人眼能够识别的照片密度控制在 0.25~2.0。影像层次分明,无残影,无体外伪影的干扰。

2）CR 照片信息全面,CR 照片的信息包括左右标识、检查号、检查日期、检查医院、患者姓名、性别、年龄等,都需要记录并显示清楚。

3）IP 尺寸选择合理,需根据检查部位大小,分格规范,照射野大小的控制合理。

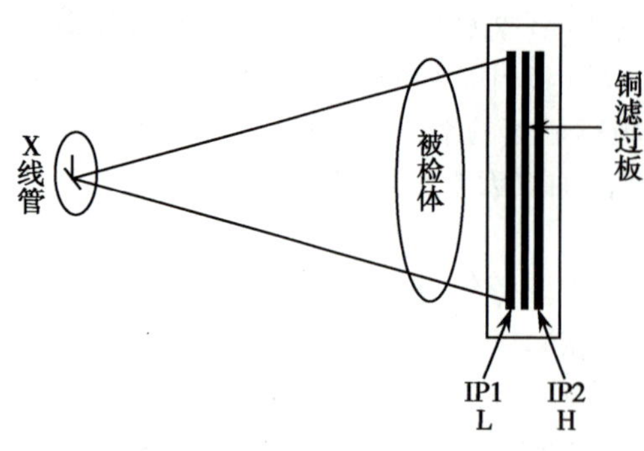

图 2-2-17　CR 系统一次曝光能量减影示意图

4）影像放大比例一致，摄影的同一部位不同侧别（如正位、侧位、斜位等），影像放大比例一致；同一部位不同时间摄影，影像放大比例也需一致。

5）影像整体布局合理，影像无失真变形。

6）在进行 CR 摄影时，对敏感的组织和器官尽可能防护和屏蔽。

（2）影响 CR 影像质量的因素：在 CR 系统成像的过程中，对影像质量影响的因素有许多，主要存在于信息采集、信息读出和信息处理与记录等环节中，尤以 IP 的特征和阅读器的性能为重要。

1）决定 CR 系统响应性的因素

a. 进入 IP 的散射线：入射的 X 线被 IP 的荧光层所吸收，但一部分散射线也会被 IP 的荧光体吸收，使影像变模糊。这些散射线占整个入射线的比例很小，所以对整个 CR 响应性产生的影响相对轻微。

b. 激光束在 IP 荧光层上的扩散：在 IP 的阅读器中，CR 的响应特征很大程度上是由激光粒子的扩散而决定的。这种激光束的扩散结果依赖于 IP 的响应特征和激光束的直径，因为激光束的直径是依照 IP 的响应特征而设定的，故而 IP 的响应特征从根本上决定着整个 CR 系统的响应特征。

c. 电子系统的响应特征：从光电倍增管输出的信号经过光电转换和滤过，被传送到 A/D 转换器。这些模拟电路具有高响应效率的特征，几乎不降低整个系统的响应性。另一方面，在数模转换过程中具有影像最大空间频率的响应特征能被输送。

2）CR 系统的噪声：噪声是影响影像质量的重要因素，可掩盖或降低了某些影像细节。CR 系统中存在着两种噪声，即量子噪声（X 线量依赖性噪声）和固有噪声（非 X 线量依赖性噪声）。量子噪声又分为 X 线量子噪声和光子噪声。

a. 量子噪声：①X 线量子噪声是指 X 线量子依据泊松分布的统计学法则随机产生的波动。CR 系统中，X 线量子噪声是 X 线被 IP 吸收过程中产生的噪声。入射的 X 线剂量越大，X 线量子噪声越小，否则噪声越大，即 X 线量子噪声与 IP 接收到的 X 线剂量成反比。若入射的 X 线剂量在允许剂量下限之上恒定，CR 影像的噪声则由 IP 的吸收特性来决定。提高 IP 对 X 线量子的吸收效率就可以提高 CR 系统的影像质量。②光量子噪声是光量子依据泊松分布的统计学法则随机产生的波动。CR 系统中，光量子噪声是光电倍增管转换第二次激发 IP 产生荧光为电信号的过程中产生的。它与入射的 X 线剂量、IP 的 X 线吸收效率、IP 的光激发发光量、聚集 PSL 的光导器的集光效率以及光电倍增管的光电转换效率有关。由此可见，在激光阅读器中增加激光束输出功率、使用集光效率更高的光导系统及光电转换效率更高的光电倍增管都可降低光量子噪声。

b. 固有噪声：CR 系统中的固有噪声包括 IP 的结构噪声、激光噪声、模拟电路噪声、模/数转换过程中的量子化噪声等。其中，IP 的结构噪声是重要的起支配作用的噪声，它是由 IP 的荧光体颗粒层内荧光体分布的随机性产生的。因此，减小荧光体颗粒的尺寸可减少 IP 的结构噪声。

3）空间分辨力：IP 的容量及像素尺寸都会影响 CR 的空间分辨力（表 2-2-1）。主要有：①IP 中 PSL 物质晶体颗粒的大小；②第二次激励时激光束的直径；③激光激励 PSL 物质产生的可见光在 IP 中的散射程度，散射程度越大，空间分辨力越差。

表 2-2-1　IP 的信息容量和空间分辨力

IP/英寸	分辨力/LP · mm^{-1}	像素尺寸/mm	像素数	位	容量/MB
14×17	2.5	0.2	1 760×2 140	10	4.5
14×14	2.5	0.2	1 760×1 760	10	3.8
10×12	3.3	0.15	1 670×2 010	10	4.0
8×10	6.0	0.10	2 000×2 510	10	6.0

二、数字 X 线成像

数字 X 线摄影（DR）是继 CR 之后又一数字化 X 线摄影技术，是指在具有图像处理功能的计算机控制下，采用一维或二维的 X 线探测器，直接把 X 线影像信息转化为数字信号的技术。DR 与 CR 系统的成像过程大致相同，主要区别在于影像接收器，DR 的影像接收器为平板探测器（FPD）。

平板探测器是 1990 年开始认识并研发，1995 年北美放射年会上报道了硒材料的直接转换静态影像 X 线平板探测器，1997 年出现了静态的间接转换平板探测器。至此，DR 以其高的时间分辨力、宽的动态范围、高的量子检出率（DQE）和高的 MTF 性能应用于临床。

平板探测器呈板状，固定于立式胸片架或检查床的滤线器下，外形与普通 X 线设备无区别，可在曝光后几秒钟显示图像。

（一）DR 成像基本条件

成像包括信息源、信息载体及接收器三要素。根据接收器的能量转换方式不同，DR 分为直接转换型探测器和间接转换型探测器。直接转换型探测器是直接使用 X 线的光电导特性，将 X 线的信息直接转换成电信号，如非晶硒平板探测器和多丝正比电离室（multi-wire proportional chamber，MWPC）。间接转换型探测器是利用闪烁体和光电二极管组合，将 X 线的信息通过可见光间接转换成电信号，如非晶硅平板探测器和电荷耦合器件（charge coupled device，CCD）。其中，平板是指探测器的单元阵列采用薄膜晶体管（TFT）技术，制成外观似平板的探测器，如非晶硒平板探测器和非晶硅平板探测器。表 2-2-2 所示为将 DR 按照 X 线能量转换方式的不同分类。

表 2-2-2　DR 常用的平板探测器

探测方法		X 线转换为数字图像的过程
直接转换	a-Se 平板探测器	X 线➡图像
	MWPC	X 线➡图像
间接转换	闪烁体+光电二极管	X 线➡光➡图像
	I. I. +TV 摄像机	X 线➡光➡图像
	闪烁体+CCD	X 线➡光➡图像

1. 直接转换型探测器

（1）非晶硒平板探测器：是利用非晶硒的光电导特性，将 X 线直接转换成电信号，形成全数字化动态或静态影像。主要包括 X 线转换单元、探测器单元阵列、高速信号处理单元和信号传输单元四部分，其结构如图 2-2-18 所示。

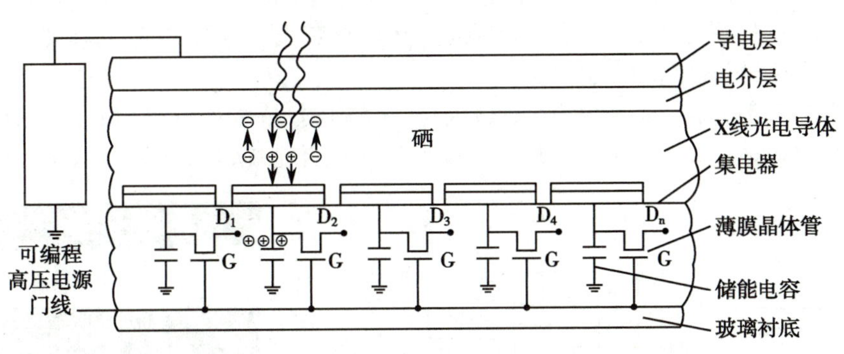

图 2-2-18　非晶硒平板探测器结构示意图

1）X 线转换单元：以非晶硒为光电材料，将 X 线转换成电子信号。当 X 线照射非晶硒层时，由于非晶硒的光电导特性，会产生一定比例的正负电荷，这些电荷在几千伏电压的作用下在光电导层内沿电场方向移动，形成光电流并被探测器单元阵列收集。

2）探测器单元阵列：用薄膜晶体管（thin film transistor，TFT）技术在玻璃基层上组装成几百万个探测元阵列。每一个探测元含括一个电容和一个 TFT，对应图像的一个像素。诸多像素被安排成二维

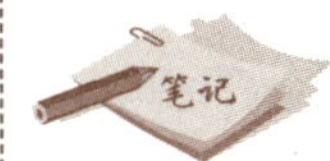

矩阵，按行设门控线，按列设图像电荷输出线（图 2-2-19）。读出时，某一行被给予电压，这一行的开关就被打开，电荷从被选中行的所有电容中沿数据线同时流出。当 X 线照射转换单元时，产生的电荷聚集在电容中。TFT 被来自高速处理单元的地址信号激活时，聚集的电荷就会被以电信号的形式读取到高速信号处理单元中。由于正负电荷主要沿电场线运动，仅在有 X 线直接吸收的像素上才发生像素对电荷的收集。每个 X 线光子产生的电荷不会扩散到相邻像素。

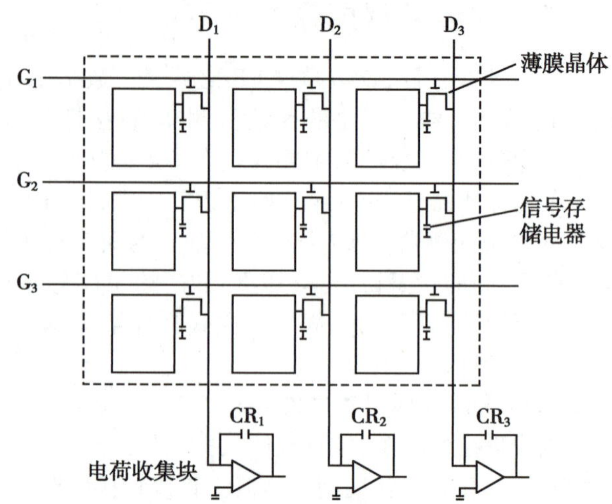

图 2-2-19　非晶硒平板探测器的像素矩阵的读出方式

3）高速信号处理单元：该部分产生地址信号。由高速信号处理产生的地址信号顺序激活各个 TFT，每个储存电容内的电荷按地址信号被顺序读出，形成电信号，然后进行放大处理，再送到 A/D 转换器进行模/数转换。

4）信号传输单元：该部分用以将各个像素的电荷信号转换成数字信号，并对数字信号的固有特性进行补偿，传送输到主计算机等。

（2）多丝正比电离室：多丝正比电离室型 X 线摄影装置是 1999 年中俄合作共同研制成功的低剂量直接数字化 X 线机（low-dose digital radiographic device，LDRD），或称低剂量 X 线机。它采用一种狭缝式线阵列探测器扫描装置，具有扫描剂量低、动态范围宽、探测面积大（120cm×40cm）等特点，实现了实质上的直接数字化成像。LDRD 的结构包括主机部分、扫描结构、探测系统及计算机系统四部分。

1）主机部分：包括高压发生器、X 线管及控制面板。

2）扫描结构：安装在垂直运动机构上的水平支架，同时装有球管、前准直器、后准直器和探测系统，通过微调机构，使 X 线严格保持在同一水平面上。整机可垂直移动，总行程约 1.2m。

3）探测系统：是由多丝正比室和数据系统组成的一个整体。多丝正比室是一个铝质密封腔体，一侧为入射窗，腔内装有漂移电极、阴极和阳极，并充以 Xe 和 CO_2 的混合气体。数据采集系统由一块控制电路板和独立采集计数通道组成（图 2-2-20）。

4）计算机系统：装有图像处理和诊断需要的各种处理软件，也作为控制台来操纵 X 线机。

2. 间接转换型探测器

（1）非晶硅平板探测器：以碘化铯（CsI）加非晶硅光电二极管阵列为核心，利用碘化铯（CsI）的特性，将入射后的 X 线光子转换成可见光，再由具有光电转换作用的非晶硅二极管阵列转变为电信号，并通过模数（A/D）变换获得数字化图像。其结构主要包括荧光材料层、探测元阵列层、信号读取单元和信号处理单元四部分（图 2-2-21）。

1）荧光材料层：荧光材料由碘化铯（CsI）闪烁晶体构成，晶体直径约 6μm，呈针状排列（图 2-2-22），厚度为 500~600μm。CsI 闪烁晶体是一种可吸收 X 线并把能量转换为可见光的化合物。CsI 晶

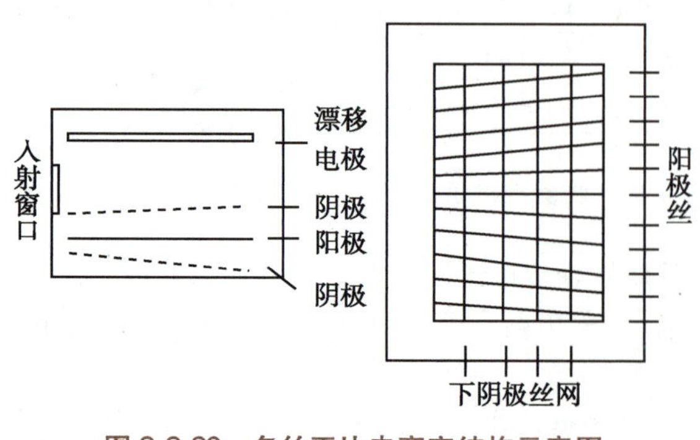

图 2-2-20　多丝正比电离室结构示意图

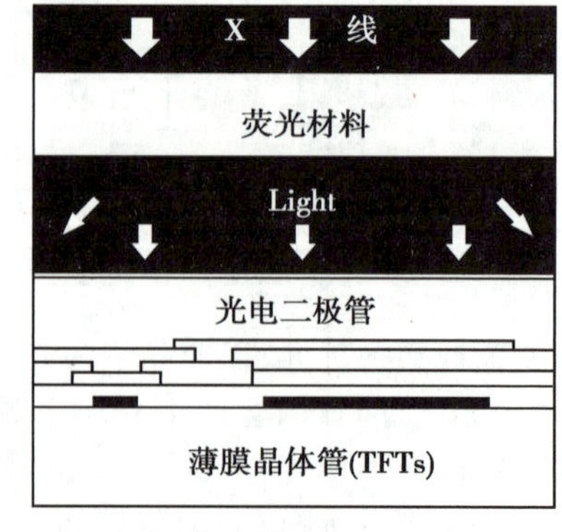

图 2-2-21　非晶硅平板探测器结构示意图

体的细针状排列作为光导管时，可见光光子产生在输入层附近，可保持高的空间分辨力。闪烁晶体外表面包裹铊，以减少可见光的漫射。同时，掺入铊后，CsI 激发可发出 550nm 的可见光，这正是非晶硅光电二极管光谱的峰值。这样 CsI 与非晶硅的结合具有最高的量子检出率（DQE）。

2）探测元阵列层：每个探测元包括一个非晶硅光电二极管和起开关作用的 TFT。在运行时，TFT 关闭，给光电二极管一个外部反向偏置电压，通过闪烁的可见光产生的电荷聚集在二极管上（图 2-2-23）。读取时，给 TFT 一电压使其打开，电荷就会由二极管沿数据线流出，以电信号的形式读到信号处理单元。每个像素由与负极相连的一个光电二极管和一个开关二极管对构成，通常将这种结构称作双二极管结构，这种结构的探测器阵列称作 TFD 阵列。也有采用光电二极管-晶体管构成探测器像素的结构形式，这种结构的探测器阵列则称作 TFT 阵列。每个像素由具有光敏性的非晶硅光电二极管及不能感光的开关二极管、行驱动线和列读出线构成。位于同一行所有像素的行驱动线相连，位于同一列所有像素的列读出线相连，以此构成探测器矩阵的总线系统。

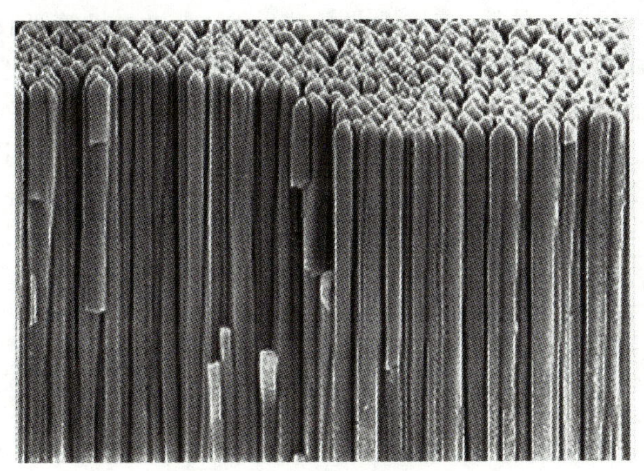

图 2-2-22　碘化铯晶体结构

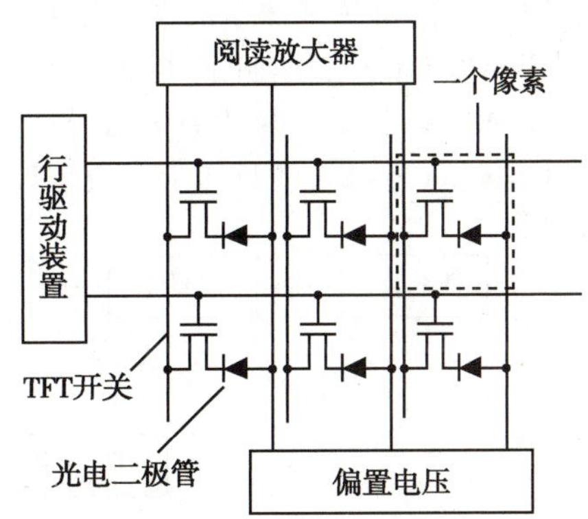

图 2-2-23　非晶硅平板探测器的像素矩阵的读出方式

3）信号读取单元：信号读取时，打开 TFT 开关，电荷由光电二极管数据流出。

4）信号处理单元：从信号读取单元数据线流出的电荷以电信号的形式读出到信号处理单元。

（2）电荷耦合器件（CCD）探测器：CCD 是一种半导体器件。CCD 探测器也是一种重要的数字检测器，其闪烁晶体受到 X 线照射时发出可见光，经光导纤维或镜面、光学镜头传导到 CCD，由 CCD 将可见光图像转换成数字信号。

CCD 探测器的结构是由数量众多的光敏元件排列组成。光敏元件排列成一行的称为线阵 CCD，用于传真机、扫描仪等；光敏元件排列一个由若干行和若干列组成的矩阵称为面阵 CCD，用于摄像机、心血管造影机、数字 X 线摄影机、胃肠 X 线机和数码相机等。光敏元件的数量决定了 CCD 的空间分辨力。

（二）DR 成像原理与工作流程

DR 的工作流程是以平板探测器为影像接收器，将 X 线信息转换为数字信号，实现了直接曝光输出图像功能的 X 线成像。其时间分辨力高于屏-片成像和 CR 成像。根据 DR 影像接收器的类型不同，DR 的成像原理不同，工作流程也有差别。

1. 非晶硒（a-Se）DR　成像原理是当携带被照体信息的 X 线照射硒光电导层后，非晶硒层的导电特性发生变化，产生一定比例的电子-空穴对，该电子-空穴对在几千伏偏置电压形成的电场作用下被分离并反向运动，形成电流。电流的大小与入射 X 线光子的数量成正比，这些电流电荷无丢失或散落地被存储在具有 TFT 的电容上（图 2-2-24）。每个 TFT 形成一个采集图像的最小单元，即像素。每一个像素区内有一个场效应管，在读出控制信号的控制

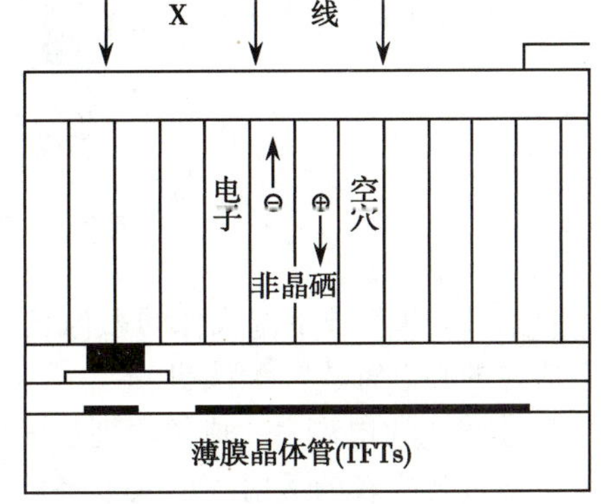

图 2-2-24　非晶硒平板探测器的工作原理

下，开关导通，把储存于电容内的像素信号逐一按顺序读出、放大，经过模数（A/D）转换器，电信号转化为数字信号，经工作站处理，数字信号被重建后形成数字图像。信号读出后，扫描电路自动清除硒层中的潜影和电容存储的电荷，为下一次曝光和转换做准备。其具体的工作流程如图 2-2-25。

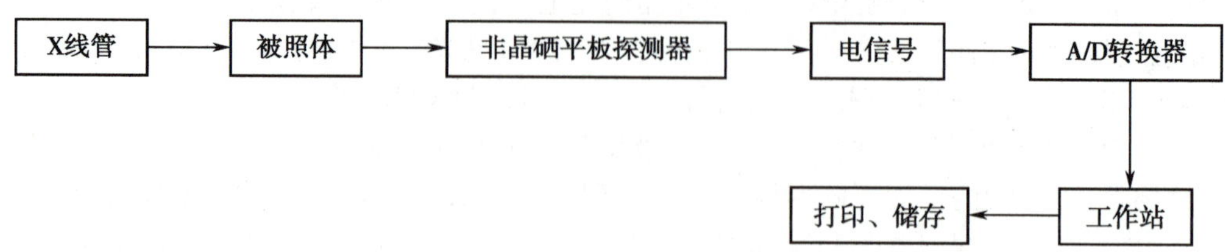

图 2-2-25　非晶硒直接转换型 DR 的工作流程

2. 非晶硅（a-Si）DR　成像原理是位于探测器顶层的 CsI 闪烁晶体将入射的透射线信息转换为可见光，可见光在针状 CsI 结晶内受外膜反射，向底层方向传导，直接被非晶硅（a-Si）光电二极管吸收并转换成电信号，每一个像素的电荷量变化与入射的透射线强度成正比，在中央时序控制器的统一控制下，居于行方向的行驱动电路与居于列方向的读取电路将电荷信号逐行取出，转换为串行脉冲序列并量化，由 A/D 转换器转化为数字信号，经通信接口电路传送至工作站的图像处理器，形成 X 线数字图像。非晶硅（a-Si）DR 的具体工作流程如图 2-2-26。

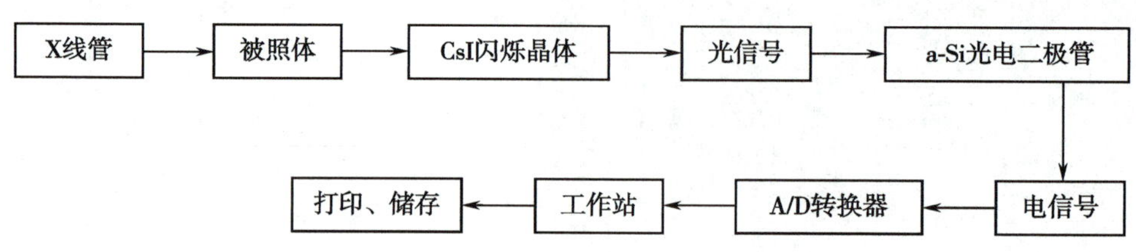

图 2-2-26　非晶硅间接转换型 DR 的工作流程

3. CCD 摄像机　成像原理是 X 线曝光时，碘化铯闪烁晶体探测器将携带人体信息的透射线转换为可见光，采用阵列技术，在同一平面上近百个性能一致的 CCD 摄像机摄取荧光影像，通过光学传导系统投射到小面积的 CCD 器件上并转换为电信号，再通过模数（A/D）转换器转换成数字信号，进入计算机系统进行图像处理，将图像拼接，形成一幅完整的图像（图 2-2-27）。

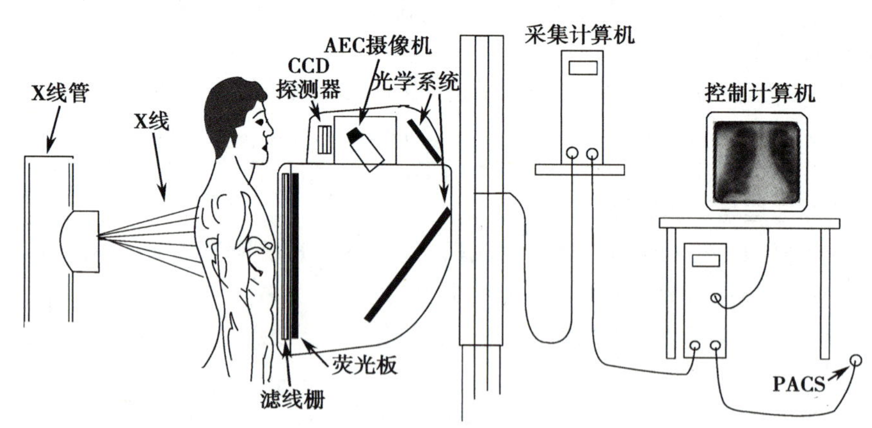

图 2-2-27　CCD 摄像机成像原理示意图

目前，以 CCD 数字线成像的影像设备有数字化胃肠 X 线机、常规摄影的数字化 X 线机以及具有动态成像的心血管造影 X 线机。

4. 多丝正比电离室　成像原理是 X 线管发射的锥形 X 线束经水平狭缝准直后形成了平面扇形 X 线束。通过被检者的透射线射入水平放置的多丝正比室窗口，被探测器接收后，扫描器使 X 线管、水平狭缝及探测器沿垂直方向作均匀的同步平移扫描，到达新位置后再作水平照射投影。如此重复，即

完成了一幅图像的采集(图 2-2-28)。多丝正比室的每根金属丝都与放大器相连,经 A/D 转换器数字化后,输入计算机进行图像处理。

LDRD 系统的工作程序是在控制台准备工作就绪后,选好曝光条件,用鼠标按点采集功能,即开始一幅图像的扫描工作。整个扫描支架从定位由下向上运动采集影像数据,图像的每行曝光时间为 5~6ms。X 线管的射出窗口被屏蔽材料阻挡成一个水平缝隙,经过限束器使 X 线束在入射人体前的前准直器上形成一个约 200mm×20mm 的窄条。再经前准直器上 1mm 的准直器缝隙,形成一个极窄的线状断面的扇形波束。当射线经人体后,再经过一个约 1mm 的准直器缝进入 MWPC 探测系统,每根阳极连至一个计数器,记录 X 线光子所引起的计数脉冲,然后把每个像素的统计数据(数字信号)高速传输至计算机,重建图像,变换处理和存储。从扫描到显示图像和存储,在数秒钟内便可完成。

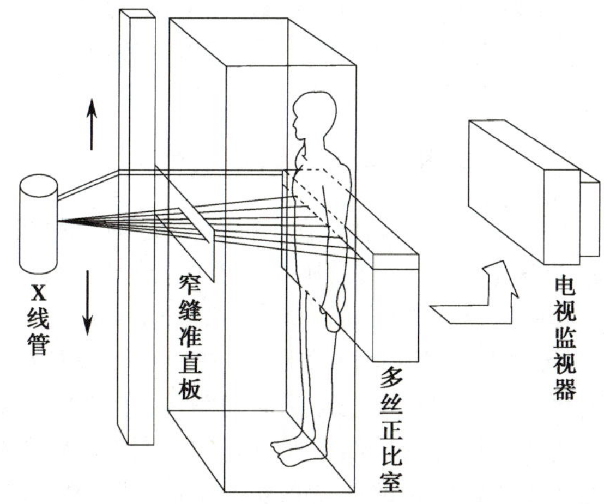

图 2-2-28 多丝正比电离室 X 线成像原理示意图

(三)DR 影像质量标准与影响因素

1. DR 影像质量标准 DR 影像质量目前没有统一标准,现将广泛认同之处总结如下:

(1) DR 的影像必须满足诊断需要,要求人眼识别照片的密度控制在 0.25~2.0,影像层次分明,无残影,无体外伪影的干扰。

(2) DR 照片信息全面,DR 照片的信息包括左右标识、检查号、检查日期、检查医院、患者姓名、性别、年龄等,都需要记录并显示清楚。

(3) 合理选择照射野尺寸,DR 的平板探测器大小固定,摄影时是通过照射野的大小确定的。因此,照射野大小应根据检查部位、年龄等合理选择。

(4) 影像放大比例一致,摄影的同一部位不同侧别(如正位、侧位、斜位等)、影像放大比例一致;同一部位不同时间摄影,影像放大比例也需一致。

(5) 影像整体布局合理,影像无失真变形。

(6) 在进行 DR 摄影时,对敏感的组织和器官尽可能防护和屏蔽。

2. 影响 DR 影像质量的因素

(1) 空间分辨力:平板探测器的空间分辨力由探测器单元的大小和间距决定。目前多数 a-Se 平板探测器的像素大小为 139μm,空间分辨力为 3.6LP/mm,其像素矩阵为 2 560×3 072;而多数 CsI+非晶硅平板探测器的像素大小为 143μm,空间分辨力为 3.5LP/mm,其像素矩阵可达 3 001×3 001,这是由于光的散射或电荷的扩散所致。

(2) 密度分辨力:直接、间接转换型平板探测器的灰度级都可达 2^{14}。数字图像通过后处理功能,都可使全部灰阶分段分时得到充分显示。使密度分辨力提高,扩大信息量。

(3) 噪声:平板探测器系统的噪声主要有两个来源:①X 线量子噪声;②探测器电子学噪声。间接转换型平板探测器在由 X 线转换成数字信号过程中,经过多次转换,而每次转换都会引入噪声,与直接转换型平板探测器相比,探测器电子学噪声有所增加。

(4) 曝光宽容度:直接、间接转换型平板探测器的辐射剂量和像素电荷在 $1:10^4$ 动态范围内都是线性的,可大大降低由于曝光条件不当而造成的废片。

(5) 敏感度:直接转换型平板探测器的敏感度取决于非晶硒层的 X 线吸收效率。间接转换型平板探测器的灵敏度是由四个因素决定的,分别是 X 线吸收率、X 线-可见光转换系数、填充系数和光电二极管可见光-电子转换系数。两者在很宽的 X 线曝光范围内都显示了良好的线性,所以都具有高的敏感度。

(6) 调制传递函数:直接转换型平板探测器是直接将捕获到的 X 线光子转换成电信号,其间没有中间步骤,其 MTF 性能较好。间接转换型平板探测器则需把 X 线转换成可见光,再由光敏元件将可见

光信号转换成电信号，再经模数（A/D）转换器转换成数字信号。由于经过多次转换，每次转换过程中都会造成能量、信息损失，引入噪声及非线性失真。因此，间接转换型平板探测器的 MTF 下降，图像的锐利程度不及直接转换型。

三、数字断层融合成像技术

奥地利数学家雷杜曾在 19 世纪 20 年代用数学方法证实，一个立方体如果能利用前后、上下或左右等多个角度加以表现，则可以充分显示其立体特征。雷杜的这一论点后来成为 CT 等多种三维成像方法的重要理论基础。荷兰的 Ziedes des Plante 将这一理论引入到医学领域，传统的几何体层摄影（纵断体层摄影）得以发明，用来观察人体的内部层面结构。理论上可以证明，利用多个角度的投影数据可以重建出任意层面的图像。1972 年，Grant 创造了“tomosynthesis”一词，意思是可以回顾性重建任意位置的层面图像，但受当时技术条件所限，尤其是计算机和探测器等设备性能的限制，只能使用比较原始的手段和非数字（模拟）的方法来实验他的理论，如幻灯法、影像增强器法、编码孔法等。由于 CT 的发明及临床广泛应用，数字断层融合成像的研究曾一度中断。近年来随着计算机性能的提高、数字图像处理技术的进步以及数字平板探测器的研制成功，人们开始用计算机方法进行数字断层融合成像的研究，使这项技术呈现了良好的发展前景。数字断层融合成像仅需要一组有限角度内的离散投影数据，利用计算机进行回顾性处理，可以重建出物体任意深度的层面图像，相对 CT 需要受检体的全方位（360°或 180°）投影信息而言，有独特的优势和较强的适应性，容易与普通 X 线设备融合且辐射剂量较小，在乳腺、呼吸系统、骨关节系统等有着重要的临床应用价值。

（一）传统 X 线体层摄影

在 CT 发明以前，主要依靠传统体层摄影（纵断体层摄影）来获得临床层面图像。传统体层摄影是摄取与人体纵轴相平行的某一层面组织结构的摄影技术。体层摄影时，X 线管与胶片围绕支点做同步反向运动（运动轨迹可以是直线、圆、椭圆或内圆摆线等），在运动过程中 X 线连续发射，所有投影都融合到一张胶片上。支点层面内结构的投影能在运动的胶片上保持相对静止，而支点层面以外结构的投影因不能与胶片运动同步而弥散成模糊影像，模糊程度与其距支点层面的距离成正比。最终形成的图像能突出显示支点层面（包含兴趣结构）的图像，而抑制与兴趣结构相重叠的层面外组织结构的影像。

在整个体层运动中，X 线管、支点和接受介质中心必须时刻保持直线关系，这要靠连杆的钢性来保证。另外，X 线管焦点至支点和支点至接受介质中心的距离之比必须保持相等，以保证指定层影像在接受介质上有始终一致的放大量。这叫做体层摄影的直线定则和定比定则，是断层成像的基本原则。

传统 X 线体层摄影的发明是影像诊断技术的重要进步，它能够进行深度定位，减轻重叠结构的干扰，提高兴趣结构的对比度，曾在临床起过重要作用，但这项技术有明显不足之处。

1. 运动支点的高度决定了指定层的位置，一次成像运动只能获得一个层面的影像，要想获得多个层面的影像，必须通过调节支点高度，多次重复这个过程。重复操作会延长检查时间，增加受检者的辐射剂量。

2. 人体结构复杂，个体差异大，兴趣层面的层深不易确定，需要操作者对人体解剖结构非常熟悉。虽然有多种确定层深的方法，但很难一次性获得预设层面的影像，一般需要连续多个层面摄影（同时多层体层摄影除外）。

3. 在体层摄影中，体层面以外的组织在照片上的影像是模糊的，这种模糊称之为背景模糊。传统 X 线体层摄影的最大缺点是受层外结构模糊影像的干扰较大，指定层结构的显示不够清晰。

（二）数字断层融合成像的系统组成和成像过程

1. 系统组成　数字断层融合成像系统主要由操作台（主机）、X 线发生装置、X 线机辅助装置、平板探测器、后处理工作站（和照片打印机）组成（图 2-2-29）。

（1）控制台主要是进行检查模式和解剖部位的选择，各种体层摄影成像参数和曝光参数的设置，体层摄影的启动等。

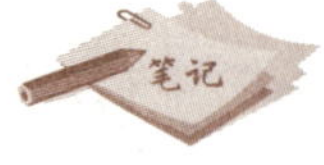

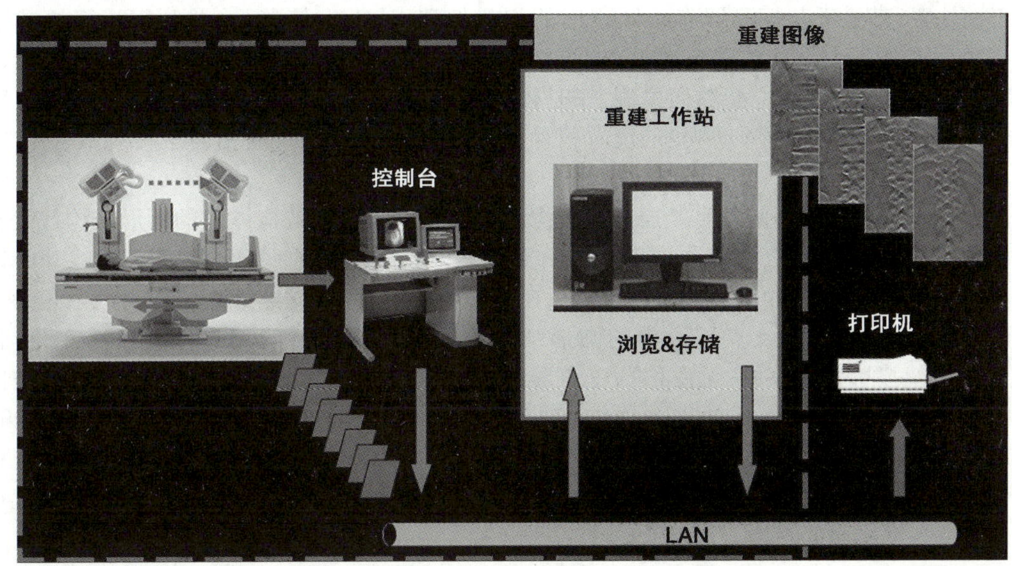

图 2-2-29　数字断层融合成像的系统组成和工作流程

（2）X 线发生装置、X 线机辅助装置、平板探测器等用于在体层摄影时被检体 X 线信息的数据采集工作。

（3）后处理工作站的任务是数字合成体层成像的原始采集数据的存储和管理，回顾性的数字合成图像重建，以及进行其他图像后处理操作、图像的排版与打印、图像的网络传输等。

2. 成像过程　数字断层融合成像（digital tomosynthesis）是在传统 X 线体层摄影的基础上结合数字图像处理技术研发的新型体层成像方法。传统 X 线体层摄影中，X 线源与探测器（一般为屏胶系统）围绕支点做同步相向运动，X 线连续发射，得到受检体的通过支点且与探测器平行层面的图像。数字断层融合成像借鉴了传统 X 线体层摄影的几何原理，但在具体的成像过程及结果等方面两者却有本质区别。

数字断层融合成像采用了平板探测器，适于直接数字化 X 线摄影，且数据采集速度快。成像过程中，X 线管与平板探测器围绕支点做同步相向运动，X 线管按照一定角度，间隔进行低剂量脉冲式曝光，获取有限角度内多个不同投影角度下的投影数据，然后在计算机上采用一定的重建算法进行图像重建和处理，可回顾性重建出任意高度层面的数字图像。

（三）数字断层融合成像原理

数字断层融合成像是在传统 X 线体层摄影基础上开发的，其体层运动方式与传统 X 线体层摄影相同，但在体层运动中的曝光与数据采样方式上有别于后者。数字断层融合成像在数据采集时，X 线管与探测器在互相平行的平面上围绕一个支点在有限角度内以某种轨迹作同步相向运动，从进入曝光角开始，X 线管即每间隔一定角度（该角度远小于曝光角）进行一次低剂量脉冲式曝光，探测器记录存储相应的被检部位的投影信息。在整个曝光角内需要实施若干次这样的不同角度的曝光，从而获得一系列离散的投影数据。利用这些离散数据，在后处理工作站上通过图像重建，即可获得连续的数字合成体层摄影图像。如果在有限角度内的脉冲式曝光次数越多，采集的离散投影数据量就越多，重建的层面影像的质量就越好。

数字断层融合成像的图像重建是在有限角度条件下的不完全数据重建，采用的图像重建算法有位移叠加法、反投影法、滤波反投影法、迭代算法等，其中位移叠加法和滤过反投影法较为常用。

1. 位移叠加法　比较简便直观，计算量小，是最容易理解的一种重建算法。它将物体不同角度的投影数据根据感兴趣层面的位置运用计算机图像处理手段进行适当移位配准，然后叠加来产生指定层面的清晰图像。

假如数字断层融合成像时，采用 X 线管与探测器在互相平行的平面上围绕一个支点作同步相向运动，位于两者之间的人体内部结构的放大率仅依赖于其距探测器的高度，而与探测器或 X 线管的瞬时运动位置无关。对于支点所在层面外的某一层面的结构，根据其距探测器的不同高度和在 X 线管

运动的不同位置，其投影与探测器有不同程度的相对偏移，计算出偏移量，并利用计算机数字图像处理技术使所有投影数据归位对正（使指定层面的结构影像配准）并叠加，该层面的影像特征就被增强，其他层面的特征因错位叠加而模糊，于是得到该层面的清晰图像。运动过程中支点层面内结构的投影的移动与探测器的移动同步，没有相对位移，可以直接叠加，这相当于传统 X 线体层摄影的过程。

由图 2-2-30 可直观地理解数字断层融合成像的重建原理。图中被检体内的圆形结构代表在支点高度平面内的病灶或组织，三角形结构代表位于支点下方某层面内的病灶或组织。X 线球管以平行直线运动轨迹，在三个不同角度对被检体曝光。在不同的投影角度，支点外某层面内的三角形结构投影在探测器的不同位置，而支点层面内的圆形结构的投影与探测器的相对位置没有变化（图 2-2-30A）。若将三幅投影直接叠加（无位移），三角形结构因投影分散而不能清晰成像；圆形结构因不同角度的投影完全重叠，影像特征增强，形成较清晰图像；如果将三幅投影图像进行适当位移后再叠加，则三角形结构的影像特征增强而得到较清晰的图像，圆形结构因投影分散而不能清晰成像（图 2-2-30B）。同样道理，如果按照一定的数学关系，对三幅投影图像进行不同距离的位移和叠加，就可以重建出其他任意高度层面的图像。

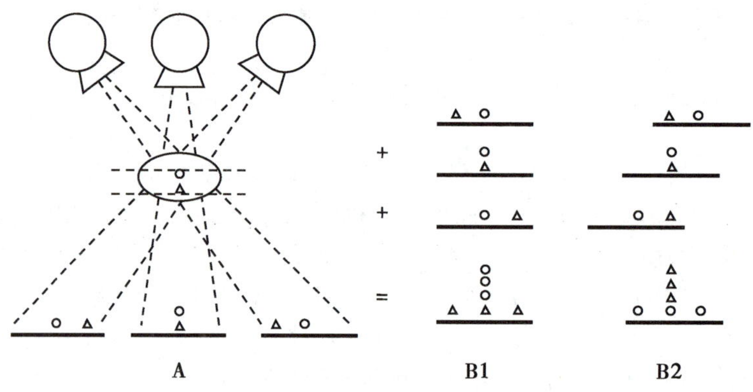

图 2-2-30 位移叠加法重建原理

需说明的是，只有在典型的体层运动方式，才能直接应用位移叠加算法重建层面图像。所谓的典型体层运动方式，包括平行运动方式（焦点-支点距离变化）和弧形运动方式（焦点-支点距离固定）。两种方式均可形成直线、圆、椭圆、内圆摆线、螺旋线等多种运动轨迹。

2. 滤波反投影法　位移叠加法的局限是只有在 X 线源的运动轨迹与探测器平行时才有效，滤波反投影法则不受运动几何方式的限制。滤波反投影法在 CT 图像重建中被广泛应用。在 CT 中通过数据采集系统，获得 360°或 180°（称全角度投影）内的大量投影（多达数百至上千个），以重建横断面图像。傅立叶中心切片定理是滤波反投影算法的理论基础。在 CT 二维成像中，一个物体在某个方向的投影相当于在傅立叶空间沿着与 X 线束垂直方向对该物体的一个抽样。由于有大量、全角度的投影，抽样比较完整，通过组合所有投影信息，可以很好地恢复物体的二维图像。对三维锥形束成像，物体在傅立叶空间的信息与物体的 Radon 变换有关。目前已经找到了 Radon 变换与锥形束投影之间的关系和锥形束成像的方法。数字合成体层成像使用锥形束几何，相对于 CT 的完全抽样，是对物体的不完全抽样。

（四）数字断层融合成像的特点

数字断层融合成像作为一种新的被检体层面信息的获取和显示技术，是一种新的数字化成像方法，具有如下特点：

1. 设备简单，易与常规 X 线设备进行融合　数字断层融合成像的几何成像原理与传统 X 线体层摄影相同，设备架构相似，易于将某些数字断层融合成像所需的特殊设备整合到常规 X 线设备上，可作为常规 X 线检查的一项辅助检查手段。

2. 纵断体层成像　与传统 X 线体层摄影相同，而 CT 为横断体层成像。相比较 CT，可以更加直观地显示被检组织器官的空间位置关系。

3. 连续重建层面图像　数字断层融合成像一次摄影可以获得任意高度的层面图像，可观察感兴趣区的三维信息。

4. 回顾性重建　数字断层融合成像获得的是数字信息，可以利用图像处理软件方便地进行回顾性重建，通过改变重建参数可以获得不同层厚（滤波反投影法）和层间距的图像，充分满足临床诊断的需要。

5. 可以进行特殊体位的检查　数字断层融合成像是获得有限角度内的离散投影数据，相对 CT 需要被检体的全方位（360°或 180°）投影而言，有独特的优势和较强的适应性，能够实现 CT、MR 不能进行的一些特殊体位的检查，如被检者站立位体层摄影。

6. 曝光剂量低，辐射危害小　数字断层融合成像虽然成像过程中需要曝光多次，但为低剂量脉冲式曝光，累积曝光剂量要小于传统 X 线体层摄影，更远小于 CT。

7. 图像空间分辨力高　数字断层融合图像的空间分辨力比 CT 和 MR 高，更适于如肺、骨骼等高空间分辨力器官和组织的检查。但由于受采样率的限制，密度分辨力比 CT 低，图像质量尚达不到 CT 的标准。

8. 受金属伪影干扰较小　适合金属植入物术后的被检者检查。

（五）数字断层融合成像的操作技术

1. 成像参数（控制台或主机）

（1）被检部位：在控制台上选择预检查的被检部位名称，即选择了与该部位相关的默认设置。

（2）层高：即预检中心层面的高度，需要根据被检部位的解剖结构进行设置。一般层高为被检部位（或病灶）中心至诊视床台面的高度。

（3）层间距：即相邻重建层面间的距离。一般被检组织器官（或病灶）越大，则设置的层间距越大。

（4）重建范围：规定了以层高为中心的图像重建的上、下界限。

（5）曝光角：摄影时第一次脉冲曝光与最后一次脉冲曝光的 X 线中心线以支点（或虚拟支点）为顶点形成的夹角。如图 2-2-31 所示，α 为曝光角，一般有 8°、20°、30°、40°四个角度。对于位移叠加法，曝光角决定体层厚度的大小，曝光角越大则体层厚度越小，反之亦然。

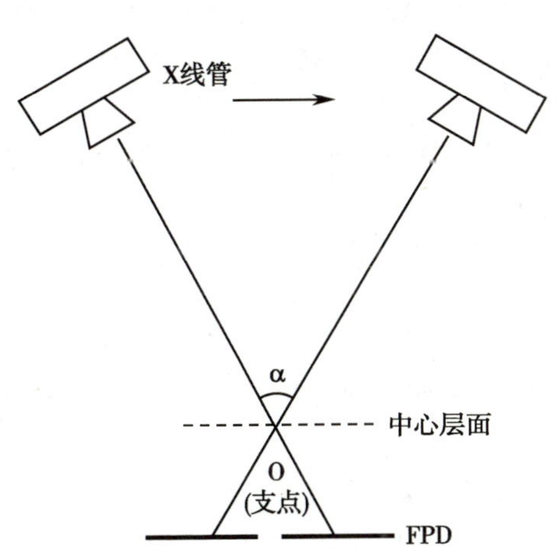

图 2-2-31　成像曝光角示意图

（6）速度：断层摄影时机械结构（X 线球管和探测器）的运动速度。

（7）曝光条件设置：即曝光时的管电压（kV）、管电流（mA）和摄影时间（sec），取决于“采集模式”。

（8）窗宽/窗位：调节图像的对比度和亮度，以达到最佳显像效果。

（9）视野（FOV）：数字体层摄影时，在探测器上用来有效采集被检体 X 线信息的尺寸。对于 17 英寸×17 英寸的平板探测器，视野通常设置有 9 英寸、12 英寸、15 英寸、17 英寸四种规格。选择小视野的优点是：曝光时的照射野比较小，降低了散射线对图像的危害，提高了图像的清晰度；采集的数据容量小，提高了数据的采集、传输和图像重建的速度，占用存储空间少。

2. 后处理工作站的重建参数

（1）重建算法：一般采用位移叠加法或滤波反投影法。位移叠加法的重建图像效果类似于传统 X 线体层摄影图像（图 2-2-32A）。该方法重建层面图像的背景模糊，不易去除，而且背景模糊具有明显方向性。直线轨迹体层摄影产生的背景模糊是一条直线，易造成对长条状组织影像的干扰。总之，由于该方法所重建的层面图像清晰度较低，在实际工作中应用相对较少。

滤波反投影法的重建图像效果类似于 CT 图像（图 2-2-32B）。该方法重建的层面图像几乎不受背景模糊的干扰，图像清晰度高，组织结构边界清晰锐利，是实际工作中最常用的方法。

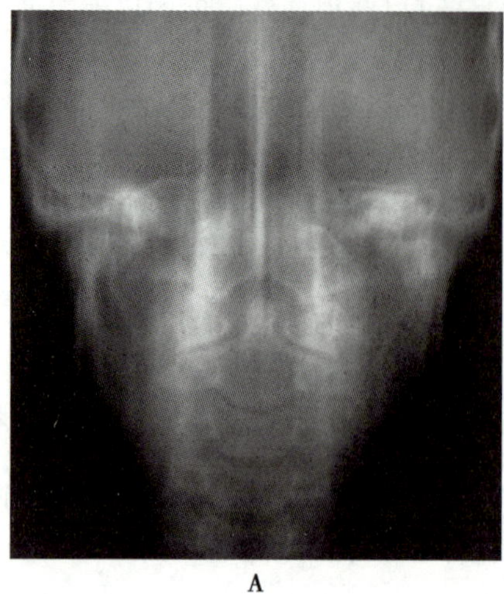
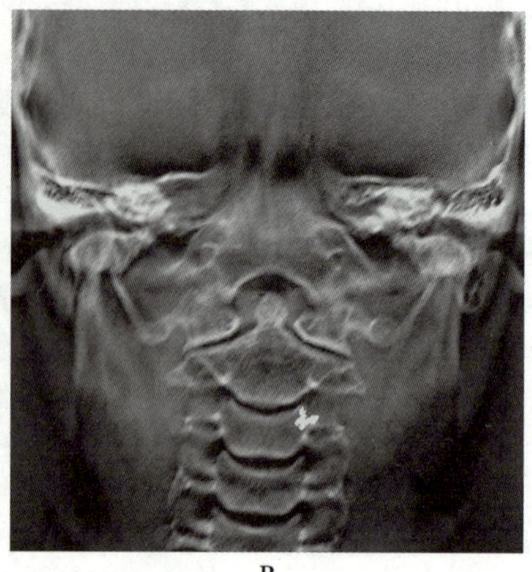

A　　　　　　B

图 2-2-32　颈椎数字融合断层成像

A. 位移叠加法；B. 滤波反投影法。

（2）层厚：该参数仅在选择滤波反投影法时可供选择。选择了不同的层厚，实际上是选择了不同的滤波函数。

对于位移叠加法，体层厚度是由体层摄影时的曝光角决定的。理论上，体层面是一个无厚度的几何平面，但由于人眼能分辨的模糊值有一定限度，当预断层面组织的模糊度比人眼能分辨的模糊值小时，则这些组织的影像就被认为是清晰的。体层图像上显像清晰的肢体组织的厚度即为体层厚度。

（3）其他重建参数：如层高、层间距、重建范围等见体层成像参数。

3. 数字断层融合成像操作步骤

（1）输入被检者信息：根据检查申请单，在控制台输入被检者的数据资料，包括被检者的姓名、性别、年龄（或出生年月日）、X 线号（ID）及特殊注释等。

（2）定体位：将被检者准确、安全地安置在诊视床上，根据临床诊断要求及欲检部位的具体情况，选择适当、准确的检查体位。在不影响体层摄影的情况下，应尽可能使被检者感觉舒适。

（3）对中心线：将 X 线管球居中，将中心线对准被检部位中心或病灶。

（4）定层高：根据被检部位厚度或病灶位置，大致确定适当的中心层面高度。由于数字断层融合成像可以回顾性重建任意层面图像，故对定层面不作严格要求。

（5）选择适当的体层成像参数：根据被检者的被检部位、体厚、体质等状况，在控制台上选择适当的摄影条件（kV、mAs）、曝光角、视野等参数。

（6）按照设置的程序启动体层摄影：完成对被检者的数据采集。

（7）图像后处理重建：在后处理工作站选择适当的重建参数，如重建算法、层间距、重建范围等，应用体层摄影获得的原始数据进行重建，获得数字断层融合摄影图像。

4. 临床应用　数字断层融合成像可应用到临床检查的许多方面。

（1）胸部检查：受重叠解剖结构的影响，胸部平片在诊断结节疾病、气道疾病以及观察纵隔结构时有困难。采用数字断层融合成像可以避开重叠组织以显示小的病变，可以获得正面、侧面及斜位多个方向的图像，必要时可任意改变扫描方向。例如，当正面图像由于与胸壁的重叠而难以发现病变时，可以通过侧面图像清晰地观察结节状阴影与周边组织的情况。数字断层融合成像可以消除传统体层摄影的困难，以比 CT 小得多的辐射剂量和花费，产生较高质量的层面图像，而且纵向的数字断层融合图像比 CT 更容易与胸部平片作比较。研究表明，胸部数字断层融合图像相对于常规 DR，可以显著提高肺小结节的检出率，特别是在肺尖、横膈附近以及心影后等胸部普通摄影难以观察到的部位（图 2-2-33）。

（2）骨关节检查：关节炎易引起关节间隙的变化、骨质增生或破坏。放射学上常规采用二维投影即平片检查，缺乏三维信息。数字断层融合成像很适合做关节评价（图 2-2-34），在普通 X 线摄影体位

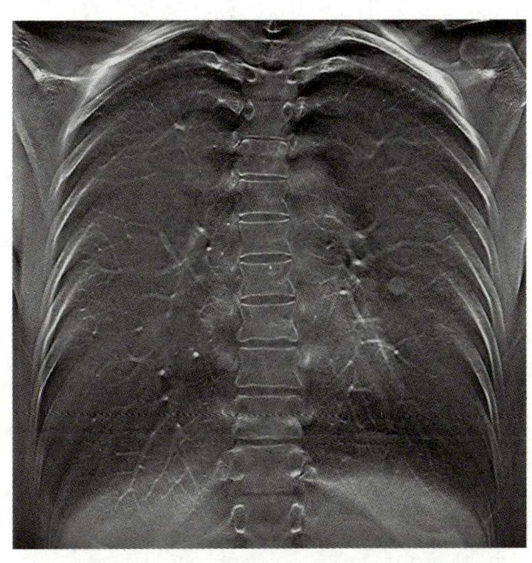

图 2-2-33　肺部数字断层融合图像

不易投照和显示的部位，如寰枢椎、茎突、骶尾椎等，数字断层融合成像检查的成功率接近百分之百，优势明显。与 CT 相比，数字断层融合成像不易受金属人造物的影响，非常适合金属植入物术后的被检者检查（图 2-2-35）。

（3）乳腺检查：乳腺中包含有大量高密度纤维组织，在传统乳腺摄影中潜在的病变容易与高密度纤维组织重叠混淆在一起，难以识别，易发生漏诊。乳腺数字断层融合成像可去除无关组织的干扰，提高乳腺病变的探察和识别能力，可对病灶 3D 定位，达到更高的诊断准确性。临床评价认为，与传统乳腺摄影比较，乳腺数字断层融合成像辐射剂量小，成像质量好，但是需要专用设备。

（4）其他方面的检查：数字断层融合成像在血管造影、肾盂造影、肠道气钡对比造影检查等方面也具有良好应用前景，国内外已有相关的临床应用报道。

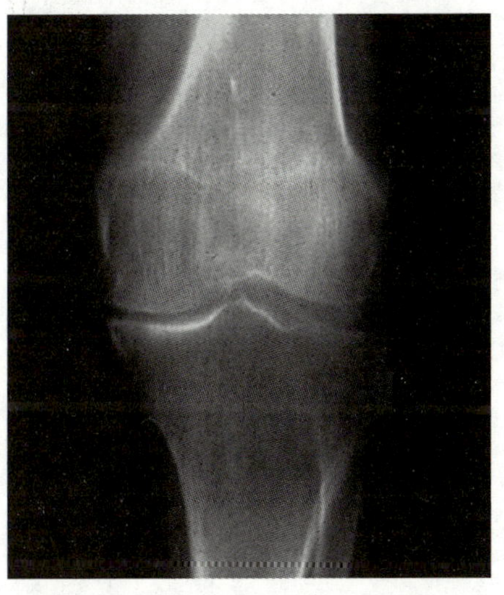

图 2-2-34　膝关节负重立位图像

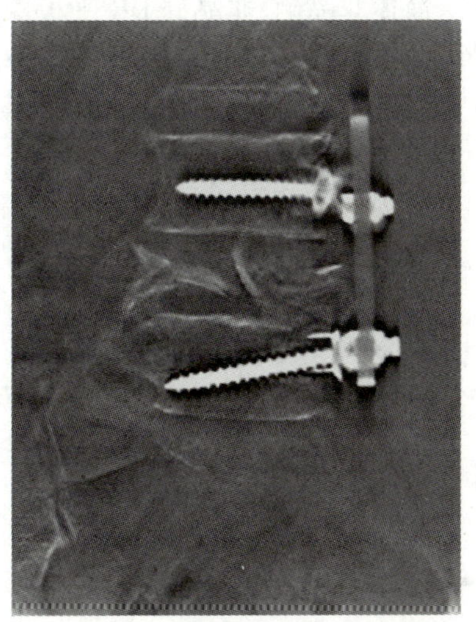

图 2-2-35　金属植入物内固定的腰椎图像

（蔡小涛）

本章小结

本章主要介绍模拟和数字 X 线成像原理。

以 X 线成像原理为主线，详细介绍了模拟 X 线成像系统工作原理、X 线成像的要素、X 线焦点的特性；着重介绍了描述照片的五大要素：照片密度、照片对比度、照片锐利度、照片颗粒度及失真度概念、影响因素等内容。还介绍了医用 X 线胶片及增感屏的种类、结构及性质；屏片组合的 T 颗粒技术的组成及特点。

介绍了 CR 的关键部件 IP 的结构及特性；重点介绍了 CR 成像的“四象限”理论及 CR 的工作流程；详细叙述了 CR 的后处理环节及方法以及 CR 影像质量标准、影响 CR 图像质量的因素；不同种类平板探测器的结构及成像原理，详细列出了直接转换和间接转换 DR 的工作过程；简述了 DR 影像质量的标准及影响因素；数字融合断层成像及原理、操作及临床应用。

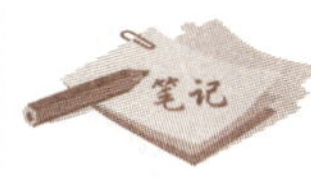

思考题

1. 简述 X 线摄影和透视的优缺点。
2. 简述焦点的方位特性及阳极效应。
3. 简述照片密度的影响因素。
4. 简述照片对比度的影响因素。
5. 简述消除和抑制散射线的方法。
6. 减少几何学模糊的方法有哪些?
7. 如何控制运动产生的影像模糊?
8. 影响照片颗粒度的因素有哪些?
9. 简述胶片特性曲线的组成。
10. 简述增感屏对影像效果的影响。
11. 简述 CR 的成像过程。
12. 简述 IP 的结构及其特性。
13. 简述一次曝光能量减影的特点。
14. 简述与显示有关的 CR 后处理的参数及其意义。
15. 简述非晶硒、非晶硅 DR 平板探测器的组成。
16. 简述直接、间接转换 DR 的成像过程。

扫一扫，测一测

笔记

第三章　X线摄影检查的基本操作

学习目标

1. 掌握：X线摄影检查过程中对被检者的登记、分诊、候诊等接待服务；X线摄影常用体位术语；图像后处理技术的分类及临床应用。能正确进行被检者的移动，能进行X线机、CR、DR的基本操作，能熟练进行照片影像的打印。

2. 熟悉：X线摄影的基本参数与影响因素，X线摄影检查中医疗事故的预防和应急处置措施；熟悉各种检查技术的图像标记内容与方法；熟悉数字X线打印技术的分类。

3. 了解：与被检者的沟通方式和心理对应；了解不同类型数字X线打印机的结构组成。

第一节　被检者的接待和服务

医学影像科接受检查服务的对象是被检者，在检查服务过程中需要人与人之间的语言、情感、肢体等多方面的交流。被检者从进入影像科到转移到下一个科室的整个过程，不仅是医疗技术的施行，还要有适当的心理对应、引导服务、程序接待和正确的搬运、安置等一系列活动。只有了解被检者的心情、需要和期待，熟悉被检者在影像科室的整个检查流程，才能更快捷、周到地为被检者做好医学影像检查的服务工作。

一、被检者的心理对应

要成为一名优秀的医务工作者，必须具备高尚的医德、精湛的医术和温馨的服务，三者缺一不可。医学影像技师作为医疗团队中的一部分，在日常工作中对被检者的直接医疗服务及医患关系的处理非常重要。医疗服务的对象是一个个具体的人，他们的体验、愿望和担心各不相同，受到各自文化素养、性格、家庭、生活习惯以及经历等影响，对疾病、诊疗等各有不同的理解，有着不同的心理状态。医学影像技师不仅应理解对被检者的一般反应，还要力求在服务中适应具体对象的特点。提高专业素质（医技）、心理素质（医心）、道德素质（医德），更好地为患者服务，是医学影像技术人员的必需素质。

（一）与被检者的沟通

沟通是指人与人之间的信息传递和交流，是人与人之间相互了解、消除隔阂的基础，是医疗服务工作中不可缺少的内容。医学影像技师要从服务对象的特点和个性出发，提倡人性化服务，在尊重、理解、关怀被检者的基础上优化流程，最大限度地满足临床医疗和被检者的需求。

良好的医患沟通是顺利开展医疗服务工作的前提，是处理好医患关系的首要条件。在日常工作中重视与被检者进行信息沟通和情感交流，注重沟通的方式方法及效果，提倡人性化服务，让被检者在医疗服务中体会到医护人员对他们的关爱之心，是非常必要的。医患沟通要注重语言沟通和非语言沟通两个方面。

1. 语言沟通　影像技师与被检者的交流，首先要做到语气温柔、亲切，表达的意思要准确、慎重。技师的语言是否合适，不只是服务态度和医德问题，因为它能影响到被检者的情绪、心理状态，病情信息的流露而直接影响到被检者的健康与生命。因此，一定要重视语言在临床工作中的意义，不但要善于使用美好的语言，避免伤害性语言，还要讲究与被检者的交流沟通技巧。

(1) 善于使用良好语言：在与被检者接触中，如果能注意发挥语言的积极作用，会有益于被检者的身心健康。在检查过程中应当熟练运用以下几种语言形式：

1) 安慰性语言：应当学会使用安慰性语言。例如，主动轻柔地对被检者说："您怎样不好啊？接下来我们要进行某某检查，咱们好好配合，有问题随时告诉我，没关系，别紧张"等。被检者听后会感到亲切、愉快，进而配合各项检查。

2) 鼓励性语言：应当学会使用鼓励性语言，增加对被检者的心理支持。例如，"治病总得有个过程，贵在坚持！""现代医疗手段多了，水平高了，相信会得到合理的治疗"等。

3) 劝说性语言：大多数被检者对于放射线或某些具有一定创伤性的检查会产生一定的恐惧而出现紧张心理，应给予一定的劝说解释，消除其紧张情绪。

4) 指令性语言：有时对被检者必须严格遵照执行的动作和规定，指令性语言也是必须的。例如，体位固定时指令被检者"不要动，一定要配合好我们"等。技师在表达这种言语时，一定要显示出权威性。

与被检者交谈，不但要注意上述几种方式，还要因人因病采用不同的谈话技巧。对急性或很痛苦的受检者，言语要少，要深沉，给予深切的同情；对长期卧床的被检者，言语要带鼓舞性；对抑郁型或躁狂型受检者，言语应以顺从为宜。

(2) 避免使用伤害性语言：应当避免使用伤害性语言。一般临床上引起严重后果的伤害性语言有如下几种：

1) 直接伤害性语言：包括对被检者训斥、指责、威胁、讥讽，谈论患病者害怕听到的内容。

2) 消极暗示性语言：此类言语会给被检者造成严重的消极情绪。如果被检者担心自己病情的发展和预后，询问自己的病情时，影像技师的回答很直白或者很隐晦，都有可能造成被检者的恐惧或抑郁。

3) 当面窃窃私语：被检者常常会留意医务人员的言谈，并往往与自己的病情联系。检查过程中在被检者面前窃窃私语，被检者听得片言只语后会乱加猜疑，或根本没听清内容而纯属错觉，都可能给被检者带来痛苦或严重后果。

2. 非语言沟通　主要是指肢体语言、手势、眼神等非语言形式的沟通。其作用在于心领神会，是对语言沟通的补充。医患双方非语言沟通还有一种明显的特殊性，就是能够进一步提高被检者对影像技师的信任度和依赖性。比如，整洁的服饰和外表、亲切的目光和表情、认真的态度、轻柔的肢体接触等。非言语沟通通常包括：

(1) 超语词性提示：即说话时所用的语调、所强调的词、声音的强度、说话的速度、流畅以及抑扬顿挫等，可以起到帮助表达语意的效果。用超语词性提示沟通言语直接沟通信息，可以辅以生动而又深刻的含义。如"我给你提点建议"这句话，如果说的声音低一些，语气很亲切，就会被人理解为恳切的帮助；如果声响很高，语气又急又粗，就会被人理解为情绪发泄；如果加重"你"这个词，就突出对你的不满意，等等。

(2) 目光接触沟通：眼睛是心灵的窗口，目光接触是非言语沟通的主要信息通道。影像技师与被检者善意、亲切的目光接触，可以帮助谈话双方的话语同步，思路保持一致。

(3) 面部表情沟通：面部表情都主要是思想情感的流露。对被检者的表情是以职业道德情感为基础的，当然也与习惯过程和表达能力有关。应当善于表达与被检者沟通的面部表情，更要细心体察被检者的面部表情。有时话语并不多，但微微一笑往往比说多少话都更起作用。

(4) 运用身段表达沟通：是指以手势、点头、摇头等外表姿态进行沟通的方式。这些方式相当于无声的语言，也是很重要的方面。例如，诚恳友善地向对方点头，激动、温暖和安全感就会油然而生。

(5) 人际距离与肢体接触：除了检查技术所要求的操作距离外，要有意识地控制好与被检者的距离，尤其是对孤独自怜者、儿童和老年被检者，缩短交往距离更有利于情感沟通。但对有的被检者，交

往距离过短也会引起反感。与被检者身体接触时，首先要符合技术规范。在医院这样的公共场合，只限与儿童接触时较为方便，对患儿的搂抱、抚摸会产生较好的效果。为呕吐者轻轻拍背，为动作不便者轻轻翻身变换体位，搀扶被检者上下检查床，这些都是有益的帮助和接触沟通。

还要特别强调的是，医学影像技师在临床工作中必须保持整洁的服饰，这是一个令被检者对影像技师产生信任感的重要方面。试想，把自己交给一个外表邋遢的医生或技师来做诊疗，被检者会产生什么样的感觉。

（二）被检者心理状态的对应

1. 恐惧心理的对应　恐惧是由某种危险因素所引起的消极情绪。临床上常见的恐惧因素主要有：

（1）医院环境：医院的特殊场所和特殊气氛，如洁白肃穆冷冰的环境、危重被检者的抬进抬出、抢救的紧张气氛、黑暗环境中进行的检查等，都会给被检者带来恐惧感。

（2）临床处置和特殊检查：除注射、输液和输血外，还有穿刺、造影、内镜检查等，如果在作脑血管或心血管造影前听到“家属要签字，有千分之一的死亡率”这样的语言，被检者就会产生恐惧感。

（3）对手术的恐惧：人对手术的恐惧是普遍的，只不过程度有轻有重而已。临床上经常遇到有的人进入检查室或临近手术而精神紧张、血压升高、心率加快。

（4）消极暗示：使被检者产生恐惧的消极暗示很多，如同类疾病被检者预后不良、截肢、摘除某器官或罹患癌症等的信息，还有社会上关于一些疾病的荒谬传说及过分渲染等。

为了帮助被检者克服或减轻恐惧，在被检者提出质询或可能产生恐惧之前，应主动把可能给被检者带来的痛苦和威胁作适当说明，并给予安全暗示和保证。当被检者面临恐惧情境时，对被检者要和蔼可亲、沉着稳定，一举一动都要给被检者以安全的暗示和保证，指导被检者身心放松，以缓解恐惧心理。

2. 焦虑心理的对应　被检者产生焦虑的原因主要有：①人际关系紧张，环境陌生；②诊断不明确；③疗效不明显；④对家人的牵挂惦念；⑤经济负担重；⑥恐惧情绪的延续；⑦疼痛；⑧怕失去事业和怕失去生活能力等。

要帮助被检者解除焦虑情绪，就必须从每个被检者的具体情况出发，有针对性地做好心理疏导工作。被检者愤怒或发牢骚时，要耐心倾听，并适当引导其诉说，有计划、有针对性地给被检者解释有关疾病的科学知识。在医疗保护制度允许的情况下，让被检者及时了解病情及检查结果，使被检者感受到妥善的诊断和治疗，增强其信任感。对于影像学的特殊检查，事先交待清楚，使被检者有良好的心理准备。

3. 疼痛的对应　疼痛是疾病中最普遍、最重要的征象与症状，总是伴随着消极的情绪，对疼痛被检者的心理疏导十分重要。在检查过程中要善于敏锐地观察被检者的疼痛反应，耐心听取被检者的诉说。脸色痛苦、紧皱眉头、咬紧牙关、握紧拳头及深沉的呻吟都表示较重痛得厉害，有些意志坚强或受过某种训练的人可能疼得咬破嘴唇、大汗淋漓却不吭一声，应注意从被检者的外部反应中观察他们疼痛的程度。

被检者的疼痛是很不愉快的感觉，如果置之不理，缺乏同情心，特别是对一些不加克制或行为反应过激的被检者表示反感，对神经症所致的功能性疼痛主观地认为是无病呻吟等，都会对被检者产生消极影响。只有设法减轻被检者的心理压力，使其情绪稳定、精神放松，才可以使被检者积极参与检查。对行为反应过激的被检者，要进行耐心劝解，以防止其影响其他被检者。对强烈克制的被检者，可以给以鼓励，允许他们呻吟。对疼痛强度突然改变、变得尖锐而严重的持续疼痛的被检者，非但不能训斥，更应慎重对待。

4. 异常感受的对应　被检者在影像学检查过程中因病情不同，或许会出现一些异常感受，通常会把注意力转向自身，甚至对自己的呼吸、心跳、胃肠蠕动的声音等都异常地敏感。由于躯体活动少，环境安静，感受性也提高了，容易对有限范围的客观事物异常敏感，尤其特别注意医务人员的言谈举止。应当注意的是，这些异常感觉既可能是躯体疾病的心理反应，也可能是病情变化所致，在检查过程中应多加注意。对于被检者出现的感觉异常，应给予同情，从心理上支持和疏导，必要时联系临床医生并辅以必要的治疗。

5. 被检者需要的对应　临床工作中，了解并满足被检者的需要，才能使被检者更好地配合各种检查。被检者的需要既有相同之处，又有所差异。例如，凡是患病的人，其共同需要是希望尽快明确诊断，得到较高水平和较好条件的治疗，需要安全感，需要得到支持、安慰、尊重和热情关怀等。被检者首先需要医护人员的关心和重视，需要治疗条件好，希望诊治过程安全、顺利、痛苦少等。

实际上被检者的需要多种多样、极为复杂。从某种意义上讲，只有针对被检者的具体需要，或满足，或说服限制，或劝止，才能真正使被检者感到被理解、受尊重，满意接受的检查和治疗。

二、检查过程的基本服务

（一）被检者接待

通常医学影像学检查对被检者的接待始于被检者到达本科室后，负责登记和分诊的人员应抱着“病患满意”的态度进行接待。一般被检者要实行“全程服务”，即被检者从迈进科室大门起，到离开大门止；特殊被检者的接待服务则起于上一个医疗环节，止于下一个医疗环节。整个过程都要为被检者提供最佳服务，满足被检者的一切合理需求，含无理需求中包含的合理部分。无论什么环节、什么岗位出现疏漏，都有可能对被检者造成伤害，引起被检者的不满，甚至可能造成严重后果。

1. 被检者登记和分诊

（1）登记：首先阅读被检者递交的检查申请单或 PACS 系统传送的预约申请单。确认被检者的姓名、性别、年龄、检查项目以及临床检查的所有信息，进行本部门的项目登记和编号，并将检查注意事项向被检者或家属解释和说明。应做到和善可亲，以放松和坦然的心态面对被检者，多些真诚，多些和善，用热情去关怀、交流、沟通，避免冷漠、牢骚、刺激的语言，给被检者以温暖的感觉。

（2）分诊：登记结束后，引导被检者到达指定候诊区域等待检查。

2. 候诊　是被检者接受检查前的等待。候诊过程中，被检者需要一些必要的准备。例如，根据不同的检查项目要求，引导被检者到专用更衣室更衣、喝水、如厕排便等。此过程中被检者如有疑问和需求，应尽力做好解释工作，并帮助解决。

候诊区的卫生条件和卫生设施必须符合《医院候诊室卫生标准》的要求，应有卫生管理制度和卫生管理组织，配备专职或兼职卫生管理人员。候诊区禁止吸烟并有明显的禁烟标志。保持区域内环境清洁，每天应不少于两次湿式清扫，并建立健全的消毒制度，传染病流行期间应加强消毒。不得在候诊室内诊治或出售商品和食物。卫生间内应保持清洁卫生，每日清洗消毒，不能有积水、积垢，建立有效的换气装置。

3. 危重患者的检查接待　对危重患者来科室检查，应特事特办，全力以赴，分秒必争，做到严肃、认真、细致、准确，各种操作和记录要及时、全面。涉及法律纠纷的，要报告有关部门。参加危重患者影像学检查的医护人员应明确分工，紧密合作，各司其职，服从随诊临床医师的医嘱，提出对危重患者影像学检查的建议，供临床医师参考。

危重患者的影像学检查应由高年资或高职称技师实施，必要时在临床医护人员的协助下施行检查，全过程应严密观察患者的病情变化，防止发生差错事故。

（二）被检者的移动

被检者的移动是指被检者从上一个医疗环节到影像科检查再到下一个医疗环节为止全过程的移动。

1. 专用车辆的使用　被检者到影像科检查的接送及在科室内部的移动中，一些重症或行动不便的被检者需用专用车辆接送，最常用的是担架车和轮椅。使用担架车或轮椅时，要推行平稳，速度适中，行走路线以方便、近距离、路面平整为宜。需要影像科室接送的情况下，一定要由本科室技师或指定人员亲自推行，防止不负责任地转由家属操作，或因不熟悉专用车性能、操作生疏造成失误，伤及被检者。专用车辆应按一定的行驶推行方式行进。

（1）担架车的推行：担架车推行时需要前后各有一人驾驶，纵向前行。在平缓路面推行时，应使担架车上被检者的足侧先行；遇到坡度路段时，上坡推行应使担架车上被检者的头侧先行；下坡推行应使担架车上被检者的足侧先行（图 3-1-1）。

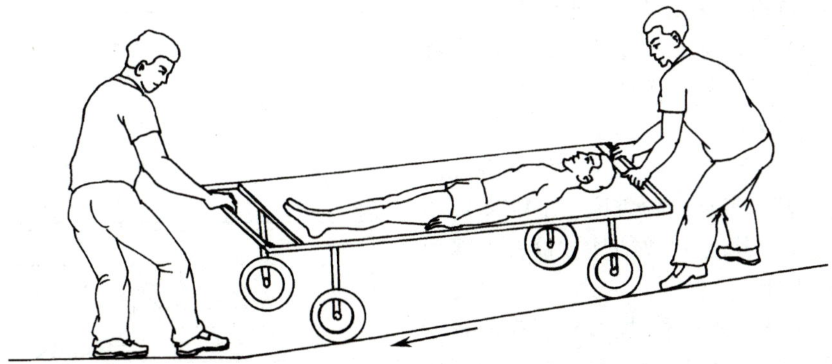

图 3-1-1　担架车的下坡推行

（2）轮椅的推行：轮椅行进时，平缓路段被检者在前。若遇到台阶时，应被检者在先，推行者足踏驾驶踏板，使导向轮先跨越台阶，再上提负重轮跨越台阶向前行驶（图 3-1-2）；下台阶时，推行者在前，轮椅在后，向后退行。

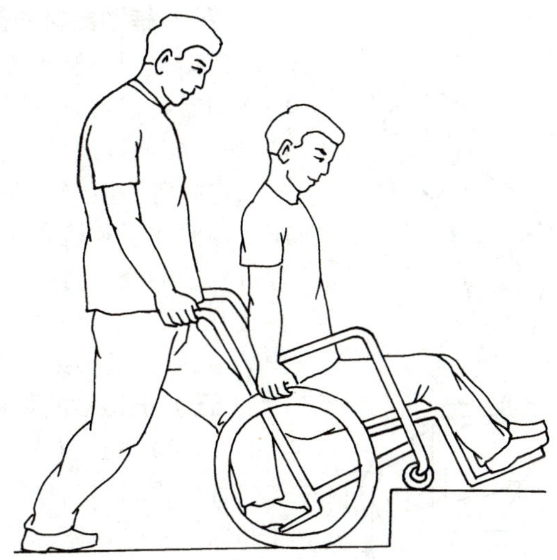

图 3-1-2　轮椅的上台阶推行

遇平坡路段，上行时轮椅在前，推行者在后；下行时轮椅在后，推行者在前，向后退行（图 3-1-3）。

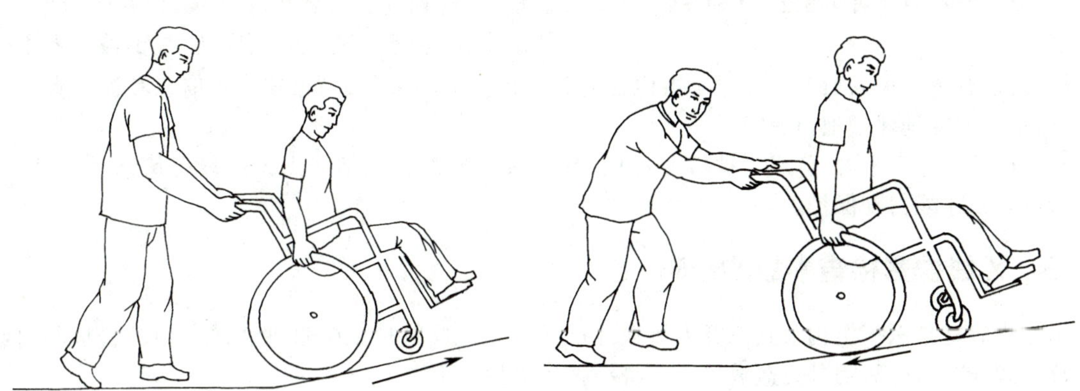

图 3-1-3　轮椅上、下坡的推行

2. 被检者身体的移动　被检者的移动应操作轻柔，充分考虑被检者的病情状况。例如，能否自主活动，是否有骨折，是否有神经系统损伤，意识是否清醒等诸多因素。在不影响检查、诊断的前提下，以减少疼痛、避免二次损伤为原则，适当移动被检者。

（1）被检者向检查床的移动：被检者接受检查时常常需要移动到检查床上进行。如果被检者能够自行移动，可以搀扶被检者或借助床旁踏板移动至检查床上（图 3-1-4）。

由轮椅往检查床上移动时，应用双手夹持被检者腋窝，用力辅助被检者移向检查床（图 3-1-5）；如果是身体轻巧的被检者，也可以抱住被检者大腿后部及背部移向检查床。

（2）被检者在床面上的移动：被检者在检查床上需要进行体位移动时，可以通过移动检查床床面或通过扯动铺在床面上的筒状床单移动被检者。

辅助踏板

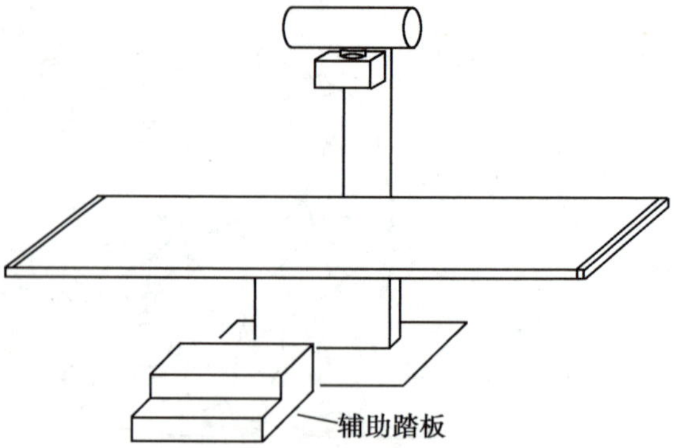

图 3-1-4　检查床辅助踏板

（三）检查床的准备

检查床是影像学检查的必需构件，为了使被检者尽量舒适地接受检查，一般在床面上铺上消毒的床单。这样既可以方便移动被检者，也可以保持卫生条件，避免交叉感染，同时可以避免冰凉的床面与被检者皮肤接触。床单应保持每天换洗。检查床旁应放置辅助踏板，协助被检者登上检查床。

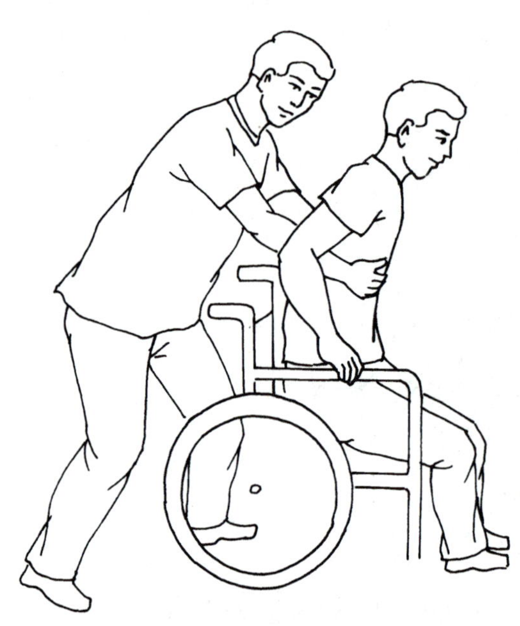

图 3-1-5　被检者向检查床上的移动

（四）辅助器材的使用

根据不同的检查方法，医学影像检查配有不同的辅助器材，包括一些测量和固定肢体的装置或器件，如角度测量板、固定沙袋、固定压迫带、体重计、急救物品等。应当准备齐全，并保持其正常使用状态。还要注意被检者在具有放射线辐射性影像学检查过程中的个人防护。检查室内应具有辅助防护器材，按照规定对于非检查、敏感部位要施加一定的防护措施，避免过多无谓的辐射损伤。

（五）被检者的隐私保护

医生应关心、爱护、尊重患者，保护患者的隐私。被检者在诊断与治疗过程中有权要求对隐私加以关注和保护。医学影像检查与所有医疗服务一样，除了要满足医疗服务对象的生物医学需求外，还应满足包括被检者隐私需求在内的社会学需求。

医学影像学检查涉及身体暴露以及涉及隐私的病情时，应划分被检者更衣区域，设置更衣间、屏风或隔帘，为被检者提供专用服装，减少被检者不必要的裸露检查，避免无关人员参与。对于被检者的病情有保护的义务，确保被检者信息和被检者病情不被泄露，最大限度地保护被检者隐私。

对于医护工作者来说，应多为被检者着想，树立保护被检者隐私的意识。只有从细微之处做起，被检者的隐私才能得到保护。

三、X 线摄影检查事故的预防

医疗事故是指医疗机构及其医务人员在医疗活动中违反医疗卫生管理法律、行政法规、部门规章和诊疗护理规范、常规，因过失造成患者人身损害的事故。

近年来医患矛盾日益突出，患者对影像科技师的要求也不断提高，医学影像学检查的医疗纠纷也随之增加。随着医学影像科技的不断进步，医学影像设备种类多、检查项目多、工作量大，检查时限性强，检查的适应证、禁忌证严格，各种造影、增强使用的药物可能引起过敏反应，可能发生机械、电气、磁场事故等。医学影像检查中的医疗事故和纠纷也随之增加。如何尽量避免医疗纠纷、提高患者的满意度已成为不可忽视的问题。

（一）影像学检查常见纠纷和事故频发点

医学影像检查在日常工作中可能出现、应引起特别注意的纠纷和事故频发点包括：①窗口和检查中的服务态度；②各类检查的误操作、误漏诊；③不按时检查、延误报告；④发错报告或影像资料；⑤防护措施不得当；⑥机械电器或强磁场伤害；⑦导致预防交叉感染的措施不到位；⑧操作不当，加重损伤等。

（二）医学影像检查事故的预防措施

1. 具备良好的职业道德和全心全意为患者服务的理念　这是提供优质服务及避免医疗事故的必备条件。医学影像科是医院接待诊治患者的重要服务窗口，工作量比较大，影像科的工作性质决定了必须首当其冲地面对患者。在处置检查过程中，应养成良好职业道德，充分理解患者，培养自己敢吃苦、不怕脏、乐于奉献的精神。有些患者或家属遇到急诊发病时情绪紧张，可能失控，会出现过激的语言及行为，此时不应急于与其争辩，而是主动宽容患者，态度和蔼，平心静气地给予体谅、安慰、解释，处处为患者着想，为患者提供优质服务。

2. 严格遵守卫生管理有关法律法规　影像技术人员在医疗活动中应当严格遵守卫生法律法规、部门规章、医院规章制度和诊疗护理规范及常规，避免发生医疗事故。

3. 熟练掌握专业知识和技能　医学影像技师应熟练掌握专业知识和技能，善于积累经验，确保影像质量。检查前应仔细阅读影像学检查会诊单，根据患者病情及临床医师检查的目的，合理确定检查方案，必要时及时与临床医师进行沟通，共同确定检查预案。只有根据不同的临床诊断需求，采取有针对性的技术措施，才能提高诊断质量，避免漏诊，给患者提供高质量的服务。要做到“准、快、灵”：“准”就是准确把握临床医生的诊断要求，“快”就是以最快的速度给予准确的检查，“灵”就是针对被检者情况采取灵活机动的处理程序。

4. 注意对被检者的辐射防护　放射线是一种电离射线，对人体有一定的伤害，为减少以及避免这种损害，必须注意放射线的防护。医学影像技师应严格遵守《放射性同位素与射线装置安全和防护条例》等放射防护的有关规定，除包括设备的更新改进、机房的防护设施及工作人员穿戴防护器具等以外，还必须严格执行各项操作规程，对被检者尽量避免重复检查，注意保护重要脏器，对孕妇的 X 线检查尤应慎重。应当仔细复查每项放射检查的申请是否合理，有权拒绝非正当的放射检查。对儿童进行放射检查时，必须注意非检查部位的防护，特别应加强对性腺及眼晶体的屏蔽防护。对育龄妇女和孕妇进行放射科检查时，应遵循《育龄妇女和孕妇的 X 线检查放射卫生防护标准》，对育龄妇女和孕妇的放射检查申请单应首先进行审查，应主动与临床医师磋商决定是否进行放射检查。同时，在放射科室周围应有电离辐射及接受放射检查防护知识的醒目标志。

5. 掌握临床常用急救知识　医学影像技师掌握一些临床急症的诊断与急救护理知识非常必要。如发生碘剂过敏、外伤性休克等紧急情况时，要知道其常见临床症状、诊断要点和常规急救措施，快速、有条不紊地按照操作规程进行急救处理，以免延误抢救时间，引起医疗纠纷。

6. 加强消毒隔离措施　按照院内预防感染的措施进行必要的环境消毒。对传染病患者检查时，应隔离候诊区；门诊和住院患者的检查与治疗时间要分开；传染病患者检查后应立即更换床单，并对有关物品进行严格消毒，防止交叉感染。

7. 严格查对被检者信息　对被检者的登记、检查、书写以及发放报告等各环节，应认真核对姓名、性别、年龄、检查号、床号、检查部位及有关事项，否则可能因被检者姓名错乱而发生医疗纠纷甚至医疗事故。

8. 严格遵守劳动纪律　放射科的工作类似急诊科，随时会有来诊患者，所以工作人员应严格遵守劳动纪律，做到不迟到、不早退、不脱岗。如因脱岗而使急诊病人不能及时进行检查，可能发生严重的医疗纠纷。

（三）医疗事故发生后的处置措施

医疗事故发生后要采取及时、适当的处置措施：①及时采取补救措施，减少事故的不良后果；②及时记录事故的时间、地点、经过、原因、补救措施、结果；③建立差错和事故登记制度；④差错发生后不得隐瞒真相，不得修改和销毁有关材料；⑤及时向科室及上级部门报告情况。

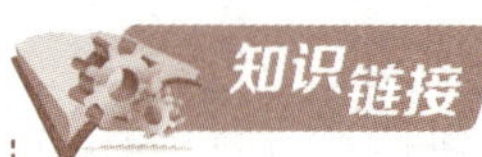

人文关爱

关爱患者犹如关爱家人，X 线摄影检查工作的一切都是为了病人，为了病人的一切，为了一切病人。对于个别滋事之人，也需尽力和解。患者的事再细小都要当作大事来办，可能稍不注意就会酿成重大事故。对重危病人的摄影检查，需要格外的关照。多一些尊重，少一些斥责，多一些慈爱，少一些命令，多一些理解宽容，少一些数落教训，多一些鼓励信任，少一些俯视眼神；与人为善，操作规范，做好服务。

（沈秀明）

第二节　X 线摄影体位命名及摄影标记

一、X 线摄影体位命名

（一）人体结构学体位及定位标志

X 线摄影检查是利用 X 线对人体组织和器官进行摄影成像的过程。在此过程中描述人体检查体位时，必须以人体的结构学姿势以及人体的轴、面、线等解剖学术语作为依据。

1. 人体结构学姿势　是指身体直立，面部向前，两眼平视，两上肢自然下垂于躯干两侧，掌心向前，双下肢并拢，足尖向前。在 X 线检查和诊断时，都要以人体结构学姿势作为定位依据。人体结构学姿势又称为人体标准姿势（图 3-2-1、图 3-2-2）。

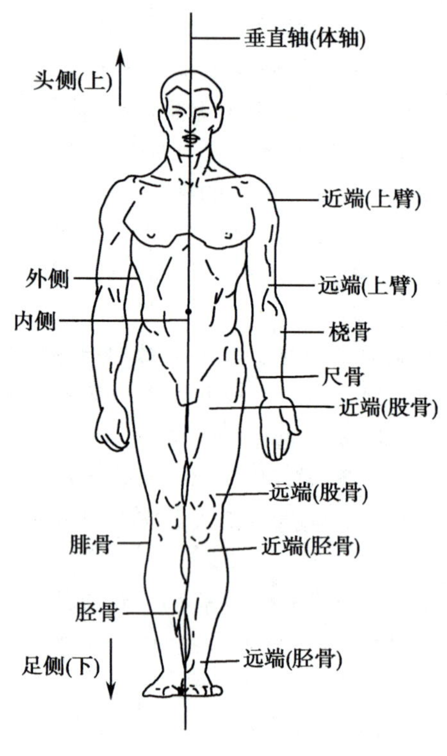

图 3-2-1　人体标准姿势正面观示意图

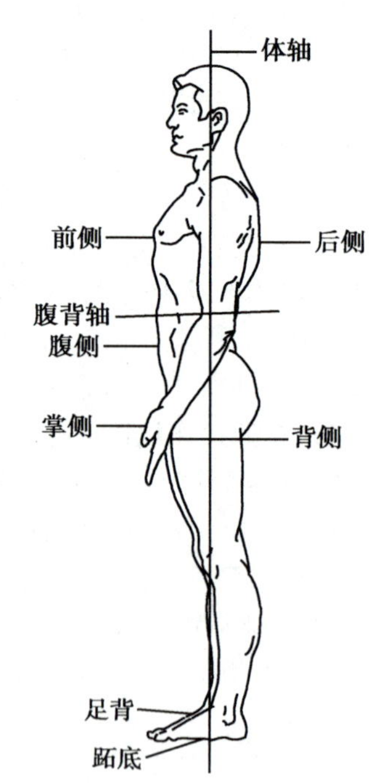

图 3-2-2　人体标准姿势侧面观示意图

2. 人体结构学的基准轴与基准面

（1）垂直轴：自上而下，垂直于地平面的轴称为垂直轴，也称人体长轴。

（2）矢状轴：自腹侧面到达背侧面、与垂直轴呈直角交叉的轴称为矢状轴，又称为腹背轴。

（3）冠状轴：按左右方向穿过人体的水平线，与地平面平行，并与垂直轴、矢状轴之间呈直角相互

交叉的轴称为冠状轴，又叫额状轴。

（4）矢状面：按矢状轴的方向，将人体纵向分为左右两部分的切面，称为矢状面。其中，将人体分成左右相等、对称的两部分的矢状面，称为正中矢状面。

（5）冠状面：以左右方向将人体分为前、后两部分的切面称为冠状面，又称额状面。

（6）水平面：与地面平行，将人体横断分为上、下两部分的切面，称为水平面。该切面与人体的长轴垂直，又称横断面。

水平面、矢状面、冠状面相互垂直（图 3-2-3）。

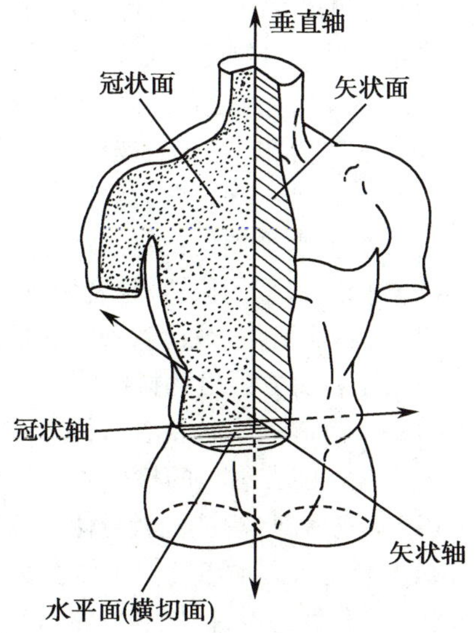

图 3-2-3　人体的轴和面示意图

3. 人体结构学方位　在标准姿势状态下，描述人体结构间相对位置关系的方位为人体结构学方位。

（1）上和下：近头部者为上，近足部者为下。

（2）前和后：近身体腹面者为前（或称腹侧），近身体背面者为后（或称背侧）。

（3）内侧和外侧：近正中矢状面者为内侧，远离正中矢状面者为外侧。

（4）近和远：近心脏者为近端，远离心脏者为远端。

（5）浅和深：距体表近者为浅，距体表远者为深。

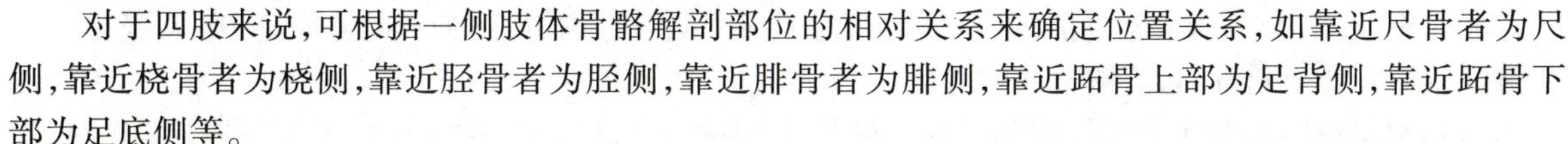

对于四肢来说，可根据一侧肢体骨骼解剖部位的相对关系来确定位置关系，如靠近尺骨者为尺侧，靠近桡骨者为桡侧，靠近胫骨者为胫侧，靠近腓骨者为腓侧，靠近跖骨上部为足背侧，靠近跖骨下部为足底侧等。

4. X 线摄影体表定位标志　体表定位标志点是指在人体的表面可以看到或扪及的固定标志点。这些点与体内某些解剖结构或组织器官位置相对固定，构成对应关系，定位点之间的连线称为定位线。定位点与定位线是 X 线摄影体位摆放的定位依据（具体将在相应章节中阐述）。

（二）X 线摄影体位及命名

X 线摄影体位分为两种，即一般体位和专用体位。

1. 一般体位

（1）站立位：被检者身体直立，矢状面、冠状面与地面垂直的体位称为站立位。

（2）坐位：被检者呈坐的姿势。躯干部分后仰时称为半坐位（半卧位）。

（3）仰卧位：被检者平卧于摄影床面上，腹侧在上，背侧在下，称为仰卧位。

（4）俯卧位：与仰卧位相反，背侧在上，腹侧在下，脸部可偏向一侧。

（5）侧卧位：被检者矢状面与摄影床面平行的体位称为侧卧位。左侧在下称为左侧卧位，右侧在下称为右侧卧位。

（6）斜位：身体的冠状面与 IR 呈小于 90°的体位称为斜位。

（7）侧卧水平正位：指被检者侧卧于摄影床面上，X 线中心线与地面平行，经身体前至后面或后至前面呈水平投射的体位。

（8）仰卧水平侧位：指被检者仰卧于摄影床面上，X 线中心线与地面平行经身体一侧至另一侧呈水平投射的体位。

2. 专用体位

（1）前后位：被检者后面紧贴 IR，身体矢状面与 IR 垂直，X 线中心线由被检者身体的前面射至后面的摄影体位称为前后位。

（2）后前位：被检者前面紧贴 IR，身体矢状面与 IR 垂直，X 线中心线由被检者身体后面射至前面的摄影体位称为后前位。前后位和后前位又称正位。

（3）左侧位：被检者左侧紧贴 IR，身体矢状面与 IR 平行（冠状面与 IR 垂直），X 线中心线由被检者身体右侧射至左侧的摄影体位称为左侧位。

（4）右侧位：被检者右侧紧贴IR，身体矢状面与IR平行（冠状面与IR垂直），X线中心线由被检者身体左侧射至右侧的摄影体位称为右侧位。

（5）水平位：被检者仰卧、俯卧或侧卧于台面上，X线水平摄影。

（6）左侧卧水平正位：被检者左侧卧于台面上，X线水平摄影。

（7）右侧卧水平正位：被检者右侧卧于台面上，X线水平摄影。

（8）仰卧水平侧位：被检者仰卧于台面上，X线水平摄影。

（9）俯卧水平侧位：被检者俯卧于台面上，X线水平摄影。

（10）右前斜位：被检者身体右前部靠近IR（冠状面与IR夹角小于90°），X线中心线从被检者左后方射入至右前方射出的摄影体位称为右前斜位，也称第一斜位。

（11）左前斜位：被检者身体左前部靠近IR（冠状面与IR夹角小于90°），X线中心线从被检者右后方射入至左前方射出的摄影体位称为左前斜位，也称第二斜位。

（12）左后斜位：被检者身体左后部靠近IR（冠状面与IR夹角小于90°），X线中心线从被检者右前方射入至左后方射出的摄影体位称为左后斜位，也称第三斜位。

（13）右后斜位：被检者身体右后部靠近IR（冠状面与IR夹角小于90°），X线中心线从被检者左前方射入至右后方射出的摄影体位称为右后斜位，也称第四斜位。

（14）轴位：被检部位矢状面与IR垂直，X线中心线方向与被检部位长轴平行或近似平行投射的摄影体位。

（15）切线位：指X线中心线通过被检器官或病灶的边缘并与IR垂直的摄影体位。

（16）前弓位：为胸部摄影时的一种特殊体位，X线中心线水平投射，摄影时被检者胸部前弓，如后背上部靠近IR，X线从被检者前方射至后方，为前后方向前弓位；如下胸部前方靠近IR，X线中心线从被检者后方射至前方，为后前方向前弓位。

（17）蛙形位：为髋关节摄影时的一种特殊体位，被检者仰卧，双下肢屈曲，髋关节外旋，IR在下，类似青蛙双下肢姿势。

（18）功能位：用X线摄片来观察人体某些组织的功能，如颞颌关节的张口位、闭口位等。

二、X线摄影信息的标记

（一）标记内容

传统X线摄影照片标记的主要内容有X线片号、摄影日期、方位及造影时间和摄片时间等，摄影时将这些内容的铅字号码放于片盒上，摄影后经过胶片的冲洗，照片上就显示了这些标记内容。而数字图像的标记内容则主要通过键盘或触摸屏输入，标记内容根据需要可以任意添加和删除，图像信息还可以选择性打印在照片上。

1. 屏-片摄影标记的内容

（1）X线片号：是按照被检者的就诊先后顺序编排的数字号码。每一位被检者在同一个医疗机构只占唯一的一个X线片号，不许两人或多人用一个X线片号。在同一个医疗机构，同一被检者同一日期内所摄不同位置的照片或不同日期内所摄的照片可用同一个X线片号。

PPT：屏-片系统照片标记

（2）摄影日期：每张X线照片上均需标明摄影日期，必要时标明摄影时间。

（3）方位：是指摄影时摄的是哪一侧肢体及被摄肢体的哪一侧（即左或右）。

（4）摄片时间：是指造影时对比剂引入人体内后的摄片时间。

（5）其他标记：X线检查时有一些情况需要做特殊标记，如新生儿先天性肛门闭锁摄影应标明肛门位置等。这些标记有助于X线影像的诊断。

2. CR、DR检查的标记内容　标记的基本内容与屏-片检查相同，在此基础上增加了设备名称、医疗机构名称、部位、曝光参数（kV、mAs）、FOV、行数、列数等内容。

（二）标记方法

1. 铅字法　是利用铅的原子序数高、吸收X线能力强的特点，用铅制成标记的数字与文字，清晰地显示在X线照片上。铅字标记有“正放”与“反放”之分，“正放”是指铅字面向X线管的放置方法，反之为“反放”。铅字标记的放置方法为：

（1）正位片：前后位片“正放”，后前位片“反放”。

（2）侧位片：胸部、腹部侧位摄影，照片标记一律“反放”，方位标记以近片侧为准，即左侧靠片时放置“左”字，右侧靠片时放置“右”字。

（3）斜位片：根据X线穿过方向而定，后前斜位时“反放”，前后斜位时“正放”。

（4）轴位片：下上方向时“正放”，上下方向时“反放”。

若X线摄影后照片上发现漏标记内容，应及时采取辅助法。方法是用蓝黑色墨水将X线片号及摄影日期等基本标记内容书写在照片中无组织影像的透明区。该方法也适用于点片后的标记处理。

2. 直接输入法　是利用计算机的录入界面将医院名称、检查号、被检者姓名、性别、年龄、方位等标记内容输入计算机，清晰地显示在图像上，用于数字影像检查技术的图像标记。

（张晓康）

第三节　X线摄影系统的基本操作

医学影像技术工作者必须掌握所用X线机的特性，使其充分发挥设计效能，拍摄出符合诊断要求的影像图像。X线机的种类繁多，但主要工作原理一样，控制台面上各调节器功能基本相同。为保证设备的安全及延长其使用寿命，摄影时各设备的基本操作必须严格按照操作规程使用，以确保摄影工作的顺利进行。

一、模拟X线摄影系统基本操作

（一）使用前准备

X线设备使用前必须做好充分的准备工作，包括室内温度及湿度是否在允许范围内（温度18~25℃，相对湿度40%~70%），确认电源电压，频率变化是否在允许范围内，每一部分的地线是否连接完好，电缆是否完好等。

（二）开机

1. 开机　闭合外电源开关，并观察外电源电压状态。

2. 接通机器电源　调节电源调节器，使设备电源电压指示在标准位置上。

（三）摄影体位的确定和设计

1. 阅读X线检查申请单　核对被检者的姓名、性别、年龄，了解其病情及状况，明确X线检查的部位和要求。

2. 说明检查过程　请被检者本人或家属帮助脱掉和摘掉影响X线检查的衣服和饰物，并向被检者说明X线检查的过程，消除被检者的紧张情绪，取得被检者的配合。

3. 放置标记　依据X线检查要求放置必要的标志，如方位（左或右）等。

4. 设计检查体位　按检查要求进行X线摄影体位的设计。摆放摄影位置时要考虑被检者实际情况，尽量使其舒适，避免检查期间移动，必要时请被检者家属协助固定被检部位。

5. 投射校准　要检查X线管、被检部位中心、IR中心是否在一条直线上，做好中心线的校正、摄影距离的调节、照射野的调整等。

6. 呼吸方式训练　一些部位的检查尤其是胸部各部位的摄影要进行呼吸方式训练，避免因呼吸运动造成运动模糊。

（四）曝光

1. 参数选择　根据检查需要进行技术参数选择；注意先调节毫安值和曝光时间，再调节电压值。

2. 按下曝光按钮　一切准备就绪，即嘱被检者按要求进行呼吸准备，按下手闸进行曝光。曝光时要观察控制台上指示灯、仪表状态及被检者情况。

3. 做好曝光记录　曝光结束后，如实记录曝光参数，操作者签名，特殊检查体位应做体位记录。

（五）图像处理

1. 请被检者或家属在候诊区稍等片刻，等待照片冲洗。

2. 胶片冲洗　曝光后的胶片要经过图像的后处理过程才能得到可见影像。

3. 确认照片影像　照片图像满意，达到X线诊断要求时，再让被检者离去。

（六）关机

工作全部结束，切断机器电源和外电源，将机器恢复到原始状态。

二、CR系统基本操作

X线机的操作以及摄影体位的设计与模拟X线摄影系统基本操作一样。CR系统的机器设备各有特点，但其组成和应用原理基本相同。一般操作步骤如下：

（一）开机

1. 显示器开机　接通系统电源先打开显示器，与普通电脑一样，正常开启。

2. 主机开机　打开扫描主机开关，再按一下机器上方的软件开关，待所有程序进入后方可使用。

（二）使用方法

1. 录入被检者基本信息　包括ID号、姓名、性别、年龄、临床诊断、送诊科室等。

2. 扫描　进入部位选择界面后，如头、颈、胸、乳腺、腹、骨盆、上肢、下肢等，选择被检体位所对应部位，点击OK键，返回原界面，用条码扫描器对IP盒的条码窗口进行扫描。

3. 读取信息　将扫描后的IP盒插入扫描主机，读取已记录的影像信息。

4. 图像标记　扫描每幅图像后，依据所摄部位，添加“左或右”标记。

5. 图像后处理　通过计算机对已获取图像进行对比度、翻转等内容的调整。

（三）图像打印

1. 调阅图像　打开报告工作站，找到被检者信息，点击选中该被检者信息，点击图像调阅。

2. 选择打印　根据需要选择单幅、双幅或多幅和打印张数后进行打印。

3. 退出打印　完成全过程后，如重新开始，退回到主界面。

（四）关机

1. 关闭登记的电脑　先把开启的软件关掉，再点击电脑左侧下方“开始”，然后点击关闭计算机。

2. 关闭扫描图像的电脑　点击相关按钮，点击结束系统（关电脑的时候会先把CR机器的软件关掉）。

3. CR机器关机　等扫描电脑关掉后，CR小屏幕会黑掉，直接关掉电源开关。

4. 相机关机　按住相机上面的软件开关，等待小屏幕上出现END后松开，等待小屏幕变黑后，关闭电源开关。

三、DR系统基本操作

DR的类型较多，其成像原理和设备结构也有所不同，但其操作步骤大致相同。

（一）启动系统

为了保障系统操作的安全、计算机网络系统的顺利登录以及文字报告打印机、胶片打印机的正常运行，系统启动必须严格按以下顺序操作：

1. 打开配电柜电源总开关。

2. 接通接线板电源；接通X线机控制器电源；接通电脑主机电源。

3. 开启技术工作站及其他医生工作站。

4. 开启文字报告打印机（激光打印机或喷墨打印机）。

5. 开启胶片打印机。

6. 系统开始正常工作。

（二）应用系统

1. 用户登录　操作人员首先在“技师”的位置选择自己的名字并出现对话框，要求输入有效密码并确定，即可使用该系统。目前有的机器已经优化设置，待进入上述启动系统后，点击相应图标便可直接进入应用系统。

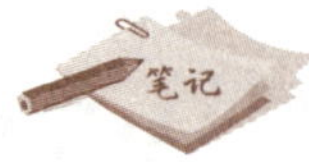

2. 病历录入与选择　录入病历信息包括姓名、性别、年龄、编号、住院号、病区、床号、临时诊断、检查类型、送诊科室、送诊医师、技师、收费等。

3. 核对被检者信息　操作技师应确定被检者和当前需要摄影的体位,设置曝光参数并根据界面上提供的参数调节 kV、mA、s 值(有的系统可直接设置不同摄影部位,机器便直接给出相应的摄影条件;也可根据诊断需要临时调节),然后让被检者进入摄影室内,再根据被检者的申请单对被检者进行核对,确保被检者姓名、摄影体位等准确无误。

4. 摄影体位设计及校准中心线　根据被检者实际情况正确摆好摄影体位。如是对 FPD 曝光,要调好 X 线管焦点到摄影床(或摄影架)的距离,并将限束器中的模拟照射野灯打开,调准中心线,进行对焦;如是线扫描装置,要调准扫描起始位置。

5. 曝光　如是对 FPD 进行曝光,应提前训练被检者呼吸,曝光时提醒被检者屏气后曝光;如是线扫描装置,要点"采集"按钮,进行扫描并获得图像。

6. 接受或拒绝　在曝光(或采集)完成后系统会自动读出数据并出现图像。获得图像后,选择适当的参数,如灰度曲线类型,再根据图像质量,选择"拒绝"或"接受"。如果选择"拒绝",则需要被检者配合,重新摄影;如果选择"接受",表示摄影完成。

7. 图像后处理　因曝光条件或 X 线影像的大小不一定合适,此时需对图像进行裁剪及窗宽、窗位的调整,或对图像的灰度进行均衡调节,使 X 线图像达到较满意效果。

(三)图像处理

DR 系统直接将 X 线影像信息转化为数字信号,在具有图像处理功能的计算机控制下进行图像处理。图像处理主要包括灰阶变换(影像密度、对比度的调节)、黑白反转、图像滤波、影像缩放、数字减影、图像注释、添加标记、噪声抑制等。这些处理过程已编成软件固化入计算机,操作中点击相应的菜单键即完成相应的处理过程。以上处理完成后,即进行图像打印与图像传送。

1. 图像打印　根据不同的诊断需要,选择单幅或多幅打印(2 张、4 张或多张)。

2. 图像发送　点击"病历发送"或"发送"按钮,将已拍摄的图像送入影像管理中心供诊断医师进行诊断。如发送图像失败或不理想,也可点击"重发"。

(四)关闭系统

1. 退出技术工作站软件　关闭技术工作站,让计算机自动关机。

2. 退出医生工作站软件　关闭医生工作站,让计算机自动关机。

3. 退出病历中心软件　关闭病历中心工作站,让计算机自动关机。

4. 关闭报告打印机　按照文字报告打印机(激光打印机或喷墨打印机)操作要求关闭打印机。

5. 关闭胶片打印机　按照胶片打印机操作要求关闭胶片打印机。

6. 关闭电源　①关闭 X 线高压电源;②关闭控制柜电源;③关闭计算机配电接线板电源;④关闭配电柜电源总开关。

四、X 线摄影基本参数设定及优化

一幅优质图像除了按照人体解剖学要求和 X 线投影原理设计合理的摄影体位,还需要设置好适合的 X 线摄影条件。

(一)感光效应

感光效应是指 X 线通过人体被检部位后使 IR 系统感应多少的记录,并由此决定影像效果。IR 系统包括增感屏胶片组合装置、透视荧光屏装置、透视影像增强器系统、IP 系统、DR 探测器系统等。感光因素是指与感光效应有关的参数,无论是模拟 X 线摄影还是数字 X 线摄影,成像过程中的所有环节都影响感光效果,都是感光因素。

在 X 线摄影过程中,X 线束经过被检部位不同程度的吸收,透过不同强度的 X 线使接收系统"感光",其感光效应用 E 表示,则影响感光效应的所有感光因素由下式表示:

$$E=k\cdot\frac{V^{n}\cdot I\cdot t\cdot S\cdot f\cdot z}{r^{2}\cdot B\cdot D_{a}}\cdot e^{-ud}$$

式中,V 代表管电压(kV),n 代表管电压指数,I 代表管电流(mA),t 代表曝光时间,S 代表 IR 系统的敏感度(X 线胶片的感光度、探测器的转换效率等),f 代表增感屏的增感率,Z 代表 X 线管阳极靶物质的原子序数,r 代表摄影距离(cm),B 代表滤线栅的曝光倍数,D_a 代表照射野的面积(cm^2),e 为自

然对数底(常数),μ 代表被检部位组织的 X 线吸收系数,d 代表被检部位的厚度(cm),k 代表除以上因素外的其他影响感光效应的因素,如电源条件、整流方式、X 线机输出效率、后处理条件等相对固定的因素。

(二)感光效应与摄影条件

影响感光效应的感光因素多而复杂,根据感光因素的变动性,可将其分为两类,即经常变动的因素与相对固定的因素。上式中,管电压、管电流、曝光时间和摄影距离四个参数是在 X 线摄影过程中需要随时根据被检者的身体情况、生理和病理状况灵活变动的因素;其他因素则是一定时期内相对固定的因素(如 IR 系统的敏感度、增感屏的增感率、X 线管阳极靶物质的原子序数、滤线栅的曝光量倍数、电源条件、整流方式、X 线机输出效率、后处理条件等),将此相对固定的因素综合用 k 表示,则感光效应公式可简化为:

$$E=k\frac{V^n \cdot I \cdot t}{r^2}$$

该简化公式表明了,实际工作中技师要针对每一个被检部位灵活设置管电压、管电流、曝光时间、摄影距离四个感光因素,习惯上称为曝光参数,这就是狭义的"X 线摄影条件"。这四个参数中任一因素的变化都将影响感光效应,故为保证图像效果所需的感光效应不变,在其中一个因素变化后必须相应调整其余参数。

为了获得保证影像效果的感光效应,在 X 线摄影时要根据被检部位的组织密度类型(如骨骼、肌肉、脂肪和肺等)、组织厚度、组织有效原子序数、病变的病理类型(如增生性、破坏性等)以及年龄、发育情况等相应确定 X 线摄影条件。

(三)影响感光效应的主要因素

1. 管电压与管电流量　管电压代表 X 线束的穿透能力,不同的管电压决定了被检体吸收 X 线或透过 X 线的多少,决定了图像的对比度和层次。管电压也是影响光学密度值的重要感光因素。实验证实,感光效应与管电压的 n 次方成正比,反映了管电压对感光效应的影响程度,在摄影中起着重要作用。在 X 线诊断用的能量范围内,n 值随着管电压升高而下降,变化范围约在 2~6 之间,不用增感屏时,n 值在 2 以下。管电压越高,其产生的 X 线穿透力越强,影像层次越丰富,影像信息量就越多,但影像对比度相对变小,产生的散射线也增多;反之,管电压越低,以上影像效果相反。

管电流量为管电流(mA)与曝光时间(s)的乘积,工作中习惯称为毫安秒,主要用来调整图像的黑白度,即光学密度。则感光效应公式变为:

$$E=k\frac{V^n \cdot Q}{r^2}=k\frac{V^n \cdot mAs}{r^2}$$

式中,Q 代表管电流量,mA 代表管电流,s 代表曝光时间。

在保持图像密度不变的情况下,其他因素固定时,变动前的管电压和管电流量分别为 V_1、Q_1,变动后的管电压和管电流量分别为 V_2、Q_2,则两者的调整关系为:

$$Q_2=\frac{V_1{}^n}{V_2{}^n}Q_1=K_V \cdot Q_1$$

式中,K_V 称管电压系数,在 40~100kV 之间 $n\approx4$,在 100~150kV 之间 $n\approx3$,所换算出的管电压系数 K_V 如图 3-3-1 所示。

例 3-1　某部位摄影原用管电压 60kV,曝光量 60mAs,现改用管电压为 80kV 摄影,在其他条件不变情况下,计算曝光量应调整为多少?

解:查图 3-3-1 中曲线可知,原用 60kV,调整为 80kV 后的管电压系数约为 0.4,根据公式

$$Q_2=\frac{V_1{}^n}{V_2{}^n}Q_1=K_V \cdot Q_1$$

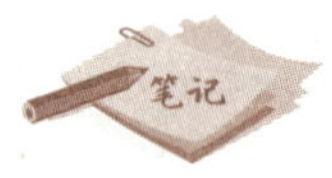

故曝光量应调整为:$Q_2=0.4\times60=24$mAs

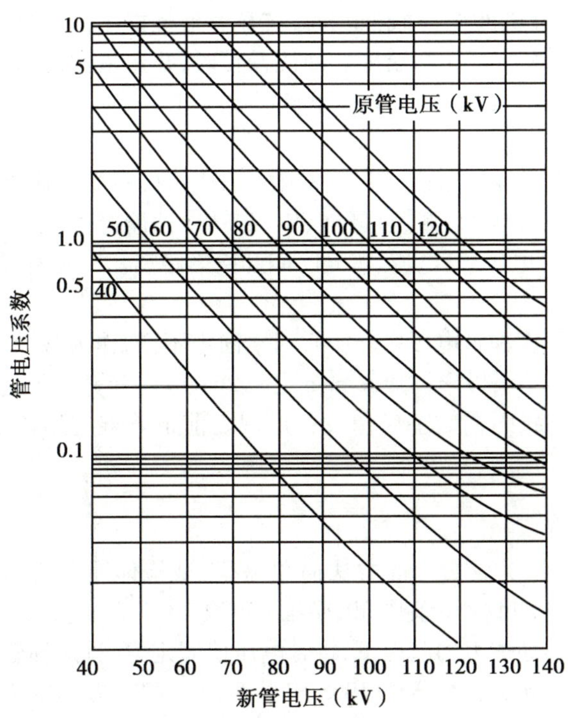

图 3-3-1　管电压系数曲线图

此外，管电压整流波形不同，X线输出量也有差异。例如，单相全波整流方式的60kV、三相六脉冲整流方式的55kV与三相十二脉冲整流方式的52kV，所获得的感光效应大致相同，光学密度基本一致，但影像对比与层次还是有所不同的。

2. 摄影距离　摄影距离是X线管焦点至IR的距离，在模拟X线摄影中为焦点与胶片的距离，在CR中为焦点至IP的距离，在DR中为焦点至探测器的距离。

在感光效应公式中，摄影距离用r表示。在摄影的有效范围内，穿过被检体的X线到达IR，得到的感光量与摄影距离r的平方成反比。

当其他条件固定时，摄影距离r和管电流量Q之间的关系，可用下式来表示：

$$Q_2=\left(\frac{r_2}{r_1}\right)^2\cdot Q_1$$

式中，Q_1、r_1分别代表原管电流量与摄影距离，Q_2、r_2分别代表调整后的管电流量与摄影距离。

当其他条件固定时，摄影距离r和管电压V之间的关系，可用下式来表示：

$$\frac{V_1^{\,n}}{V_2^{\,n}}=\left(\frac{r_1}{r_2}\right)^2$$

式中，V_1、r_1分别代表原管电压与摄影距离，V_2、r_2分别代表调整后的管电压与摄影距离。

例 3-2　某部位摄影原用管电压70kV，管电流400mA，曝光时间0.12s，摄影距离为100cm。现将摄影距离调整为50cm，在其他条件不变的情况下，计算管电流应调整为多少？

解：根据公式 $Q_2-\left(\frac{r_2}{r_1}\right)^2\cdot Q_1$

$Q_2=(50\text{cm}/100\text{cm})^2\cdot 400\text{mA}\cdot 0.12\text{s}=12\text{mAs}$。

$I_2=12\text{mAs}/0.12\text{s}=100\text{mA}$

3. 照射野　为X线束所照射的范围。照射野的大小影响图像的对比度与光学密度。

被检体是一个散射体，照射野越大，则产生的散射线就越多，随着管电压的增高，这个现象更加明显。照射野在100~200cm² 以上时，散射线含有率急剧增加；照射野在600~700cm² 时，散射线含有率趋于饱和。X线摄影时，应将X线的照射野减少到包括被检部位的最小程度，以提高影像的清晰度及减少对被检者的辐射损伤。如模拟X线摄影时，照射野应比影像接收器尺寸略小，以使影像接收器周围不接受X线，提高图像质量。

4. 增感屏与胶片匹配　模拟X线摄影时，屏-片匹配情况将影响影像的密度、对比度、清晰度及信息量的多少。屏-片匹配性是指增感屏发光光谱与胶片感色性的匹配程度，对感光效应影响很大。更换增感屏时，要注意增感屏增感率（S）参数。

更换不同增感率的增感屏后，其曝光量的调整关系公式为：

$$Q_2=\frac{S_1}{S_2}Q_1$$

式中，S_1、Q_1分别为更换前增感率与曝光量，S_2、Q_2分别为更换后增感率与曝光量。

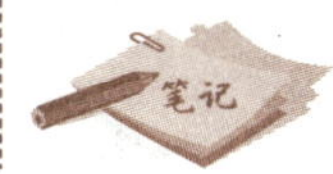

5. 胶片冲洗条件　传统手工暗室冲洗、自动洗片机冲洗 X 线照片时，其显影液性能不同，对感光效应的影响也不同。显影液性能主要取决于溶液的配方、pH 和温度。冲洗操作时，显影液浓度、显影温度、显影时间与影像效果关系密切，一般来说，高浓度配方、高 pH，高温显影效果好。

（四）基本摄影参数的制订

制订合适的 X 线摄影条件表，要综合考虑被检部位的密度、厚度、有效原子序数、病变的病理类型、年龄、发育情况等身体因素，还要考虑增感屏、胶片、滤线栅、显影液、IP 及 FPD 性能等感光因素。其中，X 线摄影中需要经常灵活调整的感光因素为管电压、管电流、曝光时间和摄影距离。X 线摄影条件表的制订方法可分为四类。

1. 变动管电压法　是将感光因素中除被检体厚度和管电压之外所有因素固定不变，作为常数，然后根据被检体厚度来调整管电压的一种方法。美国 X 线摄影技师 Jermen 在 1926～1947 年介绍了这种摄影方法，之后被广泛应用，所以也称为“美国法”，我国在数字影像设备出现之前也普遍应用该法。其被检体厚度与管电压之间的相互关系式为：

$$V=2d+c$$

式中，V 为管电压（kV），d 为被照体厚度（cm），c 为常数。此方法简单易行，被检体厚度每增减 1cm，管电压就增减 2kV。常数 c 因部位不同而不同，四肢骨 c 值取 30，腰椎 c 值取 26，头部 c 值取 24。

2. 固定管电压法　是在保证对被检部位有足够穿透力的前提下，将管电压值固定，通过选择管电流或曝光时间来达到合适的感光效应的一种方法。固定管电压法 1955 年由 Funchs 提出并在临床运用，20 世纪 70 年代世界许多国家都采用这种方法。在同一管电压下，因被检体的组织密度、厚度或线吸收系数不同，在相同管电流量下透过的 X 线量也不同，即感光效应不同。若管电流或曝光时间随被检体的组织密度、厚度或线吸收系数不同而相应增减，则可得到合适的感光效应，即同一管电压下通过调整管电流或曝光时间，对不同组织密度、厚度或线吸收系数的被检体摄影，保证合适的感光效应。

固定管电压法中所用的管电压有一个前提条件，就是必须保证对该部位有足够的穿透力。若管电压值不足，X 线束无法透过被检部位，管电流或曝光时间再大也没有意义。因此，这种方法所选用的管电压值比变动管电压法的管电压值一般要高 10～20kV，而所需的管电流量相应降低。例如，头颅侧位摄影时管电压值约为 65～70kV，100mAs 即可获得合适的感光效应或光学密度，若采用固定管电压法，则管电压值至少应达到 80kV，而获得合适的感光效应或光学密度所需的管电流量降为 40mAs 左右。此外，因管电压值较高，应注意选用适当栅比的滤线栅，以减少散射线对图像质量的影响。

固定管电压法操作简单，减少了较厚部位的曝光量，有利于降低被检者的 X 线剂量，有利于提高 X 线图像质量。现代 X 线机常采用的电离室或光电计自控曝光摄影技术原理属于固定管电压法。

3. 对数率法　能恰当地选择、处理 X 线摄影时各感光因素的平衡关系，是一种使 X 线影像获得恰到好处的光学密度值和最大信息量的方法。该方法是由西门子公司 F. Claalen 研究并提出，故又称西门子条件表或点数法。

该方法是利用电子计算机数据存储量大、运算迅速准确的特点，将影响 X 线感光效应的感光因素转换成相应的对数值，即“点数”，然后通过应用程序进行运算，得出规范化的摄影条件。由于影响 X 线感光效应的感光因素很多，常把管电压 kV、管电流量 mAs、摄影距离 r 三大因素先变换成相对应的对数率点数，而其他感光因素统一用系数 K 的对数率点数表示。即：

$$E=k\cdot\frac{V^{n}\cdot mA\cdot s}{r^{2}}$$

式中，k 为常数，n 为管电压指数，取值在 2～6 之间。对上式两边进行常用对数运算，得：

$$LgE=LgK+nLgV+LgmAs-2Lgr$$

上式将 X 线感光效应看作是管电压 kV、管电流量 mAs、摄影距离 r 三大因素和其他感光因素 K 的对数值之和，从而将获得合适 X 线感光效应需进行的乘法、除法、指数等复杂运算简化为加减运算。因 LgK 代表了三大因素之外所有的感光因素，其中任何感光因素发生变化，尤其是组织病理类型、厚度、重要器材性能发生变化时，LgK 必须作相应修正，所以还需要引入修正点数。

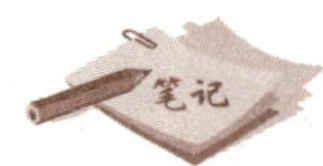

此法虽考虑了诸多感光因素并换算成对数率点数进行规范化设置，有利于控制合适的感光效应，但因对数率法计算复杂，必须编制成应用软件程序由计算机来运算，加之不同 X 线系统存在应用差异问题，在实际运用中还有一定限制。

4. 自动控制曝光条件法　是指在 X 线摄影时将 X 线探测器置于被检部位与 IR 之间，检测透过被检部位到达 IR 的 X 线量，通过比较运算电路的计算，反馈调整 X 线的曝光条件，从而实现对各部位合适曝光量的控制。

20 世纪 20 年代发明了自动曝光控制系统，40 年代开始应用于胸部 X 线摄影，50 年代已有 X 线机配备通用型自动曝光控制装置，将自动曝光技术应用于各部位。

根据 X 线探测器的不同种类，自动曝光控制装置分为电离室式和光电计式。电离室探测器采用平板电离室，X 线进入电离室使气体电离，产生的电离电荷量，经收集放大产生电信号。一般电离室设定有左野、中野、右野三个照射野。X 线摄影时，不同体位需要选择不同的照射野，同时合理选择电离室密度补偿值，以保证整个图像的质量。表 3-3-1 为部分不同体位的电离室摄影照射野选择及参考条件表。

表 3-3-1　电离室照射野选择及参考条件表

体位	照射野选择	管电压/kV	管电流/mA	预置曝光时间	实际曝光时间	密度补偿值
胸部正位	双侧野	126	200	0.01	0.01	0
胸部侧位	中野	126	200	0.05	0.05	+1
胸椎正位	中野	85	200	1.0	0.6	0
胸椎侧位	中野	110	200	1.0	0.6	0
腰椎正位	中野	85	200	1.0	0.6	0
腰椎侧位	中野	110	200	1.0	0.6	+2
骶髂关节	中野	80	200	1.0	0.6	0
腹部正位	双侧野	85	200	1.0	0.6	0
骨盆正位	中野	85	200	1.0	0.6	0

光电计式自动控制装置的探测器为平板荧光材料，透过被检部位的 X 线到达平板荧光材料，产生荧光，经反射后传输给光电管，转化为电信号输出。

自动曝光控制 X 线机操作简单，特别是与自动洗片机配套使用能很好地保证图像的质量。自动控制曝光条件法本质上是属于固定管电压法，故使用自动曝光控制装置时必须根据被检体情况变化选择合适的管电压，方可保证高质量的 X 线影像。

（五）模拟 X 线摄影参数的优化

为提高摄影工作效率，在掌握感光效应与摄影条件理论的基础上，常常根据临床检查目的、被检体参数灵活使用摄影条件。在模拟 X 线摄影中，各部位的管电压选择参考值见表 3-3-2，不同年龄段的管电压与管电流量参考值见表 3-3-3，不同病理情况下的管电压与管电流量参考值见表 3-3-4。

表 3-3-2　模拟 X 线摄影各部位管电压选择参考值

管电压/kV	摄 影 部 位
25～35	乳腺、甲状腺
40～50	四肢、肩关节
60～70	颈椎、乳突、胸部（床旁）
80～120	头颅、胸椎、腰椎、腹部、
125～150	胸部、心脏大血管

表 3-3-3　模拟 X 线摄影不同年龄段管电压与管电流量选择参考值

年龄/岁	管电压与管电流量增减比例/%	年龄/岁	管电压与管电流量增减比例/%
55 以上	因人而异	7~6	65
55~15	100	5~4	60
14~12	90	3~2	50
11~10	80	1 岁以内	40
9~8	70	新生儿	30

表 3-3-4　模拟 X 线摄影不同病理情况管电压与管电流量选择参考值

病 理 情 况	管电压与管电流量调整
成骨性骨质改变	+5kV
骨硬化	+8kV
脓胸、液气胸、胸腔积液	+6kV
肺实质病变、肺不张	+5kV
胸廓成形术	+8kV
肺气肿、气胸	-5kV
溶骨性骨质改变	-5kV
骨萎缩	-30%原管电流量
骨囊肿	-5kV
结核性关节炎、类风湿关节炎	-5kV
脑积水	-20%原管电流量
骨质疏松或脱钙病变	-25%原管电流量

（六）数字化 X 线摄影的参数制订与优化

CR 及 DR 等数字化 X 线摄影已日趋普及，数字化 X 线摄影条件中有关管电压、管电流量、摄影距离、滤线栅、照射野等感光因素与模拟 X 线摄影技术相同。但因数字 X 线设备中接受透过被检体的 X 线介质不同且有图像后处理功能，故数字化 X 线摄影条件的选择有其独特特点。

数字 X 线摄影系统的影像密度是由系统软件处理决定的。系统软件在对采集的影像数据进行处理的过程中具有使影像自动优化的功能，可以在曝光参数不同甚至差异比较大的时候维持影像密度和对比度的基本一致性。

CR 摄影时的曝光条件仍然是根据模拟 X 线摄影感光效应公式中 E 值计算方法进行，将其屏-片组合改换为 IP，并根据 IP 的特性制订曝光条件，采用手工操作确定 X 线曝光条件。曝光后按 CR 操作程序，在半自动或自动处理模式条件下根据监示器屏幕上显示的图像，针对各感光参数进行图像后处理，得到符合临床诊断的影像效果。CR 阅读器内置了一个可以自动设定敏感度和宽容度的机制-曝光数据识别器 EDR，它具有使 CR 影像自动优化的功能。该机制采用了预阅读的方式，首先从曝光的 IP 上采集部分影像数据，然后应用这些数据以及内置的解剖部位菜单分析影像特征，进行直方图分析，最后确定影像的最佳阅读条件。

DR 设备是将透过人体的 X 线图像通过探测器以直接或者间接的方式转换为数字图像。DR 产品型号不同，其曝光条件有区别，以某型 DR 为例介绍如下。

曝光条件标准设置分三种模式：自动模式（auto）、半自动模式（semi）和手动模式（manual）。DR 安装调试完毕后，默认处于自动模式工作。也可根据需要，调整为半自动模式或手动模式工作。不管在哪种曝光条件标准设置模式下，其图像后处理参数名称相同，但调整的数值大小不同。监视器屏幕显

示的图像后处理参数有以下6种：

1. 密度 调整影像目标区域选择合适的光学密度值(黑白度)。

2. γ值 调整整体影像的对比度大小,以便与具有相应γ值的胶片图像相对应。调整γ值相当于模拟X线摄影屏-片组合中的胶片特性曲线直线部分的斜率。

3. 对比度增强 调整图像中稍微偏离附近像素的结构得到增强,使该值变大,使对比度较低的结构变得清晰。

4. 频率增强 调整指定兴趣区,增强细节。

5. 噪声补偿 弥补因结构增强而引起的噪声增大,使部分细微影像信息减少而进行补偿。特别是照片影像中接受X线剂量小的区域更需噪声补偿。具体方法是,需补偿的区域减小结构增强值,增加噪声补偿值,通过减小结构增强来减少图像上因结构增强而增加的噪声。

6. 曲线图 通过改变曲线类型来保证整体图像效果。在DR设备中已根据其平板探测器类型与性能、各种图像后处理参数、人体各检查部位所需的摄影条件参数等,按照中等成人标准预置了各摄影位置的曝光条件,并编制成程序软件。操作技师点击增加检查(add examinations)按钮,点击检查部位(anatomy),屏幕上即显示各位置的菜单,选择确认某个体位后,曝光条件显示表上就自动显示其曝光条件各参数值,此值为安装调试完毕后默认值,也可在工作过程中随时调整存储。摄影时摆好被检者体位后,经判断若不需要变动其存储值,可直接曝光,若需要调整其存储值,可手动调整满意后曝光。

若图像后处理工作有特殊需要,也可改变曝光条件标准设置模式,由自动模式调整为半自动处理模式或手动处理模式。曝光形成影像后,可根据需要采用手动操作改变图像后处理的6个参数值大小,使其影像显示达到满意为止。也可采用手动选择X线摄影条件,但工作效率比自动模式低。

五、滤线栅的使用

在摄影时使用滤线栅可减少胶片上接受的散射线量,有效改善照片对比度,提高影像质量。

(一) 滤线栅的使用特性

滤线栅在吸收散射线的同时,也吸收了一部分原发X线量,所以工作中选用滤线栅摄影时必须适当增加曝光条件。表征此特性的参数为滤线栅的曝光倍数 B,同一性能滤线栅的 B 值越小,所需的曝光量就越少,B 值一般在2~6之间。

滤线栅的 B 值主要取决于滤线栅的栅比 R 和工艺质量。栅比大,曝光倍数大;生产工艺质量差,曝光倍数大。

栅比 R 为栅条高度与栅条间隙宽度的比值,常见 R 值有6∶1、8∶1、12∶1、16∶1等多种。摄影工作中应该注意,栅比越大,吸收散射线的能力越强,但吸收原发X线的量也增多。滤线栅的栅比与管电压可参照如下关系选择:60kV时用6∶1,70kV时用7∶1,80kV时用8∶1,100kV时用10∶1,高kV摄影时用交叉式滤线栅等。

(二) 使用滤线栅的注意事项

包括:①使用聚焦式滤线栅时,不能将滤线栅倒置;②X线中心线要对准滤线栅中线,左右偏差不超过3cm;③倾斜X线管时,倾斜方向只能与铅条排列方向平行;④使用聚焦式滤线栅时,焦点至滤线栅的距离要在允许的焦栅距离界限 f_1~f_2 范围内;⑤使用调速运动滤线栅时,要调好与曝光时间相适应的运动速度,一般运动时间应长于曝光时间的五分之一。

六、辐射防护器材及其应用原则

X线对生物组织、细胞具有损伤作用,此即X线的生物效应。在利用X线对人体部位进行检查诊断的同时,X线对正常人体组织也可能产生损伤作用。因此,在进行X线检查时对于被检者的非受检部位做好屏蔽防护是非常必要的,同时医护工作人员也应注意自身防护。

(一) 放射防护基本原则

进行放射线检查时应遵循如下原则:①实践的正当化:即放射实践对人群和环境可能产生的危害比起个人和社会从中获得的利益来应当是很小的,即效益明显大于付出的全部代价时,所进行的放射

性工作就是正当的，值得进行。②放射防护的最优化：应当避免一切不必要的照射，使放射性和照射量在可以合理达到的尽可能低的水平。要求对放射实践选择防护水平时，必须在由放射实践带来的利益与所付出和健康损害的代价之间权衡利弊，以期用最小的代价获取最大的净利益。③个人剂量限值：在实施正当化与最优化两项原则时，同时保证个人所受照射的剂量不超过规定的相应限值。

（二）放射防护措施

由于 X 线的生物损伤效应，为减少辐射线对被检者的损害，摄影中应采取缩短曝光时间、增加摄影距离、屏蔽非照射部位等措施，在确保影像质量的前提下尽量减少受检部位的受照剂量及非检查部位接受 X 线的照射。对于放射工作人员，应遵照国家有关放射防护卫生标准的规定，制订必要的防护措施，正确进行 X 线检查的操作，认真执行保健条例，定期监测放射线工作者所接受的剂量。

（三）辐射防护器材

在必须进行 X 线检查诊断时，对于外照射防护的基本方法中，使用辐射防护器材进行屏蔽防护是能采取的最直接有效的方法。常用的 X 线屏蔽材料有高原子序数的金属铅和低原子序数的建筑材料。

1. 铅防护器材　铅的原子序数是 82，具有耐腐蚀、在射线照射下不易损坏和强衰减 X 线的特性，是一种良好的屏蔽防护材料。

铅材料的使用非常广泛，在 X 线设备中可用铅做成 X 线管套内衬防护层、防护椅、遮线器、铅屏风和放射源容器等；在辐射防护中可以做成各种铅或者含铅制品，如铅防护门、铅橡皮、铅玻璃等；铅橡皮可制成铅手套、铅围裙、铅衣、铅帽、铅围脖等个人防护用品，还可以做成铅活动挂帘、铅屏风等；铅玻璃可以做成铅观察窗、铅眼镜等。

2. 建筑材料防护　由水泥、粗骨料、砂子和水混合做成混凝土，成本低，结构性能良好，一般用来做墙体固定防护屏障。在其中加入适量的重晶石、铁矿石等材料，可以制成密度较高的重混凝土。在医用诊断 X 线能量范围内，砖也可以作为防护材料，厚 24cm 的实心砖墙约有 2mm 的铅当量，施工过程中要让砖缝中的沙浆饱满，不能出现缝隙。

（四）辐射防护器材的应用原则

在放射科诊疗场所必须配备工作人员和受检者使用的防护用品，如铅衣、铅围脖、铅围裙、铅帽子等。在放射检查时，尽量缩小照射野且对临近照射野的敏感器官和组织进行屏蔽防护。如进行胸部检查时，应该给被检者佩戴铅围脖对甲状腺进行遮挡防护，盆腔用铅围裙或铅衣进行遮挡防护；进行腹部、盆腔检查时，给被检者戴上铅帽、铅围脖，胸部也要铅衣遮盖；进行颅脑检查时，颈部包括以下部位都要进行遮挡防护。

放射科工作人员工作期间应佩戴个人剂量仪。对于均匀的辐射场，射线主要来自于前方时，剂量仪一般佩戴于左胸前。直接透视时要戴铅橡皮围裙和铅橡皮手套，并利用距离防护原则，加强自我防护。在介入放射技术操作中，应避免不必要的 X 线透视与摄影，应采用数字减影血管造影设备、超声和 CT 等进行监视。

在 X 线设备使用环境方面，对于医用 X 线的有效防护，重点在于对 X 线机房的固有防护，也就是机房的门、窗、周围墙体等建筑设施的屏蔽防护。

（王　利）

第四节　图像后处理与打印

一、X 线摄影图像后处理技术

图像后处理技术是数字化成像系统的一个重要功能。由二维矩阵像素组成的数字 X 线图像可通过影像设备提供的软件平台进行数据重建、处理，获得临床应用价值最大化的影像检查结果。X 线摄影图像后处理的常规操作包括基本处理和增强处理两项内容，是医院放射科诊断医师和放射技师必须掌握的一项岗位技能，在提高临床诊疗活动的工作效率、减轻放射技术人员工作压力等方面具有重要的应用价值。

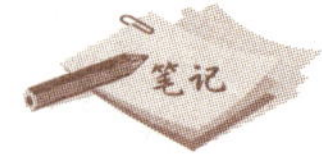

医学图像基本处理主要应用于人体结构和病变组织的定位、提取及量化分析，常见的处理操作为

测量标注和裁剪重置。医学图像增强处理是通过工作站软件增强图像中感兴趣区域显示效果的一种处理技术，常见的处理操作为灰度调整、平滑降噪和边缘锐化。根据临床应用领域不同，X线摄影图像后处理分为三类：①直接处理，是指应用影像设备自带软件进行图像处理操作；②脱机处理，是指影像工作站提供的相对专业的图像处理方式；③技术研究，是指研究适用于临床的新理论和新技术，以提升影像后处理技术及医学影像技术的发展为目的。

（一）医学图像基本处理

1. 测量标注　X线摄影图像后处理软件可以对图像中体位设计信息和感兴趣区域及边界进行标注，形式分为箭头、多边形标注和注释性文字标注等，放置位置应选择恰当且以不影响正常人体影像信息显示为标准规范。典型图像的标注如图3-4-1和图3-4-2所示。

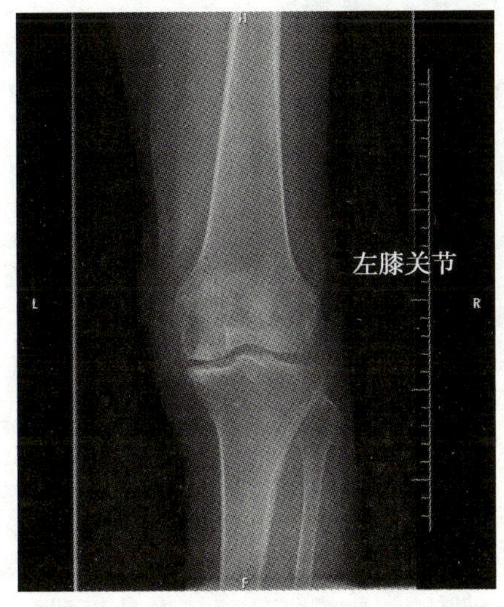

图3-4-1　膝关节前后位图像信息标注示意图

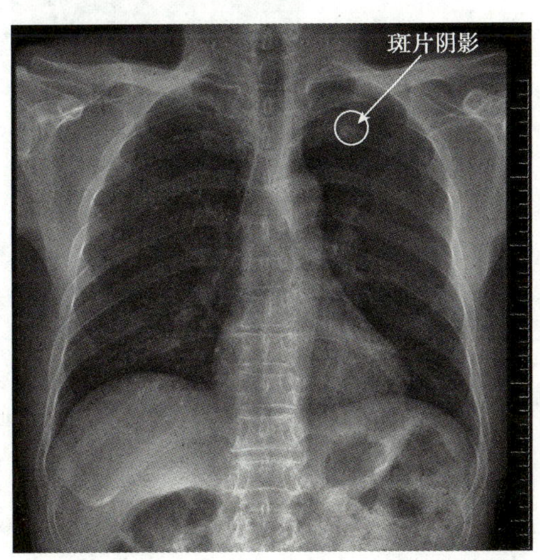

图3-4-2　左侧上肺野中带斑片阴影标注示意图

测量功能可实现感兴趣区的像素密度值、平均值、标准差和长度、角度、面积等信息的显示，应用于临床病变定性和定量的测定。同时，在辅助医师进行手术计划制订过程中，模拟钢钉的测量可以为手术治疗提供重要的参数信息。典型图像的测量如图3-4-3和图3-4-4所示。

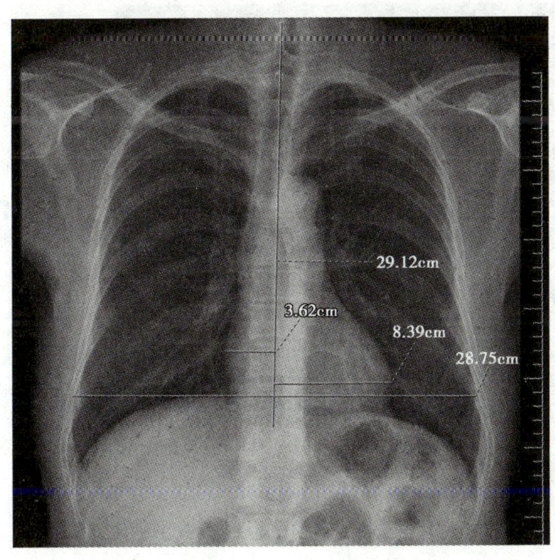

图3-4-3　心胸比测量示意图

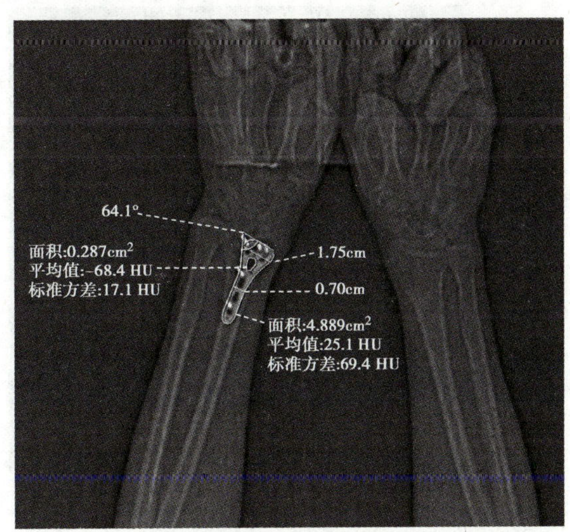

图3-4-4　克雷氏骨折模拟钢钉测量示意图

2. 裁剪重置　裁剪重置功能通过缩减影像的显示范围，裁剪掉图像中干扰诊断的无用影像部分，并适当地调整影像观察角度，从而改善X线摄影图像中感兴趣区的显示效果。典型图像裁剪重置效果如图3-4-5所示。

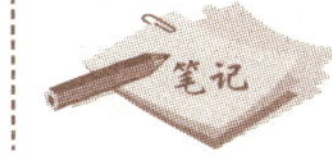

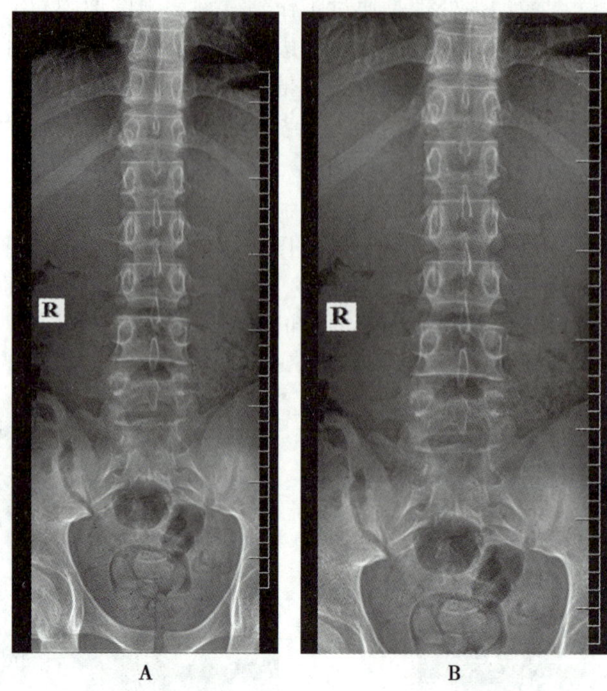

图 3-4-5　腰椎前后位摄影裁剪前后图像
A. 裁剪前；B. 裁剪后。

（二）医学图像增强处理

1. 灰度变换　在曝光不足或过量的情况下，X 线摄影图像的灰度分布不平衡，图像的对比度差且层次不够丰富，影响了图像质量和诊断效果。处理灰度分布问题的常用增强处理技术是灰度变换，主要方法包括均衡化处理和规定化处理。其中，均衡化处理是将原始图像的灰度值分布变换为均匀形式，从而增加图像显示灰度值的动态范围，优化图像的亮度和对比度。规定化处理是根据不同检查部位默认显示参数自动修订原始图像，输出灰度分布与给定模型一致的影像结果，有目的地增强某个灰度区间的图像，使之与期望的形状相匹配。典型图像灰度变换的效果如图 3-4-6 所示。

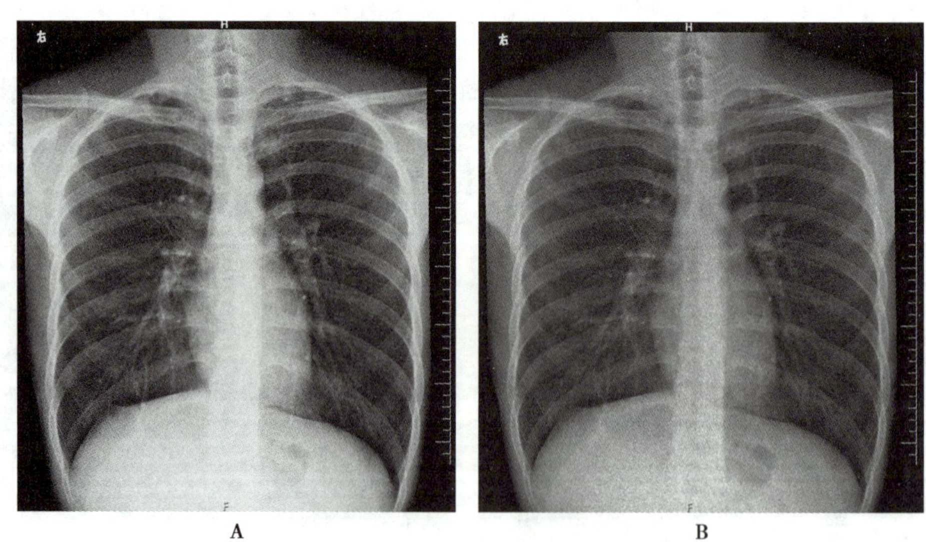

图 3-4-6　胸部后前位摄影原始及灰度变换图像
A. 原始图像；B. 灰度变换图像。

2. 平滑降噪　噪声是妨碍观察者对人体解剖结构识别和疾病信息诊断的重要干扰因素，表现为图像中细微纹理结构的模糊和微小病变的遮盖，主要特点是位置分布的随机性和影响因素的复杂性。

平滑降噪处理的目的是削弱图像中噪声，突出组织器官的整体结构，但图像中细微结构及边界信息同时被抑制。典型图像平滑降噪的效果如图 3-4-7 所示。

3. 锐化处理　图像中的边界及轮廓信息对组织结构和病变识别具有重要的临床价值，通过空间域的微分运算或频率域的高通滤波器等方法，锐化处理可以实现以上信息的增强显示，以减少平滑降噪处理对图像质量的影响。但锐化处理对图像中的噪声敏感性较高，处理后的图像中噪声轮廓同时得到突出，噪声指数提高，成为锐化处理操作的不利方面。典型图像锐化处理的效果如图 3-4-8 所示。

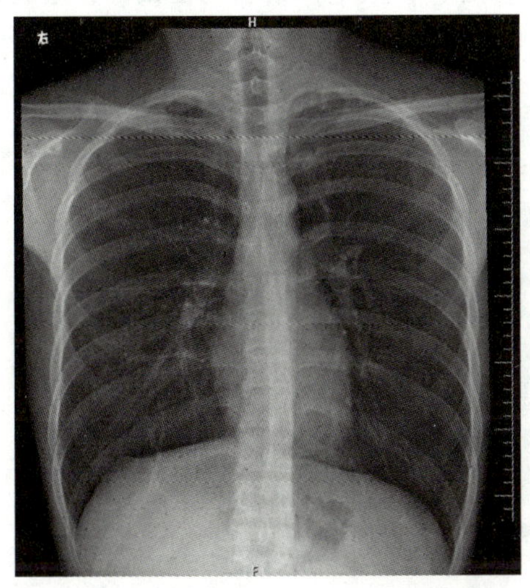

图 3-4-7　胸部后前位摄影平滑降噪图像

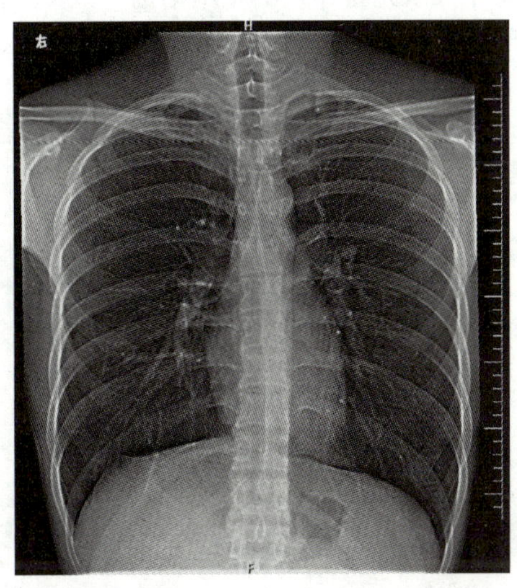

图 3-4-8　胸部后前位摄影锐化处理图像

图像增强处理技术的本质过程是突出感兴趣区域的细节信息，降低非感兴趣区域的显示效果，可能会降低图像质量的整体水平，且受到操作者工作经验和不同处理方式的影响，处理结果的差异性明显。作为临床作用截然相反的两种增强技术，平滑降噪和锐化处理在平衡图像噪声和细节轮廓显示等方面没有通用性标准，除参照临床影像诊断学标准外，还应从物理学标准方面进行综合评价，选择恰当的临床处理方式。

二、数字图像打印技术

自 20 世纪 80 年代开始，按照成像技术的不同，医学影像打印技术经历了 CRT 多幅照相（Mulit-Video-Camera）、湿式激光打印（Wet-Laser-Printing）和干式打印（Dry-Printing）等三个阶段的发展，目前已成为 CR、DR、CT、MR、DSA、超声、核医学等医学影像装置记录影像的主要途径。数字影像打印技术因其高效的图像质量和大容量影像信息的记录能力而成为现代医学成像系统中最先进和应用最广泛的硬拷贝技术。

1984 年世界上第一台激光成像打印机应用于临床，开创了图像精确打印和数字排版的图像打印新时期，在医学成像的专业打印工作中承担着最重要的角色。根据激光成像仪的照片是否需要冲洗处理，将激光成像仪分成湿式激光成像仪和干式激光成像仪两类，其主要区别在于湿式激光成像仪曝光后，胶片需要再经过显影、定影、水洗、烘干等处理，从而获得照片图像。为了进一步提高图像质量，降低显影液、定影液的使用，20 世纪 90 年代开始干式打印技术逐步取代湿式激光打印，在临床中被广泛推广和使用。医用干式打印机从成像方式上可以分为三大类，即干式激光打印机、热敏打印机和喷墨打印机。

在数字打印操作之前，必须对图像进行必要的后处理。图像后处理包括图像的放大、缩小、窗宽和窗位调节、图像的角度调整、图像的布局设置、图像信息添加等，只有进行了合适的图像后处理，才能打印出满意的数字照片。

（一）干式激光打印成像技术

不同厂家生产的打印设备内部结构和操作过程有所不同，其中临床最常用干式激光打印机采用的是激光热成像技术。干式激光打印机可以视为一种改进型的湿式激光相机，它采用的依然是影像

打印与显影、定影分开的两个步骤。在打印方面，它保留了湿式激光打印机中数字信号处理和激光扫描成像过程，但取消了利用高耗能、高污染洗片机进行的显影与定影过程，处理系统通过加热方法实现胶片的显影与定影。因此，干式激光打印机和湿式激光相机一样，都具备生成高质量影像的能力。

但是干式激光打印机也继承了湿式激光相机的复杂系统，而且通过热处理进行的显影与定影技术会产生带味气体，所以在干式激光打印机中加装了吸附过滤装置，并需要定期更换。

1. 干式激光打印机的基本结构　该类型激光打印机的基本结构大体相同，均由四部分组成，即胶片传送系统、激光扫描系统、加热鼓显影系统、控制系统（图 3-4-9）。

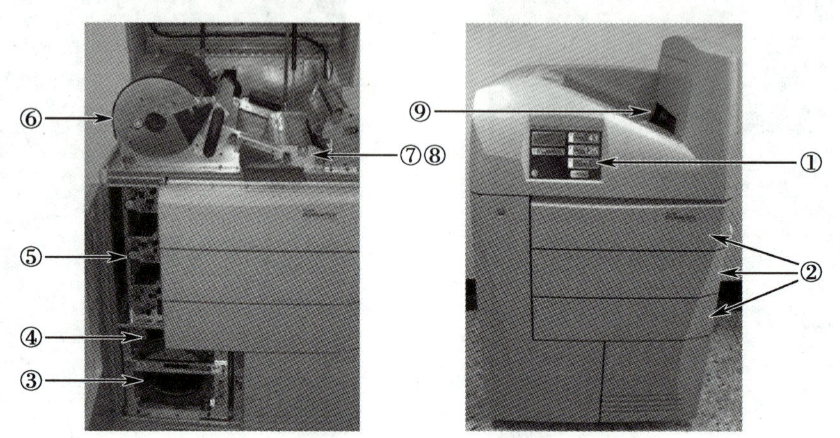

图 3-4-9　干式激光打印机的基本结构

①显示屏；②胶片抽屉；③激光打印系统；④光耦合器；⑤胶片传输系统；⑥加热鼓；⑦光学密度计；⑧自动成像质量控制系统；⑨出片口。

（1）胶片传送系统：包括胶片抽屉、胶片传送装置、胶片分拣器，作用是完成胶片的全程传送。胶片抽屉可配置使用 1~3 个，每个抽屉可选装五种不同尺寸干式激光胶片，用户可以选择任何抽屉中的胶片进行打印。胶片分拣器可按用户要求，将属于不同影像设备的照片分送至选定位置。

（2）激光扫描系统：由光学模块和胶片滚筒构成，当胶片定位于胶片滚筒上时，光学模块对胶片曝光，形成潜影。激光打印机在收到主机传送的影像数据后，根据用户设定的分格、亮度、反差以及视觉曲线等要求，对数据矩阵进行不同的卷积和内插运算，目的是获得最佳影像打印效果。曝光时，将运算处理后的影像矩阵中的每个像素值通过数/模转换，成为一定幅度的电信号，加载在光学模块中的激光器上对激光亮度进行调制，从而形成与主机影像数据相匹配的潜影。

（3）加热鼓显影系统：作用是通过热力作用完成对胶片的显影和定影。生成潜影的胶片到达加热鼓加热，光敏成像层中的热敏性银源（山嵛酸银）在加热（加热温度在 1 200℃左右，时间约 15s）及潜影银的催化下分解并还原成金属银，沉积在潜影上，还原银的多少与潜影大小成正比，从而形成银影像。

（4）控制系统：包括触摸屏控制、密度计、自动成像质量控制（AIQC）系统。触摸屏控制用以操作设备的各种功能，内置密度计接收通过显影器后的胶片，并执行密度检查以确定图像质量，AIQC 系统可确保对比度、密度等其他图像质量参数符合用户预设首选项值，密度计是 AIQC 系统中的主要组件。

2. 干式激光打印机工作流程　激光相机接收到主机传送的影像信号后，经计算机运算处理，将图像数据信号转换为一定幅度的电信号并加载在激光器上。从胶片供给到生成照片图像需要历经一系列步骤（图 3-4-10）。

工作流程是：①胶片检取区中的吸盘从供片盒中吸起一张胶片，将其送入垂直传送轴；②垂直胶片传送轴将胶片下移至滚筒轴；③滚筒轴将胶片推进至胶片滚筒；④胶片滚筒将胶片卡位并固定不动，同时激光器将图像数据写入胶片；⑤胶片传送装置将胶片送至垂直传送轴，然后传送轴将胶片上移至光学加热鼓显影系统；⑥光学加热鼓显影系统通过对胶片的热处理，完成显像过程；⑦胶片传送

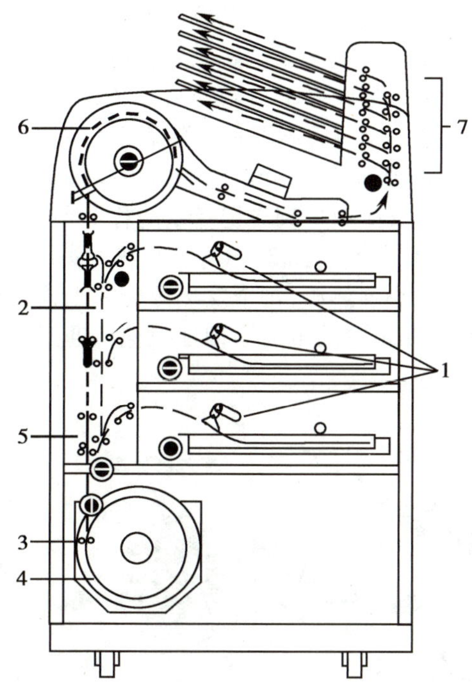

图 3-4-10　PTG 打印机工作流程
①胶片检取器；②胶片传送轴；③胶片滚筒；④激光写入装置；⑤胶片传送装置；⑥加热鼓显影系统；⑦内置密度计、自动成像质量控制系统和输出口。

轴带动显像后的胶片穿过内置密度计和自动成像质量控制系统到达输出口。

如果没有分拣器，胶片会直接放在打印机顶盖上，如果打印机配置了分拣器，则按用户要求将不同设备的胶片输出到指定分拣器。

3. 激光打印机操作的一般步骤

（1）开机：打开机器背面电源开关，开机后打印机开始自检，然后机器开始预热，显示屏有预热指示，预热完成后打印机处于待机状态。

（2）胶片的装载及卸载：从打印机显示屏上可以观察到打印胶片的使用情况，即已经使用的胶片张数和可供打印的胶片张数。如需装载及卸载胶片，则需要触摸片盒解锁键，待相应的指示灯亮起后，可取出或放入供片盒。注意，打印片一定要与其附带的盒子一起放入机器，因为该盒子附有芯片，它带有胶片使用的相关信息。

（3）关机：触摸电源关机键，选择关闭成像仪，等待系统关闭，出现允许关机提示后，关闭机器背面开关。

（二）热敏打印成像技术

随着热敏成像技术的不断发展，20 世纪 90 年代初热敏胶片应用于医学影像打印领域，成为医学影像输出的重要打印载体。热敏成像技术是通过加热元件促使胶片对应区的化学反应后形成光学密度而成像的一种打印方式，其与激光成像系统的区别在于，以高温阵列式打印头取代了复杂的激光发射器、偏转扫描系统和光学失真校正系统等，设备结构相对简单，成像胶片是一种不含卤化银的专用胶片，从光感型改为热敏型，整个操作过程可在明室下完成，操作方便且符合环保要求。

1. 热敏打印机的基本结构　主要包括如下部分（图 3-4-11）。

（1）片盒部：是胶片装卸的地方。储片盒可装 100 张胶片，该胶片不具有感光性，装片完全在明室下操作。

（2）输片部：包括取片和输片。取片采取吸盘方式，通过吸盘及机器运动，将片盒内的胶片吸起并送到输片辊轴，再通过输片辊轴把胶片送到记录部，再继续送到出片口。

（3）清洁部：在记录部前面安装一种带有黏性的辊轴。当胶片通过该辊轴时，即将附着在胶片表面的灰尘清除掉，故称此轴为清洁辊轴。

（4）记录部：这是干式热敏打印机的关键部分，胶片在此部打印成像。包括高精度驱动马达、材料优质的压纸卷筒和高品质的热力头。

（5）信号处理系统：该系统是干式打印机的核心。信号的处理全部由计算机完成，其功能是信号的传输、存储、处理、修正等。

（6）控制部分：通过操作面板、控制打印程序及各项操作指令。

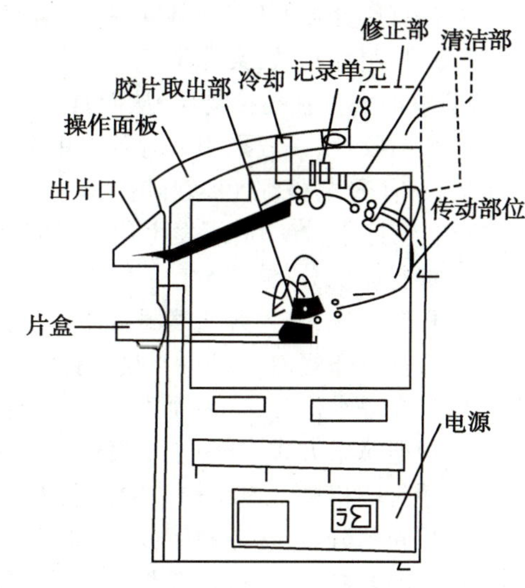

图 3-4-11　热敏打印结构示意图

2. 热敏打印机的成像原理　干式热敏打印机利用热力头打印技术成像。热力头能把电力转变成热力，在热敏胶片上进行打印（图 3-4-12）。热敏胶片是一种非银盐性片，胶片的感热层（成像层）内含有显色剂的微型胶囊和显色剂乳化剂，靠粘合剂散布在胶片支持体上。通过热力头加热，使微型胶囊壁变成透过性，发色

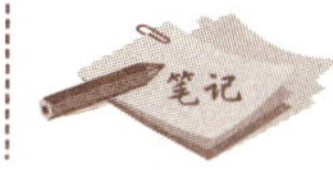

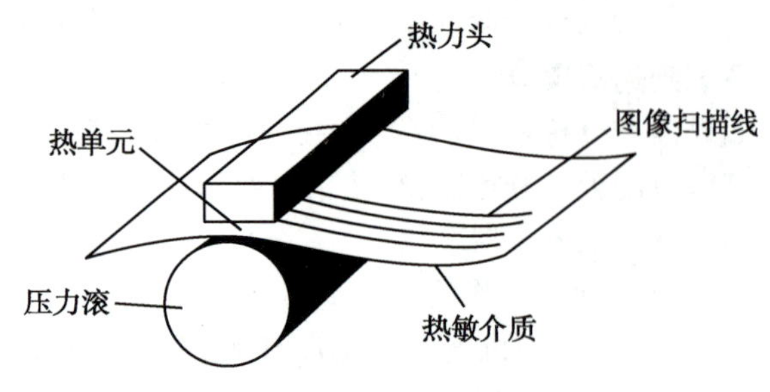

图 3-4-12　热力头工作原理示意图

剂进入胶囊与显色剂起反应而发色，反应量与加热温度成对应关系。发色后，胶囊内温度会冷却而使微型胶囊又重新变成非透过性，停止发色反应。反应后形成的图像保留于胶片中仍被微型胶囊隔离，未受热的胶囊保持原状。这种利用热反应微型胶囊记录系统称"微型隔离技术"（MI 技术）（图 3-4-13）。在热力头内装有数千个微小发热源，每个发热源受一个集成电路控制，在很少的电力下即能发热。通过控制电力脉宽控制放电时间，从而决定每点的影像密度。

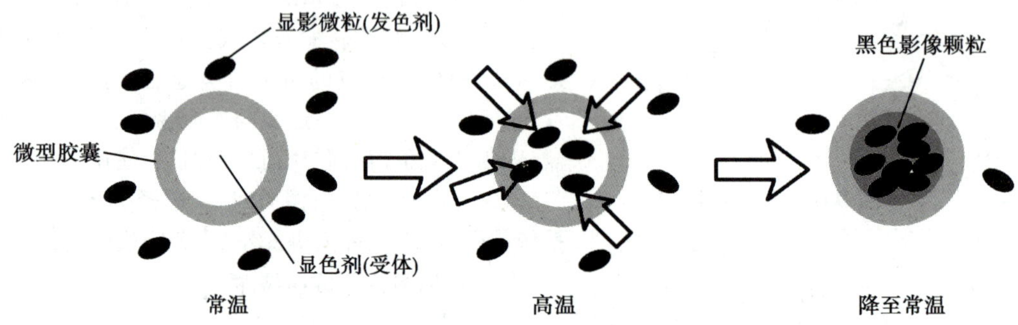

图 3-4-13　热敏打印成像原理示意图

感热记录方式常见有三种：①助熔热复制方式：依靠加热熔化油墨带内熔点较低的油墨，待熔墨凝固后即完成复制。它只起复制和不复制的作用，基本是黑或白两种值的记录，不适用于中间灰阶的记录，故一般用于文字处理机或较便宜的打印机。②升华热复制式：油墨带内加有升华性染料，加热后使它升华而进行复制。由于能控制复制量的热量，可使中间灰阶得以记录。近年来此种复制方式多用于彩色打印机和彩色晒图机上。③直热记录式：热力头的热量直接转给具有显色感热层的感材上，使其形成图像。可用热量控制显色量，故可使用在中间色调上。

（三）喷墨打印成像技术

喷墨打印机是通过将墨滴喷射到打印介质上形成图像或文字的成像设备。在临床 PET、MSCT、MRI 等设备的血管成像和功能成像检查中，喷墨打印机是彩色图像打印的最佳设备。喷墨打印机的打印头由成百上千个直径极其微小（约几微米）的墨水通道组成，通道数目决定了喷墨打印机的打印精度。

1. 喷墨打印介质　医学图像的打印精度要求高，常用的打印介质有彩喷照片相纸和彩喷胶片。

（1）彩喷照片相纸：又称彩色喷墨纸或彩喷纸，是在具备一定质量要求的纸面上经特殊涂布处理，形成良好的水性油墨接受层，从而具备吸收水性油墨且防止墨滴扩散的能力。

（2）彩喷胶片：一般采用聚对苯二甲酸类塑料（polyethylene terephthalate，PET）为底材，涂布透明吸墨涂层，具有透光度高、色彩鲜艳和图像解析度高等优点。常见的白基胶片（透明胶片）和蓝基胶片可以进行彩色打印，打印后不发生化学反应，保存时间长，环保无污染。

2. 喷墨打印机分类

（1）根据用途，分为普通喷墨打印机和数码照片打印机（专业胶片打印机）。

（2）根据打印幅面，分为 A4 喷墨打印机、A3 喷墨打印机和 A2 喷墨打印机。

（3）根据墨水形态，分为固体喷墨打印机和液体喷墨打印机。

（4）根据喷墨方式，分为连续喷墨式打印机和随机喷墨式打印机。

3. 喷墨打印机的基本结构　主要由 7 部分组成。

（1）机壳部分：包含控制面板、接口、托纸架、卡纸导轨、送纸板、出纸板等。

（2）主副电机：主电机负责驱动传送皮带驱动字车机构，副电机负责驱动进纸机构和供墨机构。

（3）字车机构：字车（墨盒匣）是安装喷头的部件，依靠传送装置的拖动，沿导轨做左右往复的直

线间歇运动，使喷头沿字行方向进行打印操作。

（4）进出纸机构：打印机多采用摩擦式的进纸方式，进出纸机构由压纸辊、变速齿轮和驱动进纸器的副电机组成。

（5）供墨机构：包含打印喷头、墨盒和清洁机构。

（6）感应器：用于检测打印机各部件的工作状态和控制打印机的工作，包括字车初始位置感应器、进纸器感应器、纸尽感应器、纸宽感应器、墨盒感应器及温度感应器、压力感应器等。

（7）控制电路：主要由主控制电路、驱动电路、传感器检测电路、接口电路和电源电路组成。

（四）自助胶片打印设备

临床上被检者完成影像检查之后，需领取影像结果和检查报告，但是随着大型医院临床接诊量的不断增加，传统的放射科登记处集中发放胶片形式已不能满足医院信息化建设和高效率就诊服务的需求。

自助胶片打印设备通过扫描被检者的条形码，自助打印影像胶片和检查报告，可大幅度减少工作量，克服效率低等诸多问题，使被检者快速地在不同服务点领取结果，给临床诊疗活动带来了极大方便（图 3-4-14）。

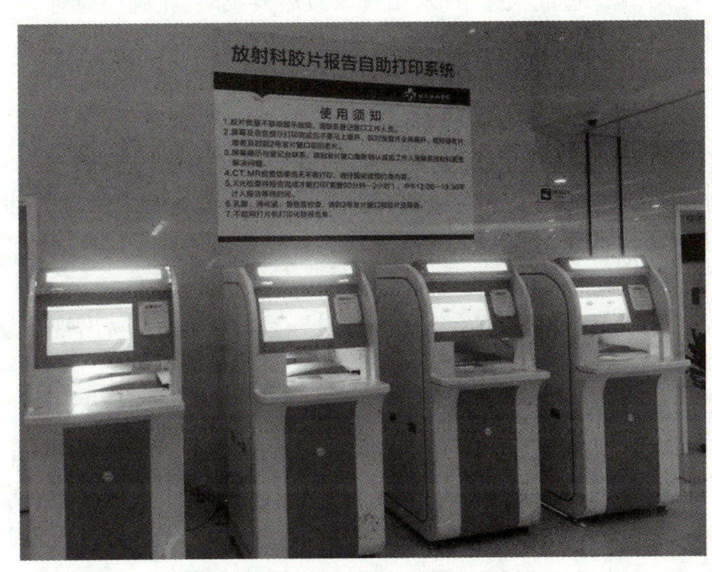

图 3-4-14　放射科自助打印机

1. 自助胶片打印设备工作原理　影像胶片和纸质报告自助打印功能的主要工作流程包括以下几个步骤：

（1）采集电子胶片打印信息：首先建立一个虚拟胶片集中打印服务器，用于采集不同检查设备传输的数字化影像数据。影像信息以 DICOM3.0 标准为存储和传输的格式，通过 PACS 系统完成信息的终端间交换。

（2）胶片打印信息的匹配：采集的影像数据进行 OCR 文字识别，从 RIS 系统中进行被检者检查信息的检索，匹配 ID 号、检查等信息后建立数据关联。

（3）胶片打印信息上传：通过 RIS 系统中检索的被检者检查信息与胶片信息合成 DICOM 图像，上传至 PACS 服务器进行存储。

（4）胶片打印信息取回：被检者通过自助打印机读取个人打印信息，服务器将条形码对应的打印数据取回至本地磁盘。

（5）胶片打印：内置打印机完成胶片和报告打印，被检者领取实物。

2. 自助打印设备基本结构　自助胶片打印设备整合胶片打印机、报告打印机、条形码扫描仪和传送装置，在本地计算机控制下，辅助被检者自动完成胶片打印，基本结构包括：

（1）存储服务器：打印胶片信息和数据库信息的存储可通过 PACS 服务器完成，也可以根据医院放射科实际情况单独设置服务器。

（2）胶片打印机：常用的医用胶片打印机为干式打印设备。

（3）报告打印机：普通激光或喷墨打印机。

（4）读卡器或扫描仪：读取被检者就诊卡或检查信息条码。

（5）本地计算机：负责自助打印过程的控制和管理。

（杨德武）

本章小结

本章主要介绍了医学影像检查操作前的一部分工作内容，包括被检者的接待、摄影用的基本体位术语、医疗事故的预防与处置、图像标记、图像后处理与打印等内容。

1. 明确医疗服务的特殊性　由于医学影像技术人员的服务对象是特定的人群，所以他们的心态和期望与通常的人群不同，更加需要关怀和贴心的服务。因此，在熟练的检查操作基础上采取适当的心理对应、引导服务、程序接待和正确的搬运、安置等一系列优质的服务活动才能更好、更周到地为被检者完成医学影像检查工作。其中，要特别注意影像学检查常见纠纷和事故的一些频发点，竭力避免因工作疏忽造成医疗事故，出现事故后要及时、正确地应对。

2. 牢记医学影像检查技术基础知识　在检查过程中被检者依不同的检查部位和方法，要设计身体的基本体位和摄影体位。要牢记描述这些体位的专业名词，在今后的学习和工作中会经常使用。

3. 规范X线摄影操作　应按摄影原则和设备的操作规程进行，充分发挥设备效能，获得满意图像。操作步骤包括屏-片系统、CR系统及DR系统的基本操作过程。掌握X线机使用原则、滤线设备应用原则、摄影距离选择原则、曝光条件选择原则、被检部位固定原则及放射防护原则。

4. 重视图像信息的内容及标记　影像学检查中信息的输入和标记至关重要，虽然模拟与数字影像系统的标记方法不同，但其内容及其重要性是一致的，也是容易出现疏忽和差错的一个环节，要特别引起重视。

5. 学会X线摄影图像后处理与打印的基本操作过程　现代影像技术使得图像后处理与照片打印的操作愈来愈简单，但是在此过程中需根据临床应用目的的不同选择合适的后处理技术，并规范进行照片打印操作，最大限度地提高图像质量和医疗事故发生率，为临床诊疗活动提供优质的技术服务。

思考题

1. 在医学影像学检查过程中，接待被检者时应着重注意哪些问题？
2. 容易出现医疗事故或差错的环节有哪些？
3. 简述常用的摄影学体位名称与定义。
4. 何谓感光效应？影响X线摄影条件的相对固定的感光因素和工作中灵活可调的感光因素有哪些？
5. X线摄影的原则有哪些？
6. 分别简述屏-片系统、CR系统及DR系统的基本操作步骤。
7. 简述X线摄影图像后处理技术的分类及临床应用。
8. 简述数字图像打印技术的类型及组成结构。

扫一扫，测一测

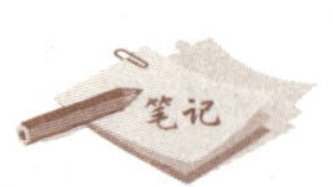

第四章　各部位X线摄影检查技术

学习目标

1. 掌握：人体各部位的X线摄影的体表定位标志、摄影注意事项、常规摄影体位设计；急诊X线摄影、床旁X线摄影的注意事项与常用体位。
2. 熟悉：乳腺其他摄影技术及乳腺数字X线摄影。
3. 了解：非常规的摄影体位要点，了解移动CR、DR床旁检查流程，了解床旁胸部特殊摄影。

本章将分别介绍全身各部位常用的摄影体位，以获得被检查组织和器官影像显示良好、满足诊断需要的图像。

在实际工作中X线摄影有4种方式。①常规摄影（平片摄影）：被检者在摄影架或摄影床上摆设好体位后进行摄影，是X线摄影日常工作的主要方式。②点片摄影：是在透视中发现有价值的信息时，利用设备配置的点片摄影装置及时而快速地进行摄影的一种方式，主要用于消化系统等造影检查（将在造影检查章节中介绍）。③床旁摄影：是将X线机移动至病床边，对危重及不能移动的病人进行摄影的检查方式。④急诊摄影：是指摄影技师采取一定措施，在较短时间内正确完成X线摄影各项程序的一种摄影方式。

第一节　四肢摄影检查

一、体表定位标志

1. 尺骨茎突为前臂远端内侧的突起。
2. 桡骨茎突为前臂远端外侧的突起。
3. 尺骨鹰嘴为肘关节后侧的突起。
4. 肱骨内上髁为肘关节内侧的突起。
5. 肱骨外上髁为肘关节外侧的突起。
6. 肱骨大结节为肩峰外下方的突起。
7. 锁骨为胸廓前上方横向可触及的内低外高的骨骼，左右各一。
8. 肩峰为肩胛冈外上方的突起。
9. 肩胛骨喙突为肩峰前内下深按可扪及到的突起。
10. 肩胛下角为肩胛骨的最下端，与第7胸椎下缘等高。
11. 内踝为小腿远端踝关节内侧的突起。
12. 外踝为小腿远端踝关节外侧的突起。

13. 胫骨粗隆为胫骨前上缘的突起。
14. 髌骨为股骨远端前方可活动的骨骼。
15. 股骨内上髁为股骨远端膝关节内侧的突起。
16. 股骨外上髁为股骨远端膝关节外侧的突起。
17. 腓骨小头为胫骨外上髁下方可扪及到的突起。
18. 髂嵴为髂骨最高位置处的突起,平第4腰椎高度。
19. 髂前上棘为髂骨前上方的突起,平第2骶椎高度。
20. 股骨大粗隆为股骨外上方的突起,平耻骨联合高度。

二、摄影注意事项

1. 摄影前应认真阅读申请单,明确检查目的,正确选择摄影体位。

2. 摄影时,应使被检者体位处于舒适状态,必要时利用棉垫、沙袋等辅助用具支持和固定被检部位,避免因肢体移动造成影像模糊。

3. 长骨摄影时应包括上、下两个关节,病变局限在一端时至少包括邻近病变一端的关节,以明确其解剖位置。肢体的长轴与IR的长轴平行。

4. 使用屏-片系统摄影时,在一张胶片上摄取同一部位的两个不同位置,肢体同一端应置于胶片的同一端,且包括相同的关节,关节面在同一水平线上。胶片的大小应充分包括被检部位的软组织。常规摄正、侧位片。

5. 对外伤者应尽量采用改变X线方向或移动摄影床床面等方式,以适应摄影体位的要求。若确需移动肢体时,应轻、准、快,以免骨折错位或增加病人痛苦。急诊摄影应根据病人的状况灵活选择摄影体位。

6. 婴幼儿四肢骨摄影,常规摄取双侧影像,以便对照。两次摄影,摄影条件应相同。

7. 较厚部位应使用滤线器摄影技术,选用适当的滤过板,一般为0.5~1.0mm铝当量。厚薄相差悬殊的部位摄影时,应利用阳极效应。

8. 加强对被检者的X线防护,合理运用体位防护,尽量使被检部位以外的其他部位远离辐射线。根据被检部位的大小,选择合适的照射野。

9. 被检者肢体尽量靠近IR,必要时使用辅助工具固定肢体。

10. 四肢摄影,管电压为45~65kV,曝光量4~16mAs,摄影距离为75~100cm。增生性骨病酌情增加管电压值,溶骨性骨病和长期废用的骨骼应减少管电压值。

视频:上肢摄影

三、常用摄影体位

(一)上肢摄影

1. 手后前位

【摄影目的】观察手骨形态、软组织、关节和异物等。

【体位要求】

(1)被检者侧坐于摄影床一端。

(2)被检侧腕关节及指伸展,手掌向下,手指伸直自然分开,平放并紧贴于IR。

(3)第3掌骨头置于IR中心,IR上缘包括指骨软组织,下缘包括腕关节(图4-1-1A)。

(4)双手同时摄片时,被检者面向摄影床,两臂前伸,掌面向下对称放在IR上。

【中心线】对准第3掌骨头垂直射入。若同时摄取双手,中心线经双手第3掌骨头连线中点垂直射入。

【基本质量评定】

(1)无异物影像,无运动伪影。

(2)指骨与腕关节位于图像中央,显示所有指、掌、腕骨及尺桡骨远端的骨质、关节及周围软组织影像。

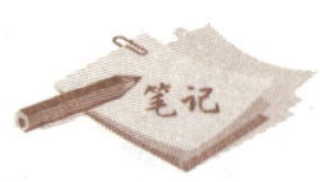

(3)手指分开合适,第2~5掌、指骨正位影像,拇指的掌、指骨呈斜位像,腕骨的舟状骨为轴位影

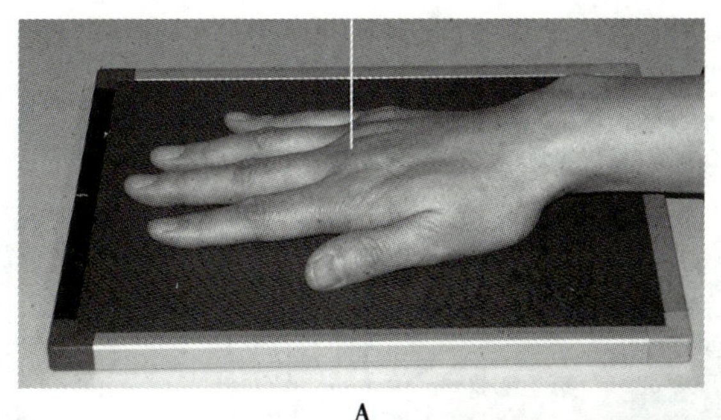

A

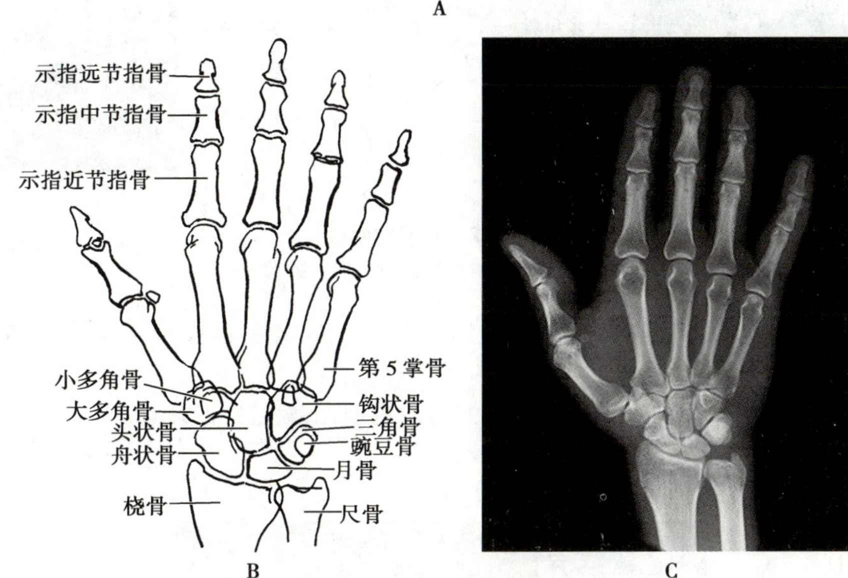

图 4-1-1　手后前位

A. 体位图；B. 显示示意图；C. 照片影像图。

像，豌豆骨与三角骨重叠，钩骨的钩突与体部重叠，其他骨的邻面多有重叠。

（4）清晰可见手指骨、腕骨的骨纹理及软组织影（图 4-1-1B、C）。

2. 手后前斜位

【摄影目的】 观察各掌、指骨斜位的结构和骨质情况。

【体位要求】

（1）被检者侧坐于摄影床一端。

（2）被检侧小指和第 5 掌骨掌侧紧贴 IR，手部内旋，使掌面与 IR 约呈 45°，手指均匀分开且稍弯曲，各指尖触及 IR。

（3）第 3 掌骨头置于 IR 中心，IR 上缘包括指骨软组织，下缘包括腕关节（图 4-1-2A）。

【中心线】 中心线对准第 3 掌骨头垂直射入。

【基本质量评定】

（1）无异物影像，无运动伪影。

（2）指骨与腕关节位于图像中央，显示所有指、掌、腕骨及尺桡骨远端的骨质、关节及周围软组织影像。

（3）手指分开合适，第 1~5 掌、指骨斜位影像，第 4、5 掌骨基底部有不同程度重叠，背侧内部及掌侧外部的骨皮质呈切线投影。

（4）清晰可见手指骨、腕骨的骨纹理及软组织影（图 4-1-2B、C）。

3. 手前后斜位

【摄影目的】 观察各掌、指骨斜位结构和骨质情况。此位置用于手后前斜位有困难被检者。

【体位要求】

（1）被检者侧坐于摄影床一端。

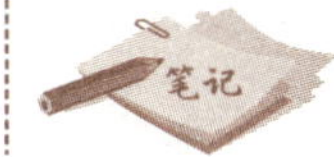

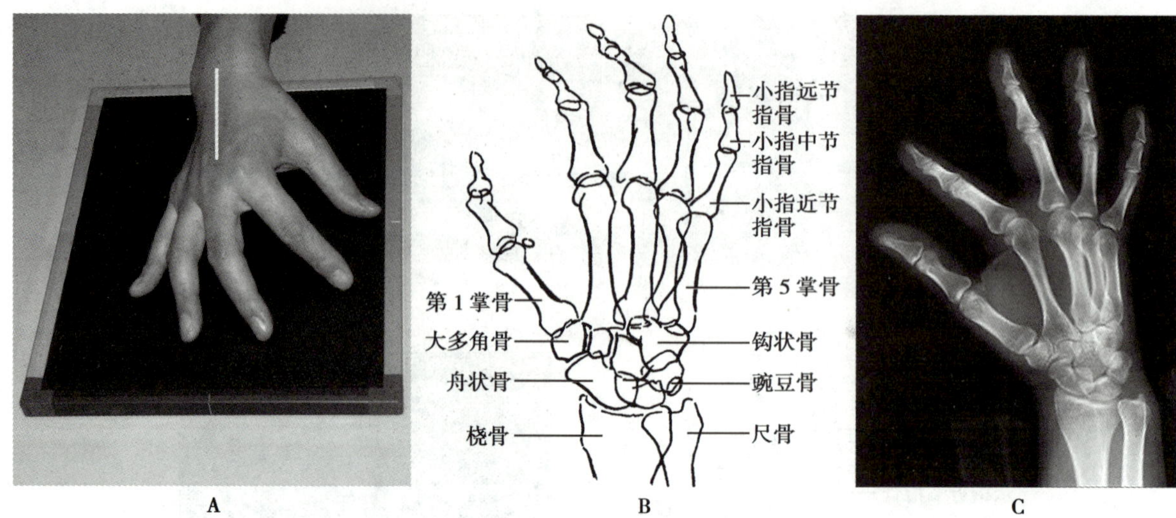

图 4-1-2　手后前斜位

A. 体位图；B. 显示示意图；C. 照片影像图。

（2）被检侧手呈侧位，然后外旋使手背与 IR 约呈 45°角，各手指自然分开，第 4、5 指骨背侧触及 IR。

（3）第 3 掌骨头置于 IR 中心，IR 上缘包括指骨软组织，下缘包括腕关节（图 4-1-3A）。

【中心线】中心线对准第 3 掌骨头垂直射入。

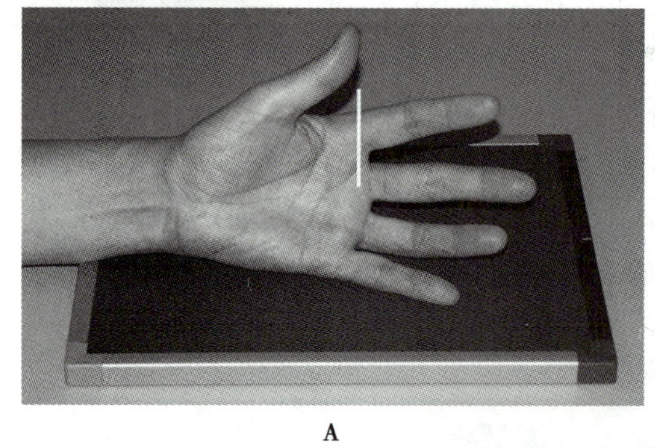

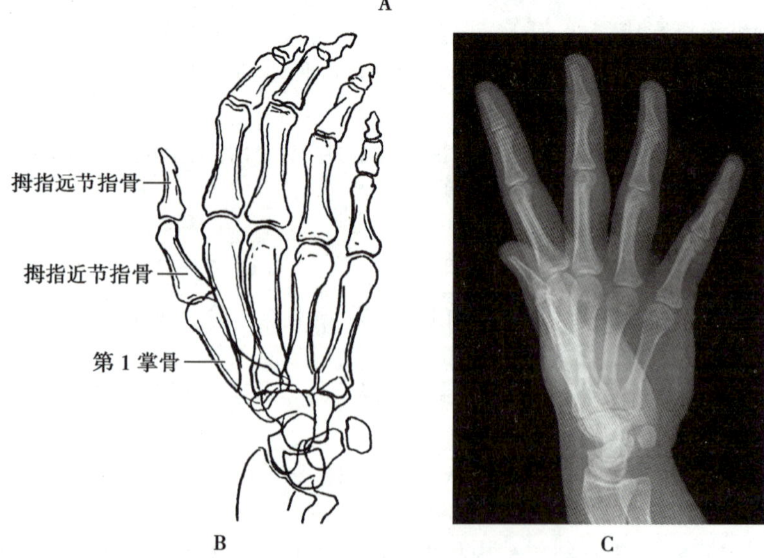

图 4-1-3　手前后斜位

A. 体位图；B. 显示示意图；C. 照片影像图。

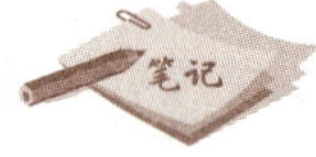

【基本质量评定】

（1）无异物影像，无运动伪影。

（2）指骨与腕关节位于图像中央，显示所有指、掌、腕骨及尺桡骨远端的骨质、关节及周围软组织影像。

（3）手指分开合适，第 1～5 掌、指骨斜位影像，以显示 4、5 掌骨为主，第 1、2 掌骨稍有重叠，掌侧内部及背侧外部的骨皮质呈切线投影。

（4）清晰可见手指骨、腕骨的骨纹理及软组织影（图 4-1-3B、C）。

PPT：手部其他摄影体位检查

4. 腕关节后前位

【摄影目的】观察腕骨、掌骨近端、尺桡骨远端的骨质、关节及软组织情况，多用于腕部外伤。观察小儿发育情况，需摄取双侧。

【体位要求】

（1）被检者侧坐于摄影床一端。

（2）被检侧肘部弯曲，前臂伸直，掌面向下呈半握拳状或伸直，使腕部掌面紧贴 IR。

（3）被检侧腕部置于 IR 中心，IR 上缘包括掌骨，下缘包括尺桡骨远端（图 4-1-4A）。

（4）摄双侧者，双腕部置于 IR 上。

【中心线】中心线对准尺桡骨茎突连线中点垂直射入。若同时摄双侧腕关节，中心线对准两腕部连线中点。

【基本质量评定】

（1）无异物影像，无运动伪影。

（2）包括尺桡骨远端和掌骨近端，显示被检侧腕骨、掌骨近端、尺桡骨远端的骨质、关节及周围软组织影像。

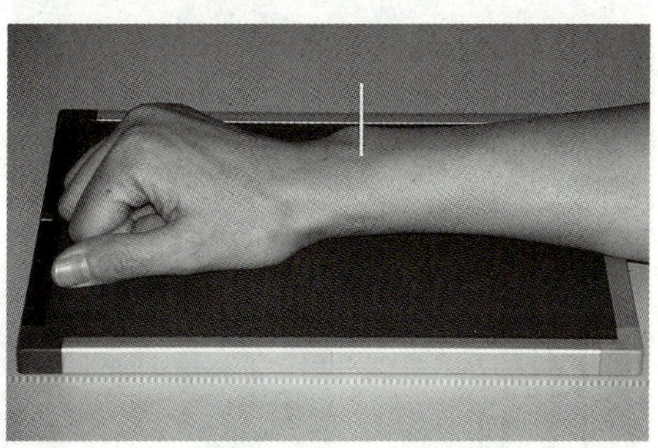

A

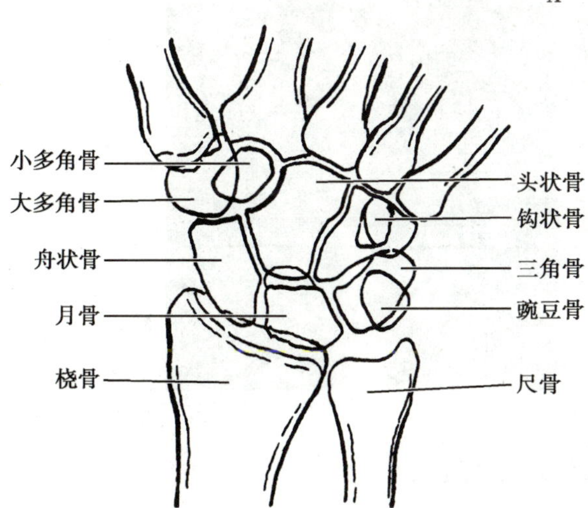

B

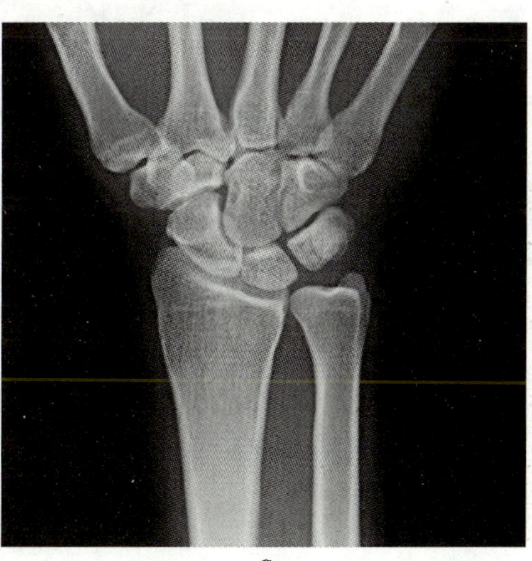

C

图 4-1-4　腕关节后前位

A. 体位图；B. 显示示意图；C. 照片影像图。

(3) 腕骨、掌骨近端、尺桡骨远端及周围软组织呈正位影像,腕骨多有重叠,腕桡关节面清晰。

(4) 骨小梁清晰显示,周围软组织层次可见(图 4-1-4B、C)。

5. 腕关节侧位

【摄影目的】观察腕骨、掌骨近端、尺桡骨远端的骨质、关节及软组织侧位影像。

【体位要求】

(1) 被检者侧坐于摄影床一端。

(2) 被检侧手呈半握拳或伸直,腕部尺侧在下,手冠状面与 IR 垂直,第 5 掌骨和前臂尺侧紧贴 IR。

(3) 尺骨茎突置于 IR 中心,IR 上缘包括掌骨,下缘包括尺桡骨远端(图 4-1-5A)。

【中心线】中心线对准桡骨茎突垂直射入。

【基本质量评定】

(1) 无异物影像,无运动伪影。

(2) 包括尺桡骨远端和掌骨近端,显示被检侧腕骨、掌骨近端、尺桡骨远端的骨质、关节及周围软组织影像。

(3) 腕骨、掌骨近端、尺桡骨远端及周围软组织呈侧位影像,腕骨多重叠,月骨显示较清晰,与桡骨组成的腕桡关节显示较好。

(4) 骨小梁清晰显示,周围软组织层次可见(图 4-1-5B、C)。

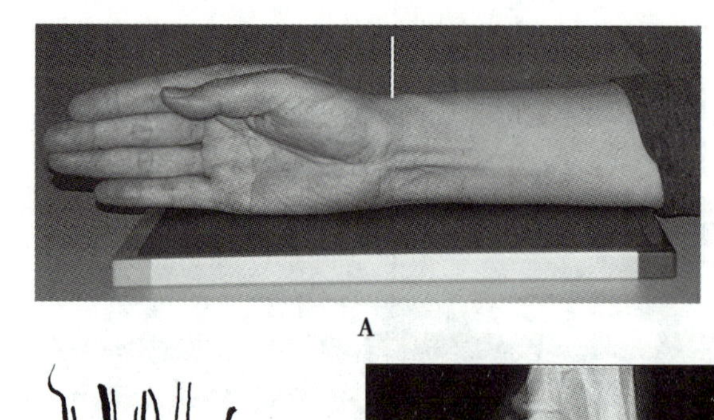

A

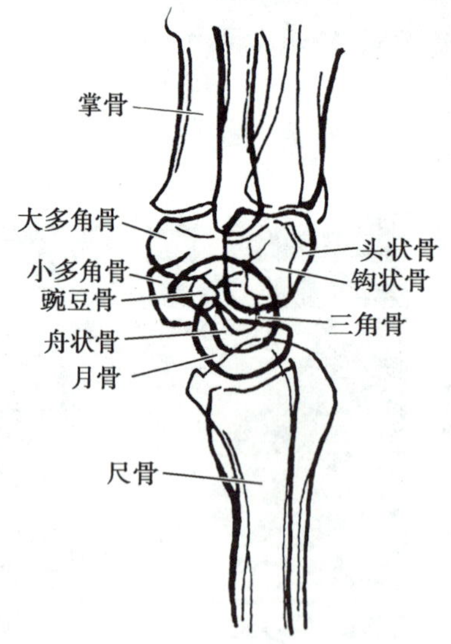

B

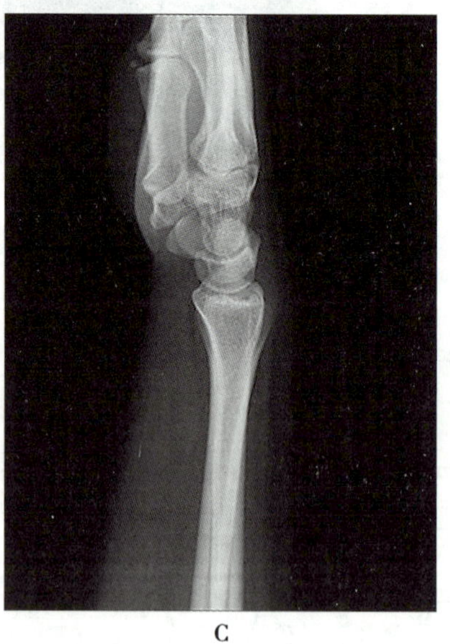

C

图 4-1-5 腕关节侧位

A. 体位图;B. 显示示意图;C. 照片影像图。

6. 腕部尺偏位(外展位)

【摄影目的】观察腕部舟骨正位影像。

【体位要求】

(1) 被检者侧坐于摄影床一端。

(2) 被检侧手和前臂伸直,掌面向下,使腕部掌面紧贴远端抬高与床面呈20°IR上,被检侧手向尺骨侧偏转。

(3) 腕部置于胶片中心,IR上缘包括掌骨,下缘包括尺桡骨远端(图4-1-6A)。

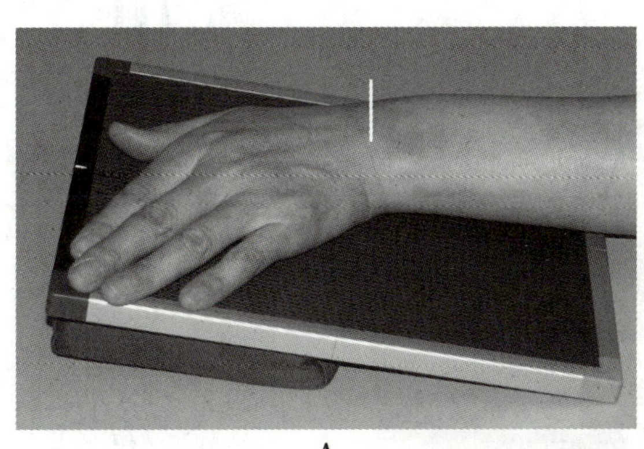

A

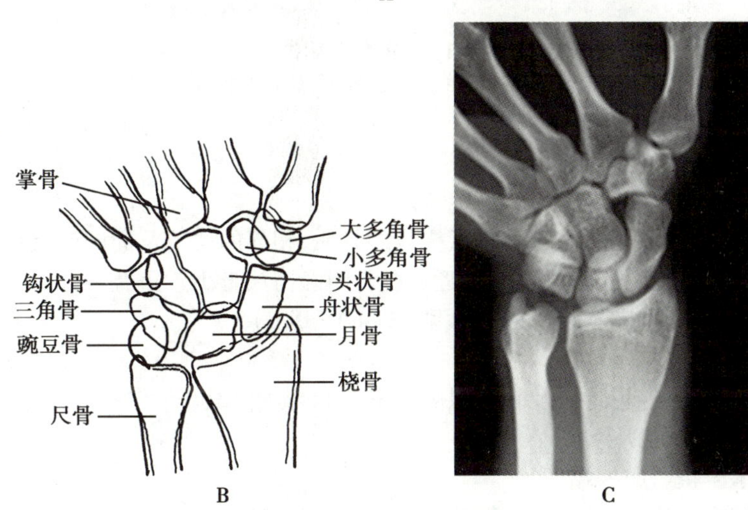

B C

图4-1-6 腕部尺偏位

A. 体位图;B. 显示示意图;C. 照片影像图。

【中心线】中心线对准尺桡骨茎突连线中点垂直射入。

【基本质量评定】

(1) 无异物影像,无运动伪影。

(2) 包括尺桡骨远端和掌骨近端,显示被检侧腕骨、掌骨近端、尺桡骨远端的骨质、关节及周围软组织影像。

(3) 舟骨长轴展开正位影像,舟骨形态、骨质及与其他骨的邻接面清晰。

(4) 骨小梁清晰显示,周围软组织层次可见(图4-1-6B、C)。

7. 前臂前后位

【摄影目的】观察尺、桡骨骨质及软组织正位形态和骨质情况。

【体位要求】

(1) 被检者侧坐于摄影床一端。

(2) 被检侧前臂伸直,腕部稍外旋,使前臂远端保持正位体位,肘部及肱骨远端贴紧IR,前臂长轴与IR长轴平行。

(3) 前臂中点置于IR中心,IR上缘包括肘关节,下缘包括腕关节(图4-1-7A)。

【中心线】中心线对准前臂中点垂直射入。

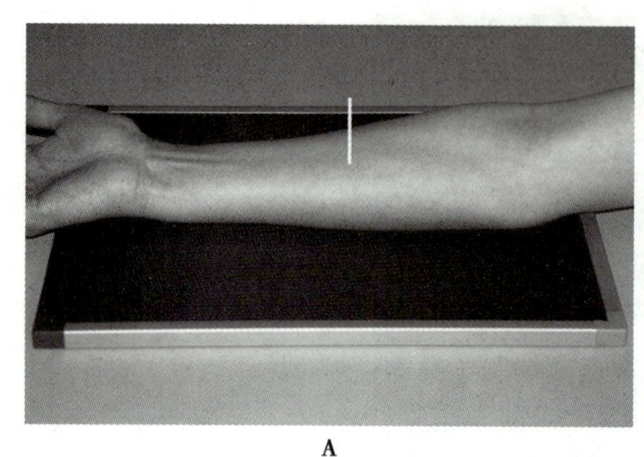

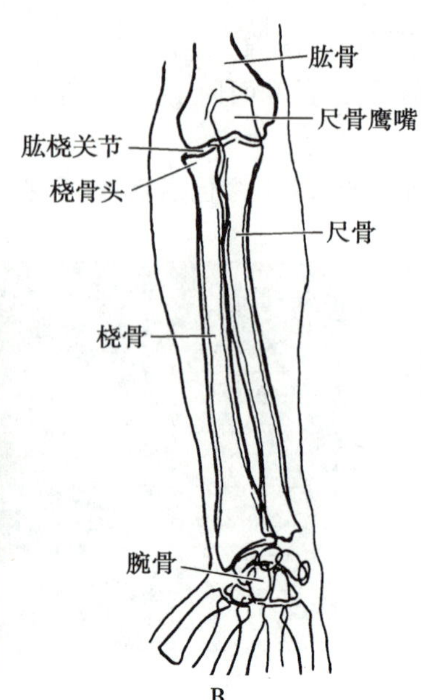

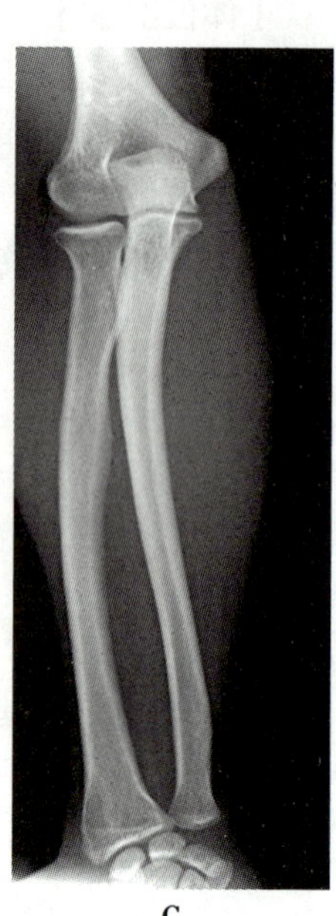

A　　B　　C

图 4-1-7　前臂前后位

A. 体位图；B. 显示示意图；C. 照片影像图。

【基本质量评定】

（1）无异物影像，无运动伪影。

（2）包括肘关节、腕关节，显示被检侧尺、桡骨的骨质，相邻的关节及周围软组织影像。

（3）尺桡骨及肘关节、腕关节正位影像，近端桡骨粗隆与尺骨少量重叠。

（4）骨小梁清晰显示，周围软组织层次可见（图 4-1-7B、C）。

8. 前臂侧位

【摄影目的】观察尺、桡骨骨质及软组织侧位形态和骨质情况。

【体位要求】

（1）被检者侧坐于摄影床一端。

（2）被检侧肘部弯曲约呈 90°角，手呈侧位，前臂尺侧紧贴 IR，肩部下移，尽量接近肘部高度，前臂长轴与 IR 长轴平行。

（3）前臂侧位中点置于 IR 中心，IR 上缘包括肘关节，下缘包括腕关节（图 4-1-8A）。

【中心线】中心线对准前臂侧位中点垂直射入。

【基本质量评定】

（1）无异物影像，无运动伪影。

（2）包括肘关节、腕关节，显示被检侧尺桡骨的骨质，相邻的关节及周围软组织影像。

（3）尺桡骨及肘关节、腕关节侧位影像，桡骨头与尺骨喙突有部分重叠，尺骨和桡骨远端约 1/3 互相重叠。

（4）骨小梁清晰显示，周围软组织层次可见（图 4-1-8B、C）。

9. 肘关节前后位

【摄影目的】观察肘关节、肱骨远端、尺桡骨近端及周围软组织情况。

【体位要求】

（1）被检者侧坐于摄影床一端。

（2）被检侧肘关节伸直，背侧在下，掌心向上，腕部用棉垫、沙袋固定，被检侧肩部放低与肘部持平，内、外上髁连线与 IR 平行。

（3）尺骨鹰嘴置于 IR 中心，IR 上缘包括肱骨远端，下缘包括尺桡骨近端（图 4-1-9A）。

【中心线】中心线对准肱骨内、外上髁连线中点垂直射入。

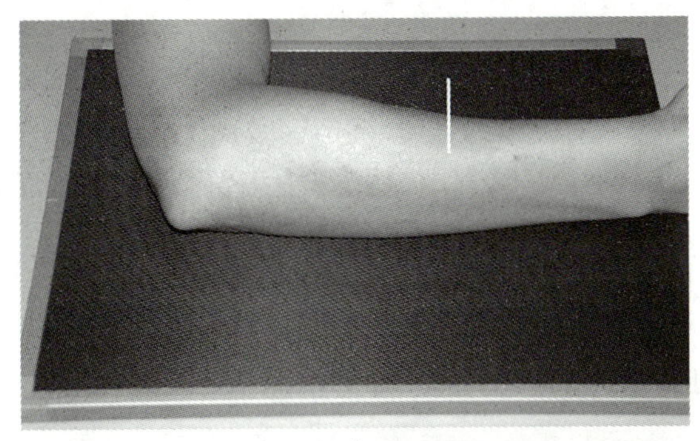

A

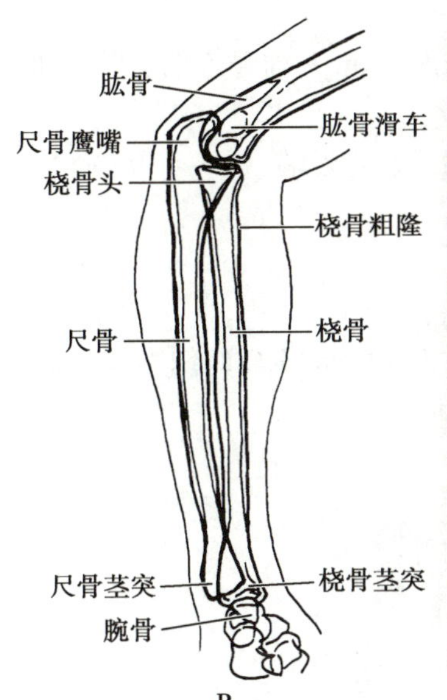

B

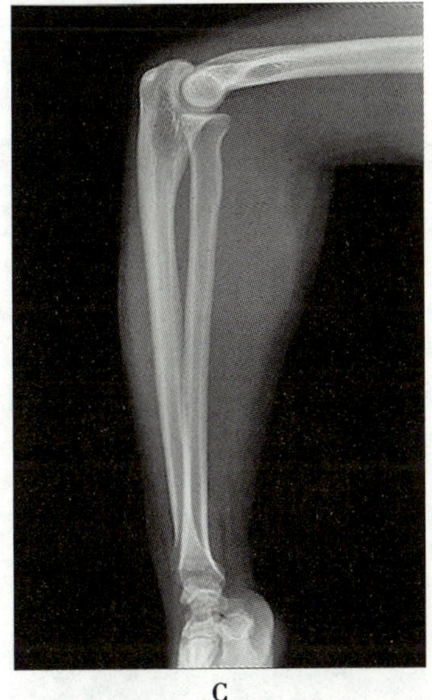

C

图 4-1-8　前臂侧位
A. 体位图；B. 显示示意图；C. 照片影像图。

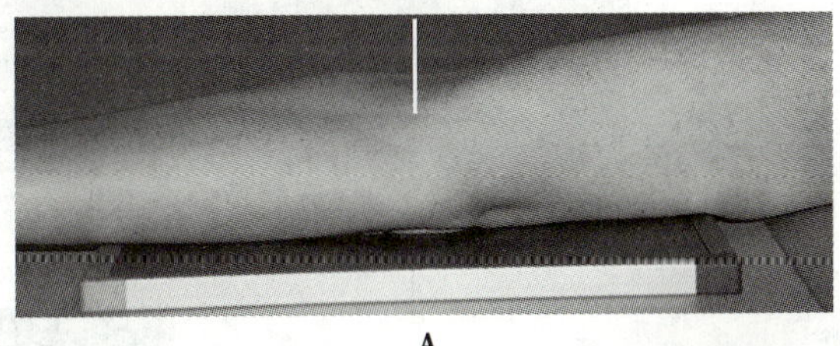

A

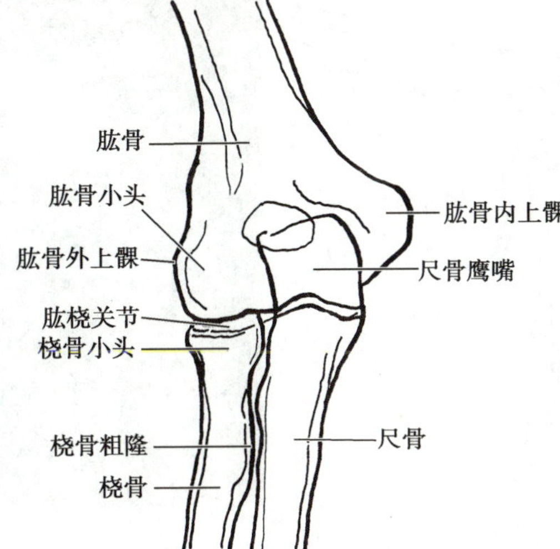

B

C

图 4-1-9　肘关节前后位
A. 体位图；B. 显示示意图；C. 照片影像图。

【基本质量评定】

（1）无异物影像，无运动伪影。

（2）包括肱骨远端及尺桡骨近端，显示被检侧肘关节的骨质、关节面及周围软组织影像。

（3）肘关节正位影像，关节间隙清晰，鹰嘴窝位于肱骨内外髁正中稍偏尺侧，呈三角形密度减低区。

（4）骨小梁清晰显示，周围软组织层次可见（图4-1-9B、C）。

10. 肘关节侧位

【摄影目的】观察组成肘关节各骨及相互关系的侧位骨质、形态情况。

【体位要求】

（1）被检者侧坐于摄影床一端。

（2）被检侧肘关节屈曲约呈90°角，手呈侧位姿势，肩部向下与肘部相平，前臂近端及肘部和肱骨远端呈侧位，尺侧在下，紧贴IR。

（3）肱骨内上髁置于IR中心，IR上缘包括肱骨远端，下缘包括尺桡骨近端（图4-1-10A）。

【中心线】中心线对准肱骨外上髁垂直射入IR。

【基本质量评定】

（1）无异物影像，无运动伪影。

（2）包括肱骨远端及尺桡骨近端，显示被检侧肘关节的骨质、关节面及周围软组织影像。

（3）肘关节侧位影像，关节间隙清晰，肱骨内、外髁相重叠呈圆形。

（4）骨小梁清晰显示，周围软组织层次可见（图4-1-10B、C）。

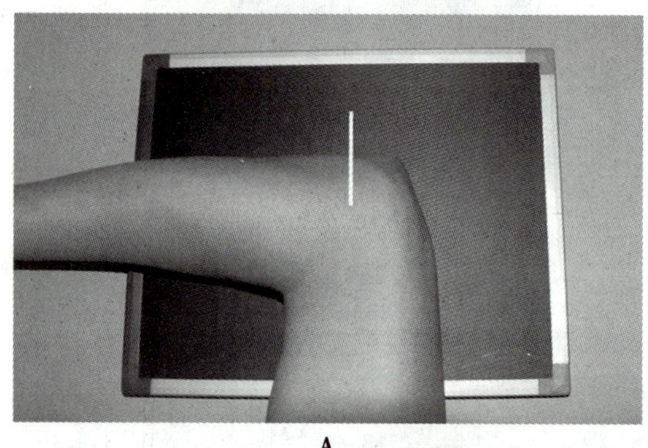

A

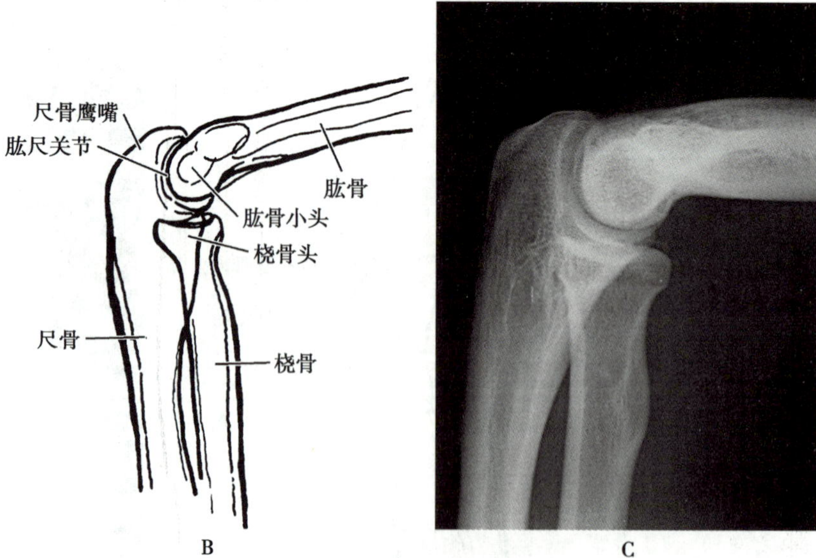

图4-1-10 肘关节侧位

A. 体位图；B. 显示示意图；C. 照片影像图。

11. 上臂前后位

【摄影目的】观察肱骨骨质形态及软组织情况。

【体位要求】

(1) 被检者仰卧于摄影床上。

(2) 被检侧上肢伸直外展20°~30°角，掌面向上，使肩、肘与摄影床面平行，上臂和肩部紧贴IR，上臂长轴与IR长轴平行。

(3) 上臂中点置于IR中心，IR上缘包括肩关节，下缘包括肘关节(图4-1-11A)。此体位也适用立位摄影。

【中心线】中心线对准上臂中点垂直射入。

【基本质量评定】

(1) 无异物影像，无运动伪影。

(2) 包括肩关节和肘关节，显示被检侧肱骨的骨质及周围软组织影像。

(3) 肱骨的正位影像，大结节向外突出呈切线位，小结节与肱骨重叠。

(4) 骨小梁清晰显示，周围软组织层次可见(图4-1-11B、C)。

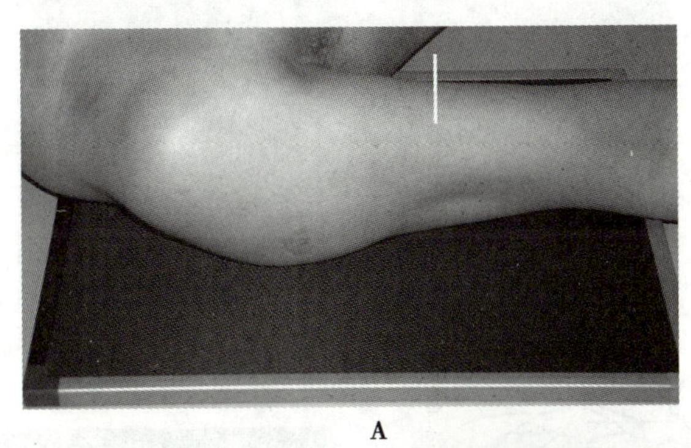

A

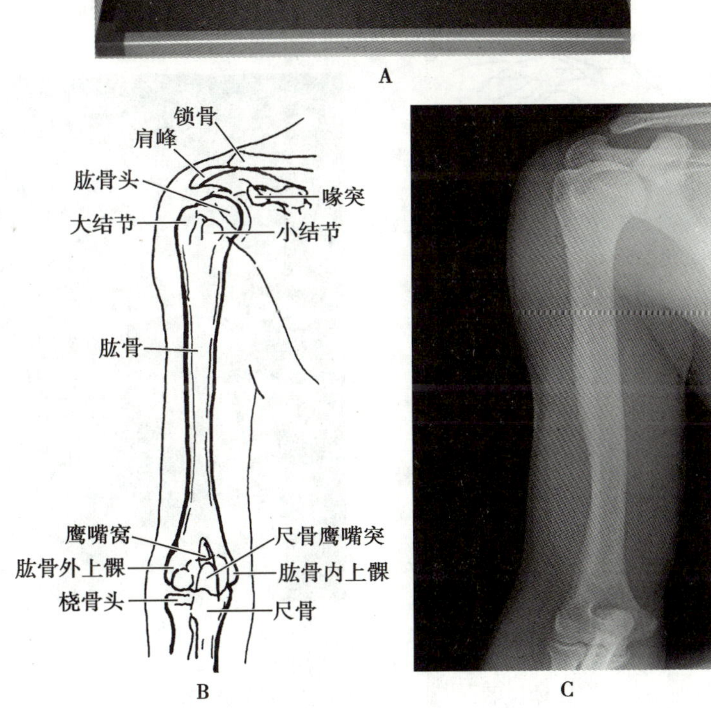

图4-1-11　上臂前后位

A. 体位图；B. 显示示意图；C. 照片影像图。

12. 上臂侧位

【摄影目的】观察肱骨侧位骨质结构及软组织情况。

【体位要求】

(1) 被检者仰卧于摄影床上。

（2）被检侧上臂稍外展，屈肘呈90°角，手内旋掌面向下置于腹前，将上臂内侧靠近IR，使肱骨内、外上髁相互重叠呈侧位，上臂长轴与IR长轴平行。

（3）上臂中点置于IR中心，IR上缘包括肩关节，下缘包括肘关节（图4-1-12A）。

（4）此体位也适用立位摄影。

【中心线】中心线对准上臂中点垂直射入。

【基本质量评定】

（1）无异物影像，无运动伪影。

（2）包括肩关节和肘关节，显示被检侧肱骨的骨质及周围软组织影像。

（3）肱骨的侧位影像，肱骨头下部与大结节重叠。

（4）骨小梁清晰显示，周围软组织层次可见（图4-1-12B、C）。

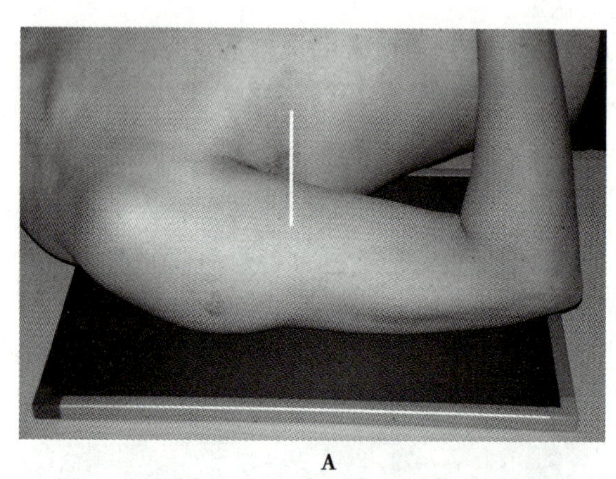

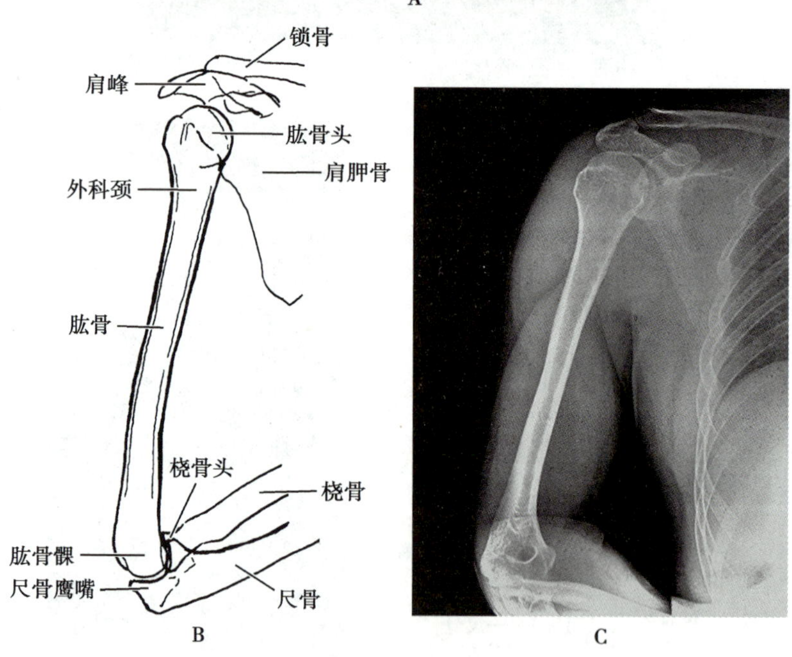

图4-1-12　上臂侧位
A. 体位图；B. 显示示意图；C. 照片影像图。

13. 肩关节前后位

【摄影目的】观察肩关节各骨正位形态，特别是肱骨头与关节盂的关节间隙。

【体位要求】

（1）仰卧于摄影床上。

（2）对侧肩部稍向前斜或垫高，使被检侧肩部紧贴IR，被检侧上肢伸直稍外展，掌心向前或朝上，头部转向对侧。

（3）肩胛骨喙突置于 IR 中心，IR 上缘超出肩部 2～3cm，下缘包括肱骨近端（图 4-1-13A）。

（4）此体位也适用立位摄影。

【中心线】 中心线对准肩胛骨喙突垂直射入。

【基本质量评定】

（1）无异物影像，无运动伪影。

（2）包括肩关节、肱骨近段，显示被检侧肩关节的骨质、关节面及周围软组织影像。

（3）肩关节的正位影像，关节间隙显示清晰，肱骨头上部与肩峰重叠。

（4）骨小梁清晰显示，周围软组织层次可见（图 4-1-13B、C）。

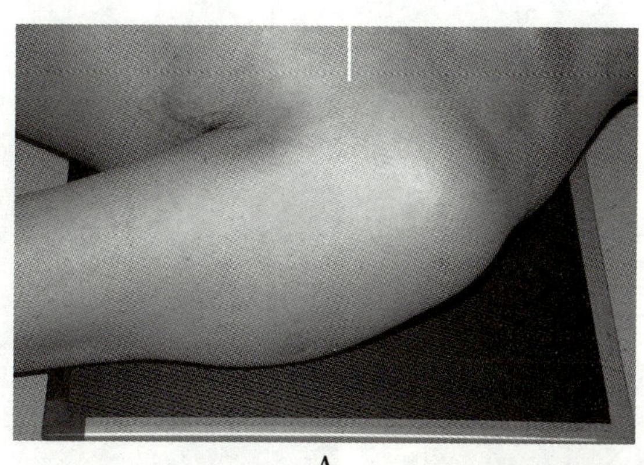

A

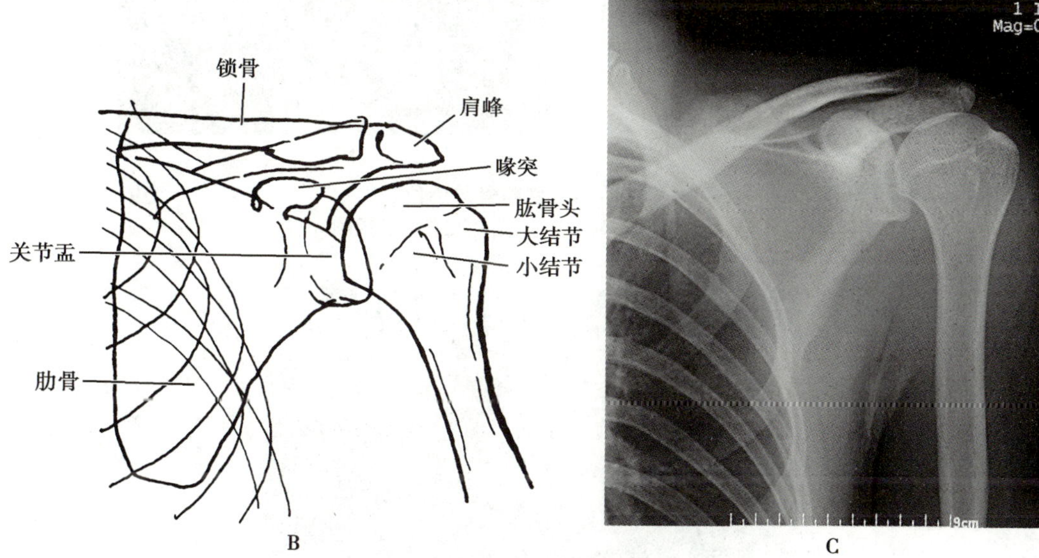

图 4-1-13　肩关节前后位

A. 体位图；B. 显示示意图；C. 照片影像图。

14. 肩胛骨前后位

【摄影目的】 观察肩胛骨正位形态和骨质结构。

【体位要求】

（1）被检者仰卧于摄影床上。

（2）被检侧上臂伸直，掌面向前，稍外展，将对侧肩部垫高，保持身体稳定。

（3）被检侧肩胛骨喙突下方 4～5cm 置于 IR 中心，IR 上缘包括肩部软组织，下缘包括肩胛骨下角（图 4-1-14A）。

（4）此体位也适用立位摄影，对侧肩稍向前斜。

【中心线】 中心线对准喙突下方 4～5cm 垂直射入。

【基本质量评定】

（1）无异物影像，无运动伪影。

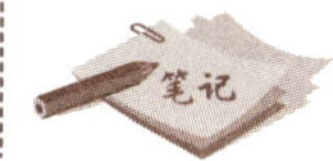

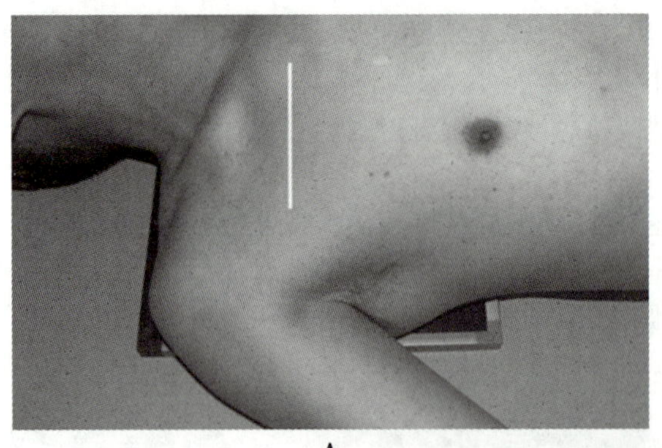
A

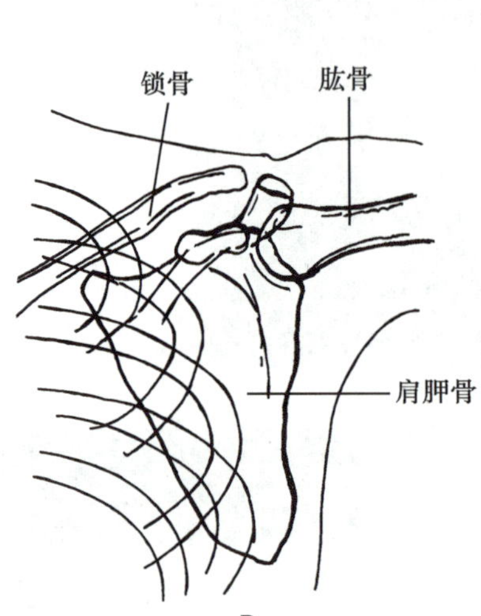

B

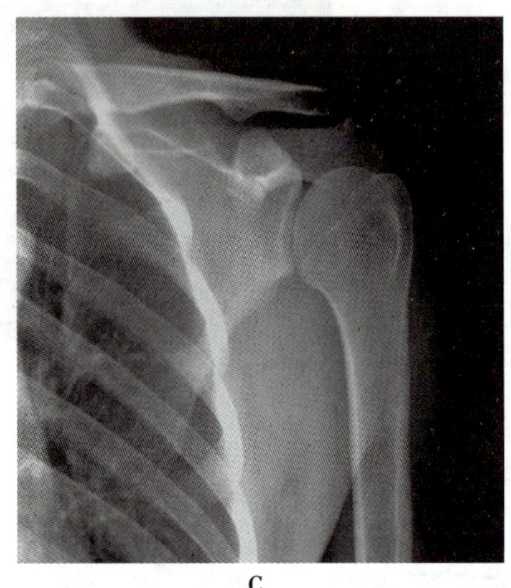
C

图4-1-14　肩胛骨前后位
A. 体位图；B. 显示示意图；C. 照片影像图。

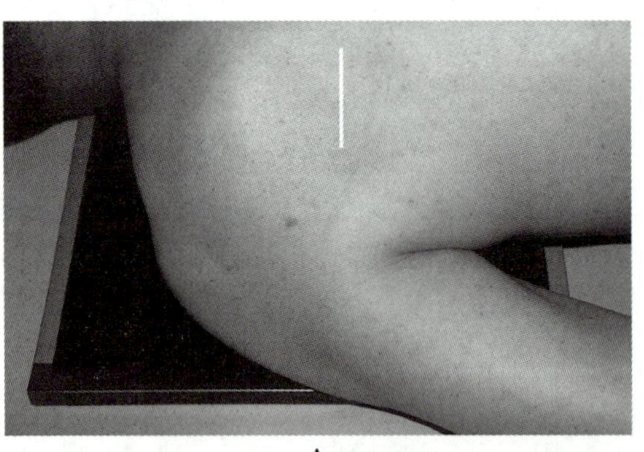
A

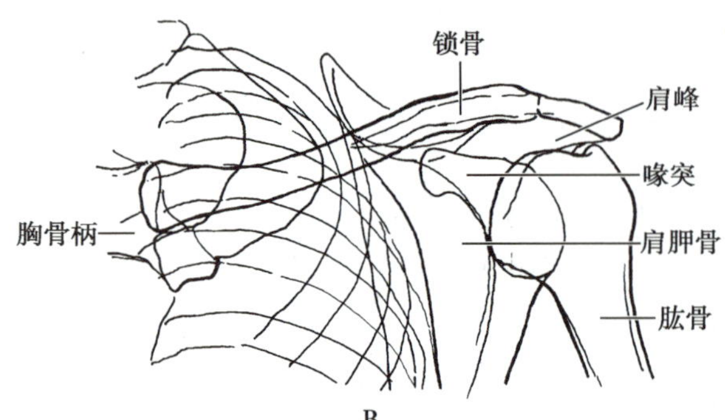

B

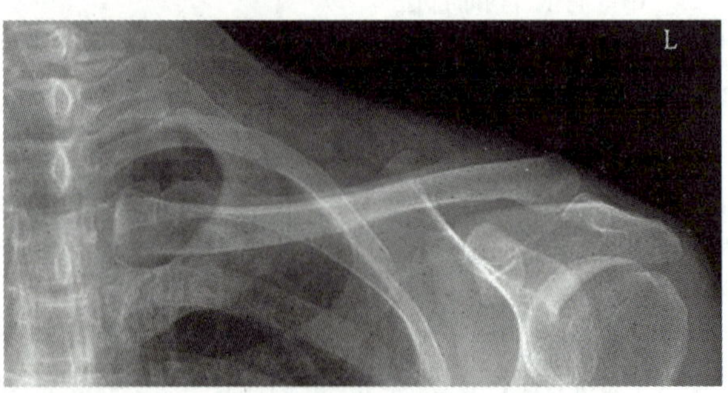

C

图4-1-15　锁骨后前位
A. 体位图；B. 显示示意图；C. 照片影像图。

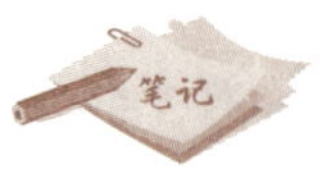

（2）包括肩胛骨和肩关节，显示被检侧肩胛骨的骨质、关节面及周围软组织影像。

（3）肩胛骨、肩关节的正位影像，肩胛骨外份投影与胸廓外方，内份与肋骨、肺野重叠。

（4）骨小梁清晰显示，周围软组织层次可见（图 4-1-14B、C）。

15. 锁骨后前位

【摄影目的】 观察锁骨正位形态和骨质结构。

【体位要求】

（1）被检者俯卧于摄影床上。

（2）头部转向对侧，被检侧上肢内旋 180°角，使被检侧锁骨紧贴床面。

（3）锁骨中点置于 IR 中心，IR 外缘包括肩锁关节，内缘包括胸锁关节（图 4-1-15A）。

（4）此体位也适用立位摄影。

【中心线】 中心线对准锁骨中点垂直射入。

【基本质量评定】

（1）无异物影像，无运动伪影。

（2）包括肩关节、胸骨，显示被检锁骨的骨质、肩锁关节、胸锁关节及周围软组织影像。

（3）锁骨的正位影像，形态平直，内 1/3 与胸廓相重叠，肩锁关节及胸锁关节显示清晰。

（4）骨小梁清晰显示，周围软组织层次可见（图 4-1-15B、C）。

知识链接

1. 手前后位　如果特殊情况，手掌不能与 IR 紧贴，可以摄手的前后位，将手背贴于 IR，其他同手的后前位。

2. 肘关节前后位　如果肘关节伸直受限时，可以将前臂平位，将前臂贴于 IR，中心线垂直经屈曲的关节皱褶中点下方 2~3cm 处；也可以采取上臂平位，将上臂贴于 IR，中心线对准肱骨内、外上髁连线中点垂直射入。

3. 锁骨后前正位　对于病情较重的患者或婴幼儿，可采用仰卧前后正位摄影，被检者仰卧于摄影床上，其他同锁骨后前正位。

（杨尚玉）

（二）下肢摄影体位

视频：下肢摄影体位

1. 足前后位

【摄影目的】 观察足部骨骼骨质及软组织情况。

【体位要求】

（1）被检者坐于或仰卧位于摄影床上。

（2）被检侧膝关节屈曲，足的底面平放在 IR 上，足部长轴与 IR 长轴平行，对侧腿伸直，保持身体平稳。

（3）照射野前缘包括足趾，后缘包括足跟，第 3 跖骨基底部置于照射野中心，调整照射野，照射野应包括全部足部（图 4-1-16A）。

【中心线】 中心线对准第 3 跖骨基底部垂直射入。

【基本质量评定】

（1）无异物影像，无运动伪影。

（2）显示整个足部正位像，包括所有趾骨、跖骨、部分跗骨及足部所有软组织都应在片中显示。

（3）足长轴应对准 IR 长轴，第 3 跖骨基底部位于该图像中心，第 1 与第 2 跖骨基底部一般分离，第 2~5 跖骨间距相等且基底部部分重叠。

（4）清晰可见足趾骨、跖骨及部分跗骨的骨皮质和骨小梁；周围软组织层次可见（图 4-1-16B、C）。

2. 足内斜位

【摄影目的】 观察足各骨及软组织斜位情况。

笔记

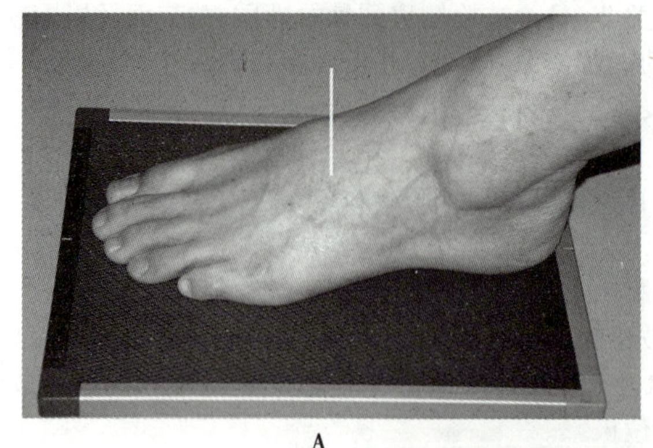

A

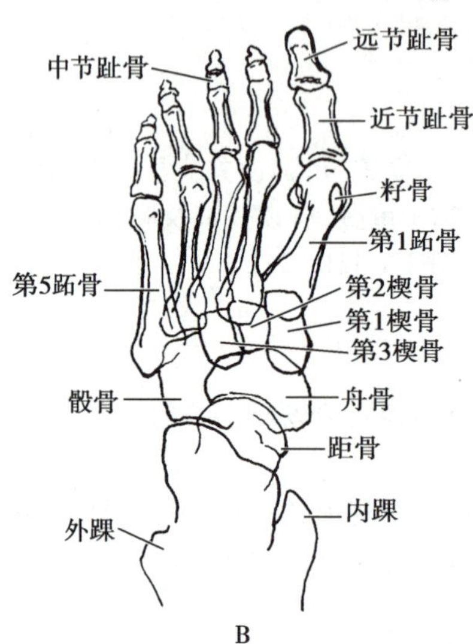

B

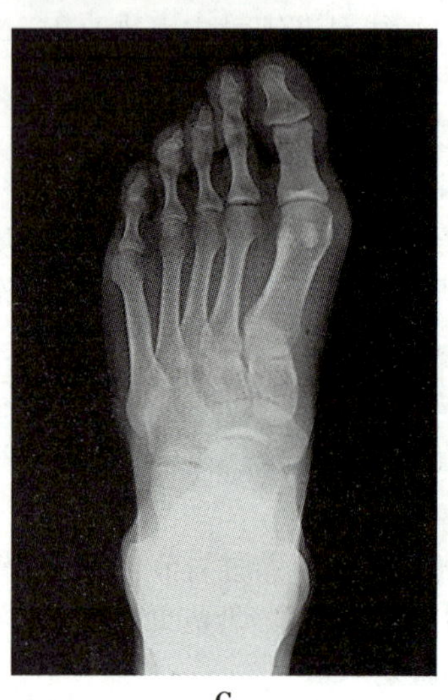

C

图 4-1-16 足前后位

A. 体位图；B. 显示示意图；C. 照片影像图。

【体位要求】

（1）被检者坐于或仰卧位于摄影床上。

（2）被检侧膝关节屈曲，足底内侧贴近 IR，足外侧抬高，使足底与 IR 呈 30°~45°角，足部长轴与 IR 长轴平行。

（3）第 3 跖骨基底部置于照射野中心，调整照射野，应包括全部足部（图 4-1-17A）。

【中心线】中心线对准第 3 跖骨基底部垂直射入。

【基本质量评定】

（1）无异物影像，无运动伪影。

（2）显示足部诸骨呈斜位影像，从远节趾骨到跟骨后缘和距骨近端都应当显示。

（3）足长轴应对准 IR 长轴，第 3、4 跖骨基底部位于该图像中心；第 1、2 跖骨基底部重叠，其余跖骨及趾骨清晰显示；跟距关节、楔舟关节及第 3、4 跗跖关节间隙显示，清晰可见第 5 跖骨基底部的粗隆、骰骨周围间隙和距骨沟。

（4）清晰可见趾骨、跖骨、跗骨骨皮质、骨小梁；软组织层次可见（图 4-1-17B、C）。

3. 跟骨侧位

【摄影目的】观察跟骨骨质及软组织情况，常用于检查跟骨骨刺、外伤骨折及其他跟骨病变。

【体位要求】

（1）被检者坐位或侧卧于摄影床上。

（2）被检侧足跟骨外侧紧贴 IR，双侧对照时使足底相对置于 IR 上。

（3）照射野后缘包括跟骨后部，下缘包括足底部（图 4-1-18A）。

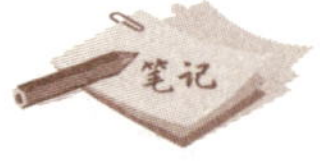

【中心线】中心线对准内踝下 2cm 垂直射入。双侧摄影时，中心线对准两侧内踝下 2cm 连线中

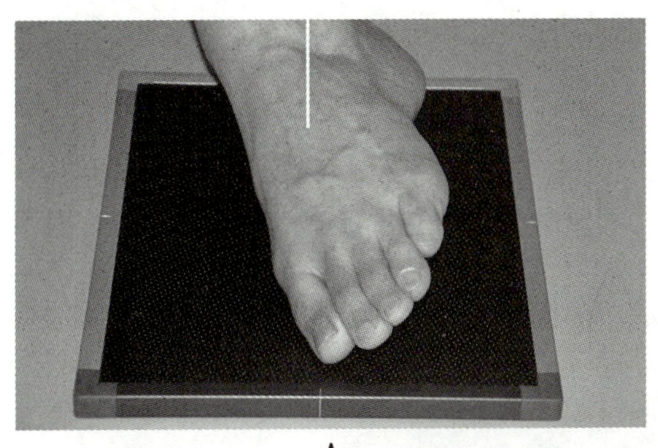

A

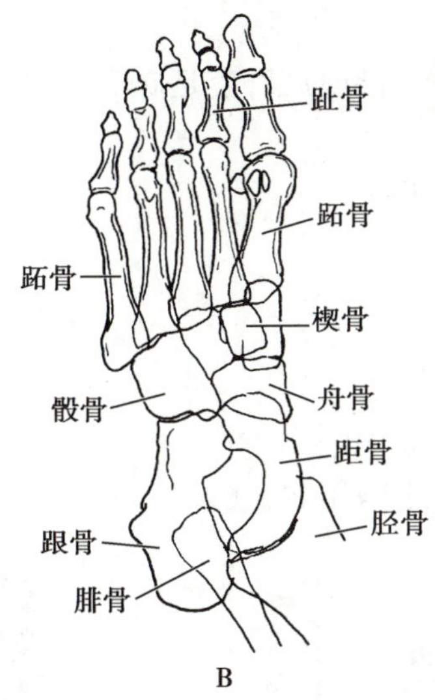

B

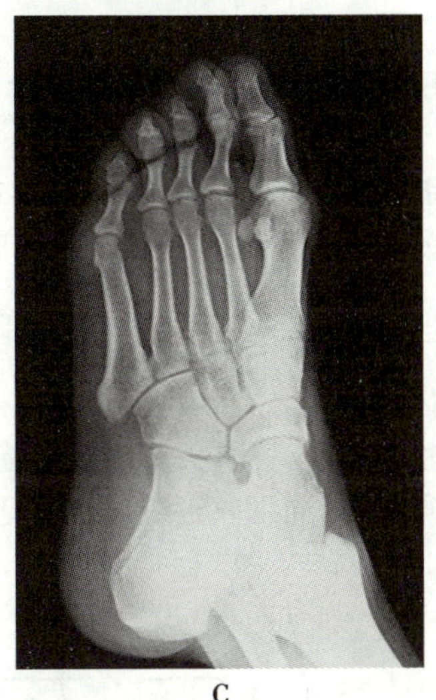

C

图 4-1-17　足内斜位
A. 体位图；B. 显示示意图；C. 照片影像图。

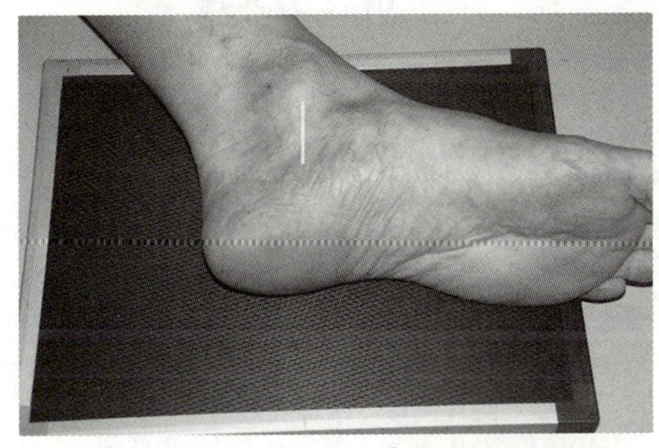

A

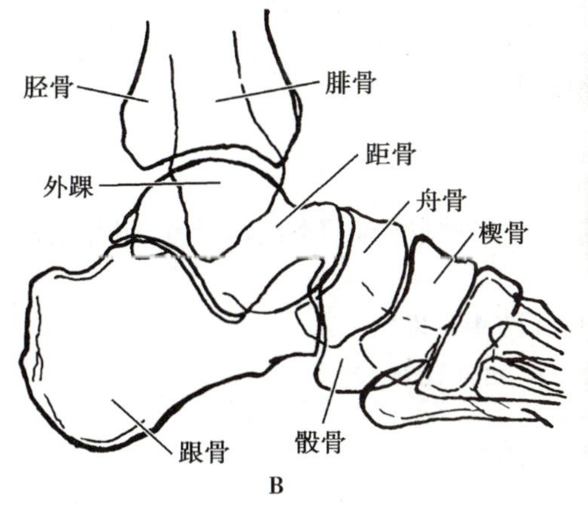

B

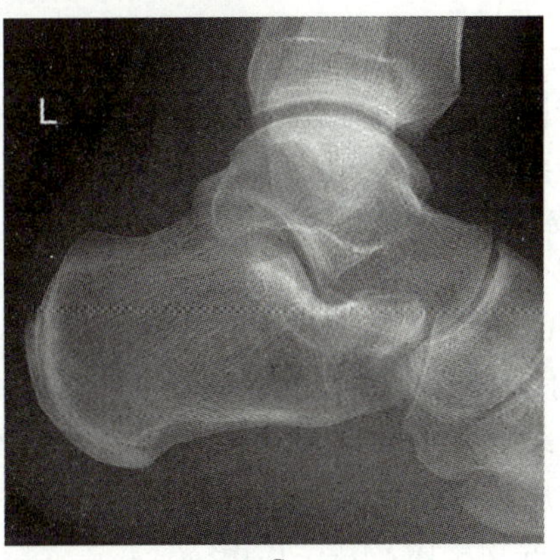

C

图 4-1-18　跟骨侧位
A. 体位图；B. 显示示意图；C. 照片影像图。

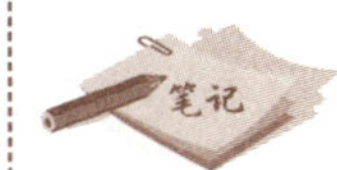

点垂直射入。

【基本质量评定】

(1) 无异物影像,无运动伪影。

(2) 显示跟骨侧位影像,包括整个跟骨、踝关节近端、距舟关节和第5跖骨基底部前缘。

(3) 跟骨位于该图像中心,其上方与距骨部分重叠,跟距关节间隙清晰,外踝与胫骨后下部分及距骨重叠。

(4) 密度和对比度良好,骨小梁清晰显示,周围软组织层次可见(图4-1-18B、C)。

4. 跟骨底跟轴位

【摄影目的】观察跟骨底跟轴位骨质情况。

【体位要求】

(1) 被检者坐位于摄影床上。

(2) 被检侧下肢伸直,足尖向上;用绷带圈套住足部,让受检者自行拉紧,使足底尽可能与IR垂直。

(3) 跟底置于照射野中心,跟底皮肤置于IR边缘内3cm(图4-1-19A)。

【中心线】中心线向头侧倾斜35°~40°角,经跟骨中点射入。

【基本质量评定】

(1) 无异物影像,无运动伪影。

(2) 显示跟骨底跟轴位影像,跟骨体及跟骨各突均显示。

(3) 跟骨位于图像的中央,显示被检侧跟骨骨质、关节面及周围软组织。

(4) 密度和对比度良好,骨小梁清晰显示,周围软组织层次可见(图4-1-19B、C)。

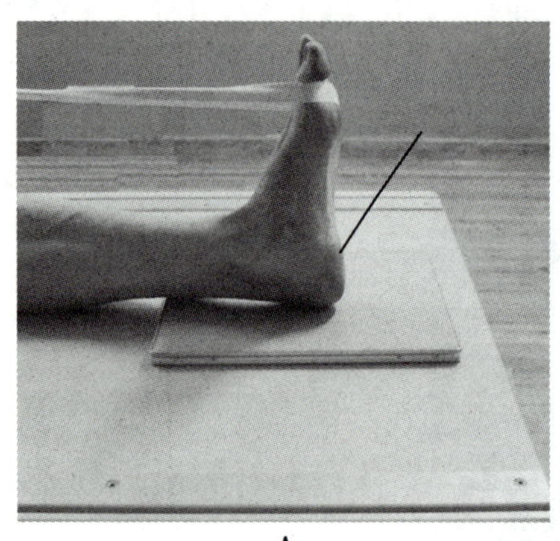

A

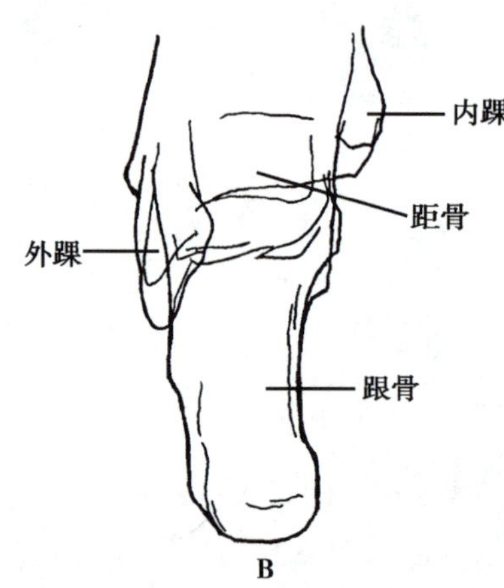

B

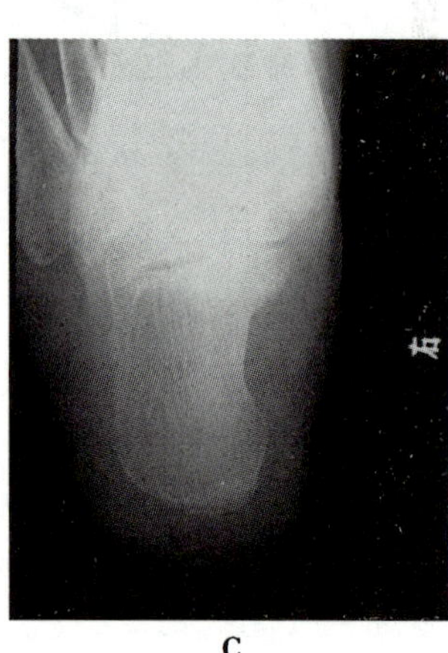

C

图4-1-19　跟骨底跟轴位

A. 体位图;B. 显示示意图;C. 照片影像图。

5. 踝关节前后位

【摄影目的】观察踝关节正位骨质及软组织情况。

【体位要求】

(1) 被检者仰卧或坐于摄影床上。

(2) 被检侧下肢伸直,足尖向上稍内旋,小腿长轴与照射野和IR长轴对准,跟骨紧贴IR,足矢状面垂直于IR。

(3) 内、外踝连线中点上1cm置于照射野中心(图4-1-20A)。

【中心线】中心线对准内、外踝连线中点上1cm处垂直射入。

【基本质量评定】

(1) 无异物影像,无运动伪影。

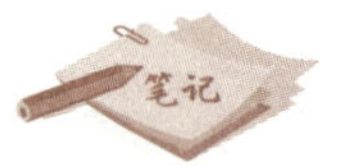

(2) 显示踝关节正位像,包括胫腓骨远端1/3、内外踝、距骨和跖骨近端及周围软组织。

(3) 小腿长轴与IR长轴一致,踝关节位于该图像中心,关节面呈切线位,其间隙清晰可见;胫腓

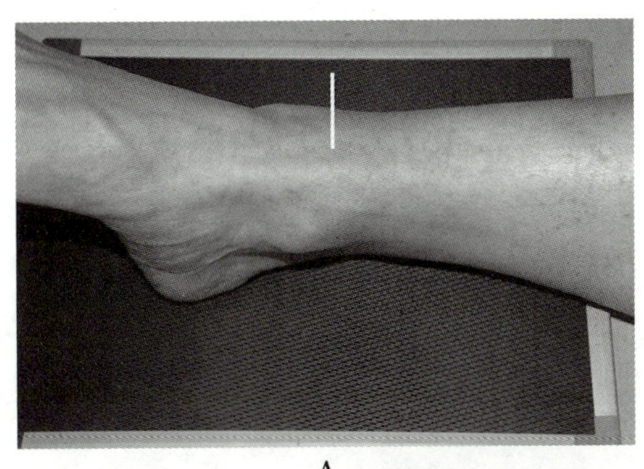

A

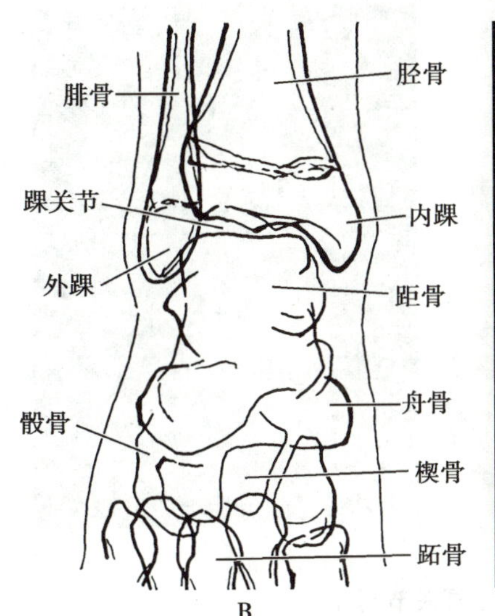

B

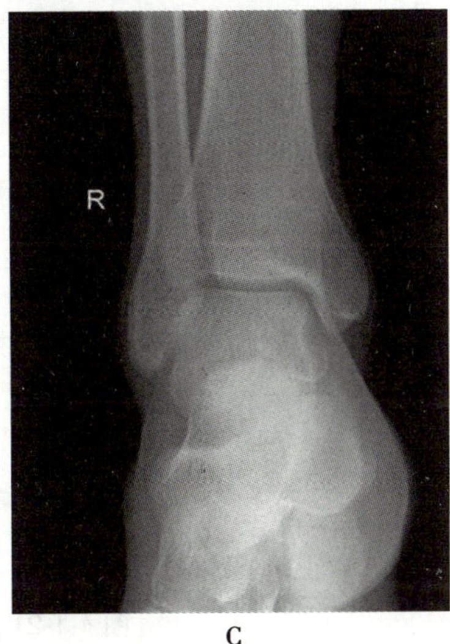

C

图 4-1-20　踝关节前后位

A. 体位图；B. 显示示意图；C. 照片影像图。

联合间隙和周围软组织层次可见。

（4）密度和对比度良好，骨皮质和骨小梁清晰可见；软组织层次可见（图 4-1-20B、C）。

6. 踝关节侧位

【摄影目的】 观察踝关节侧位骨质及软组织情况。

【体位要求】

（1）被检者侧卧于摄影床上，被检侧下肢屈曲。

（2）外踝紧贴 IR，使足矢状面与 IR 平行。

（3）将外踝上方 1cm 处置于照射野中心，照射野包括胫腓骨下段 1/3 和跗骨（图 4-1-21A）。

【中心线】 中心线对准内踝上方 1cm 垂直射入。

【基本质量评定】

（1）无异物影像，无运动伪影。

（2）显示踝关节侧位像，包括胫腓骨远端 1/3、内外踝、距骨和跖骨等足诸跗骨及周围软组织。

（3）踝关节位于该图像中心；距骨滑车面内外缘重叠良好；腓骨小头重叠于胫骨正中偏后踝。

（4）密度和对比度良好，骨皮质和骨小梁清晰可见；软组织层次可见（图 4-1-21B、C）。

7. 小腿前后位

【摄影目的】 观察胫腓骨及小腿软组织情况。

【体位要求】

（1）被检者仰卧或坐于摄影床上，被检侧下肢伸直且稍内旋，足尖向上。

（2）小腿矢状面与 IR 垂直，小腿长轴与 IR 长轴平行（大部分成年人须把小腿斜放在 IR 上，以保

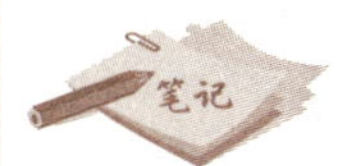

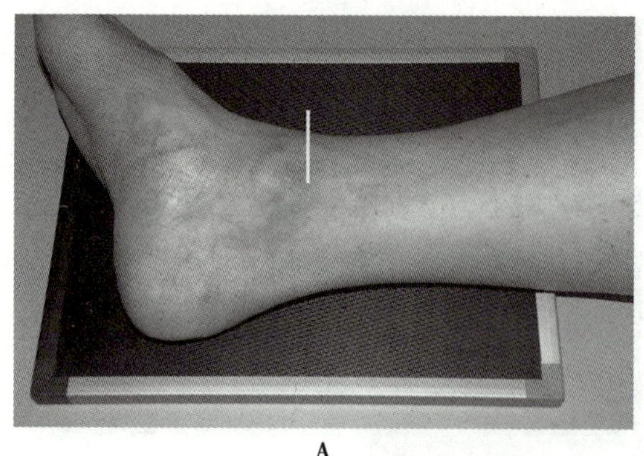

A

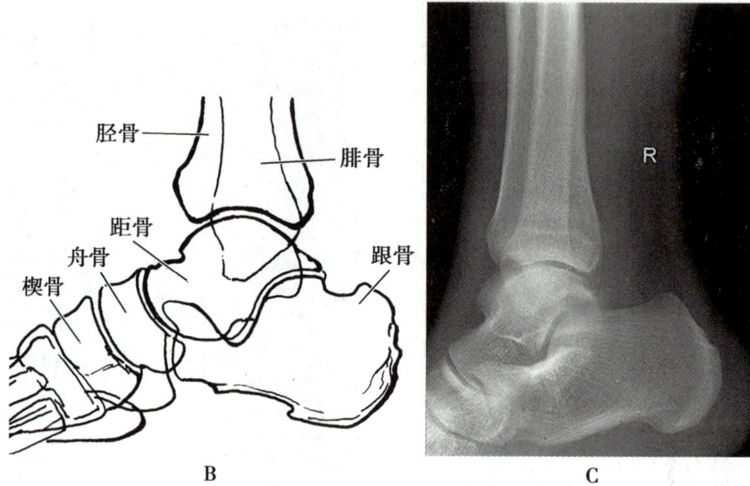

B　　C

图 4-1-21　踝关节侧位

A. 体位图；B. 显示示意图；C. 照片影像图。

证同时包括膝关节和踝关节)。

（3）小腿中点置于照射野中心，包邻近关节，可同时包括膝关节和踝关节(图 4-1-22A)。

【中心线】中心线对准小腿中点垂直射入。

【基本质量评定】

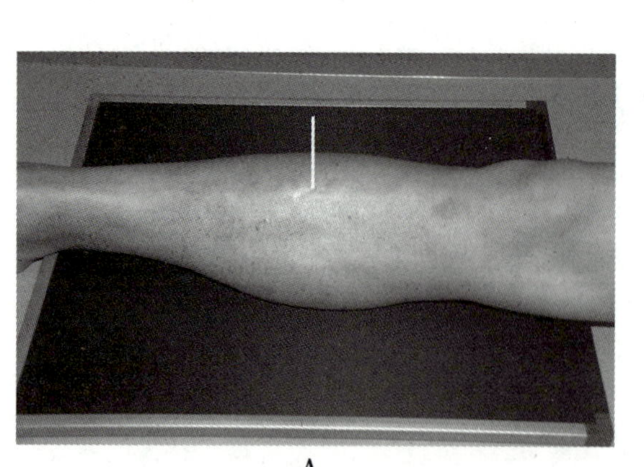

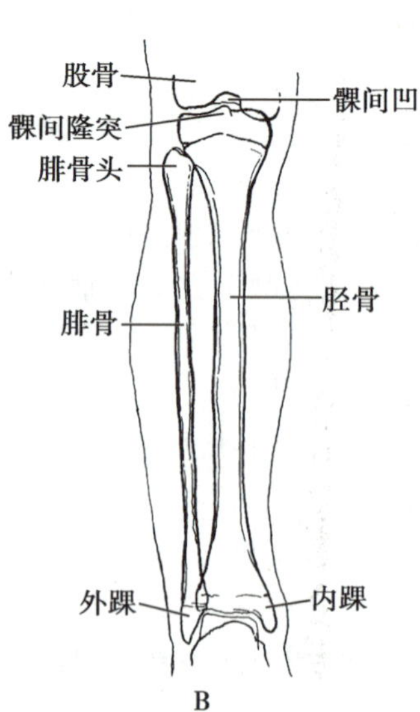

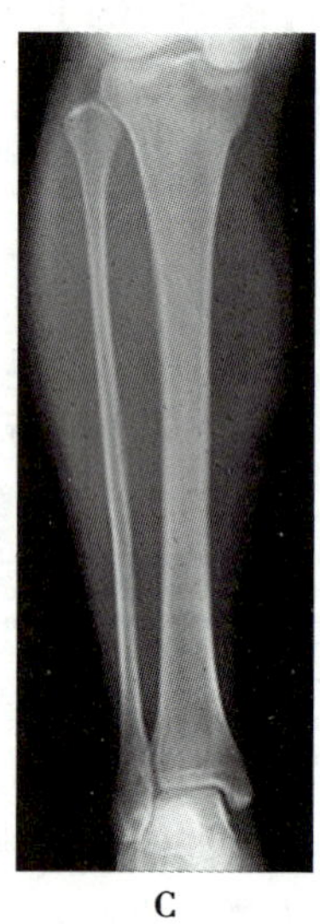

A　　B　　C

图 4-1-22　小腿前后位

A. 体位图；B. 显示示意图；C. 照片影像图。

（1）无异物影像，无运动伪影。

（2）显示小腿正位像，包括胫腓骨全长、邻近关节及周围软组织。

（3）小腿长轴与 IR 长轴平行，显示胫、腓骨及邻近关节正位影像，上下胫腓关节皆有重叠，显示股骨和胫骨内外侧髁，髁间隆突位于髁间窝正中。

（4）骨皮质和骨小梁显示清晰，软组织层次可见（图 4-1-22B、C）。

8. 小腿侧位

【摄影目的】观察胫腓骨侧位及小腿软组织情况。

【体位要求】

（1）被检者侧卧于摄影床上。

（2）被检侧膝关节屈曲 135°角，小腿腓侧靠近 IR，小腿矢状面与 IR 平行，小腿长轴与 IR 长轴平行（图 4-1-23A）。

（3）小腿中点置于照射野中心，包邻近关节，可同时包括膝关节和踝关节。

【中心线】中心线对准小腿中点垂直射入。

【基本质量评定】

（1）无异物影像，无运动伪影。

（2）显示小腿侧位像，包括胫腓骨全长、邻近关节及周围软组织。

（3）小腿长轴与 IR 长轴平行，显示胫、腓骨及邻近关节呈侧位影像，显示胫骨结节，腓骨头与胫骨部分重叠，上胫腓关节重叠较少，下胫腓关节重叠较多。

（4）骨皮质和骨小梁显示清晰，软组织层次可见（图 4-1-23B、C）。

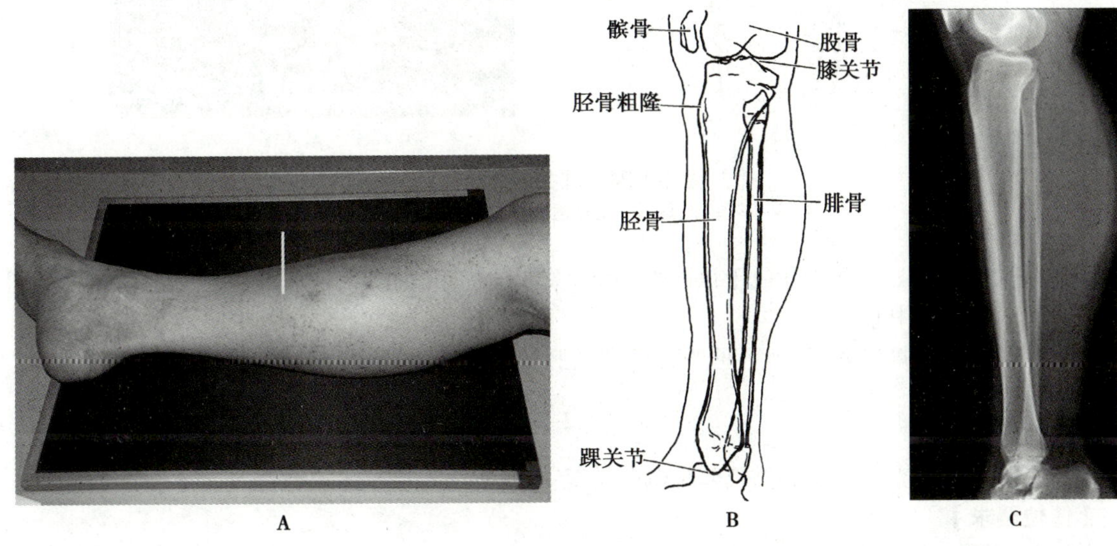

图 4-1-23　小腿侧位
A. 体位图；B. 显示示意图；C. 照片影像图。

9. 膝关节前后位

【摄影目的】观察膝关节间隙、组成膝关节各骨骨质及膝部软组织等情况。

【体位要求】

（1）被检者仰卧或坐于摄影床上。

（2）被检侧下肢伸直且稍内旋，足尖向上，腘窝靠近 IR，膝部正中矢状面与 IR 垂直（图 4-1-24A）。

（3）髌骨下缘置于照射野中心，包括股骨远端、胫腓骨近端。

【中心线】中心线对准髌骨下缘垂直射入。

【基本质量评定】

（1）无异物影像，无运动伪影。

（2）显示膝关节正位像，包括股骨远端、胫腓骨近端及周围软组织前后位像。

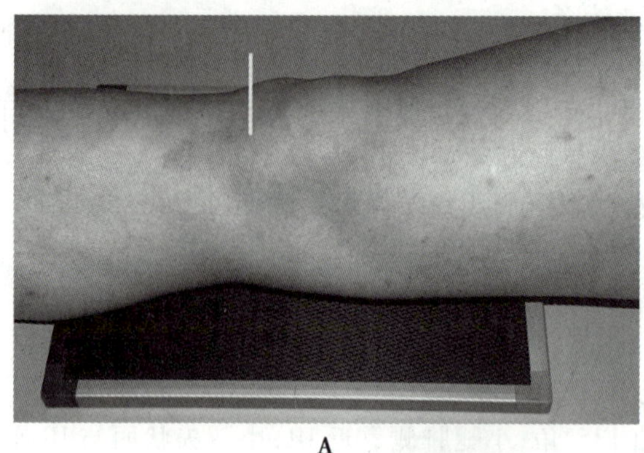

A

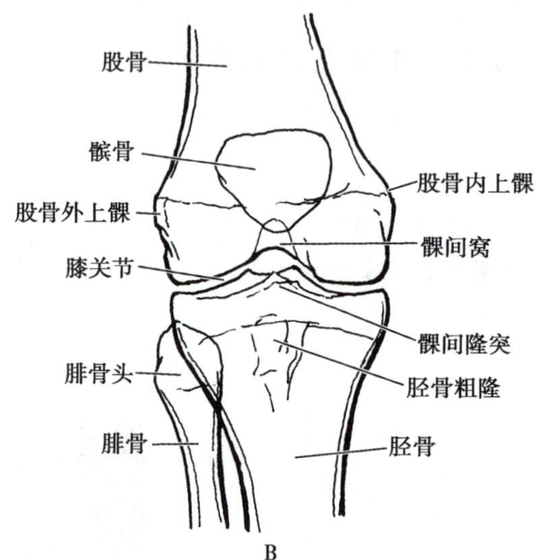

B

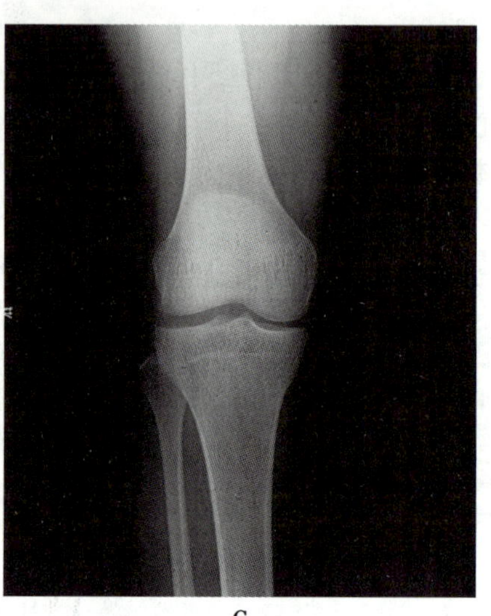

C

图 4-1-24　膝关节前后位

A. 体位图；B. 显示示意图；C. 照片影像图。

（3）膝关节间隙显示清晰并位于该图像中心，关节面前后缘重叠，腓骨头内侧与胫骨部分重叠，髁间隆突位于髁间窝中心。

（4）密度和对比度良好，清晰可见股骨远端及胫骨近端骨小梁；周围软组织层次可见；隐约可见髌骨（图 4-1-24B、C）。

10. 膝关节侧位

【摄影目的】观察膝关节侧位及髌骨侧位情况。

【体位要求】

（1）被检者侧卧于摄影床上。

（2）被检侧膝关节外侧贴紧 IR，屈膝约呈 135°角，膝部矢状面与 IR 平行，对侧下肢屈曲置于被检侧下肢前方。

（3）髌骨下缘与腘窝连线中点置于照射野中心（图 4-1-25A）。

【中心线】中心线对准髌骨下缘与腘窝连线中点垂直射入。髌骨侧位的体位与膝关节侧位相同，中心线对准髌骨内缘垂直射入。

【基本质量评定】

（1）无异物影像，无运动伪影。

（2）显示膝关节侧位像，包括股骨远端、胫骨近端及周围软组织。

（3）膝关节间隙位于该图像中心，股骨内、外髁基本重叠；髌骨呈侧位显示，无双边，完全显示髌股关节间隙；腓骨小头前 1/3 与胫骨重叠；股骨与胫骨长轴呈 120°～130°角。

（4）密度和对比度良好，清晰可见股骨远端及胫骨近端骨小梁；周围软组织层次可见（图 4-1-25B、C）。

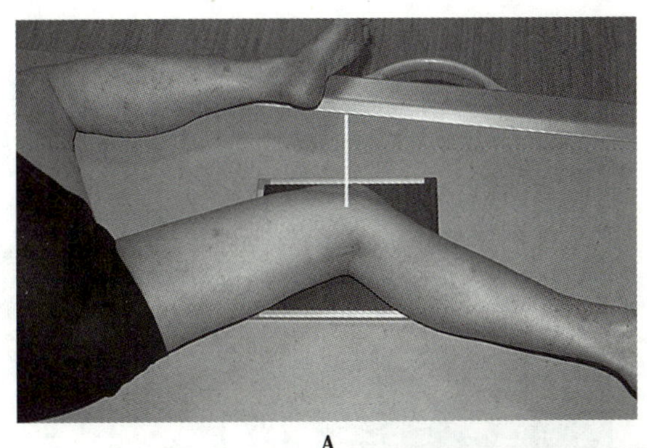

A

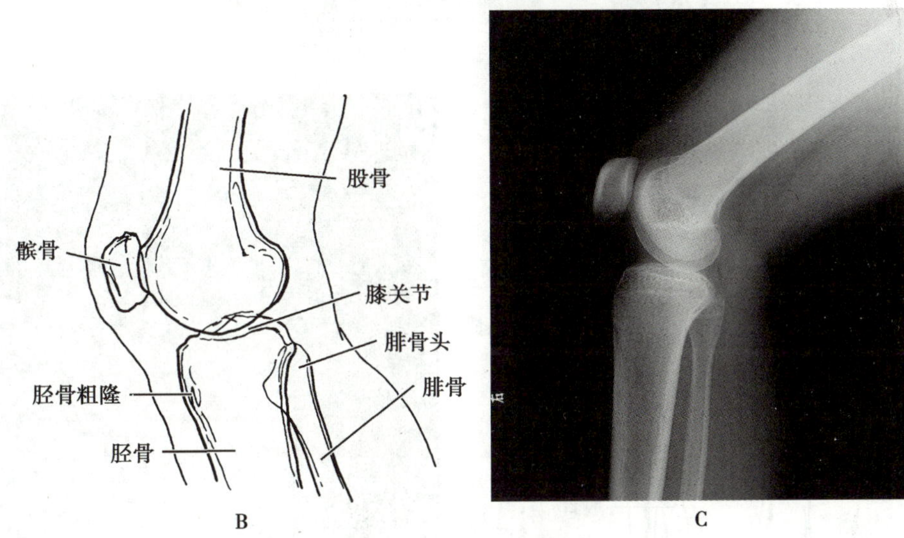

图 4-1-25　膝关节侧位

A. 体位图；B. 显示示意图；C. 照片影像图。

11. 髌骨轴位

【摄影目的】观察髌骨骨质情况。

【体位要求】

（1）被检者俯卧于摄影床上。

（2）被检侧膝关节尽量屈曲，可让受检者用被检侧手拉住踝部或用绷带拉住小腿，对侧下肢伸直。

（3）髌骨置于 IR 中心（图 4-1-26A）。

【中心线】中心线对准髌骨下缘，经髌股关节间隙垂直射入。

【基本质量评定】

（1）无异物影像，无运动伪影。

（2）显示髌骨轴位像，包括髌骨和股骨前方内外侧髁。

（3）髌骨位于该图像中心，显示髌骨和股骨的关节面轴位影像，髌骨呈板栗状显示。

（4）密度和对比度良好，骨小梁清晰显示，周围软组织层次可见（图 4-1-26B、C）。

12. 大腿前后位

【摄影目的】观察股骨骨质及股部软组织情况。

【体位要求】

（1）被检者仰卧于摄影床上。

（2）被检侧下肢伸直且稍内旋，足尖向上，股骨正中矢状面与床面垂直，并与 IR 中线重合（图 4-1-27A）。

（3）股骨中点置于照射野中心，包邻近关节。

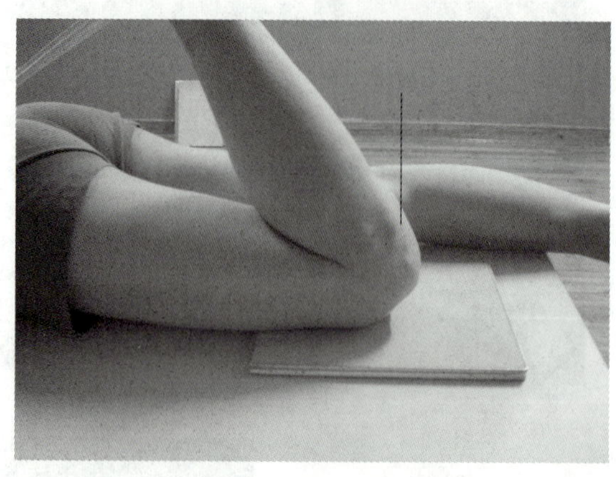

A

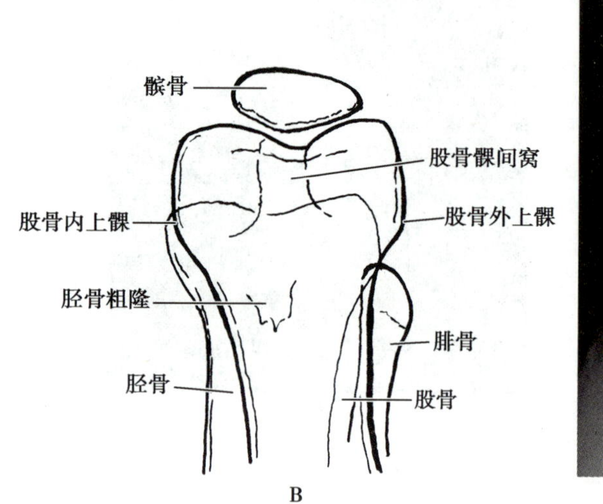

B

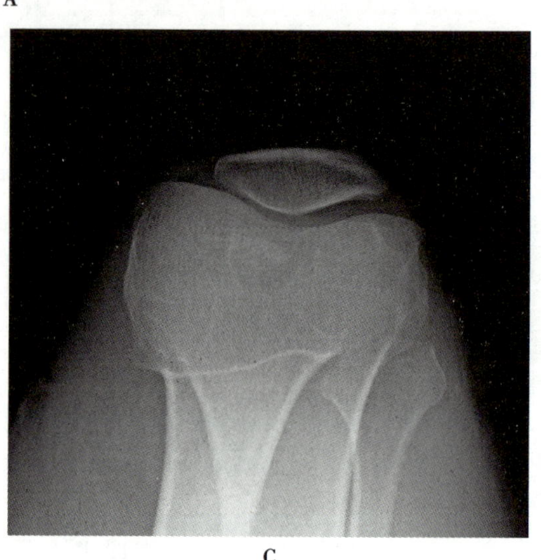

C

图 4-1-26　髌骨轴位

A. 体位图；B. 显示示意图；C. 照片影像图。

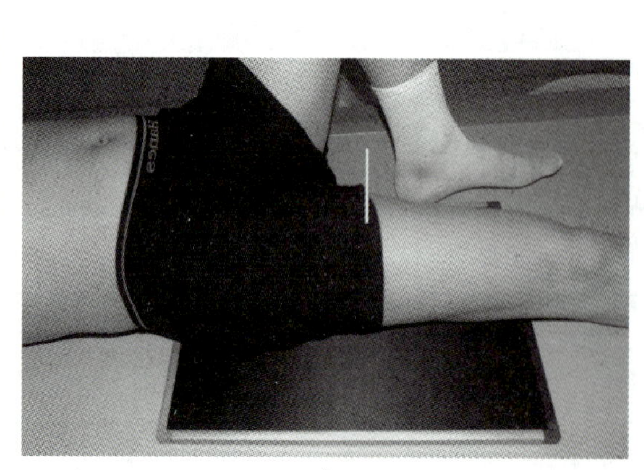

A

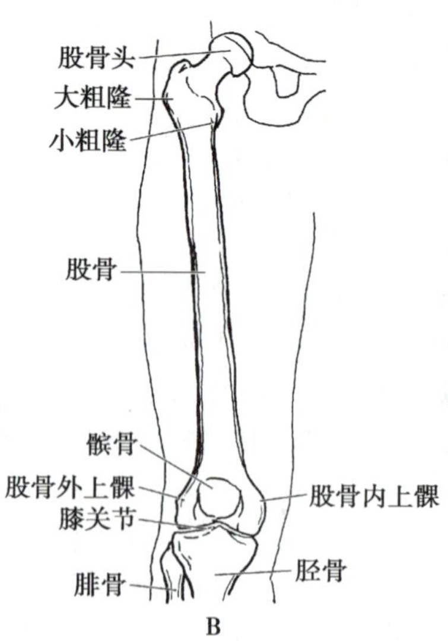

B

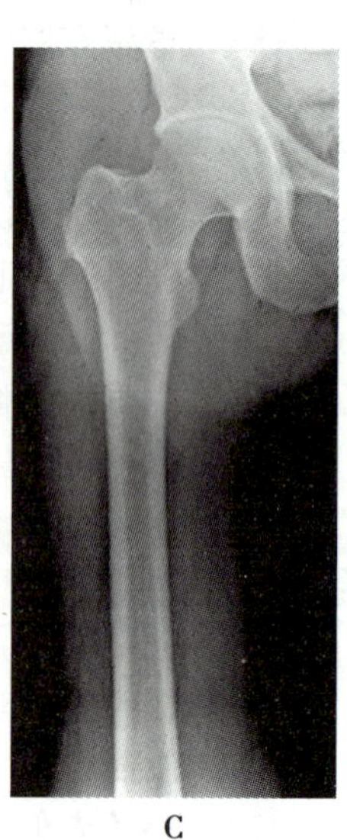

C

图 4-1-27　大腿前后位

A. 体位图；B. 显示示意图；C. 照片影像图。

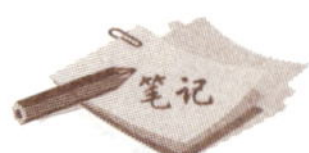

【中心线】中心线对准股骨中点垂直射入。

【基本质量评定】

（1）无异物影像，无运动伪影。

（2）显示股骨及邻近关节正位影像，若病变部位靠近股骨远端，则包括股骨中远段及膝关节；若病变部位靠近股骨近端，则包括股骨近段2/3及髋关节。

（3）股骨位于该图像中心，股骨和胫骨内外侧髁大小及形态对称出现，邻近关节间隙显示清晰。

（4）股骨骨小梁清晰显示，周围软组织层次可见（图4-1-27B、C）。

13. 大腿侧位

【摄影目的】观察股骨侧位及股部软组织情况。

【体位要求】

（1）被检者侧卧于摄影床上。

（2）包膝关节时，被检侧膝部屈曲约呈135°角，大腿外侧贴紧床面，股骨矢状面与床面平行，大腿长轴与IR中线重合，髌骨呈内外侧位，对侧下肢屈曲，并置于被检侧下肢的后方（图4-1-28A）。

（3）股骨中点置于照射野中心，包邻近关节。

【中心线】中心线对准股骨中点垂直射入。

【基本质量评定】

（1）无异物影像，无运动伪影。

（2）显示股骨及邻近关节侧位影像，包膝关节时显示股骨中远段及膝关节侧位像；若包髋关节时显示股骨近中段侧位像及髋关节斜位像。

（3）股骨位于该图像中心；投照股骨中远段包膝关节时，股骨内外侧髁的前后缘应当重叠，并与髌股关节相邻；投照股骨近中段包髋关节时，股骨近端和髋关节与对侧肢体应没有重叠。

（4）股骨骨小梁清晰显示，周围软组织层次可见（图4-1-28B、C）。

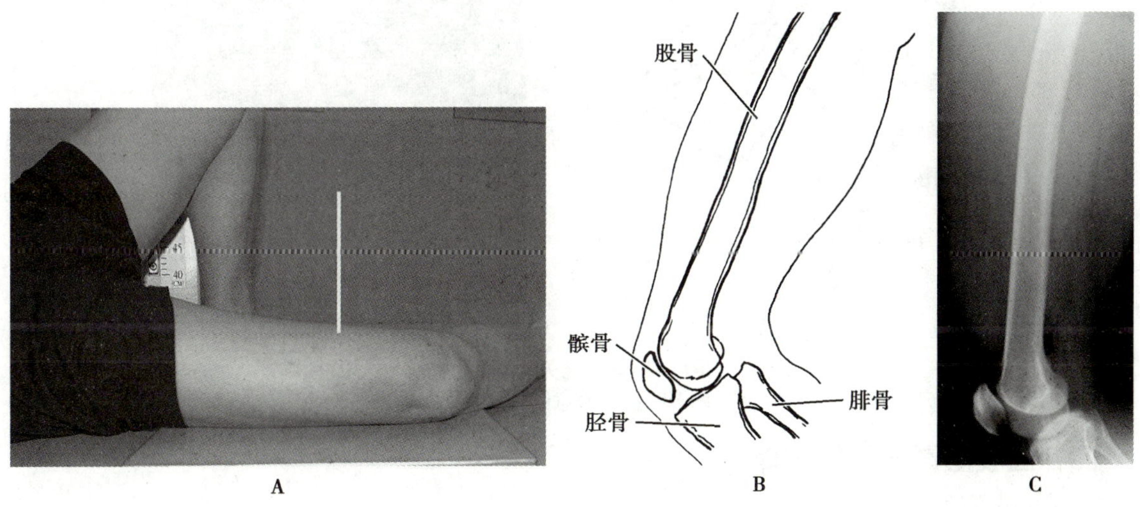

图4-1-28　大腿侧位

A. 体位图；B. 显示示意图；C. 照片影像图。

14. 髋关节前后位

【摄影目的】观察髋关节间隙、组成髋关节各骨骨质及软组织情况。多用于关节炎、关节结核、脱臼等关节病。

【体位要求】

（1）被检者仰卧于摄影床上。

（2）双下肢伸直且稍内旋，足尖向上，使足跟分开、两踇趾接触。

（3）被检侧髂前上棘与耻骨联合上缘连线的中点，向外下作垂线5cm处为髋关节的定位点，此点对准IR中心（图4-1-29A）。

【中心线】中心线对准定位点垂直射入。摄取双侧时，以两侧定位点连线的中点垂直射入。

【基本质量评定】

(1) 无异物影像，无运动伪影。

(2) 显示髋关节正位影像，包括股骨近段1/3、髋臼、耻骨、坐骨和髂骨相邻的部分。

(3) 股骨头位于该图像中心，大粗隆内缘与股骨颈重叠1/2，充分显示股骨颈、坐骨棘。

(4) 密度和对比度良好，骨小梁清晰显示，周围软组织层次可见(图4-1-29B、C)。

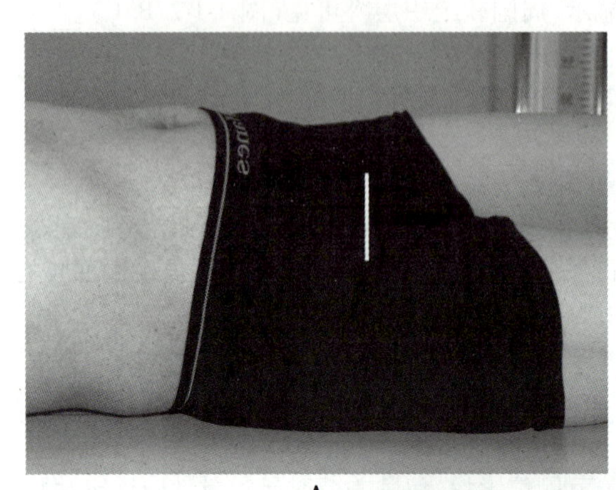

A

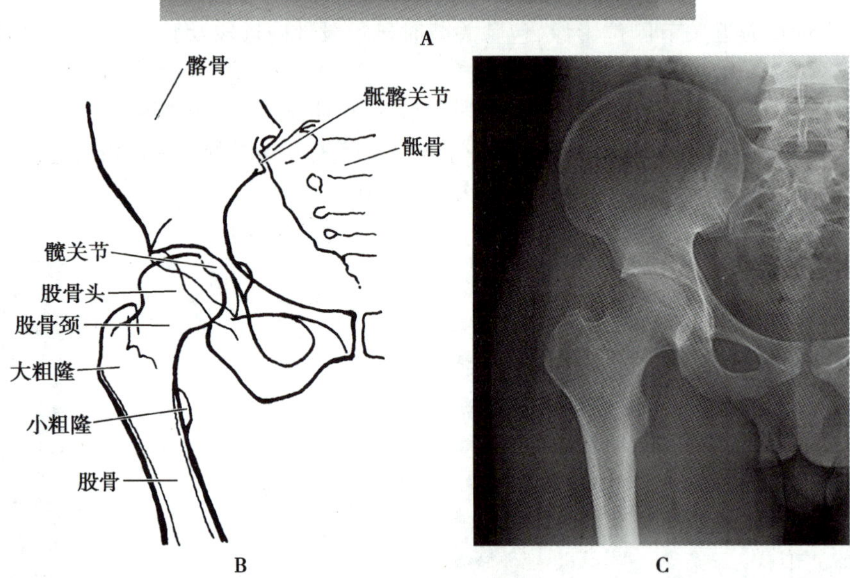

图4-1-29　髋关节前后位

A. 体位图；B. 显示示意图；C. 照片影像图。

四、四肢摄影的体位选择

四肢摄影的体位选择参见表4-1-1。

表4-1-1　摄影位置选择表

病变	首选位置	其他位置
手、足畸形	正位	斜位
手、足异物	正、侧位	
手、足骨折、脱位	正、斜位	侧位
类风湿关节炎	双手、双腕关节正位	肘、膝、肩、髋关节正位
痛风	足正位、内斜位	外斜位
骨肿瘤	正、侧位	

续表

病变	首选位置	其他位置
骨龄测量	双手、双腕关节正位	肘、肩关节正位
股骨头缺血坏死	髋关节正位	髋关节斜位
佝偻病等代谢性疾病	双手、双腕关节正位	
髋关节脱位	双髋关节正位、蛙形位	
舟状骨骨折、缺血坏死	腕关节尺偏位	腕关节正位

知识链接

1. 足侧位　被检者侧卧位，患侧下肢膝关节屈曲 45°角，对侧小腿位于被检侧小腿后方，防止过度旋转；必要时小腿和膝关节下方加放垫子，使足底面垂直于 IR，足的长轴对准 IR 长轴，中心线对准第 3 跖骨基底部垂直射入。临床可用于足部软组织异物的观察。

2. 足负重侧位　被检者站立位，站在脚踏板或脚凳上（以达到足够让 X 线束水平投照的高度）；双足并拢并均匀负重，IR 固定于双足内踝之间，足的长轴对准 IR 长轴；中心线对准第 3 跖骨基底部水平射入。临床可用于评价弓形足、扁平外翻足畸形等。

3. 股骨颈仰卧侧位　被检者仰卧位，臀部稍垫高；被检侧下肢伸直且稍内旋，足尖向上，对侧髋部和膝部屈曲，使股部与躯干垂直，小腿与躯干平行；IR 横向侧立于被检侧髂嵴外上方，并与躯干正中矢状面约呈 45°角，其上缘包括髂嵴，下缘包括大粗隆；中心线水平投射，自对侧向被检侧腹股沟方向，平大粗隆高度垂直射入。临床可用于股骨颈骨折检查。

4. 髋关节前后斜位　被检者侧卧于摄影床上，被检侧髋关节、膝关节屈曲 90°角，股部外侧靠近床面；股骨大粗隆置于 IR 中心；中心线向头侧倾斜 25°角，经腹股沟中点射入。临床可用于检查髋关节脱位时，判断股骨头前后移位及转位情况。

5. 双侧髋关节与股骨颈侧位（蛙形位）　被检者仰卧于摄影床上，身体正中矢状面对准床面中线；双髋部及膝部屈曲，且外旋与床面皆呈约 30°角（成人为 75°角）；双侧股骨大粗隆连线中点置于 IR 中心；中心线对准两侧股骨大粗隆连线中点垂直射入。临床可用于髋关节脱位复位后检查。

PPT：下肢其他摄影体位检查

（黄翔静）

第二节　胸部摄影检查

一、体表定位标志

1. 胸骨颈静脉切迹位于胸骨上缘的凹陷处，平第 2 胸椎下缘高度。

2. 胸骨角为胸骨柄与胸骨体的连接处，微向前凸，两侧与第 2 肋骨前端连接，平对气管分叉及第 4、5 胸椎椎体交界处。

3. 剑突末端为胸骨最下端，平第 11 胸椎椎体高度。

4. 肋弓构成胸廓下口的前缘部分，由第 8~10 肋骨前端分别与上位肋软骨相连形成，肋弓的最低点平第 3 腰椎高度。

5. 锁骨中线为通过锁骨中点的垂线。

6. 腋前线为通过腋窝前缘的垂线。

二、摄影注意事项

1. 摄影前应认真阅读申请单，明确检查目的，正确选择摄影体位。

笔记

2. 摄影前，被检者着棉质内衣，注意摘脱金属饰品及膏药等，女性被检者脱去胸罩，将发辫等置于头上。

3. 胸部摄影常规摄取站立位，以利于观察胸部病变。对于外伤、体弱、病情严重或婴儿等不能站立的被检者，可根据情况摄取坐位、半坐位或卧位片。

4. 胸部正位常规摄取后前位片，充分显示肺组织，且心影放大率小；摄取胸部侧位片时，如主要检查肺部，常规摄取右侧位或患侧侧位片，而检查心脏大血管，常规摄取左侧位片。

5. 需重点观察肺部时，中心线经第5胸椎水平垂直射入IR；为使头部、颈部甲状腺等免受X线照射，可将中心线向足端倾斜5°~10°角，经第5胸椎射入IR中心。需重点观察心脏大血管时，中心线经第6胸椎水平垂直射入IR，为观察左心房与食管的关系，须同时口服医用硫酸钡。

6. 肺部摄影时，呼吸方式为深吸气后屏气；心脏大血管摄影时，呼吸方式为平静呼吸下屏气。对不能配合呼吸动作的被检者，可选择高毫安、短时间，并在吸气末进行曝光，摄取肺充气像，利于观察肺内病变。

7. 成人肺部摄影，摄影距离为150~180cm；心脏摄影，摄影距离200cm，儿童胸部摄影距离一般为100cm。

8. 摄影参数选择，在X线管容量允许的情况下，选择最短曝光时间，减少心脏搏动导致的运动性模糊。心脏大血管摄影，管电压较肺部摄影需增加5~10kV。若因病变导致两侧肺部密度相差较大，或欲观察被肋骨、心脏、锁骨等遮盖的肺组织及纵隔肿瘤等影像，可采用高千伏摄影技术，并选用高栅比的滤线栅。

9. 肋骨摄影，应根据病变部位采取尽可能使病变贴近IR的体位进行摄影，常规摄正位，不摄侧位片，必要时加摄斜位片、切线位片。

10. 膈上肋骨与肺组织重叠，膈下肋骨与腹腔脏器重叠，X线吸收差异较大，故膈上肋骨和膈下肋骨应分别采用不同的摄影条件及呼吸方式进行摄影，也可采用高千伏技术同时摄取全肋骨影像。

11. 胸骨正位摄影，应采用低千伏、低毫安、长时间、近距离，并倾斜中心线的摄影技术，呼吸方式为均匀、缓慢、连续浅呼吸，以获得自体断层的效果。

12. 胸部摄影应使用滤线器摄影技术，加强对被检者的X线防护。

视频：胸部摄影体位

三、常用摄影体位

1. 胸部后前位

【摄影目的】 观察胸廓、肺部、心脏大血管、纵隔、膈肌等形态，进行心脏测量，常规体检。

【体位要求】

（1）被检者背向X线管，站立于摄影架前。

（2）被检者双足分开与肩同宽，头稍上仰，下颌置于立位摄影架颌托上，前胸壁紧贴IR，身体正中矢状面与IR垂直，并对准IR中线，双手背置于髋部，双肩放松下垂，肘部弯曲，上臂及肘部尽量内旋，使肩胛骨向外牵拉，避免与肺野重叠。

（3）IR上缘超出肩部皮肤3cm，下缘包括两侧肋膈角，两侧包括侧胸壁皮肤（图4-2-1A）。

【中心线】 中心线对准第5胸椎水平垂直射入。

【基本质量评定】

（1）无异物影像，无呼吸运动伪影。

（2）显示胸部深吸气正位影像，心脏居中偏左，包括胸廓、双侧肺野、纵隔及双侧肋膈角。

（3）双肺尖及肋膈角充分显示，两侧胸锁关节对称，两侧锁骨水平对称显示，上4个胸椎清晰可见，肩胛骨投影于肺野之外。

（4）双肺野密度适中，对比度良好，肺门结构可辨，肺纹理由肺门呈放射状伸向肺野，层次清晰，心脏大血管边缘及膈肌锐利，肋骨纹理清晰（图4-2-1B、C）。

2. 胸部侧位

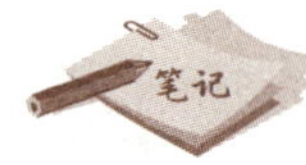

【摄影目的】 观察心脏大血管的形态及其后方肺组织和前后肋膈角等影像，结合正位片确定病变部位，了解纵隔内病变部位。

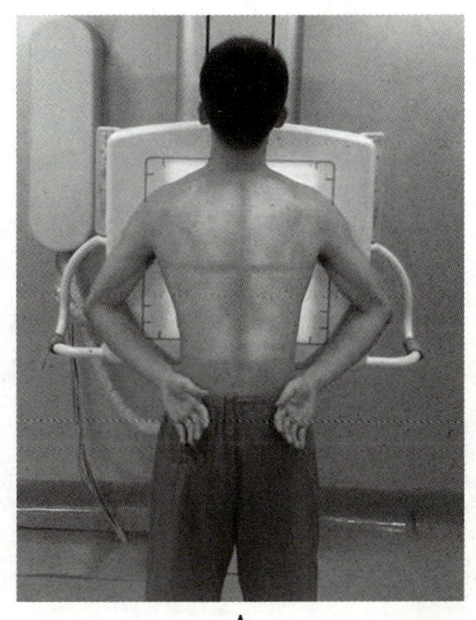

A

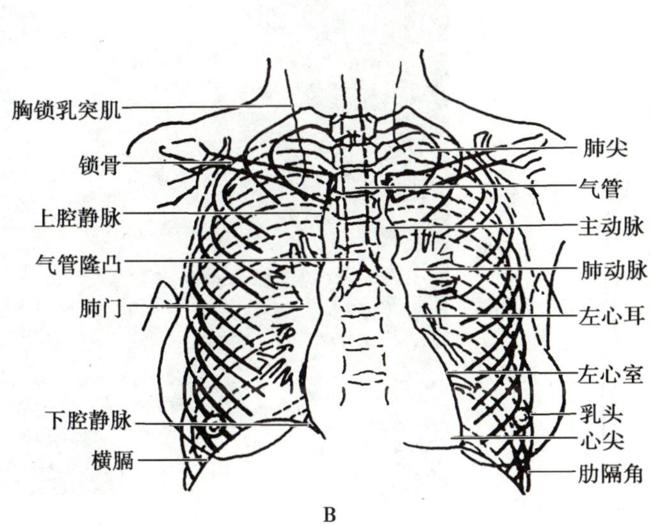

B

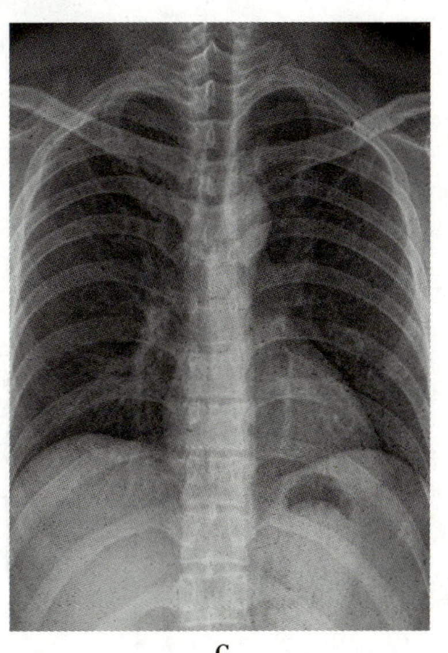

C

图 4-2-1 胸部后前位

A. 体位图;B. 显示示意图;C. 照片影像图。

【体位要求】

(1) 被检者侧立于摄影架前。

(2) 被检侧紧贴 IR,双足分开与肩同宽,身体正中矢状面与 IR 平行,身体长轴中线对准 IR 中线,两臂上举屈肘交叉抱头,使肩部尽量不与肺部重叠。

(3) IR 上缘平第 7 颈椎,下缘包括肋膈角,前后缘包括前胸壁及后背皮肤(图 4-2-2A)。

【中心线】 中心线对准腋中线第 6 胸椎水平垂直射入。

【基本质量评定】

(1) 无异物影像,无呼吸运动伪影。

(2) 显示胸部侧位影像,照片上缘包括肺尖,两侧包括前后胸壁,下缘包括膈肌及前后肋膈角。

(3) 胸骨及胸椎呈侧位像,膈肌前高后低。

(4) 肺尖、前后胸壁、膈肌及后肋膈角显示清晰,从颈部到气管分叉部能连续追踪到气管影像。心脏大血管居中偏前,肺野、心前后缘、主动脉及心前后间隙显示清晰,食管吞钡显影时位于心影后方(图 4-2-2B、C)。

3. 胸部右前斜位

【摄影目的】 观察左心房、肺动脉干、右心室漏斗部及右心房形态。

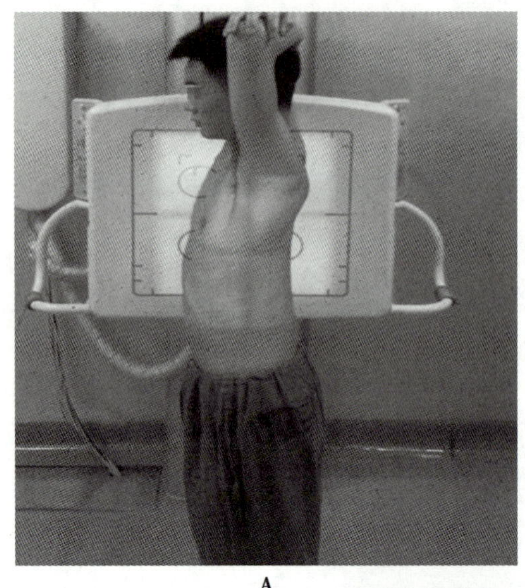

A

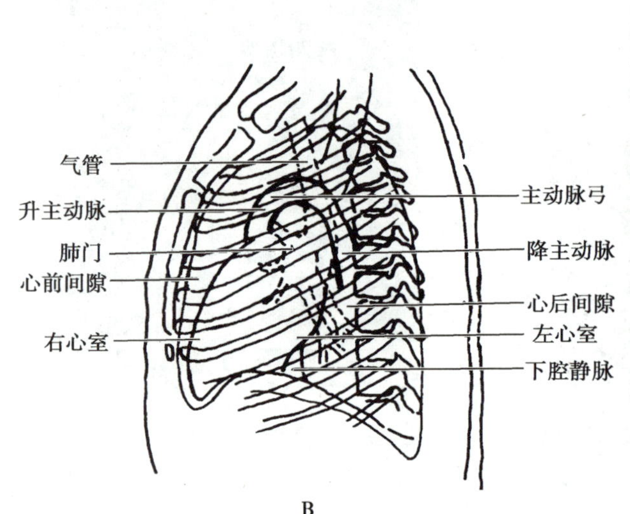

B

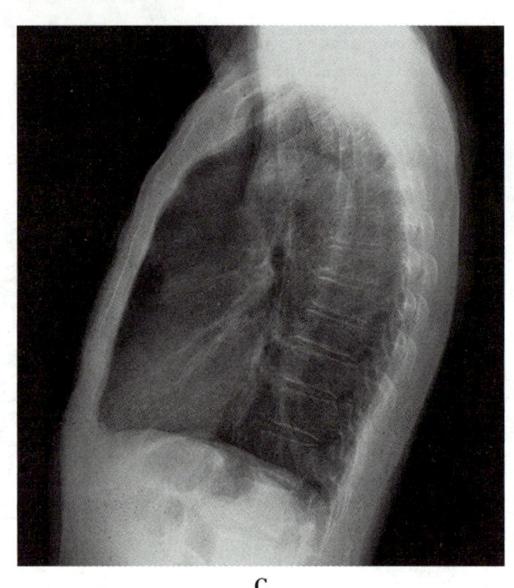

C

图 4-2-2　胸部侧位

A. 体位图；B. 显示示意图；C. 照片影像图。

【体位要求】

（1）被检者背向 X 线管，站立于摄影架前。

（2）右前胸壁紧贴 IR，使身体冠状面与 IR 呈 45°～55°角，左臂上举，屈肘抱头，右手背放在髋部，右臂内旋。

（3）IR 上缘超出锁骨 6cm，下缘达 12 胸椎，左前及右后胸壁包括在 IR 内（图 4-2-3A）。

【中心线】 中心线对准第 6 胸椎水平与左侧腋后线交界处垂直射入。曝光时患者需吞服医用硫酸钡。

【基本质量评定】

（1）无异物影像，无呼吸运动伪影。

（2）显示胸部右前斜位影像，照片上缘包括下颈部，下缘包括膈肌，前后缘包括左前及右后胸壁。

（3）胸部呈斜位投影，心脏大血管投影于胸部左侧，不与胸椎重叠，胸椎投影于胸部右后 1/3 处；食管胸段钡剂充盈良好，位于心脏与脊柱之间（图 4-2-3B、C）。

（4）照片密度适中，食管充盈钡剂与周围组织形成良好对比，食管压迹显示清晰。

4. 胸部左前斜位

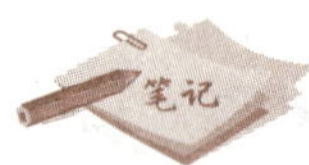

【摄影目的】 观察左心室、右心室、左心房、右心房、主动脉及主动脉窗的形态。

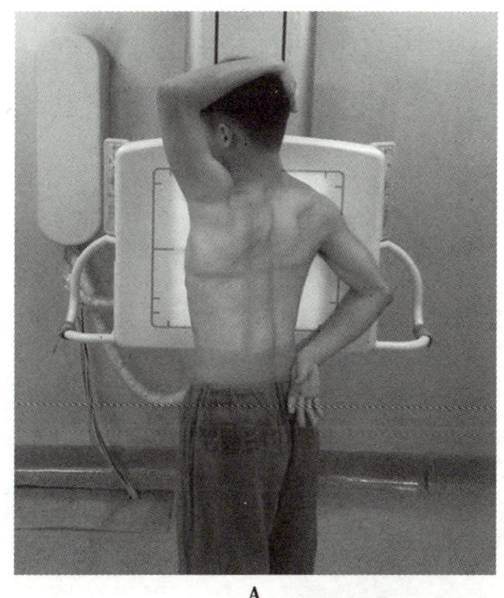

A

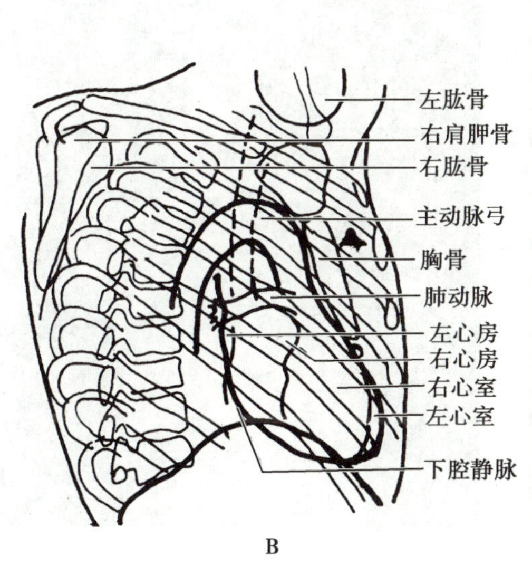

B

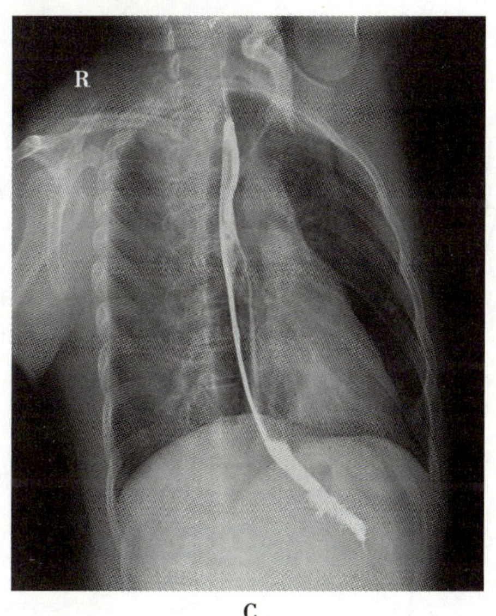

C

图 4-2-3 胸部右前斜位

A. 体位图；B. 显示示意图；C. 照片影像图。

【体位要求】

（1）被检者背向X线管，站立于摄影架前。

（2）左前胸壁紧贴IR，使身体冠状面与IR呈60°~70°角，右臂上举，屈肘抱头，左手背放在髋部，左臂内旋。

（3）IR上缘超出锁骨6cm，下缘达12胸椎，右前及左后胸壁包括在IR内（图4-2-4A）。

【中心线】 中心线对准第6胸椎高度与斜位胸廓水平连线的中点，垂直射入。曝光时患者需吞服医用硫酸钡。

【基本质量评定】

（1）无异物影像，无呼吸运动伪影。

（2）显示胸部左前斜位影像，照片上缘包括下颈部，下缘包括膈肌，前后缘包括右前及左后胸壁。

（3）胸部呈斜位投影，心脏大血管投影于胸部右侧，胸椎投影于胸部左后1/3偏前处；心后缘上方是展开的主动脉弓，弓下透明区为主动脉窗，胸主动脉全部展示（图4-2-4B、C）。

（4）照片密度适中，胸主动脉显示清晰，食管充盈钡剂与周围组织形成良好对比。

5. 胸部前凸位

【摄影目的】 为胸部正、侧位的补充位置；主要用于显示肺尖、锁骨下区及右肺中叶的病变。

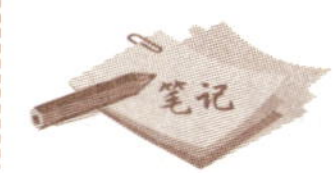

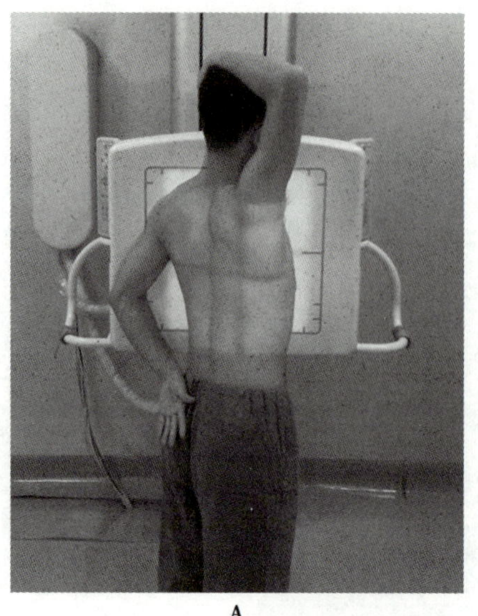

A

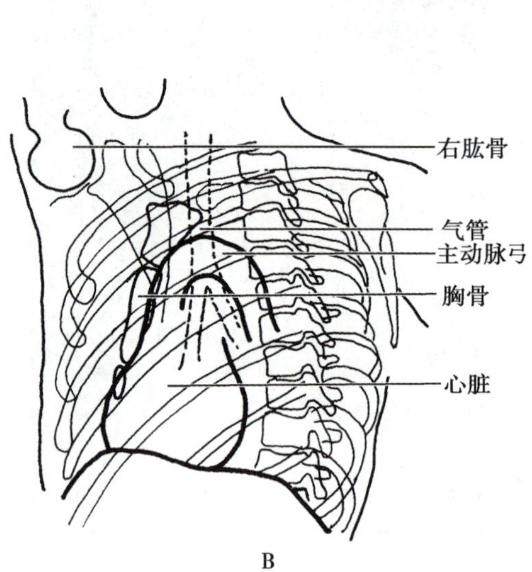

B

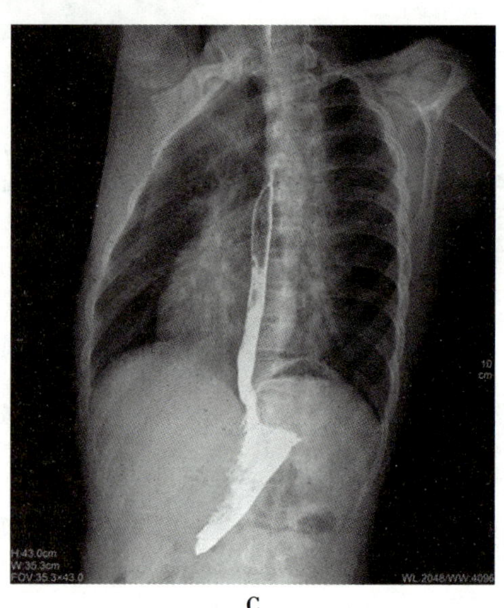

C

图 4-2-4　胸部左前斜位

A. 体位图；B. 显示示意图；C. 照片影像图。

【体位要求】

（1）被检者面向X线管，站立于摄影架前30cm处。

（2）被检者两足分开与肩同宽。肩部紧贴IR，身体的正中矢状面与IR中线垂直并重合，两手背放于髋部，肘部屈曲内旋，身体后仰，头稍前倾，下胸部及腹部前凸，使胸部冠状面与IR呈45°角。

（3）IR上缘超出锁骨6~7cm，两侧与侧胸壁等距（图4-2-5A）。

【中心线】中心线对准胸骨角下缘垂直射入。

【基本质量评定】

（1）无异物影像，无呼吸运动伪影。

（2）照片包括胸廓、双侧肺野、纵隔及双侧肋膈角。

（3）显示胸部半轴位影像，锁骨投影在胸廓上方，肋骨呈水平位显示，肋间隙变宽。

（4）双肺野密度适中，对比度良好，肺尖肺野（锁骨上下区）、右肺中叶显示清楚（图4-2-5B、C）。

6. 胸骨后前斜位

【摄影目的】观察胸骨骨质情况。

【体位要求】

（1）IR横置于摄影台上，下垫一高约5cm（根据患者身高适当调节高度）的木块。

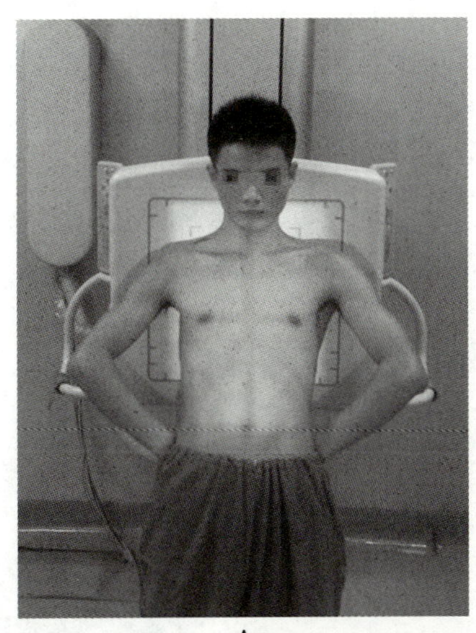

A

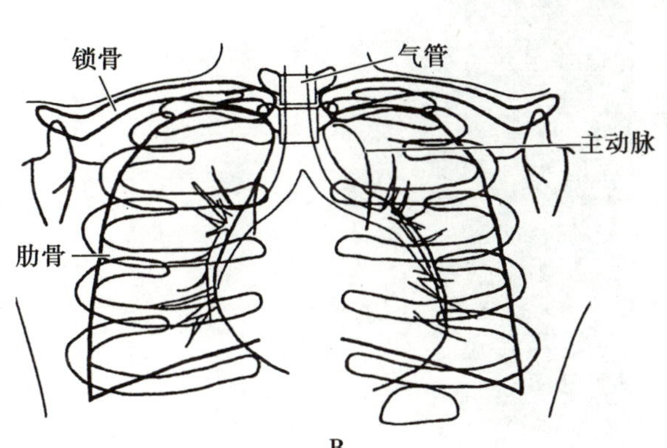

B

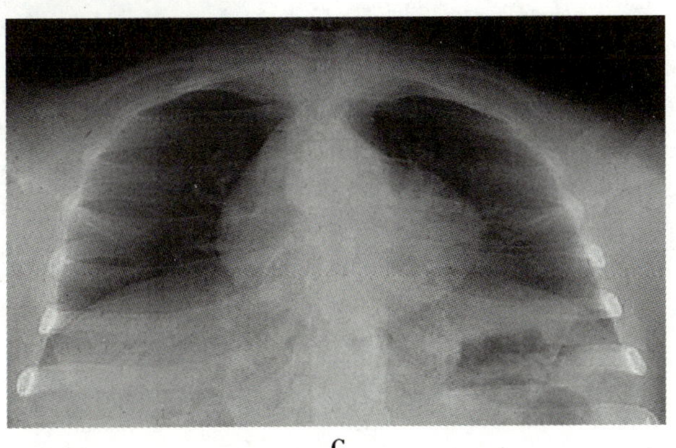

C

图 4-2-5　胸部前凸位

A. 体位图；B. 显示示意图；C. 照片影像图。

（2）被检者立于摄影床外侧，俯身使胸骨紧贴 IR，身体矢状面与床面长轴垂直，两臂内旋 180°置于身旁，头部前伸垫以软垫。

（3）IR 上缘达胸锁关节上 2cm，下缘包括剑突（图 4-2-6A）。

【中心线】 中心线向左侧倾斜，经胸骨中点射入。

$$中心线倾斜角度\ a=40(常数)-胸部前后径(cm)$$

【基本质量评定】

（1）无异物影像。

（2）照片上缘包括胸锁关节及胸骨颈静脉切迹，下缘包括剑突。

（3）显示胸骨后前斜位影像，胸骨位于照片中央，不与胸椎重叠。

（4）胸骨边缘锐利，骨质和关节间隙清晰，肋骨影像模糊（图 4-2-6B、C）；若采用中心线从左后射入时，因胸骨与心脏影像重叠，胸骨密度显示均匀但对比度降低。

7. 胸骨侧位

【摄影目的】 观察胸骨前后面骨质及侧位情况。

【体位要求】

（1）被检者侧立于摄影架前，双足分开与肩同宽。

（2）身体矢状面与 IR 平行，下颌颏部略抬起，两臂放于后背，两手相握，肩部尽量向后，胸部前挺。

（3）IR 上缘包括胸骨颈静脉切迹，下缘包括剑突，前胸壁位于 IR 前中 1/3 交界处（图 4-2-7A）。

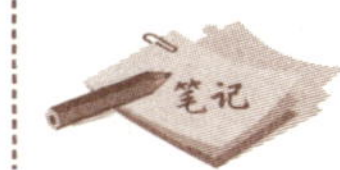

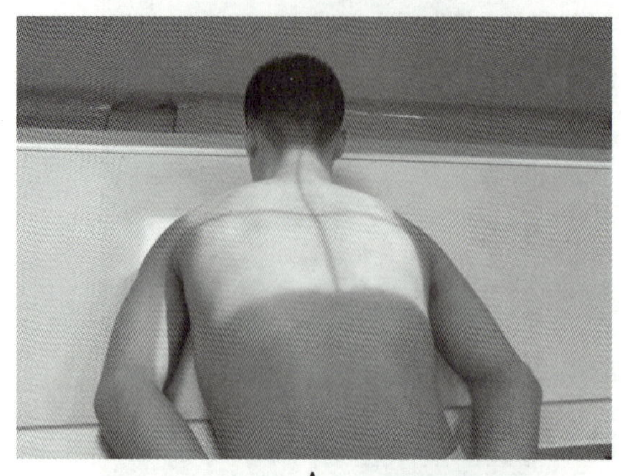

A

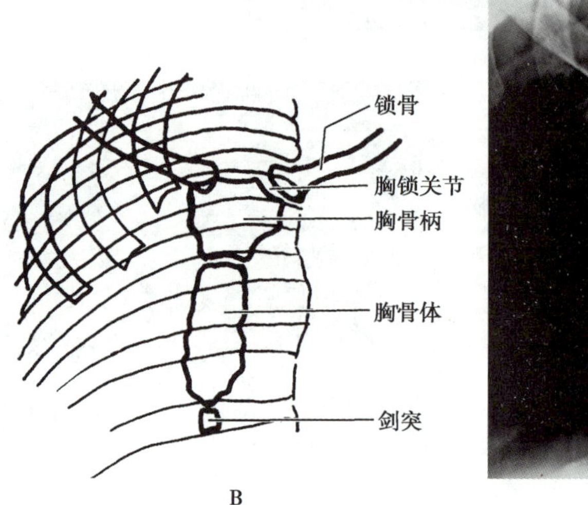

B

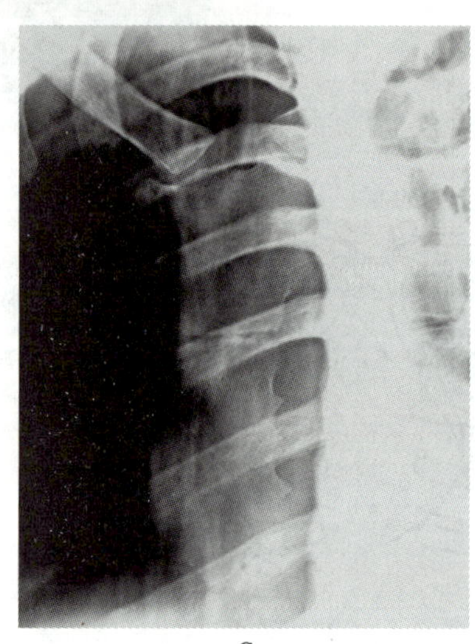

C

图 4-2-6　胸骨后前斜位

A. 体位图；B. 显示示意图；C. 照片影像图。

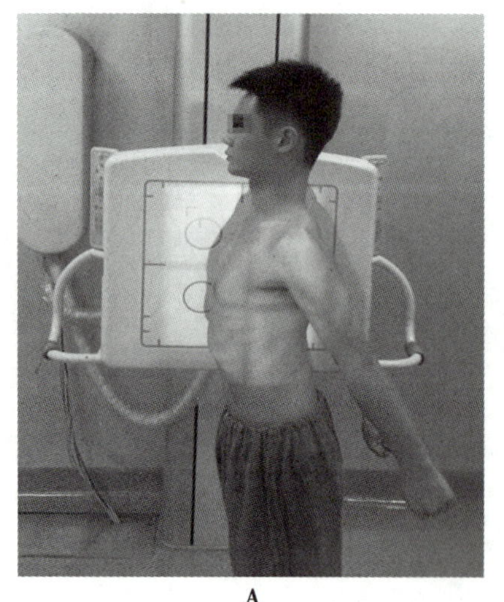

A

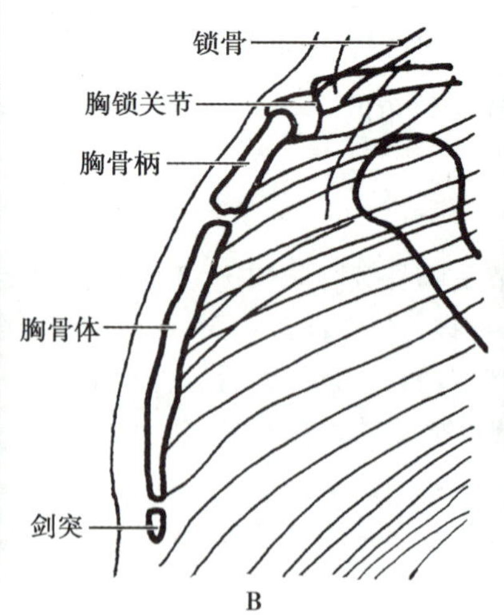

B

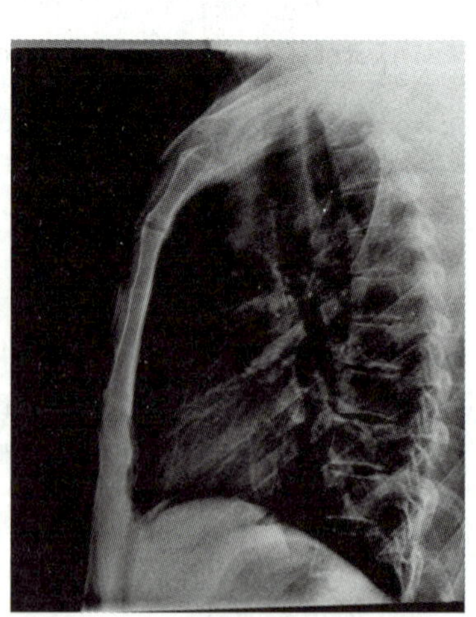

C

图 4-2-7　胸骨侧位

A. 体位图；B. 显示示意图；C. 照片影像图。

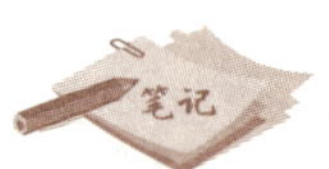

【中心线】 中心线对准胸骨侧位中点距前胸壁后约4cm处垂直射入。

【基本质量评定】

(1) 无异物影像。

(2) 照片上缘包括胸骨颈静脉切迹,下缘包括剑突,前胸壁位于IR前中1/3交界处。

(3) 显示胸骨侧位影像,全部胸骨不与肺组织或肋骨影像重叠。

(4) 胸骨前后缘骨皮质及骨纹理显示清晰,胸锁关节重叠,胸前壁软组织清晰可见(图4-2-7B、C)。

8. 膈上肋骨前后位

【摄影目的】 观察膈肌以上肋骨(第7前肋及第10后肋以上肋骨)骨质情况。

【体位要求】

(1) 被检者仰卧于摄影床上。

(2) 身体正中矢状面与IR中线垂直并重合,双手上举抱头,肩部内收,避免肩胛骨与肋骨重叠。

(3) IR上缘包括第7颈椎,下缘超出剑突3cm,两侧包括侧胸壁(图4-2-8A)。

【中心线】 中心线向足端倾斜10°~15°角,经甲状软骨与剑突连线的中点射入。

【基本质量评定】

(1) 无异物,无呼吸运动伪影。

(2) 显示第1~7前肋及第1~10后肋正位影像,包括两侧肋膈角。

(3) 肋骨由后上向前下弯曲走行,腋中线部分弯曲重叠较多。

(4) 肋骨骨纹理清晰(图4-2-8B、C)。

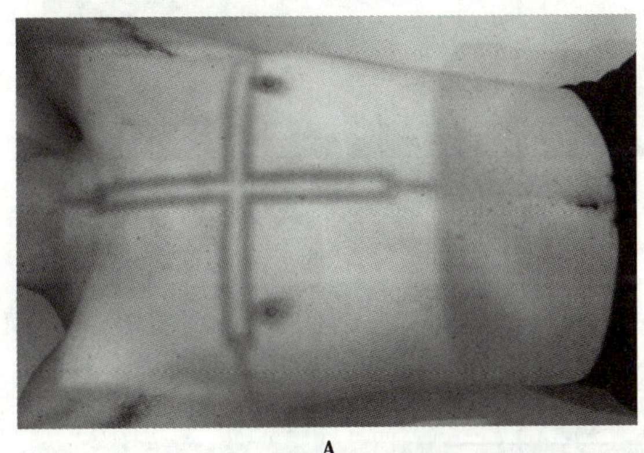

A

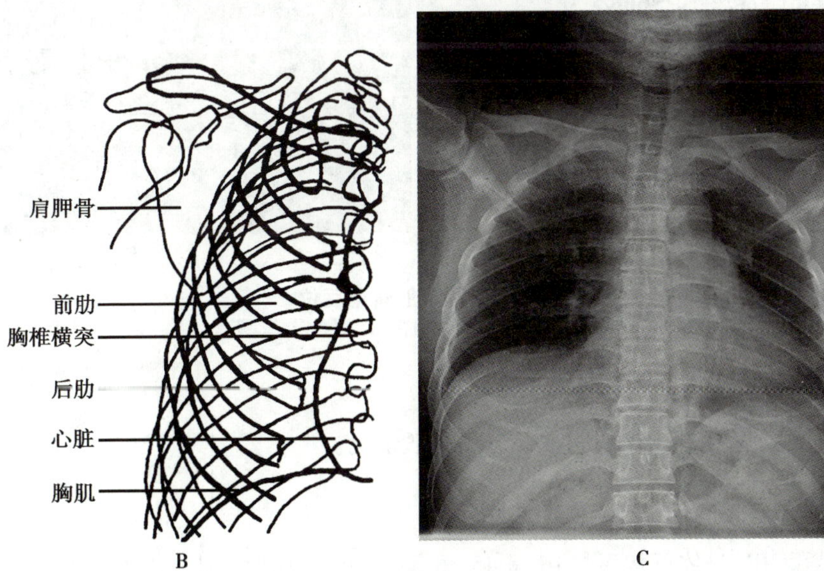

图4-2-8 膈上肋骨前后位

A. 体位图;B. 显示示意图;C. 照片影像图。

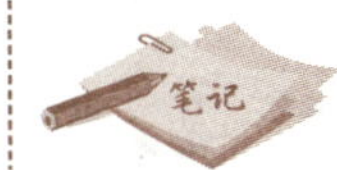

9. 膈下肋骨前后位

【摄影目的】观察第8~12肋骨骨质情况。

【体位要求】

（1）被检者仰卧于摄影床上。

（2）身体正中矢状面与IR中线垂直并重合，双手上举置于头旁，双侧髋关节及膝关节屈曲，双足踏于床面，使腰部紧贴床面。

（3）IR上缘包括剑突上3cm，下缘超出肋弓下3cm，两侧包括胸腹壁外缘（图4-2-9A）。

【中心线】中心线向头端倾斜10°~15°角，经剑突与肚脐连线中点射入。

【基本质量评定】

（1）无异物影像，无呼吸运动伪影。

（2）照片包括8~12肋骨及两侧胸腹壁外缘。

（3）显示第8~12肋骨正位影像。

（4）肋骨骨纹理清晰（图4-2-9B、C）。

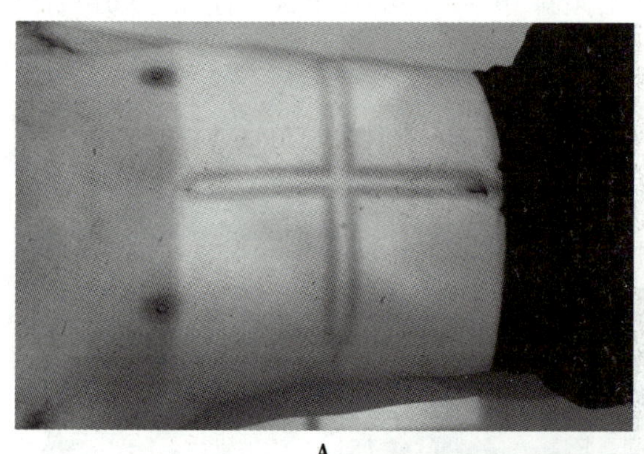

A

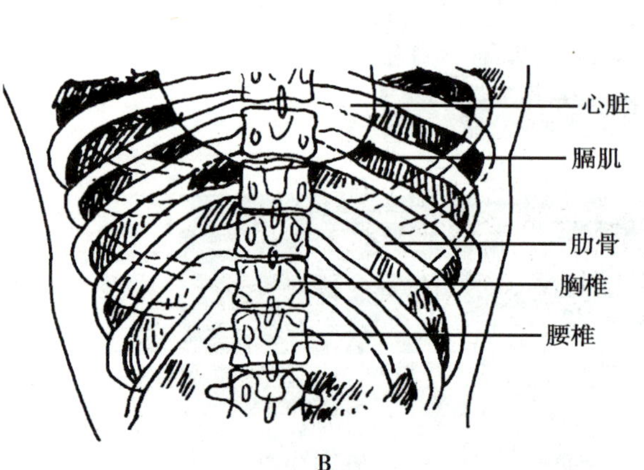

B

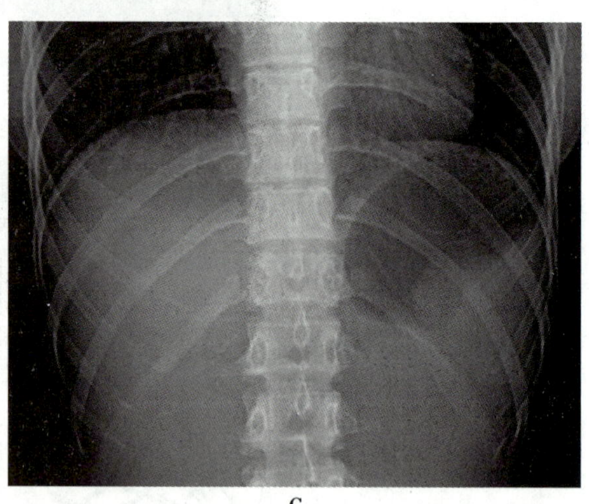

C

图4-2-9　膈下肋骨前后位

A. 体位图；B. 显示示意图；C. 照片影像图。

10. 肋骨斜位

【摄影目的】观察腋中线区肋骨弯曲部分的骨质情况。

【体位要求】

（1）被检者面向X线管，站立于摄影架前。

（2）被检侧紧贴IR，身体冠状面与IR呈45°角，两臂上举，屈肘抱头，肩部内收。

（3）IR上缘包括第7颈椎，下缘包括第3腰椎（图4-2-10A）。

【中心线】中心线对准斜位胸廓中点垂直射入。

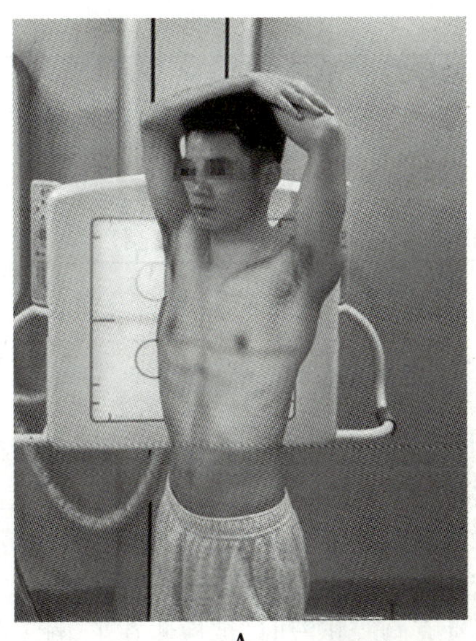

A

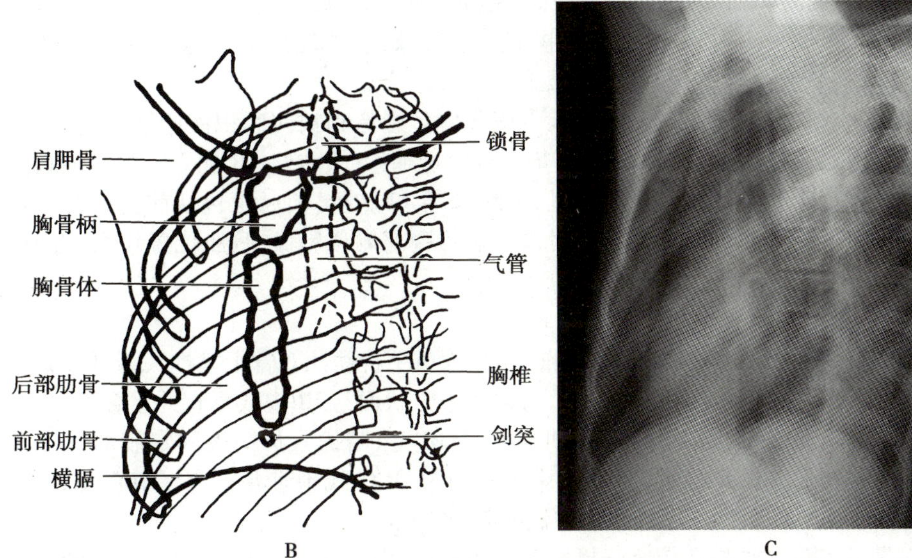

图 4-2-10　肋骨斜位

A. 体位图；B. 显示示意图；C. 照片影像图。

【基本质量评定】

（1）无异物，无呼吸运动伪影。

（2）被检侧肋骨包括在照片范围内。

（3）显示被检侧肋骨斜位影像，腋中线部肋骨呈平面展示。

（4）骨纹理清晰，肋骨颈部显示好（图 4-2-10B、C）。

四、胸部摄影的体位选择

胸部摄影的体位选择参见表 4-2-1。

表 4-2-1　胸部摄影体位选择

病变	首选体位	其他体位
肺部病变	正位、侧位	
心脏大血管病变	正位、侧位、斜位	
胸骨病变	后前斜位、侧位	
肋骨病变	正位、斜位	

续表

病变	首选体位	其他体位
肺不张、中叶综合征	正位、侧位	胸部前弓位
气胸、积液	正位、侧位	胸部半坐前后位、胸部侧卧后前位
支气管异物	正位、侧位(摄呼气相和吸气相)	

知识链接

1. 胸部半坐前后位　适用于病重不能站立且有胸腔积液者。被检者半卧于床上,IR 置于背后,身体正中矢状面与 IR 长轴中线垂直并重合。头后仰,两手背置于髋部,肘部尽量屈曲内旋,IR 应包括肺尖、两侧胸壁、双侧膈肌及肋膈角。中心线对准胸骨角垂直射入。显示胸部正位影像,与站立后前位影像相比,半坐位照片显示纵隔增宽,心脏及前肋骨影像放大。

2. 胸部侧卧后前位　适用于观察少量胸腔积液及病重不能起床且有液气胸的患者。被检者侧卧于摄影床上,近床侧垫高。疑有胸腔积液时,被检侧在下,疑有胸腔积气时被检侧在上,IR 横立于胸前,包括被检侧的侧胸壁,近床侧上肢高举,屈肘抱头,远床侧上肢屈肘向前环抱 IR 使之固定。中心线经第 6 胸椎垂直射入 IR。显示胸部正位影像,纵隔轻度向近床侧移位,近床侧肺野变窄。

3. 胸部仰卧侧位　观察不能移动的被检者胸部侧位影像和被胸腔积液遮蔽的前部肺野。被检者仰卧于摄影床上,背部下垫 5~7cm 高棉垫。双臂上举,下颌前伸,IR 侧立于被检侧胸壁外,身体矢状面与 IR 长轴平行,IR 上缘平甲状软骨,下缘包括 12 胸椎,前后缘包括前胸壁及后背皮肤。中心线经腋中线与第 5 胸椎平面交点垂直射入。显示胸部侧位影像,膈肌位置较高,近前胸壁的肺组织显示清晰。

4. 婴幼儿胸部正位

(1) 幼儿:被检幼儿站立或坐于摄影架前,陪护人员手持幼儿双臂上举抱头,并使幼儿头部后仰,避免下颌与上胸部重叠。前胸壁紧贴 IR,身体正中矢状面与 IR 中线垂直并重合。

PPT:胸部其他摄影体位检查

(2) 婴儿:IR 平放于摄影床上,被检婴儿仰卧于 IR 上,陪护人员一人固定髋部,一人将婴儿手臂上举放于头部两侧并固定肩部,身体正中矢状面与 IR 中线垂直并重合。中心线对准胸骨角垂直射入。注意选择小焦点、短时间、严格控制照射野。

5. 胸锁关节后前位　被检者俯卧于摄影床上,身体正中矢状面对准床面中线,下颌前伸,颏部支撑于床面,两臂向下内旋 180°置于身体两侧,双肩尽量内收。胸骨颈静脉切迹对准 IR 中心。近距离摄影,中心线经第 3 胸椎垂直射入。

(李　冰)

第三节　腹部摄影检查

一、体表定位标志

腹部脏器体表定位常采用“九分法”,即用两条水平线和两条垂直线将腹部分为 9 个区(图 4-3-1)。上水平线为经过两侧肋弓下缘最低点的连线,下水平线为经过两侧髂嵴最高点的连线,两条垂直线分别为左锁骨中线与左腹股沟韧带中点的连线和右锁骨中线与右腹股沟韧带中点的连线。所分的 9 个区,上部为腹上区、左季肋区和右季肋区;中部为脐区、左腰区和右腰区;下部为腹下区、左髂区和右髂区。腹部主要脏器的投影见表 4-3-1。

进行腹部 X 线摄影时,根据表 4-3-1 可了解到所摄脏器的大概范围。常用的体表定位标志还有:①胆囊底体表投影为右侧肋弓与右侧腹直肌外缘交界处;②成人肾门约平第 1 腰椎高度,肾上极平第 11 胸椎下缘,肾下极平第 2 腰椎下缘;③膀胱位于耻骨联合上方。

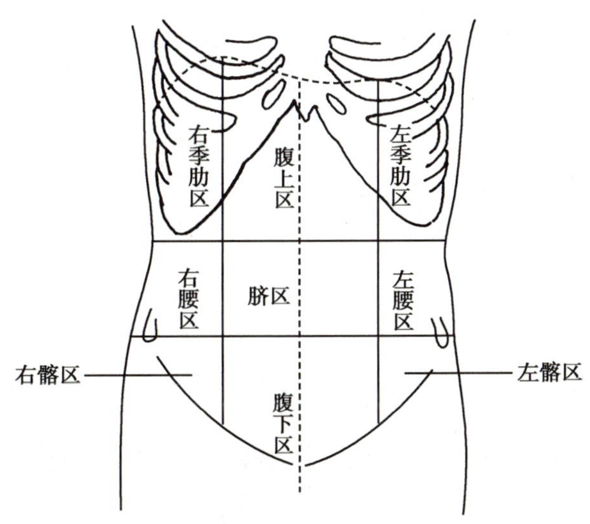

图 4-3-1　腹部九分法

表 4-3-1　腹部脏器的投影

右季肋区	腹上区	左季肋区
1. 肝右叶大部分 2. 部分胆囊 3. 部分右肾 4. 结肠肝曲	1. 肝右叶小部分,肝左叶大部分 2. 胃幽门及部分胃体 3. 部分胆囊、胆总管、肝动脉和门静脉 4. 十二指肠大部分 5. 胰腺头及体部 6. 两肾上部及肾上腺 7. 腹主动脉及下腔静脉	1. 肝左叶小部分 2. 胃贲门、胃底及小部分胃体 3. 脾 4. 结肠脾曲 5. 胰尾 6. 部分左肾
右腰区	脐区	左腰区
1. 部分胆囊 2. 右肾下部 3. 升结肠 4. 部分回肠	1. 胃大弯 2. 横结肠 3. 大网膜 4. 十二指肠小部分 5. 部分空回肠 6. 腹主动脉及下腔静脉 7. 双侧输尿管	1. 降结肠 2. 部分空肠 3. 左肾下部
右髂区	腹下区	左髂区
1. 盲肠 2. 阑尾 3. 回肠末端	1. 回肠袢 2. 膀胱 3. 子宫 4. 部分乙状结肠 5. 直肠	1. 大部分乙状结肠 2. 回肠袢

二、摄影注意事项

1. 做好摄影前准备。为减少或清除肠腔内容物对影像诊断的重叠干扰,除急腹症及孕妇外,摄影前均应先清除肠腔内容物。方法如下:

(1) 自洁法:摄影前一日晚服缓泻剂,如蓖麻油 20~30ml 或番泻叶一剂。摄影日晨禁食、禁水,摄影前先行腹部透视,肠腔内清洁后方可摄影。

(2) 灌肠法:摄影前 2h 用生理盐水约 1 500ml 进行清洁灌肠,清除肠腔内内容物。

2. 腹部摄影因体厚大,密度较高,除新生儿外,一般均应使用滤线器技术,摄影距离为 90~100cm。

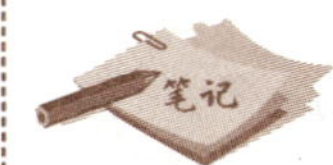

3. 腹部摄影一般选择深呼气后屏气曝光。

4. 腹部摄影时应选择适当的照射野或使用防护用具，对被检者的性腺器官进行有效的 X 线防护。

5. 观察肠腔内气液平面或腹腔内游离气体时，应采用立位或左侧卧位水平方向摄影。摄影前应让病人坐立或侧卧片刻，以使腹腔内游离气体移动到膈下或侧腹壁。

6. 合理控制照射野。成人全腹部摄影一般选择 356mm×432mm（14 英寸×17 英寸）或 305mm×381mm（12 英寸×15 英寸），局部片及婴幼儿根据所摄部位的病变范围而定。

三、常用摄影体位

1. 腹部仰卧前后位

【摄影目的】 观察泌尿系统结石、腹腔脏器的钙化、腹部异物、肠腔气体等情况。

【体位要求】

（1）被检者仰卧于摄影床上，身体正中矢状面与床面垂直，并对准照射野中线。

（2）两臂上举或放于身旁，双下肢伸直（图 4-3-2A）。

（3）接收器上缘包括剑突，下缘至耻骨联合下 2cm。

【中心线】 中心线经剑突至耻骨联合上缘连线中点垂直射入。

【基本质量评定】

（1）无异物影像，无运动伪影。

（2）显示腹部正位影像，图像上缘包括膈肌，下缘包括耻骨联合，两侧包括腹侧壁。

（3）脊柱居中，两侧髂骨对称，双膈面清晰。

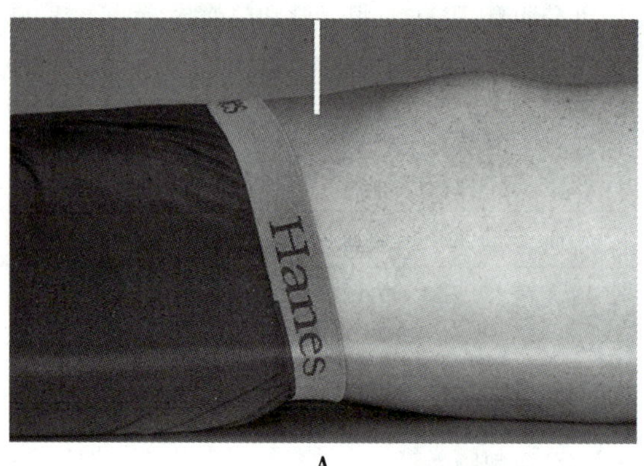

A

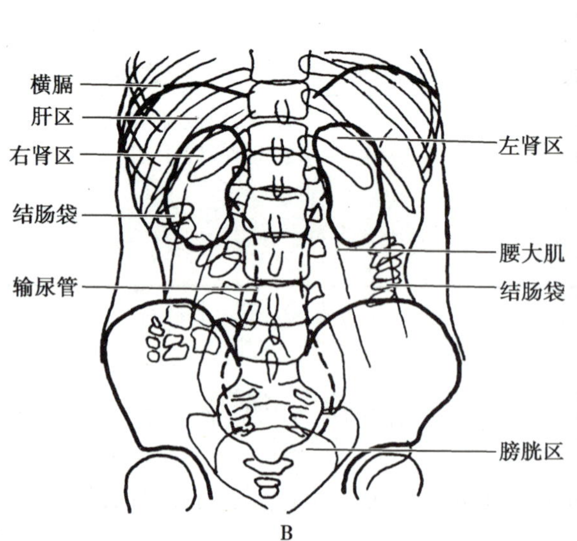

B

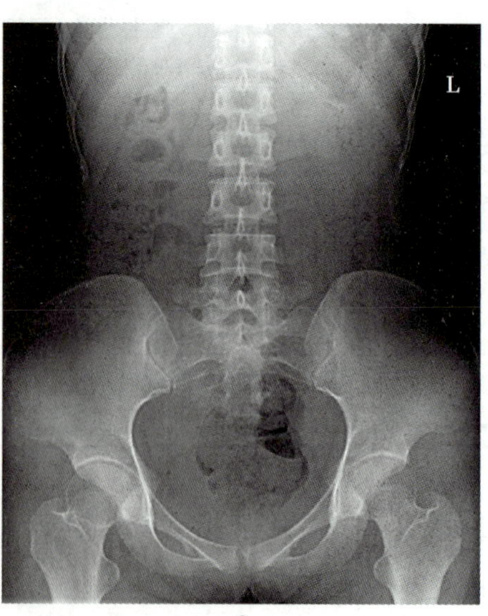

C

图 4-3-2　腹部仰卧前后位

A. 体位图；B. 显示示意图；C. 照片影像图。

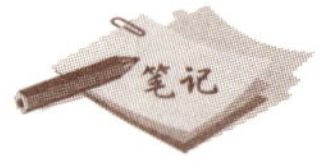

（4）双肾影轮廓、腰大肌影清晰可见。

（5）腹壁脂肪线显示清楚，无肠腔气体粪便影像（图4-3-2B、C）。

2. 腹部站立前后位

【摄影目的】 观察全腹，着重观察消化道穿孔、肠梗阻及肾下垂等情况。

【体位要求】

（1）被检者面向X线管站立于摄影架前，身体正中矢状面与接收器垂直，并与接收器中线重合（图4-3-3A）。

（2）两臂自然下垂，手掌向前置于身旁。

（3）接收器竖放，疑有消化道穿孔者，接收器上缘包括第4前肋。

（4）疑为肾位置异常者，接收器下缘包括耻骨联合。

【中心线】 中心线经剑突与耻骨联合上缘连线的中点垂直射入。疑有消化道穿孔者，中心线经剑突至脐连线的中点垂直射入。

【基本质量评定】

（1）无异物影像，无运动伪影。

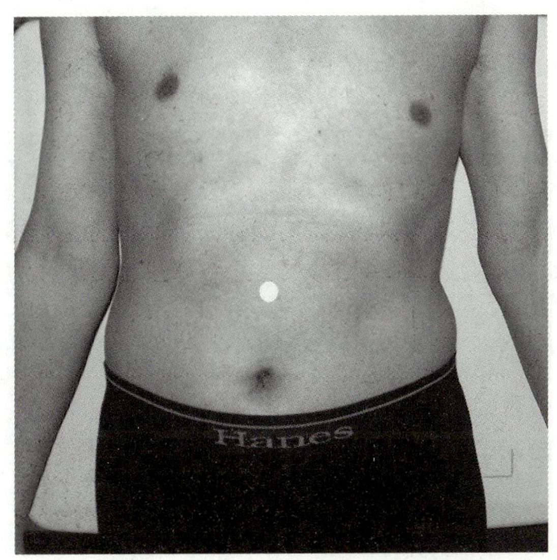

A

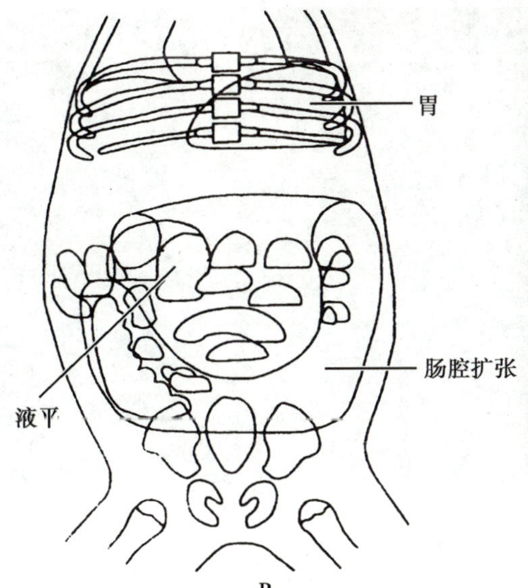

B

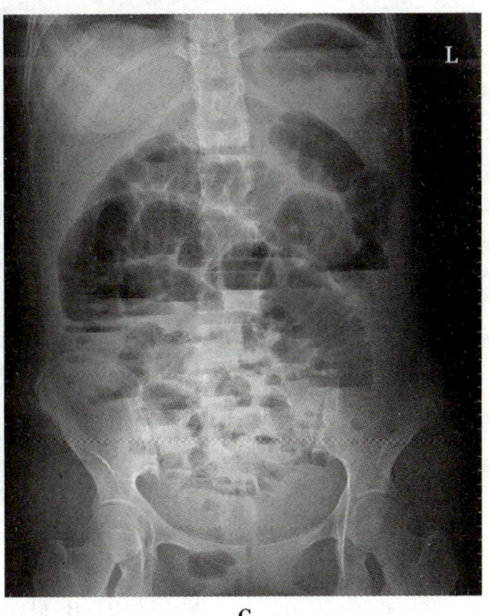

C

图4-3-3　腹部站立前后位

A. 体位图；B. 显示示意图；C. 照片影像图。

（2）显示腹部正位影像，照片上缘包括膈肌，下缘包括耻骨联合，两侧包括腹侧壁，脊柱居中，两侧髂骨对称。

（3）腰大肌由内上斜向外下，边缘清晰。

（4）双肾轮廓影可见，腹壁脂肪线显示清楚（图 4-3-3B、C）。

3. 双肾区前后位

【摄影目的】观察肾及上端输尿管部位的前后位影像。

【体位要求】

（1）被检者仰卧于摄影床上，身体正中矢状面与床面或接收器正中线重合并垂直。

（2）两上肢放于身体两侧或上举放于头的两侧，下肢伸直，保持身体平稳。

（3）接收器置于滤线器托盘中，其上缘超出胸骨剑突约 3cm，下缘包括脐孔（图 4-3-4A）。

【中心线】对准剑突与脐孔连线中点垂直射入。

【基本质量评定】

（1）无异物影像，无运动伪影。

（2）显示肾及上端输尿管部位的前后位影像。

（3）肾轮廓上缘及上端输尿管均投影于照片内，棘突显示于照片正中。

（4）腹腔内无明显的肠内容物及气体。

（5）图像层次丰富，对比良好（图 4-3-4B、C）。

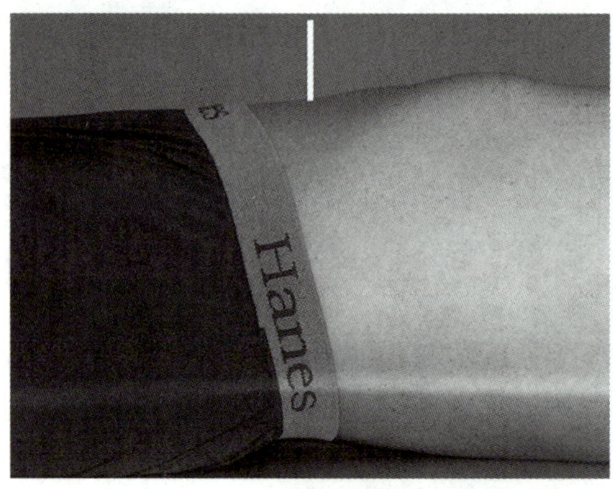

A

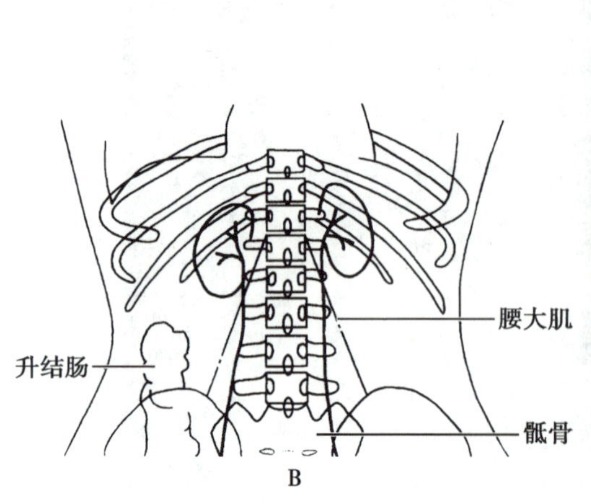

B

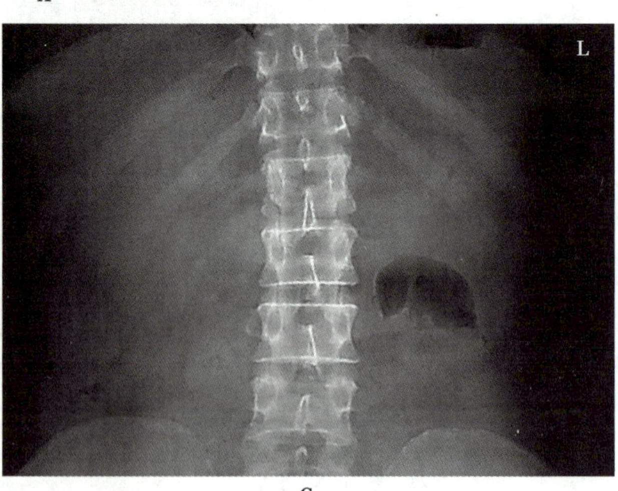

C

图 4-3-4　双肾区前后位

A. 体位图；B. 显示示意图；C. 照片影像图。

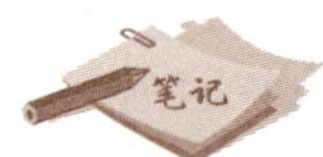

4. 膀胱区前后位

【摄影目的】观察膀胱区、前列腺的结石、钙化等情况。

【体位要求】

（1）被检者仰卧于摄影床上，正中矢状面与床面垂直，并对准接收器中线。

（2）两上肢放于身体两侧，双下肢伸直（图4-3-5A）。

（3）接收器上缘平髂嵴，下缘超过耻骨联合。

【中心线】中心线经耻骨联合上4cm垂直射入。

【基本质量评定】

（1）无异物影像，无运动伪影。

（2）显示膀胱区正位影像。

（3）照片包括全部小骨盆腔，其内无积气、积粪影，结石、钙化等影像显示清晰（图4-3-5B、C）。

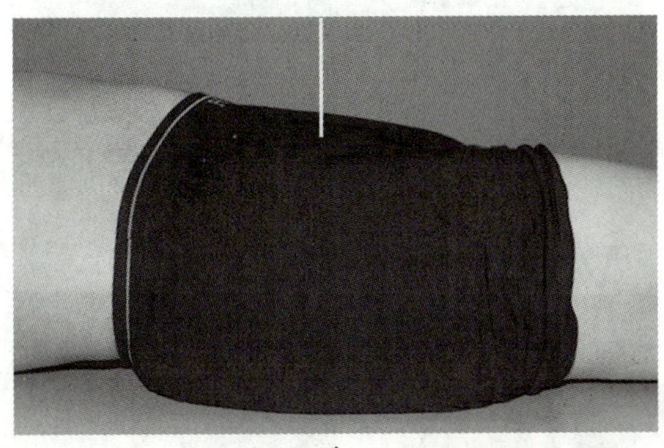

A

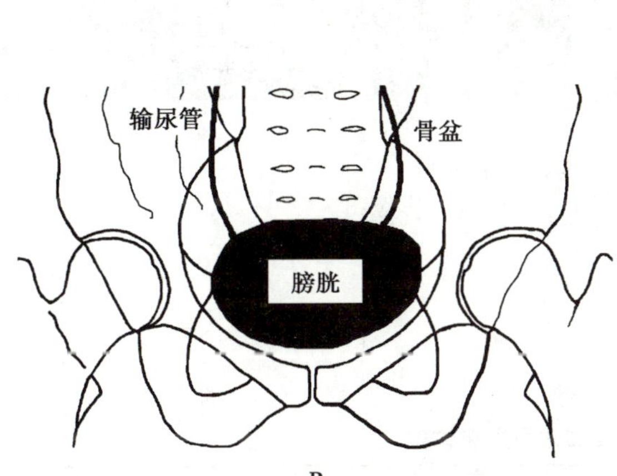

B

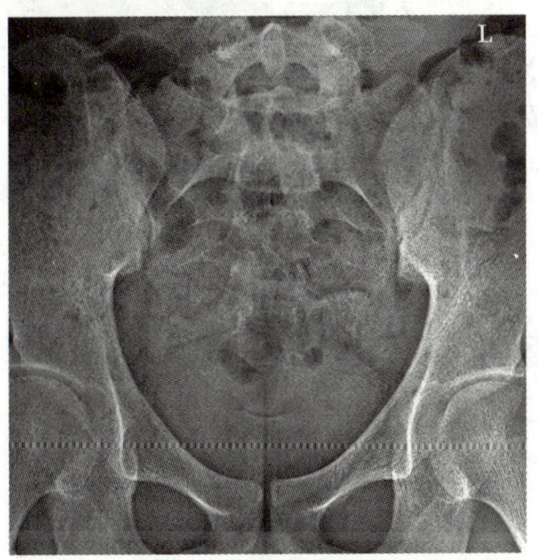

C

图4-3-5　膀胱区前后位

A. 体位图；B. 显示示意图；C. 照片影像图。

5. 盆腔前后位

【摄影目的】显示盆腔区正位影像。

【体位要求】

（1）被检者仰卧于摄影床上，两手臂放于身旁，两下肢伸直。

（2）身体正中矢状面与床面或接收器正中线重合并垂直。

（3）接收器上缘平髂骨嵴，下缘超过耻骨联合下缘，应包括坐骨支（图4-3-6A）。

【中心线】经耻骨联合上缘约5cm处垂直射入。

【基本质量评定】

（1）无异物影像，无运动伪影。

（2）盆腔区正位影像。

（3）图像层次丰富，对比良好（图4-3-6B、C）。

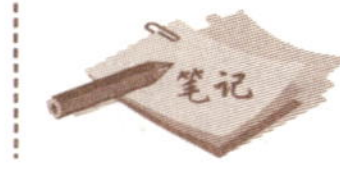

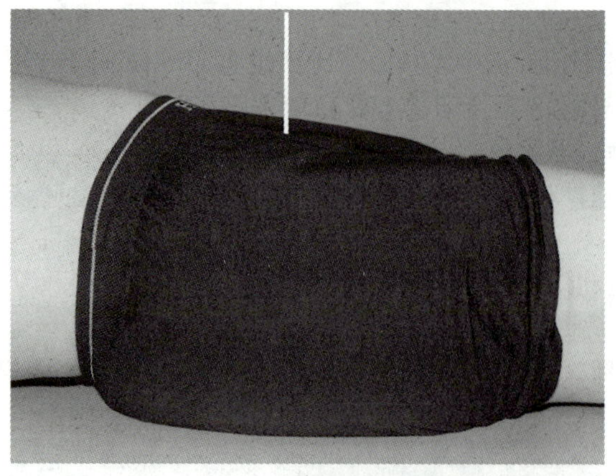

A

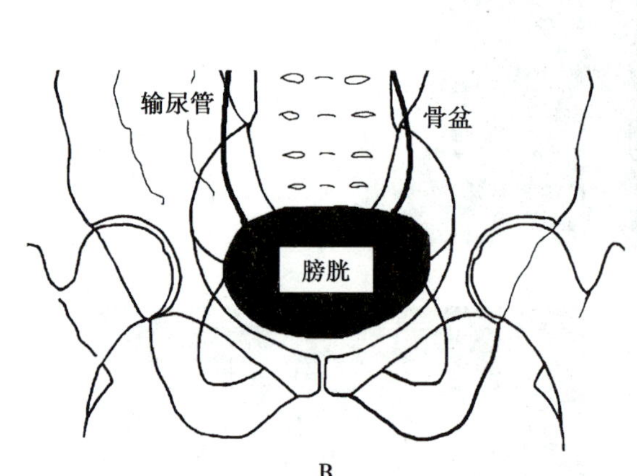

B

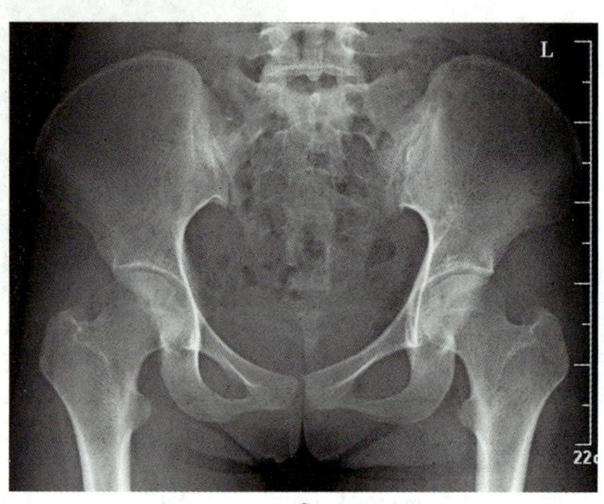

C

图 4-3-6　盆腔前后位

A. 体位图；B. 显示示意图；C. 照片影像图。

四、腹部摄影的体位选择

（一）常用摄影体位选择

常用摄影体位选择参见表 4-3-2。

表 4-3-2　腹部常用摄影体位

检查部位	常用摄影体位
全腹	腹部仰卧前后位
肾区	腹部仰卧前后位
膀胱区	膀胱前后位

（二）常见病变摄影体位选择

常见病变摄影体位选择参见表 4-3-3。

表 4-3-3　腹部常见病变摄影体位

病变	首选位置	其他位置
急性胃扩张	腹部站立前后位	
急腹症（包括急性胃肠道穿孔、肠梗阻、肠套叠及肠扭转等）	腹部站立前后位 腹部仰卧前后位	腹部侧卧后前位
泌尿系结石	腹部仰卧前后位	腹部侧卧侧位
前列腺、尿道结石	膀胱区前后位	尿道斜位

续表

病变	首选位置	其他位置
胆系结石	右上腹俯卧后前位	胆区右后斜位，腹部侧卧侧位
肾下垂、游走肾	腹部站立前后位 腹部仰卧前后位	
腹部异物	腹部仰卧前后位 腹部侧卧侧位	
先天性直肠肛管闭锁或畸形	腹部倒立前后位 腹部倒立侧位	

知识链接

1. 腹部侧卧后前位　作为腹部正位的补充体位，适用于不能站立的、疑有消化道穿孔、肠梗阻等情况的被检者，观察全腹腔游离气体、液平面和病变平面。体位采用腹部右侧卧位或左侧卧位。被检者背向X线管，侧卧于摄影床上，身下垫一定高度的泡沫垫，两臂上举，身体矢状面与床面平行；接收器竖向置于被检者腹前，与床面垂直，上缘包括剑突，腹部侧缘超过腹壁4cm；中心线水平经第3腰椎垂直射入。

2. 腹部侧卧侧位　主要用于鉴别泌尿系统结石、腹腔脏器的钙化、异物、肠腔气体等情况。体位要求被检者侧卧于摄影床上，被检侧在下，身体冠状面与床面垂直。中心线经剑突至耻骨联合连线中点平面，腹部前后径中点垂直射入。

3. 右上腹俯卧后前位　为肝胆区专用摄影位置。可最大程度显示肝、胆区，且避免与脊柱重叠。体位要求被检者俯卧于摄影台上，左侧贴近床面，身体右侧抬高，冠状面与床面呈15°角（以避免胆系与脊柱重叠），胆囊三角区置于接收器的中心；中心线经右侧第11肋骨远端向脊柱的垂线与第11肋骨所构成的三角区的中心垂直射入。

4. 膀胱区左（右）后斜位　在膀胱造影检查时多摄取此位。体位要求被检者仰卧于摄影床上，身体向左（右）倾斜，使矢状面与床面呈45°；耻骨联合右（左）缘5cm处对准台中线；中心线经耻骨联合上4cm向右（左）5cm处垂直射入。

5. 尿道前后位　主要观察男性尿道阳性结石影像，在尿道造影检查时多摄取此位。体位要求被检者仰卧于摄影床上，身体矢状面与床面垂直，并对准台中线，左或右腿弯曲，用手抱起膝部。接收器上缘与髂前上棘平齐，下缘尽量包括尿道，摄影时将阴茎拉直，并注射对比剂。

6. 倒立腹部正、侧位　主要用于先天性直肠肛管闭锁或畸形的X线摄影检查，可了解肠管闭锁的部位，并能测量闭锁部位与肛门处皮肤间的距离，对外科手术有很大帮助。

摄影时严格控制照射野，接收器上缘应超过相当肛门3~4cm，相当肛门处贴一高密度金属物作标记，摄影距离（SID）一般采用100cm。摄影时，由护理人员或婴儿家属用一手提住婴儿两腿，另一手托住婴儿头部，使患儿呈倒立姿势，身体保持平稳。正位摄影时，接收器应包括两侧腹壁，患儿背部紧贴摄影架面板，正中矢状面垂直于接收器中线；侧位摄影时，接收器应包括前腹壁、臀部和背部。患儿侧腹壁紧贴摄影架面板，正中矢状面与接收器平行。中心线水平投射，对准耻骨联合上缘垂直射入接收器中心。

腹部倒立影像，显示臀部皮肤，可见扩张的肠曲；金属标记影显示清晰，可以测定直肠盲端内气体距肛门皮肤表面金属标记间的距离；层次丰富，对比良好。

PPT：腹部其他摄影体位检查

（沈秀明）

第四节　脊柱摄影检查

一、体表定位标志

脊柱 X 线摄影时，可以借助与某些椎体相对应的体表标志作为中心 X 线的入射点或出射点。常用体表定位标志见表 4-4-1。

表 4-4-1　脊柱的体表定位标志

部位	前面观对应平面	侧面观对应平面
第 2 颈椎	上腭牙齿咬合面	
第 3 颈椎	下颌角	
第 5 颈椎	甲状软骨	
第 7 颈椎		颈根部最突出的棘突
第 2、3 胸椎间	胸骨颈静脉切迹	
第 4、5 胸椎间	胸骨角	肩胛上角
第 6 胸椎	男性双乳头连线中点	
第 7 胸椎	胸骨体中点	肩胛下角
第 11 胸椎	胸骨剑突末端	
第 1 腰椎	剑突末端与肚脐连线中点	
第 3 腰椎	脐上 3cm	肋弓下缘（最低点）
第 4 腰椎	脐	髂嵴
第 5 腰椎	脐下 3cm	髂嵴下 3cm
第 2 骶椎	髂前上棘连线中点	
尾骨	耻骨联合	

二、摄影注意事项

1. 摄影前应除去被摄部位体表影响成像的物品，如不透 X 线的饰物、膏药、敷料、带金属丝或金属染料的衣物等。腰椎及骶尾椎摄影前，应询问受检者近期是否服用过高原子序数的药物，是否做过消化道钡餐及钡灌肠检查，骶尾椎摄影前应先行排便。

2. 摆放摄影体位时，应在熟悉脊柱解剖和体表定位标志的基础上，利用调整受检者体位或中心线投射方向的方法来适应脊柱的生理或病理弯曲，使 X 线与椎间隙相切，避免椎体影像相互重叠。同时应纠正姿势，避免人为地造成前屈、后伸或侧弯畸形。

3. 脊柱外伤患者摄影时易导致脊髓损伤，故设计体位时，可在保持中心线、体位和 IR 三者相对关系不变的前提下，通过改变摄影操作方法来满足摄影体位的要求，尽量减少对患者的搬动，避免伤情加重。

4. 脊柱摄影应包括邻近有明确标志的椎体，以便识别椎序。对组织密度及厚度差异较大的部位，可采取分段摄影，但应注意两片间的衔接，应重叠 1~2 个椎体，以免遗漏病变。

5. 腰椎摄影宜深呼气后屏气曝光，使腹部组织变薄，利于提高影像对比度，其他位置多为平静呼吸状态下屏气曝光。

6. 脊柱摄影所用管电压较高，应尽量使用滤线器摄影技术，以提高影像清晰度。对体厚悬殊较大的部位摄影时，应利用阳极效应，使影像密度趋于一致。

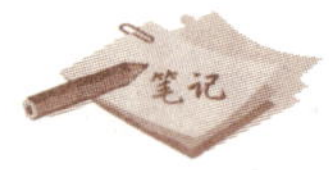

7. 摄影时应注意对受检者的 X 线防护，特别是下部脊柱摄影时，应用铅橡皮遮蔽生殖器官。

三、常用摄影体位

1. 第1、2颈椎前后位

【摄影目的】观察第2颈椎齿状突、寰枢关节，用于检查齿状突骨折、前后弓骨折、寰枢关节情况及有无先天性改变。

【体位要求】

（1）受检者仰卧于摄影床上。

（2）头颈部正中矢状面垂直并重合于床面中线，两臂置于身旁，头上仰，使上颌中切牙咬合面与乳突尖连线垂直于床面。

（3）上、下切牙连线中点对IR中心（图4-4-1A）。

（4）曝光时嘱受检者尽量张大口，并发“啊……”声（不能持久张口者也可在上下切牙之间放一干燥的软木塞或泡沫块）；口腔装有活动义齿者，摄影时应取下，以免与颈椎影像重叠。

【中心线】中心线经张大的口腔中心垂直射入。

【基本质量评定】

（1）口内无可摘义齿，无发夹、头饰等。

（2）第1、2颈椎前后位影像包括第1、2颈椎、寰枕关节、寰枢关节等。

（3）第1、2颈椎及寰枢关节清晰地显示在上、下牙列之间，上颌切牙牙冠与枕骨底部骨板边缘影像重叠，照片两侧影像对称，第2颈椎位于照片正中，齿状突与第1颈椎两侧块间隙对称，齿状突显影

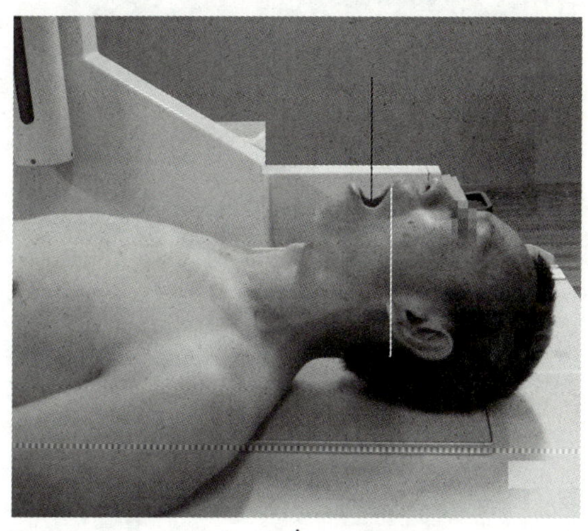

A

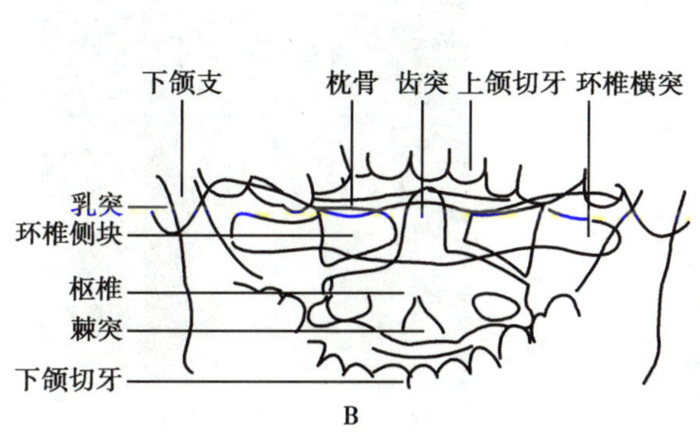

B

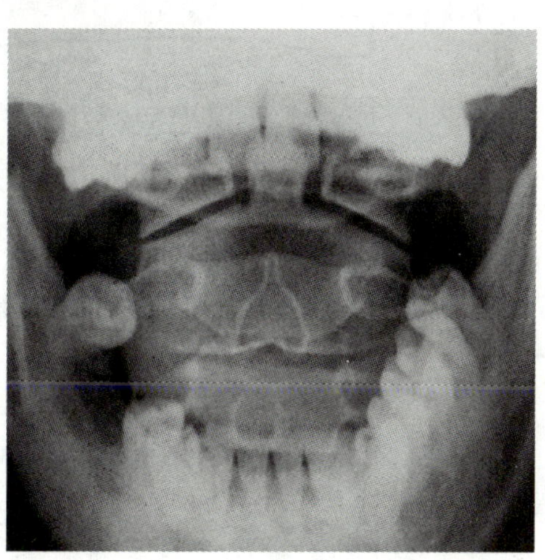

C

图4-4-1　第1、2颈椎前后位

A. 体位图；B. 显示示意图；C. 照片影像图。

清晰且不与枕骨重叠；寰枕关节呈切线状显示，下颌门齿位于第2颈椎以下。

（4）第1、2颈椎的骨结构纹理清晰，骨皮质边缘锐利（图4-4-1B、C）。

2. 第3~7颈椎前后位

【摄影目的】 观察第3~7颈椎的椎间隙、椎体和钩椎关节结构、功能状态。

【体位要求】

（1）受检者仰卧在摄影床上或站立于摄影架前，颈背部紧贴摄影床（台）。

（2）双上肢置于体侧，身体正中矢状面对准照射野中线并垂直于IR；头稍后仰，使听鼻线垂直于床面。

（3）照射野上缘达外耳孔上1cm，下缘平胸骨颈静脉切迹，两侧含颈部软组织（图4-4-2A）。

【中心线】 中心线向头端倾斜10°，经甲状软骨射入。

【基本质量评定】

（1）照射野内无异物影像。但某些不能去除的、可以识别的医疗诊治物品在不影响诊断的情况下允许保留。

（2）第3~7颈椎前后位影像包括第3颈椎至第1胸椎全部椎骨及两侧颈部软组织，下颌骨下缘平第2颈椎。

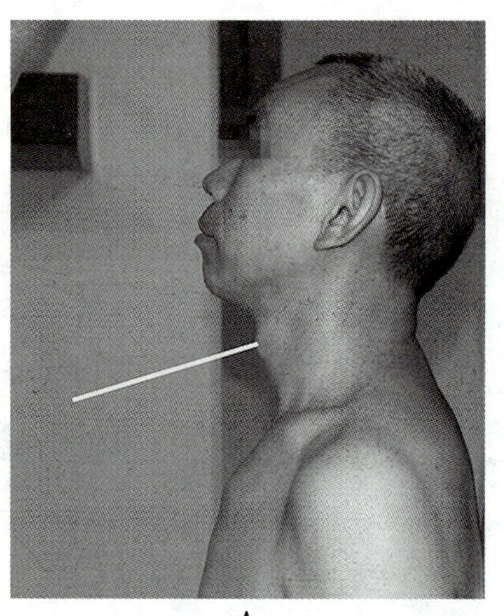

A

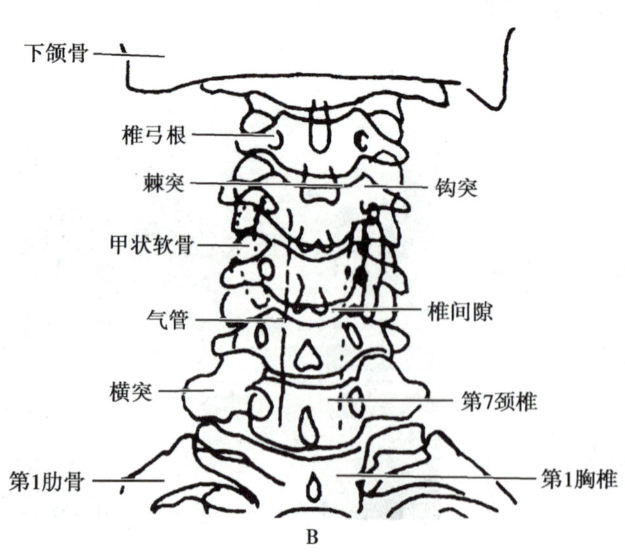

B

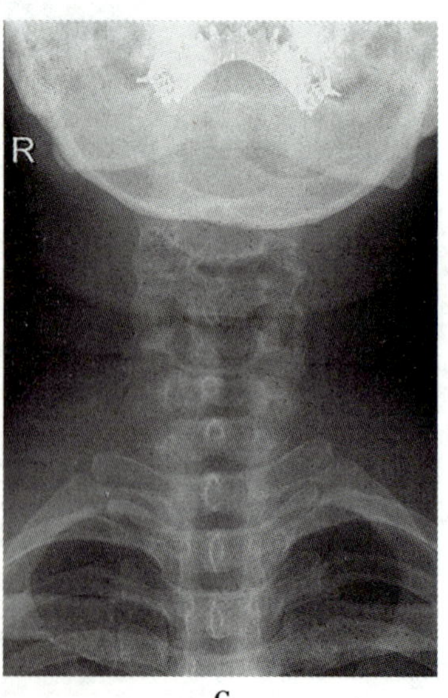

C

图4-4-2　第3~7颈椎前后位

A. 体位图；B. 显示示意图；C. 照片影像图。

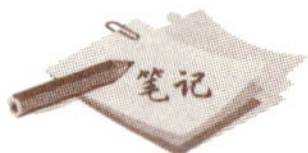

（3）诸椎体位于影像中线，棘突投影于正中线，两侧钩椎关节对称显示，第4、5颈椎椎体各缘呈切线位显示，椎间关节、棘突和横突均清晰可见，椎间隙清晰显示。

（4）诸骨小梁、骨皮质清晰锐利，气管投影于椎体正中，边界易于分辨，周围软组织层次可见（图4-4-2B、C）。

3. 颈椎侧位

【摄影目的】 观察第1～7颈椎的椎体和关节结构，颈椎序列曲线和颈椎前后软组织等影像。用于检查颈椎退行性关节改变、颈椎失稳、椎体骨折与破坏等病变。

【体位要求】

（1）受检者站立于摄影架前，右侧（或左侧）靠近摄影架。

（2）双肩尽量下垂，身体正中矢状面平行于摄影架面板，头稍后仰，听鼻线与地面平行。

（3）照射野上缘达外耳孔上1cm，下缘平第1胸椎，前后含颈部软组织（图4-4-3A）。

【中心线】 中心线经下颌角向下2cm处（甲状软骨平面、颈部前后缘连线中点）垂直射入。

【基本质量评定】

（1）口内无可摘义齿，无发夹、耳环、头饰等影像重叠在颈部。

（2）颈椎侧位影像包括第1颈椎至第1胸椎椎骨及颈部前后软组织。

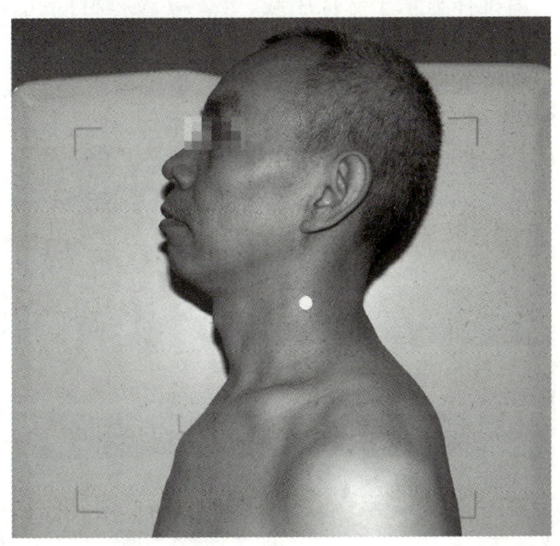

A

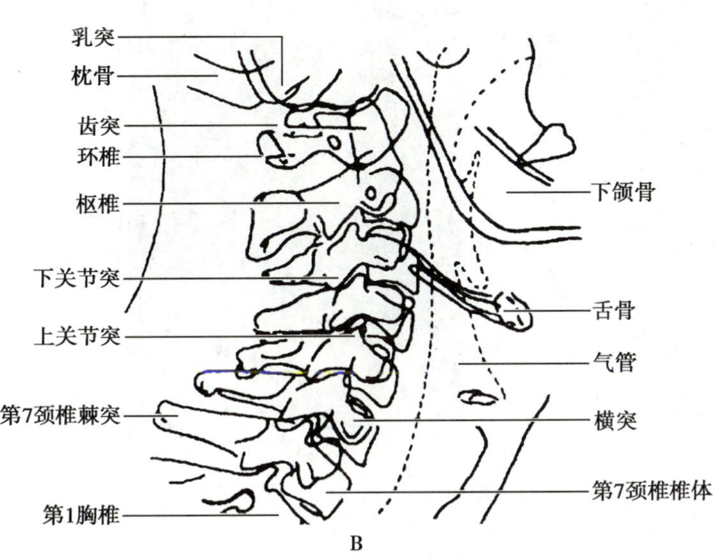

B

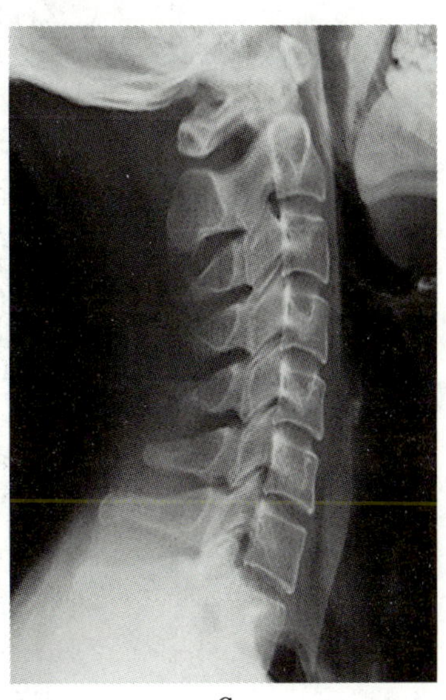

C

图4-4-3　颈椎侧位

A. 体位图；B. 显示示意图；C. 照片影像图。

（3）颈椎保持正常曲度，第1~7颈椎位于照片正中，下颌角不与第1颈椎前结节重叠。椎体后缘重叠良好，无双边征。

（4）颈椎椎体骨质、椎间隙和椎间关节清晰显示，颈前软组织层次和气道均可见（图4-4-3B、C）。

4. 颈椎后前斜位

【摄影目的】观察“近台侧”颈椎椎间孔、小关节及椎弓根情况。需分别摄左前斜位、右前斜位。

【体位要求】

（1）受检者面向立位摄影架站立。

（2）身体侧前方贴紧摄影架面板，冠状面与摄影架呈约55°~65°。头稍后仰，使听鼻线呈水平状态。

（3）照射野上缘超过外耳孔上1cm，下缘包括第1胸椎，两侧含颈部软组织（图4-4-4A）。

（4）此位置可进行卧位摄影。

【中心线】中心线向足端倾斜10°，经第4颈椎平面，颈部斜位中点射入。

【基本质量评定】

（1）无异物影像重叠于颈部。

（2）颈椎后前斜位影像包括第1颈椎至第1胸椎全部椎骨及两侧颈部软组织。

（3）颈椎保持正常曲度，诸椎体显示于影像中线，第2~7颈椎椎间孔、小关节清晰显示，右前斜位显示右侧椎间孔，左前斜位显示左侧椎间孔。

（4）椎体骨皮质、骨小梁和椎间关节等结构清晰显示，周围软组织层次可见（图4-4-4B、C）。

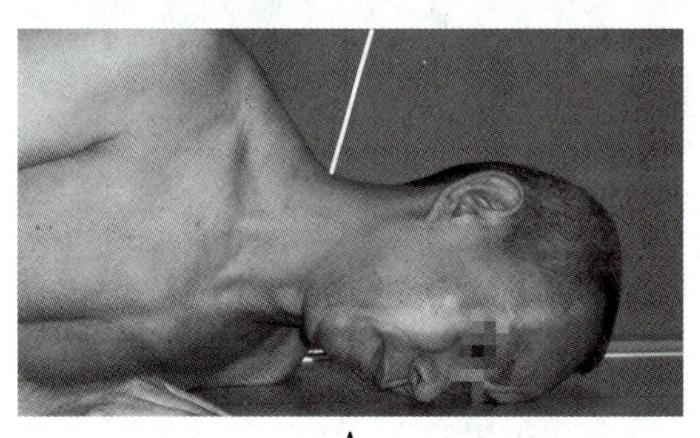

A

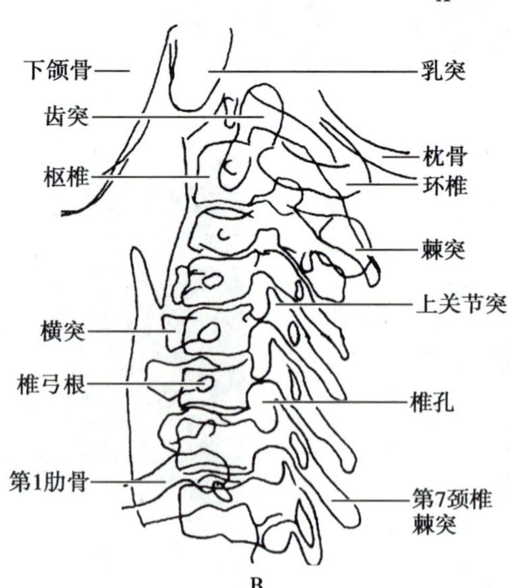

B

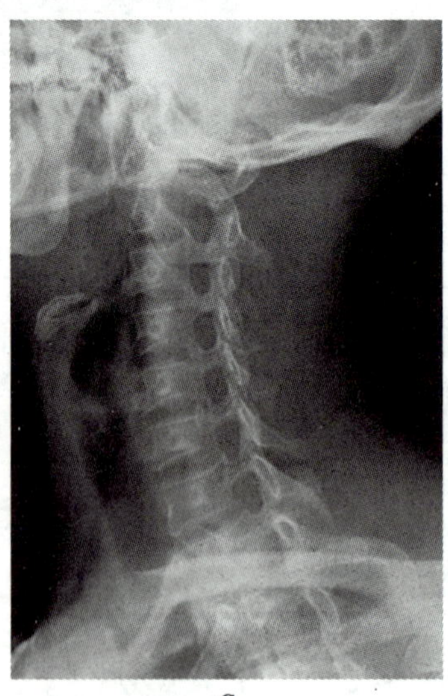

C

图4-4-4　颈椎后前斜位

A. 体位图；B. 显示示意图；C. 照片影像图。

5. 胸椎前后位

【摄影目的】观察胸椎正位形态及椎旁软组织情况，用于检查胸椎骨折、先天性脊柱侧弯畸形、骨肿瘤、感染性骨病和骨质疏松等病变。

【体位要求】

（1）受检者仰卧于摄影床上。

（2）身体正中矢状面垂直于床面并对准床面中线，两臂置于身旁，下肢伸直或髋关节、膝关节屈曲，两足平踏床面。

（3）胸骨角与剑突连线的中点置于 IR 中心，照射野上缘平第 7 颈椎，下缘包括第 1 腰椎（图 4-4-5A）。

【中心线】中心线对准胸骨角与剑突连线的中点，垂直射入。

【基本质量评定】

（1）无项链、纽扣等异物影像与胸椎重叠。

（2）胸椎前后位影像包括胸椎、第 7 颈椎或第 1 腰椎，诸椎体位于影像正中。

（3）棘突位于椎体正中，椎弓根到椎体边缘的距离双侧相等。

（4）胸椎、第 7 颈椎或第 1 腰椎的骨结构清晰，两侧胸锁关节、横突、椎弓根及肋骨对称显示，椎体、椎间隙清晰，椎旁软组织边界易于分辨（图 4-4-5B、C）。

6. 胸椎侧位

【摄影目的】观察胸椎侧位的形态、排列曲度及骨质等情况，用于检查胸椎骨折、先天性脊柱侧弯或后凸畸形、骨肿瘤、感染性骨病和骨质疏松等病变。

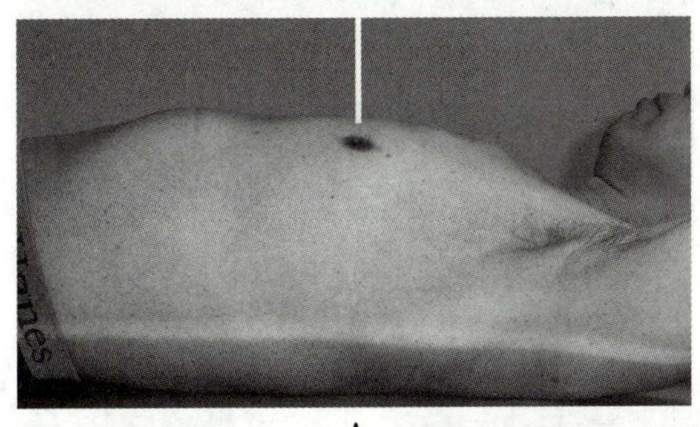

A

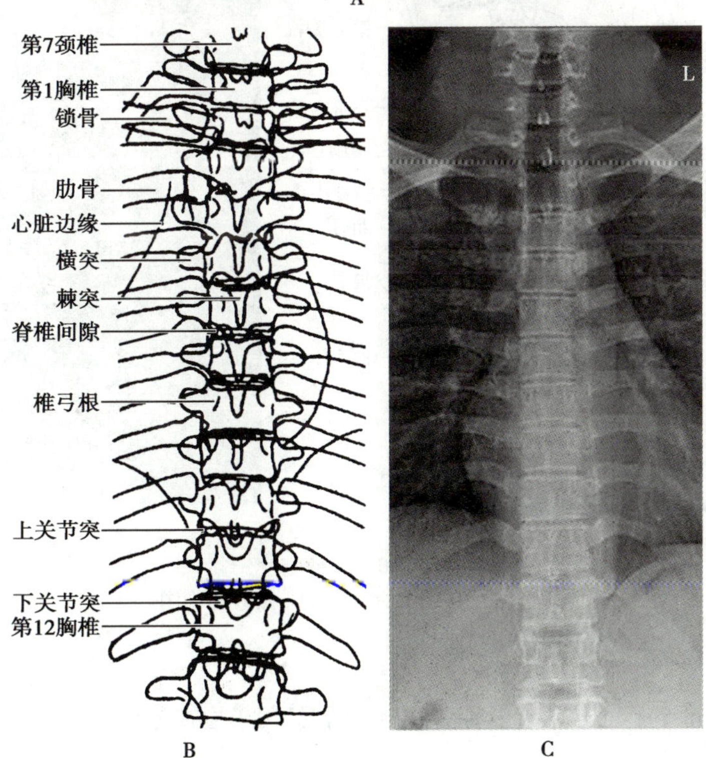

B　　C

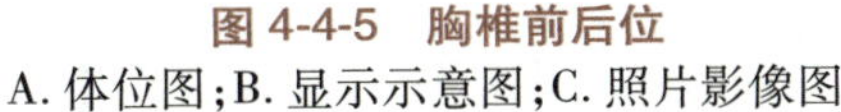

图 4-4-5　胸椎前后位

A. 体位图；B. 显示示意图；C. 照片影像图。

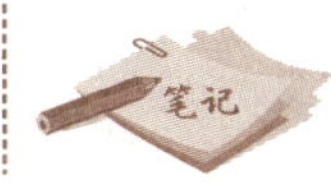

【体位要求】

(1) 受检者侧卧于摄影床上,胸椎侧弯畸形者凸侧靠近床面。

(2) 两臂上举屈曲,头枕于近床面一侧的上臂上,双下肢屈曲以支撑身体,使身体冠状面与床面垂直,两膝间放沙袋或棉垫,腰部过细者在腰下垫棉垫,使脊柱长轴与床面平行。

(3) IR 上缘包括第 7 颈椎,下缘包括第 1 腰椎(图 4-4-6A)。

【中心线】中心线对准第 7 胸椎棘突后缘向前约 5cm 射入。

【基本质量评定】

(1) 无项链、纽扣等异物影像与胸椎重叠。

(2) 胸椎侧位影像包括第 7 颈椎、胸椎和第 1 腰椎,其椎体位于照片正中。

(3) 胸椎序列略呈后突弯曲,椎体前后缘重叠良好,无双边影现象。

(4) 椎间隙、各椎体及附件结构清晰显示(图 4-4-6B、C)。

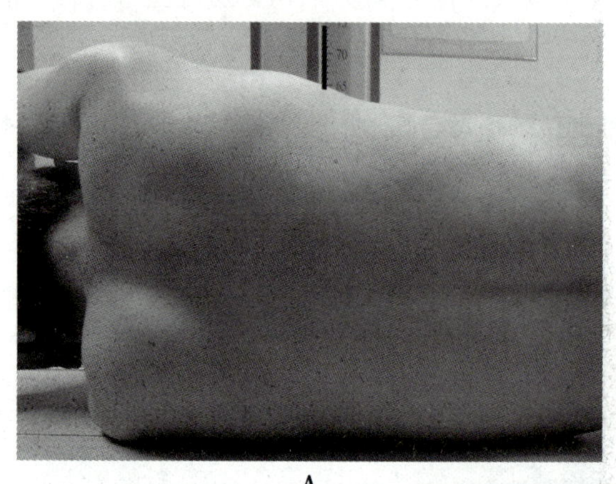

A

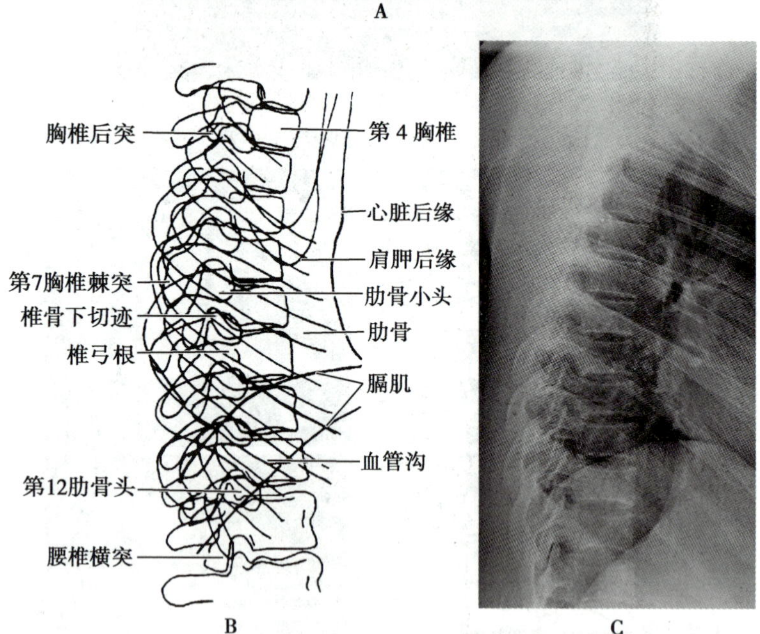

图 4-4-6　胸椎侧位

A. 体位图;B. 显示示意图;C. 照片影像图。

7. 腰椎前后位

【摄影目的】观察腰椎正位形态及椎旁软组织情况,用于检查骨折、骨肿瘤、感染性骨病、退行性关节病和脊柱侧弯等病变。

【体位要求】

(1) 受检者仰卧于摄影床上。

（2）身体正中矢状面对准照射野中线并垂直于床面，双侧髋关节和膝关节屈曲，使腰部靠近床面。

（3）脐上3cm置于IR中心，照射野上缘包括第11胸椎，下缘包括上部骶椎，左右包括腰大肌（图4-4-7A）。

【中心线】 中心线经第3腰椎（相当于脐上3cm处）垂直射入。

【基本质量评定】

（1）无异物与腰椎影像重叠。

（2）腰椎前后位影像包括第11胸椎至第2骶椎全部椎骨及两侧腰大肌，诸椎体显示于影像正中。

（3）棘突位于椎体正中，椎弓根到椎体边缘距离双侧相等，第3腰椎椎体各缘呈切线状显示，无双边现象。

（4）椎体、椎弓根、椎间关节、棘突和横突均清晰显示，腰大肌及周围软组织层次可见（图4-4-7B、C）。

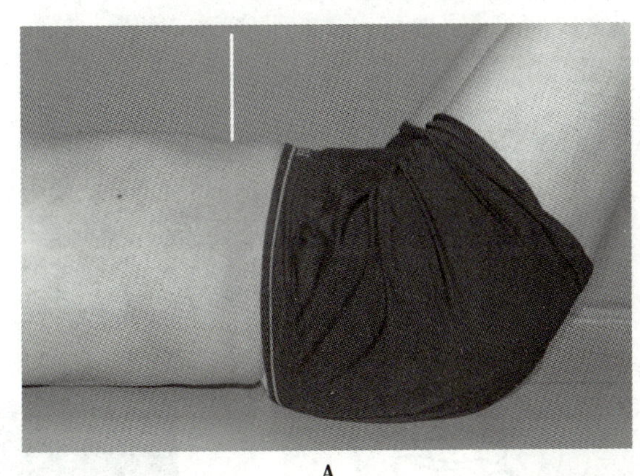

A

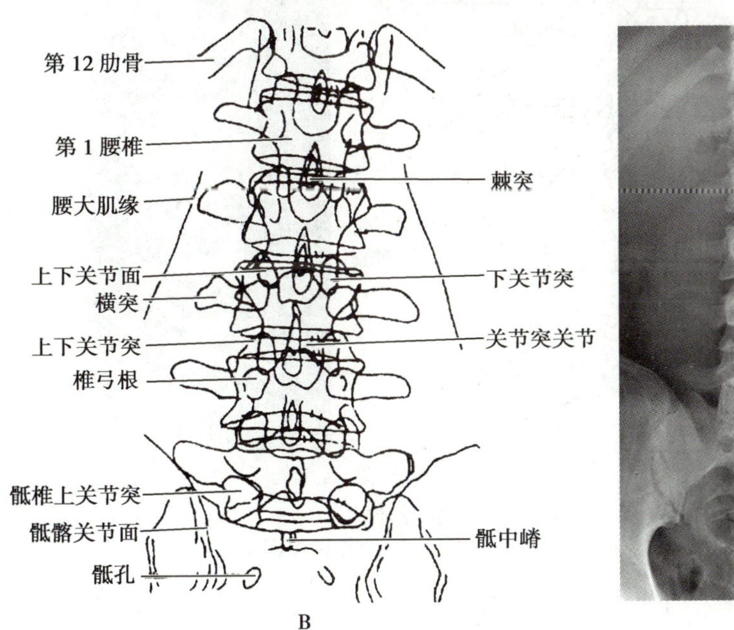

B

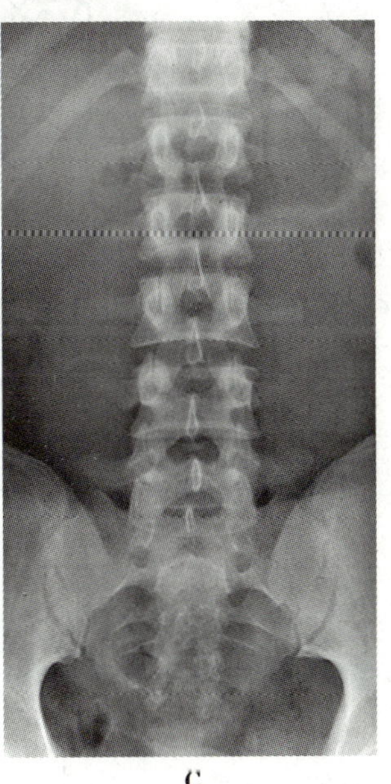

C

图4-4-7　腰椎前后位
A. 体位图；B. 显示示意图；C. 照片影像图。

8. 腰椎侧位

【摄影目的】 观察腰椎侧位形态、排列曲度、棘突、椎间孔、关节突及骨质等情况，用于检查骨折、骨肿瘤、感染性骨病和退行性关节病等病变。

【体位要求】

（1）受检者侧卧于摄影床上。

（2）身体正中矢状面平行于床面，双侧髋关节和膝关节屈曲，第3腰椎棘突置于照射野中线后5cm。

（3）髂嵴上3cm置于IR中心，照射野上缘包括第11胸椎，下缘包括上部骶椎（图4-4-8A）。

【中心线】中心线经第3腰椎（约平髂嵴上3cm）垂直射入。

【基本质量评定】

（1）无异物与腰椎影像重叠。

（2）腰椎侧位影像包括第11胸椎至第2骶椎全部椎骨及部分软组织。

（3）椎体后缘重叠良好，无双边现象。第3腰椎椎体边缘无双边现象，椎间隙完全显示。

（4）椎弓根、椎间孔、椎间关节、腰骶关节及棘突显示，椎体骨皮质和骨小梁结构清晰显示，周围软组织层次可见（图4-4-8B、C）。

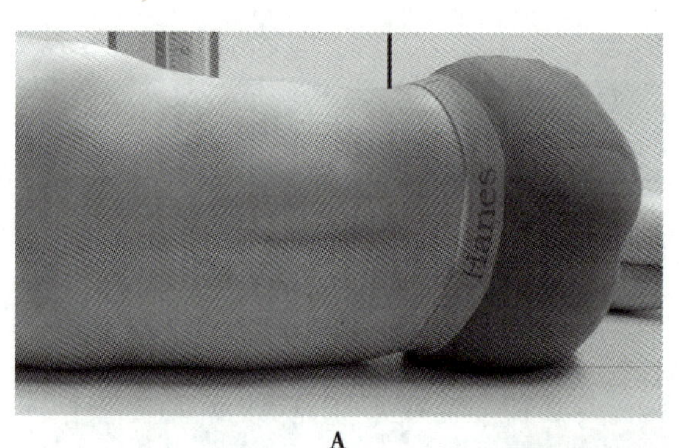

A

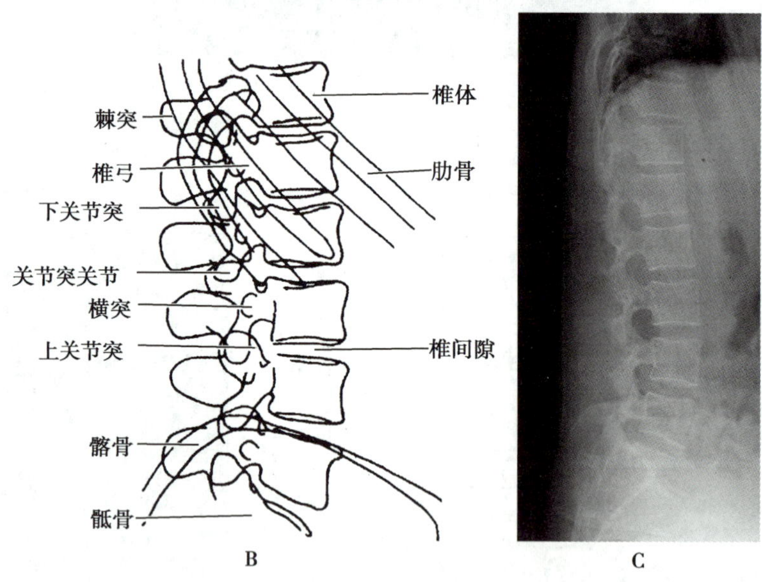

图4-4-8　腰椎侧位

A.体位图；B.显示示意图；C.照片影像图。

9. 腰椎斜位

【摄影目的】摄双侧对比观察腰椎椎间关节、上下关节突和椎弓等情况，用于检查椎弓峡部骨折、椎间关节脱位及退行性关节病等病变。

【体位要求】

（1）受检者仰卧于摄影台上，使身体冠状面于床面呈约45°。

（2）双侧髋关节和膝关节屈曲，第3腰椎棘突后缘置于照射野中线后4cm。

（3）照射野上缘包括第1腰椎，下缘包括上部骶椎（图4-4-9A）。

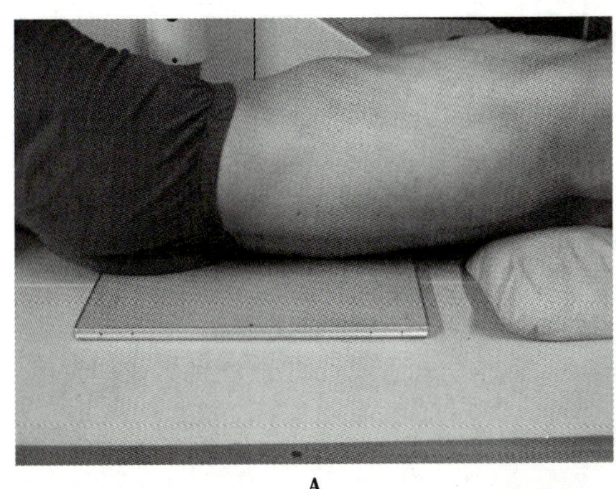

A

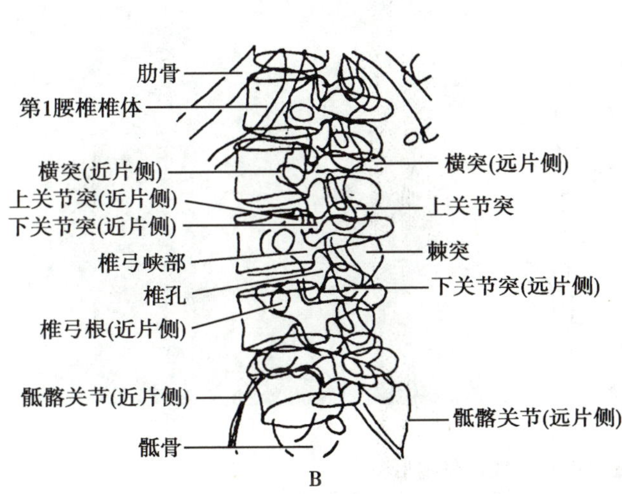

B

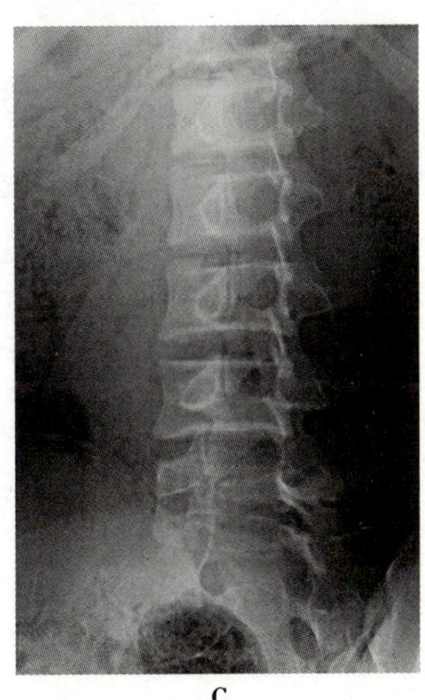

C

图 4-4-9　腰椎斜位

A. 体位图;B. 显示示意图;C. 照片影像图。

【中心线】中心线对准第3腰椎棘突前4cm垂直射入。

【基本质量评定】

(1) 无异物与腰椎影像重叠。

(2) 腰椎斜位影像包括第12胸椎至第2骶椎。

(3) 可见到"狗状"形态,椎弓峡部和椎间关节显示良好。

(4) 显示腰椎斜位像,第4腰椎椎体各缘无双边现象,椎弓峡部、上下关节突清晰显示,椎骨小梁清晰显示,周围软组织层次可见(图4-4-9B、C)。

10. 骶尾骨前后位

【摄影目的】观察骶骨、尾骨正位骨质情况,用于检查骨折、骨肿瘤等病变。

【体位要求】

(1) 受检者仰卧于摄影床上。

(2) 两臂置于身旁,双下肢伸直并拢,身体正中矢状面垂直于床面并重合于床面中线。

(3) 照射野上缘包括第5腰椎,下缘平耻骨联合下3cm(图4-4-10A)。

【中心线】中心线对耻骨联合上3cm处垂直射入IR。骶骨摄影时,中心线向头端倾斜15°~20°;尾骨摄影时,中心线向足端倾斜15°。

【基本质量评定】

(1) 腰骶部、骨盆内无异物和肠内容物干扰影像。

(2) 第5腰椎、骶骨、尾骨包括在照片内,骶中嵴位于照片正中。

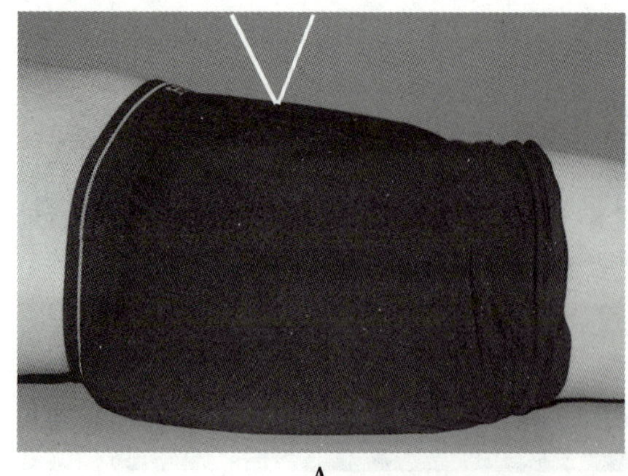

A

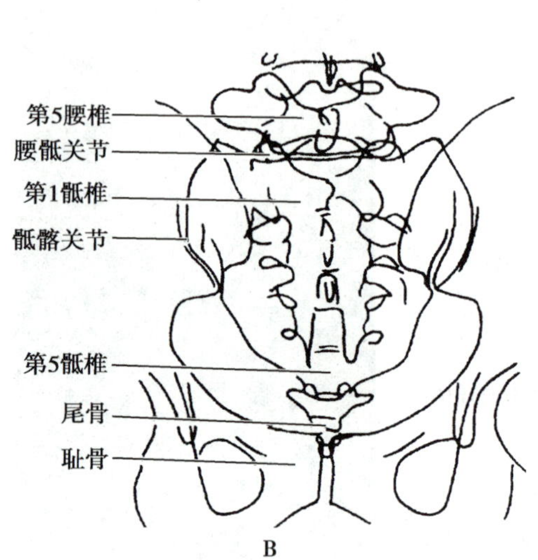

B

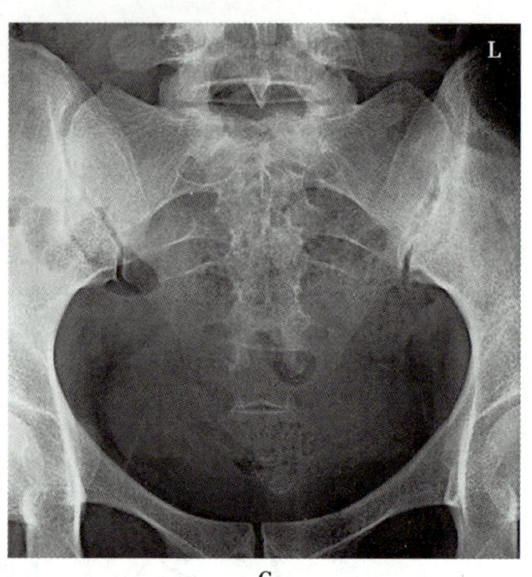

C

图 4-4-10 骶尾骨前后位

A. 体位图；B. 显示示意图；C. 照片影像图。

（3）第5腰椎的棘突位于椎体中央，双侧骶髂关节对称，骶孔左右对称，耻骨联合不与骶尾骨重叠。

（4）骶骨、骶髂关节、骶孔、骶中嵴和尾骨等结构清晰可见（图 4-4-10B、C）。

11. 骶尾骨侧位

【摄影目的】 观察骶、尾骨侧位骨质情况，多用于检查外伤后骨折、骨肿瘤等病变。

【体位要求】

（1）受检者侧卧于摄影床上。

（2）两臂上举抱头，双下肢屈曲支撑身体，使身体冠状面与床面垂直。腰细臀宽者在腰下垫棉垫，使脊柱与床面平行；骶部后缘置 IR 中线外 4cm。

（3）照射野上缘平第5腰椎，下缘包括尾椎（图 4-4-11A）。

【中心线】 中心线经髂后下棘平面骶部后缘向前 4cm，垂直射入。

【基本质量评定】

（1）腰骶部、骨盆内无异物影像。

（2）骶尾骨侧位影像包括第5腰椎，显示骶椎侧位影像，骶骨、尾骨显示于照片中，边界明确。

（3）椎体后缘重叠良好，无双边现象。

（4）腰骶关节、骶骨、尾骨等结构清晰（图 4-4-11B、C）。

四、摄影体位选择

常见脊柱的摄影体位选择参见表 4-4-2。

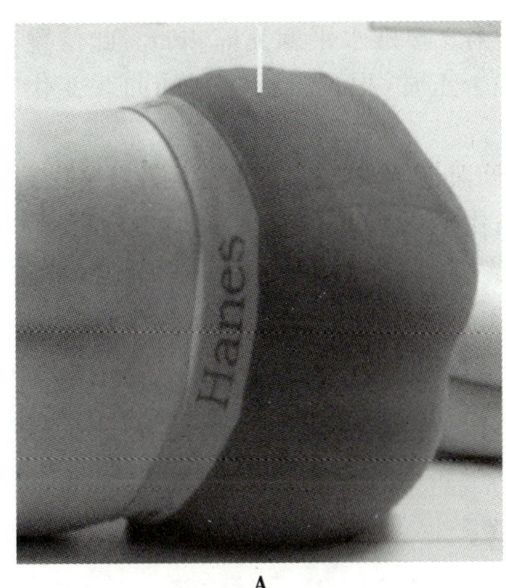

A

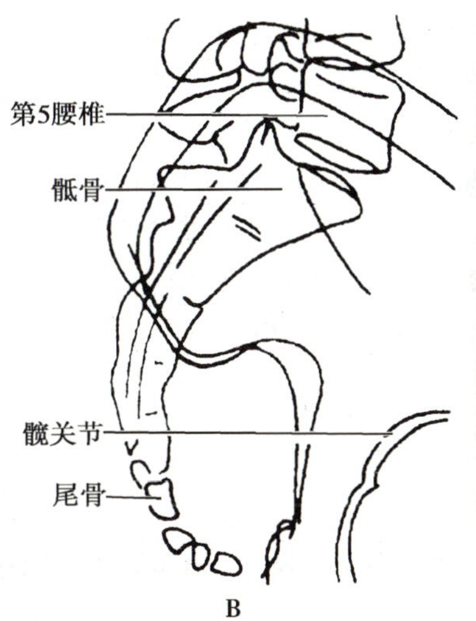

B

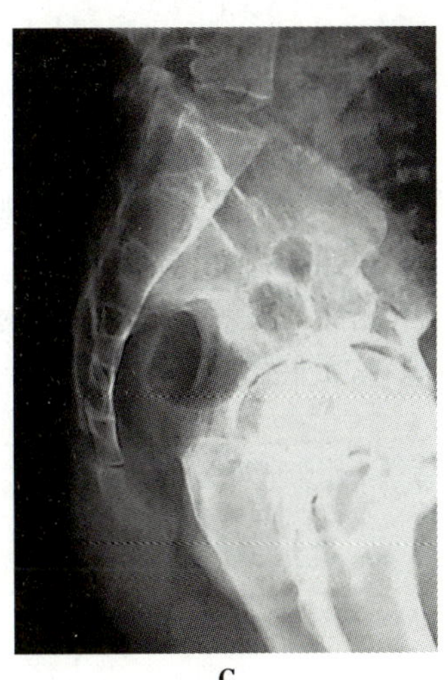
C

图 4-4-11　骶尾骨侧位

A. 体位图；B. 显示示意图；C. 照片影像图。

表 4-4-2　常见脊柱的摄影体位选择

病变	首选摄影体	其他摄影体位
颈椎病	颈椎斜位、侧位	颈椎正位
椎骨脱位、骨折	正位、侧位	斜位
脊椎结核、肿瘤、炎症	正位、侧位	斜位
腰椎间盘脱出	腰椎侧位、正位	
强直性脊柱炎	正位、侧位	
腰椎骶化、骶椎腰化	腰椎、骶椎正位、侧位	
骶尾骨骨折	骶尾骨侧位	骶尾骨前后位

知识链接

1. 全颈椎前后位　观察第1~7颈椎正位情况。受检者站立于摄影架前或仰卧于摄影床上，身体正中矢状面对准照射野中线并垂直于IR平面，头稍上仰，听鼻线垂直于IR平面，两臂置于身旁，中心线对准甲状软骨上2cm，垂直射入IR。曝光时嘱受检者屏气，头颅不动，仅下颌做快速均匀的张、闭口运动，并采用长时间(3~5s)、低毫安曝光。全颈椎前后位影像包括1~7颈椎，颈椎棘突位于椎体正中，横突左、右对称显示，椎间隙与钩突关节显示清楚，椎骨纹理清晰，下颌骨模糊不清并与上部颈椎重叠。

2. 颈椎功能位　观察颈部前曲和后仰的运动功能状态及颈椎序列曲线。受检者站立于摄影架前，身体正冠状面对准照射野中线并垂直于IR平面，保持侧位姿势，患者自然用力进行颈部过伸、过曲运动到极限位置(严禁技师搬动到位)。中心线垂直于第4颈椎水平颈部前后缘连线中点。此位置为颈椎检查功能位，不仅能发现颈部前曲和后仰的运动功能是否正常，而且根据颈椎序列的曲线变化还可以诊断是否有颈椎序列失稳。

3. 上段胸椎侧位　观察第1~3胸椎的侧位形态。受检者侧卧于摄影床上，身体略向后倾，头枕棉垫，使颈、胸椎与床面平行。近床侧上肢上举屈曲抱头，远床侧上肢外旋并尽量伸向后下方，使双侧肩部呈上下、前后交错状态；中心线经远床侧锁骨上窝，垂直射入IR。颈椎下段与胸椎上段呈侧位影像显示于照片内，不与肩部骨骼影像重叠，椎间隙清晰可见。

4. 腰椎功能位　观察腰部前曲和后仰的运动功能状态、腰椎序列曲线及关节是否滑脱。受检者侧卧于摄影床上，身体正冠状面对准照射野中线并垂直于IR平面，患者自然用力进行腰部过

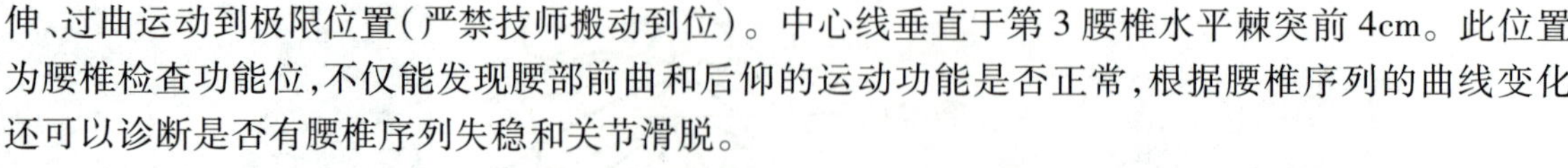

伸、过曲运动到极限位置(严禁技师搬动到位)。中心线垂直于第3腰椎水平棘突前4cm。此位置为腰椎检查功能位,不仅能发现腰部前曲和后仰的运动功能是否正常,根据腰椎序列的曲线变化还可以诊断是否有腰椎序列失稳和关节滑脱。

5. 腰骶关节前后位 观察腰骶关节面骨质情况。受检者仰卧于摄影床上,两臂置于身旁,双下肢伸直并拢,身体正中矢状面垂直于床面并重合于IR中线;中心线向头端倾斜15°~20°角,经两侧髂前上棘连线中点处射入。此位置显示腰骶关节面正位影像,关节面清晰显示,相邻椎体面影像无重叠,下部腰椎及骶骨上部也可显示。

0409

视频:脊柱摄影体位

(张益兰)

第五节 骨盆摄影检查

一、体表定位标志

1. 髂嵴 为骨盆的最高点,两侧髂嵴连线平第4腰椎棘突水平。
2. 髂前上棘 骨盆两侧前上方最突出的骨为髂前上棘,为重要骨性标志之一。
3. 耻骨联合 与尾骨在同一平面上。
4. 尾骨末端 也是骨盆摄影的重要标志。

二、摄影注意事项

1. 为提高骨盆摄影影像质量,应排便后进行摄影,有利于减少盆腔内容物干扰,必要时可做肠道清洁。

2. 去除可能重叠在骨盆上的物品(如腰带、拉链、纽扣、膏药等)。钡餐或IVP后不宜进行此项检查。

3. 骨盆损伤累及范围可能较大,为了避免二次损伤,应注意:①疑似骨折的患者,搬动时应多人平托移动,注意骨盆和髋部不能扭曲与受力;②已有骨盆固定物应在医师指导下处理;③疑似髋关节骨折或脱位,不允许施加外力进行腿和脚的旋转。

4. 因骨盆结构复杂,中心线入射点对各部投影有较大影响,摄影时应充分利用体表定位标志。

5. 盆腔组织密度高、厚度大,摄影时应采用滤线器摄影技术。

6. 骨盆摄影,呼吸方式为平静呼吸下曝光。

7. 摄影时应注意运用体位防护。

三、常用摄影体位

1. 骨盆前后位

【摄影目的】 观察骨盆形态、骨质结构及双侧髋关节,主要用于观察骨折、关节脱位、感染、肿瘤、骨盆畸形、发育障碍以及盆腔内结石、钙化等。

【体位要求】

(1) 被检者仰卧于摄影床上,身体正中矢状面垂直床面并对准IR中线。

(2) 两下肢伸直,足尖向上稍内旋,双足踇趾靠拢。

(3) IR横放于滤线器托盘中,上缘超出髂嵴约3cm;下缘达耻骨联合下3cm。

(4) 骨盆畸形者,需用棉垫垫于髋部,使两侧髂前上棘连线与摄影床面平行(图4-5-1A)。

【中心线】 经两侧髂前上棘连线中点与耻骨联合上缘连线的中点垂直射入。

【基本质量评定】

(1) 显示骨盆正位影像,骨盆内无异物影像。

(2) 照片包括骨盆诸骨、股骨近端及两侧软组织,左右对称。

(3) 骨盆位于影像正中,第5腰椎棘突位于椎体中央,骶骨棘与耻骨联合位于中线,左右对称

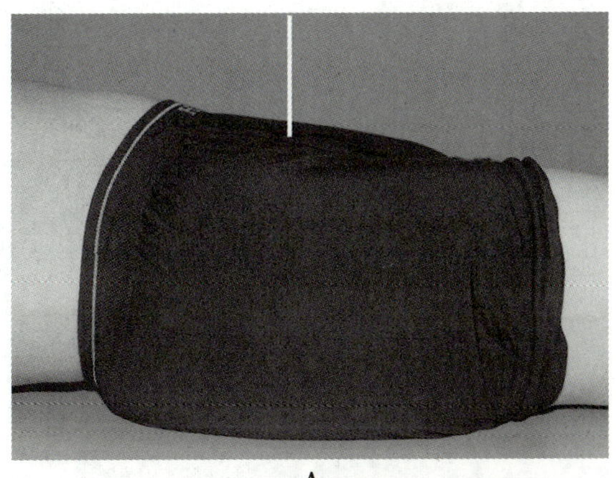

A

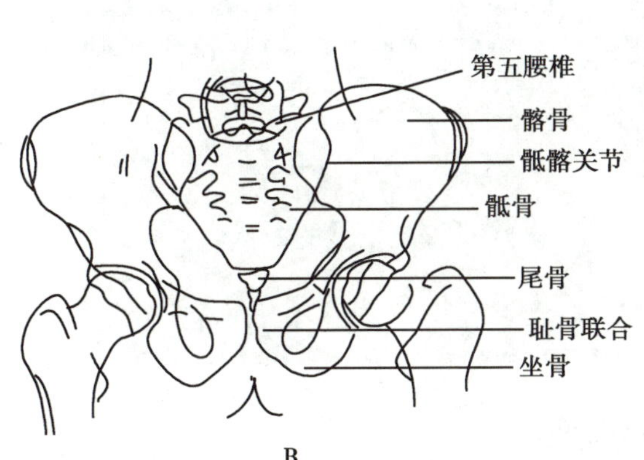

B

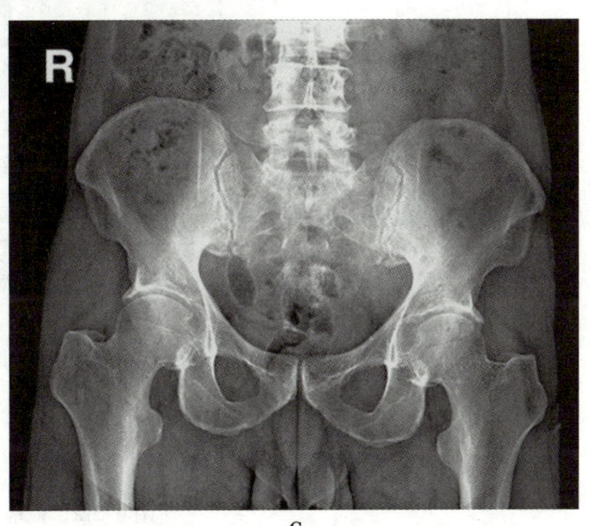

C

视频：骨盆前后位摄影

图 4-5-1 骨盆前后位

A. 体位图；B. 显示示意图；C. 照片影像图。

显示。

（4）左右髋关节分别位于骨盆两侧下 1/4 处，内方为耻骨、坐骨围成的闭孔；骨盆诸骨、股骨近端皮质及骨小梁清晰可见，骶髂关节、髋关节结构清晰（图 4-5-1B、C）。

2. 骶髂关节前后位

【摄影目的】观察骶髂关节骨质和骨关节面情况。

【体位要求】

（1）被检者仰卧于摄影床上，身体正中矢状面垂直于床面并重合于 IR 中线。

（2）两臂屈肘，手置胸前，双下肢伸直，双足尖直立向上。

（3）髂嵴和骶椎末节包括在 IR 内（图 4-5-2A）。

【中心线】中心线向头端倾斜 10°～20°，对准髂前上棘连线中点与耻骨联合连线中点射入。

【基本质量评定】

（1）显示骶髂关节正位影像，左右对称。

（2）骨盆内无异物影像。

（3）骶骨呈正位影像，与髂骨的耳状面重叠；骶髂关节耳状面边缘、间隙显示清楚，骨纹理清晰（图 4-5-2B、C）。

3. 骶髂关节前后斜位

【摄影目的】观察骶髂关节骨质和骨关节面情况。着重观察骨感染、骨破坏和退行性改变。常规摄取左、右双斜位进行对比。

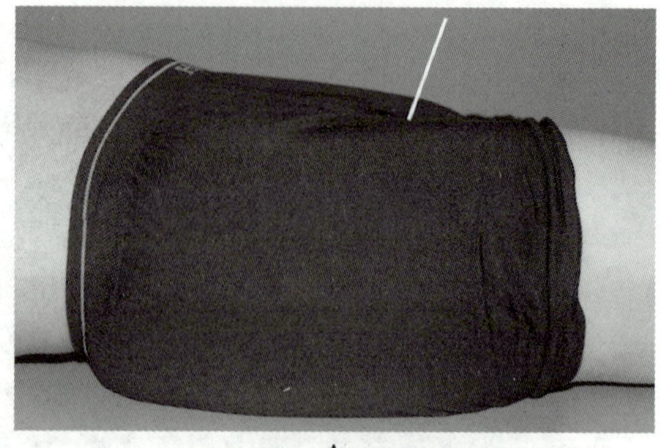

A

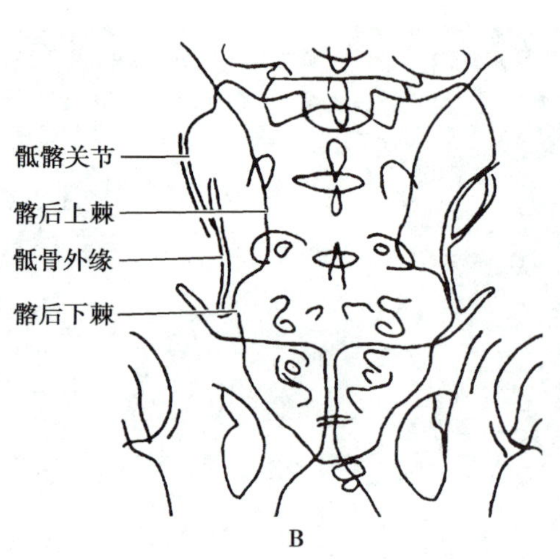

B

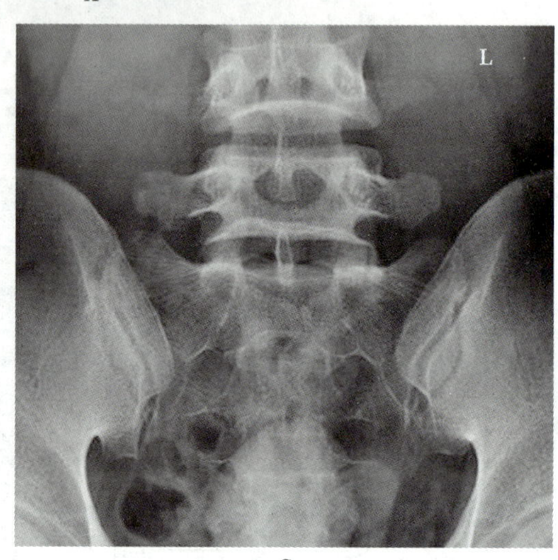

C

图 4-5-2　骶髂关节前后位

A. 体位图；B. 显示示意图；C. 照片影像图。

【体位要求】

（1）被检者仰卧于摄影床上，被检侧腰部及臀部垫高。

（2）被检侧下肢伸直，对侧弯曲，使身体冠状面与床面呈 25°~30°。

（3）被检侧髂前上棘内 2.5cm 处置 IR 中心，髂嵴和骶椎末节包括在 IR 内（图 4-5-3A）。

【中心线】 中心线对准垫高侧髂前上棘内 2.5cm 处垂直射入。

【基本质量评定】

（1）骨盆内无异物影像。

（2）被检侧骶髂关节间隙呈切线状显示于照片正中，关节间隙清楚。

（3）髂骨、骶骨等扁骨骨纹理清晰（图 4-5-3B、C）。

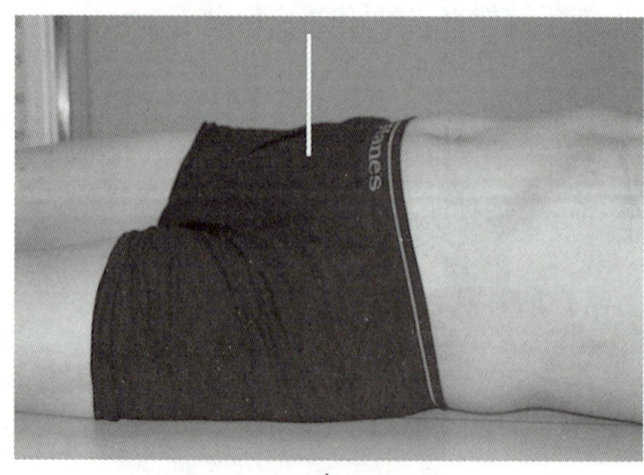

A

笔记

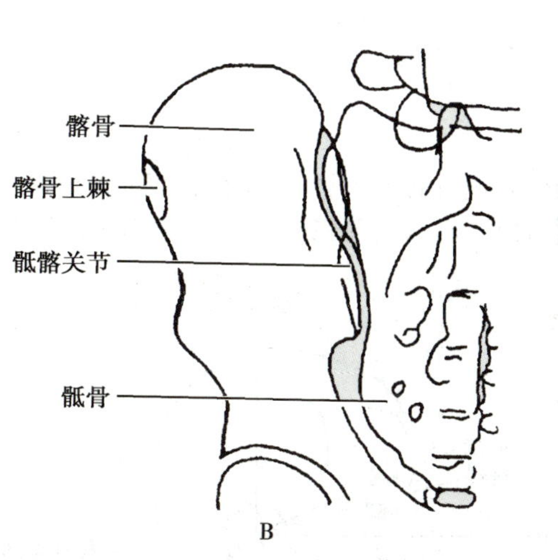

B

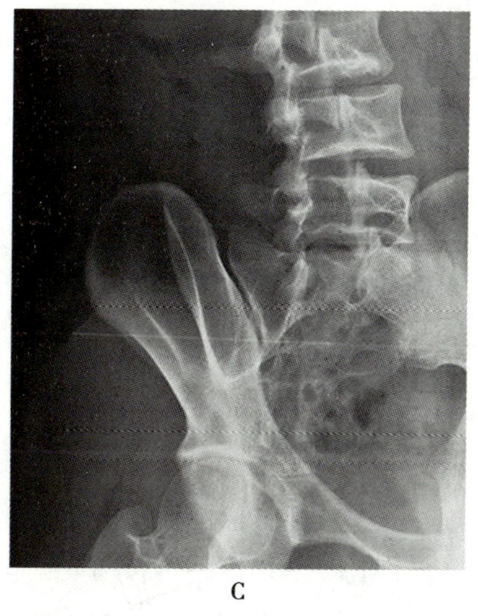
C

图 4-5-3　骶髂关节前后斜位
A. 体位图；B. 显示示意图；C. 照片影像图。

四、骨盆摄影的体位选择

骨盆摄影的体位选择参见表 4-5-1。

表 4-5-1　骨盆摄影位置选择表

病变	首选位置	其他位置
骨盆外伤	骨盆前后位	骨盆入口位、出口位
下腹部、臀部异物	骨盆前后位	骨盆侧位
畸形性骨炎、骨软骨瘤	骨盆前后位	
致密性骨炎	骶髂关节前后位	骶髂关节前后斜位
布鲁杆菌病	腰椎前后位	骶髂关节前后位

知识链接

1. 骨盆入口位　为骨盆正位的补充体位，将X线管向头侧倾斜35°，中心线经耻骨联合中点至胶片中点。着重观察骨盆骨折，评估骨盆环和骨盆变形情况，包括骨盆环损伤后骨盆移位方向和程度（向后移位或向内、向外旋转）、髂骨翼或髂骨内侧缘骨折、骶髂关节间隙骨碎片、耻骨支粉碎骨折等。

2. 骨盆出口位　为骨盆正位的补充体位，将X线管向足侧倾斜35°，中心线经两侧髂前上棘连线中点至胶片中点。着重观察骨盆骨折，评估耻骨和坐骨的骨折和移位情况，包括耻骨上下支、坐骨体和坐骨支的骨折、耻骨联合分离、错位等。

3. 骨盆斜位　为骨盆正位的补充体位，包括三个体位：①显示髂骨翼部的髂骨正位；②显示髋臼前缘的髂骨翼斜位；③显示髋臼后缘的闭孔斜位。每个体位常规左、右侧进行对比。

4. 骨盆侧位　用于测量、计算骨盆的入口径和出口径，并测定异物的位置。

（崔军胜）

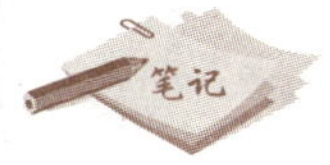

第六节　头部摄影检查

一、体表定位标志

由于头颅的解剖结构复杂，多数组织居于颅骨之内且相互重叠，为了使拍摄的部位显示清楚，在 X 线摄影中应根据其体表基准点、线、面准确地进行体位设计，从而得到准确和完美的图像（图 4-6-1）。

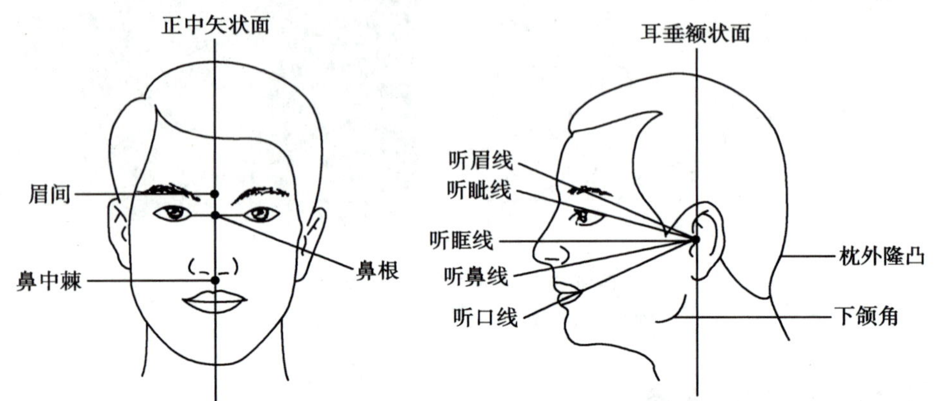

图 4-6-1　头颅摄影基准点、线、面示意图

1. 定位点

（1）眉间：两侧眉弓的内侧端之间称为眉间。

（2）鼻根：鼻骨与额骨相接处称为鼻根。

（3）外耳孔：耳屏内的椭圆形孔称为外耳孔。

（4）枕外隆凸：枕骨外面的中部隆起称为枕外隆凸。

（5）乳突尖：为耳后颞骨乳突部向下呈乳头尖状部分。

（6）下颌角：下颌骨的后缘与下缘相会处形成的钝角称为下颌角。

2. 定位线

（1）听眶线：为外耳孔与同侧眼眶下缘的连线，为人类学的基准线。

（2）听眦线：为外耳孔与同侧眼外眦的连线，为 X 线投照学的头颅基准线。

（3）听鼻线：为外耳孔与同侧鼻翼下缘的连线，与听眦线约呈 25°角。

（4）听口线：为外耳孔与同侧口角的连线。

（5）听眉线：为外耳孔与眉间的连线，与听眦线约呈 10°角。

（6）瞳间线：为左右两瞳孔间的连线，与水平面平行。

3. 基准面

（1）正中矢状面：将头颅纵向等分为左右对称的两部分的切面称为正中矢状面。不位于正中但与正中矢状面平行的面，均称为矢状面。

（2）解剖学水平面：经颅骨听眶线，将头颅分成上、下两部分的水平断面，与地面平行，称为解剖学水平面。

（3）耳垂额状面：沿外耳孔作解剖学水平面垂直线，将头颅分作前后两部分的冠状断面，称为耳垂额状面。

二、摄影注意事项

1. 认真阅读 X 线检查申请单，根据临床诊断需要，选择合适的摄影位置和摄影条件。体位设计原则是在保证诊断要求的前提下，耐心向被检者介绍说明摄影过程，最大程度使被检者处于舒适状态，从而取得被检者的密切配合。

2. 摆放摄影位置前，要求被检者去掉头部的发卡、假发、眼镜、装饰物和活动义齿等物品。摆放摄影位置时，要充分利用头颅的体表定位标志，明确 X 线中心线的入射点和出射点。

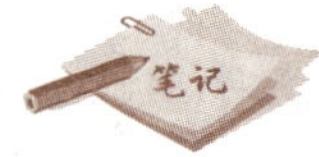

3. 特殊情况下无法使摄影体位符合常规摆放要求，应通过改变 IR 的位置和 X 线的投射方向，使

摄影效果符合诊断要求。对称结构的部位分别进行摄影时，应保持摄影条件一致。

4. 除乳突等局部结构摄影采用小照射野、近距离，不使用滤线器外，颅骨整体摄影均使用滤线器摄影技术。摄影距离要根据所使用的滤线栅的栅焦距而定，一般为 90～100cm。

5. 呼吸方式为平静呼吸下屏气。摄影前，做好平静呼吸下屏气训练，避免曝光时产生运动模糊。必要时采用头颅固定装置或沙袋压迫带之类的固定物。

6. 头颅外伤等危重病人摄影时，应在临床医生的监护下进行，尽量少搬动病人，通常取头颅前后位和仰卧水平侧位。颅底骨折或疑有颅底骨折时，禁止作颅底轴位 X 线摄影，防止再度造成损伤而发生致命危险。摄影时，必须对被检者进行有效的 X 线防护。

三、常用摄影体位

1. 头颅后前位

【摄影目的】 观察颅骨正位影像，用于观察颅骨的对称性、颅缝宽度、骨板厚度，用于检查颅骨骨折、骨质破坏等颅骨病变。

【体位要求】

（1）被检者俯卧于摄影床上，两肘屈曲，两手放于头旁或胸前。

（2）头颅正中矢状面垂直于床面，并与 IR 中线重合。额部及鼻尖紧贴床面，下颌内收，听眦线垂直于床面，两侧外耳孔与床面等距。

（3）IR 置于滤线器托盘上，其长轴与床中线平行，IR 或照射野包括含下颌骨的整个头部，上缘超出颅顶 3cm（图 4-6-2A）。

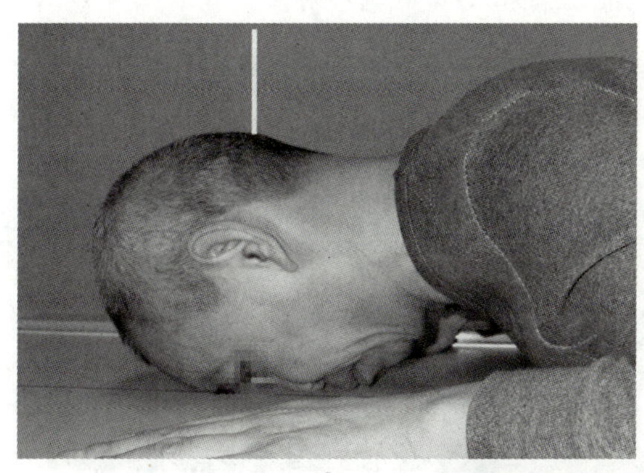

A

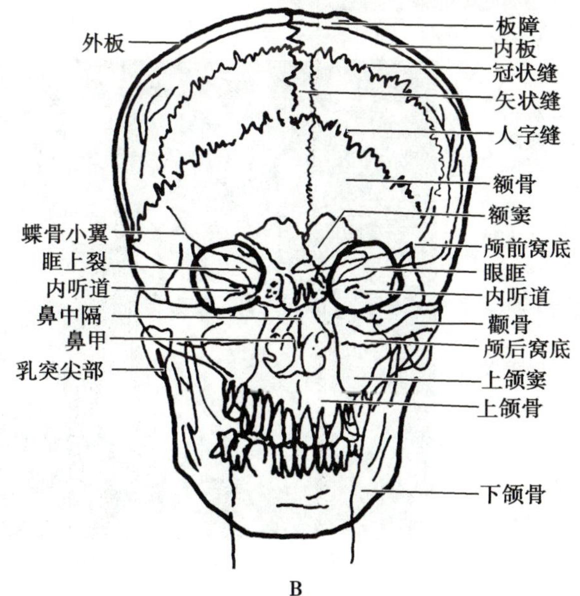

B

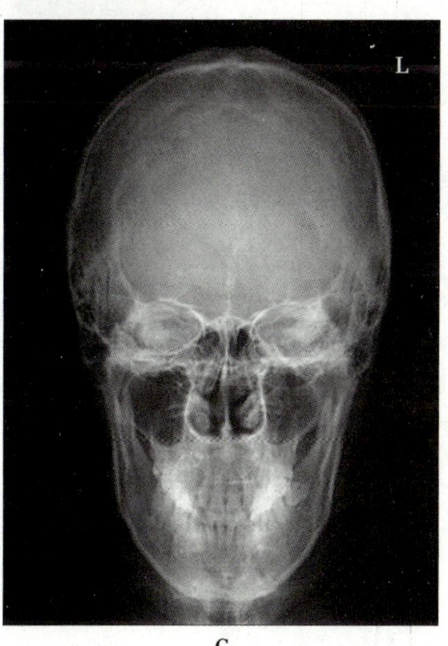

C

图 4-6-2　头颅后前位

A. 体位图；B. 显示示意图；C. 照片影像图。

【中心线】 自枕外隆凸经眉间垂直射入。

【基本质量评定】

（1）无异物影像。

（2）颅骨正位影像包括全部脑颅骨和面颅骨。

（3）顶骨及两侧颞骨影像对称显示，矢状缝及鼻中隔影像居中，上颌窦、筛窦等左右对称显示。两侧眼眶影像大小相等，颞骨岩部影像位于眼眶影之中，颞骨岩部影像中可见内耳道（呈横位管状）的影像。

（4）各颅骨骨板及骨质结构显示清晰，周围软组织层次可见（图4-6-2B、C）。

2. 头颅侧位

【摄影目的】 观察颅骨侧位影像，用于观察蝶鞍的形态和大小、骨板厚度以及颅内有无钙化等，检查颅缝分离、颅骨骨折、骨质破坏等颅骨病变。

【体位要求】

（1）被检者俯卧于摄影床上，身体长轴与床面中线平行。

（2）头部侧转，被检侧紧贴床面，头颅矢状面与床面平行，瞳间线垂直床面，下颌稍内收，额鼻线（前额与鼻尖间的连线）与床中线平行。

（3）被检侧上肢内旋置于身旁，下肢伸直；对侧上肢屈肘握拳垫于颌下，下肢屈曲以支撑身体。

（4）IR横放于滤线器托盘上，其短轴与床中线平行，IR或照射野包括含下颌骨的整个头部（图4-6-3A）。

【中心线】 对准外耳孔前、上各2.5cm处垂直射入。

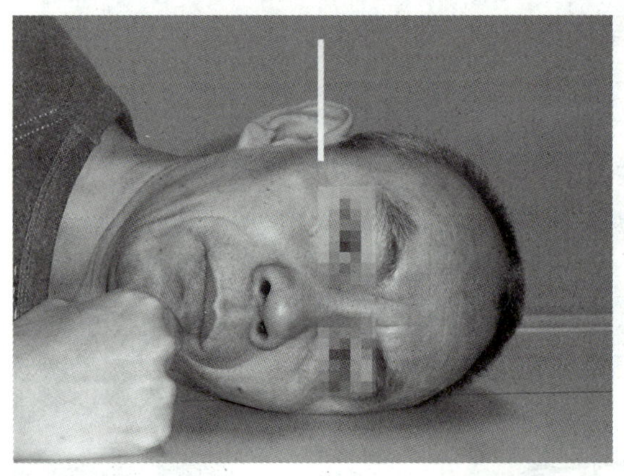

A

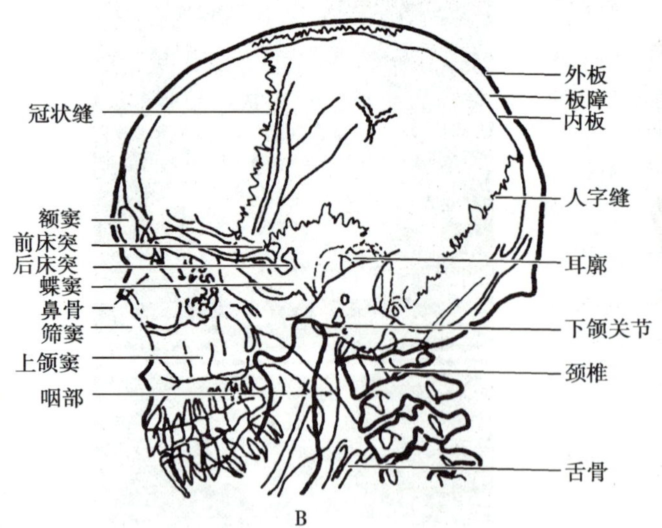

B

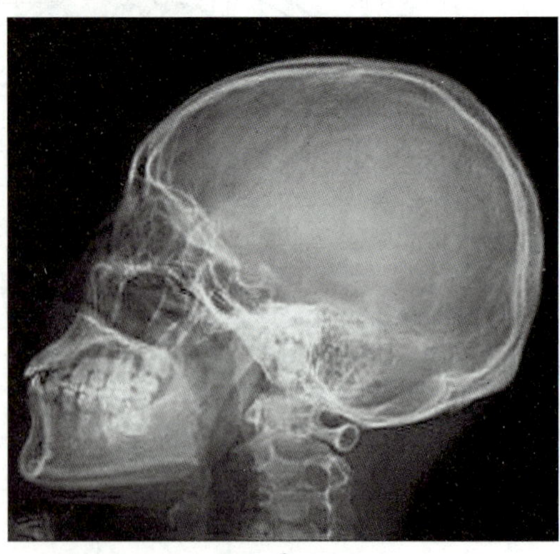

C

图4-6-3　头颅侧位

A. 体位图；B. 显示示意图；C. 照片影像图。

【基本质量评定】

（1）无异物影像。

（2）颅骨侧位影像包括全部颅骨和下颌骨升支。图像前缘包括额骨、鼻骨，上缘包括顶骨，后缘包括枕外隆凸。

（3）双下颌角影基本重合，蝶鞍影像居中，鞍底呈单边。

（4）颅骨内、外板和板障及颅缝影显示清晰，软组织影像可见（图4-6-3B、C）。

3. 汤氏位（头颅前后半轴位）

【摄影目的】用于观察顶骨后部、枕骨、枕骨大孔、内听道、鞍背及床突等结构影像。

【体位要求】

（1）被检者仰卧于摄影床上，双臂放于身旁。

（2）正中矢状面垂直于床面，并与床面中线重合。下颌内收，听眦线垂直于床面，两侧外耳孔与床面等距。

（3）IR置于滤线器托盘上，其长轴与床中线平行，IR上缘平颅顶，下缘低于下颌骨。

【中心线】中心线向足侧倾斜30°，对准眉间上方约10cm处，从枕外隆凸下方射出（图4-6-4A）。

【基本质量评定】

（1）无异物影像。

（2）汤氏位影像包括全部枕骨、岩骨及下颌骨升支，显示头颅半轴位影像。

（3）枕骨大孔影像显示清楚，投影于双侧岩尖部上方。双侧颞骨岩部对称显示，投影位于枕骨大孔影两侧，其内可见内听道影像。枕骨及顶骨后部的投影位于枕骨大孔影上方。

（4）各颅骨骨板及骨质结构显示清晰，周围软组织层次可见（图4-6-4B、C）。

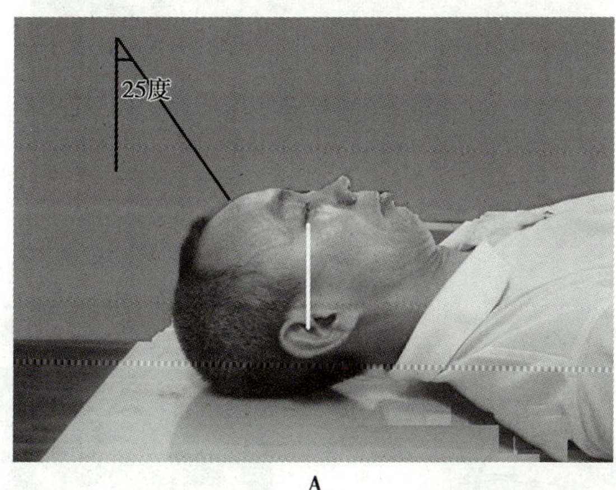

A

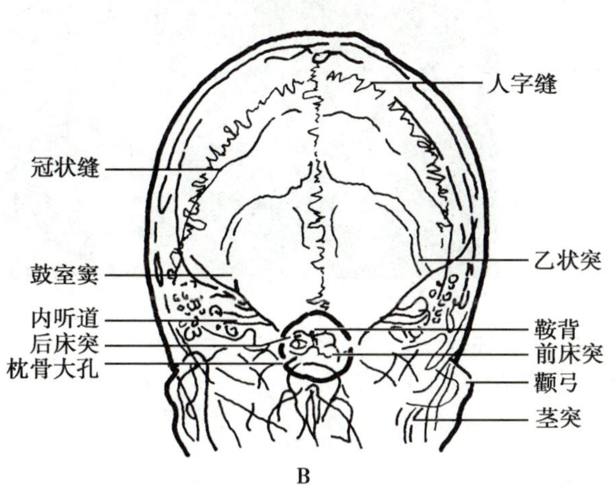

B

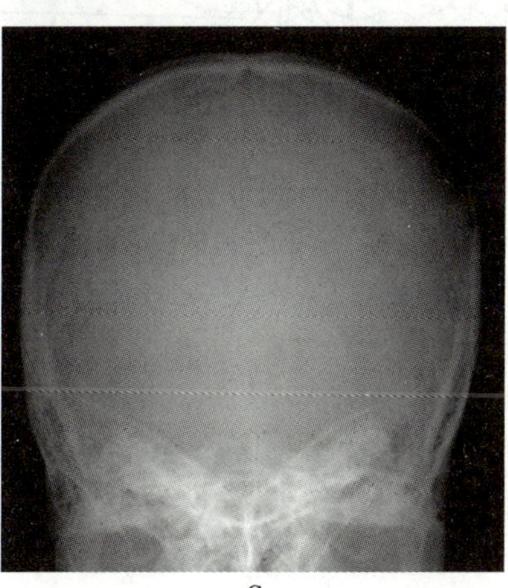

C

图4-6-4　汤氏位

A. 体位图；B. 显示示意图；C. 照片影像图。

4. 瓦氏位(鼻窦后前37°角位)

【摄影目的】 用于观察上颌窦、额窦、后组筛窦等结构影像。

【体位要求】

(1) 被检者俯卧于摄影床上,两手放于头旁。

(2) 正中矢状面垂直于床面,并与IR中线重合。

(3) 下颌骨颏部置于床面上,头稍后仰,鼻尖离开IR约0.5~1.5cm,使听眦线与床面呈37°角。

(4) 鼻尖对准IR中心,IR置于滤线器托盘上,其长轴与床中线平行(图4-6-5A)。

【中心线】 经鼻中棘垂直射入。

【基本质量评定】

(1) 无异物影像。

(2) 瓦氏位影像包括额窦、上颌窦、后组筛窦及两侧颧弓等。

(3) 两侧上颌窦影像呈"倒置三角形"对称显示于眼眶影像的下方,颞骨岩部上嵴与上颌窦下缘重合,矢状缝、鼻中隔影像居中。窦腔、气房与骨壁边缘有适当反差,但不能显示蝶窦。

(4) 额窦、上颌窦、后组筛窦骨质清晰锐利,周围软组织层次可见(图4-6-5B、C)。

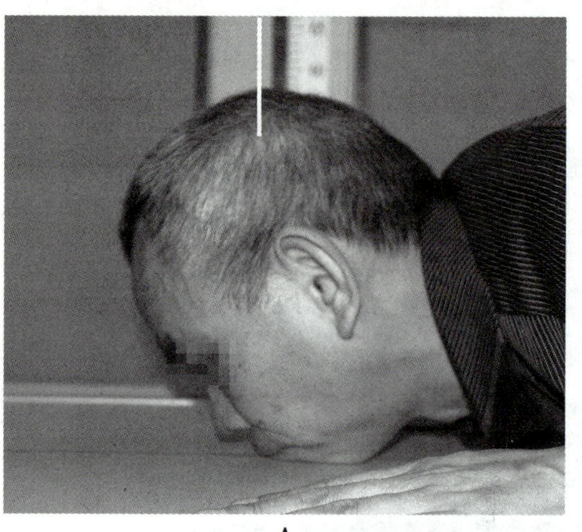

A

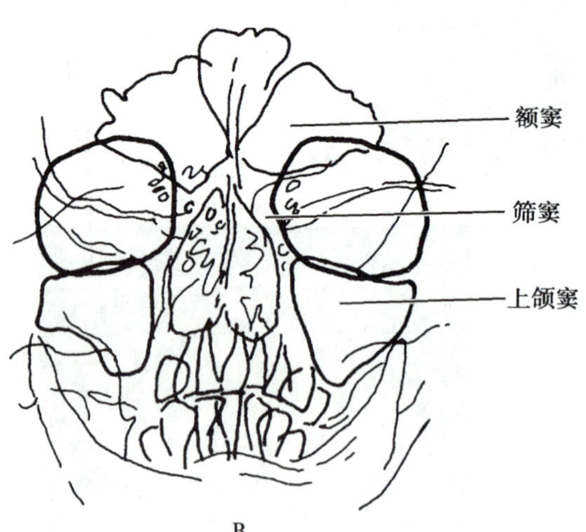

B

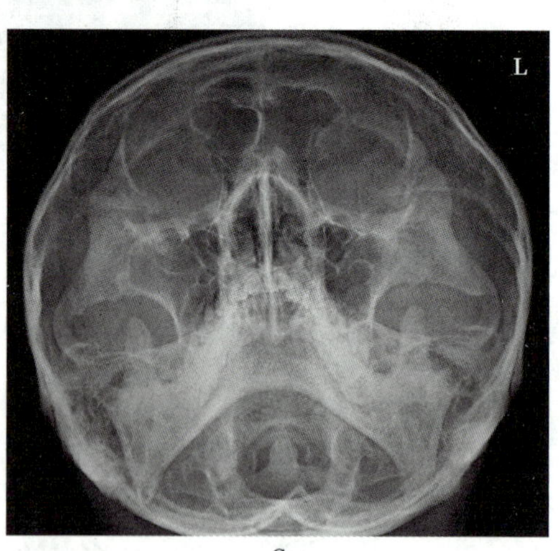

C

图4-6-5　瓦氏位

A. 体位图;B. 显示示意图;C. 照片影像图。

5. 柯氏位(鼻窦后前23°角位)

【摄影目的】 用于观察额窦、前组筛窦、眼眶及眶上裂等结构影像。

【体位要求】

(1) 被检者俯卧于摄影床上,两手放于头旁。

（2）正中矢状面垂直于床面，并与IR中线重合。额部及鼻尖置于床面上，下颌内收，听眦线垂直于床面。

（3）鼻根对准IR中心，IR置于滤线器托盘上，其长轴与床中线平行（图4-6-6A）。

【中心线】 向足侧倾斜23°角，经鼻根部射入。

【基本质量评定】

（1）无异物影像。

（2）柯氏位影像包括额窦、前组筛窦、眼眶及两侧颧弓等。

（3）双眼眶侧缘与头颅侧缘的距离相等，矢状缝、鼻中隔影像居中，左右眼眶影像显示清晰，对称投影于照片的中部，其内可见眶上裂影像。额窦影像位于眼眶影的内上方，前组筛窦影像显示于两眼眶影之间。

（4）额窦、前组筛窦、眼眶骨质清晰锐利，周围软组织层次可见（图4-6-6B、C）。

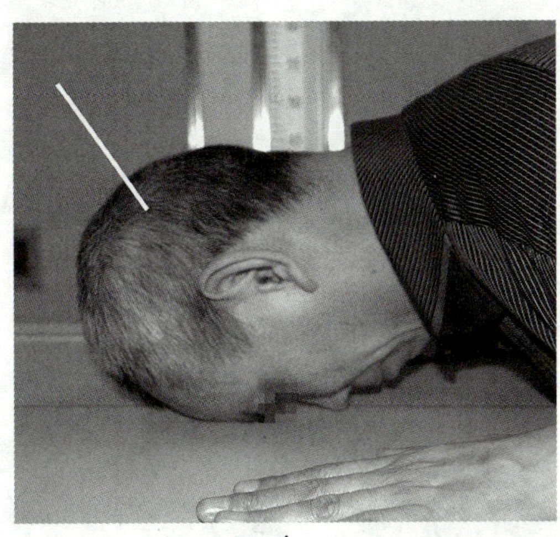

A

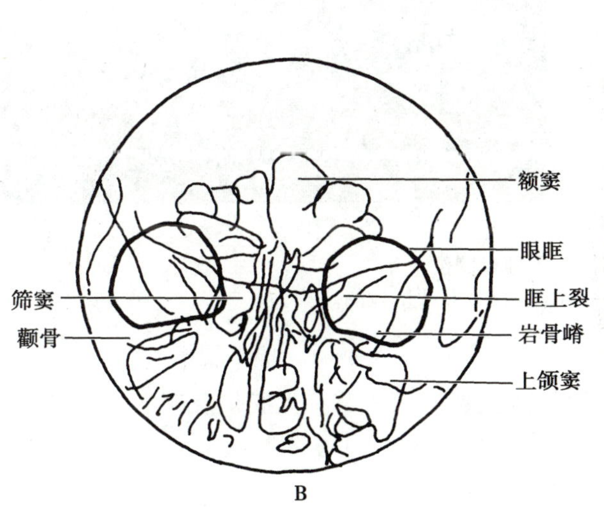

B

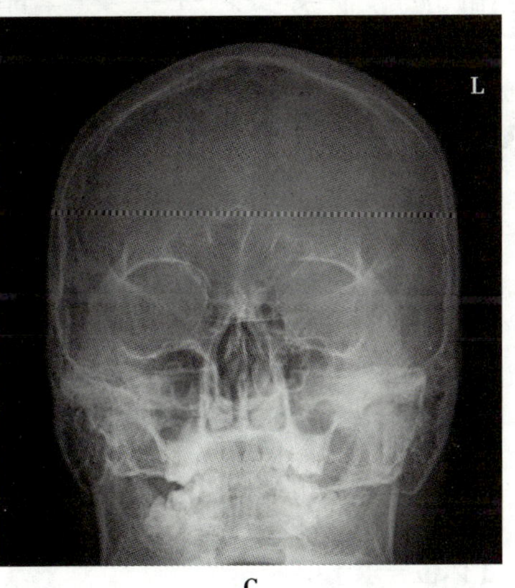

C

图4-6-6 柯氏位

A. 体位图；B. 显示示意图；C. 照片影像图。

6. 下颌骨侧位

【摄影目的】 用于观察下颌骨体、角和支部骨质情况。

【体位要求】

（1）被检者俯卧于摄影床上，被检侧肩部向下牵拉，前臂伸直置于身旁；对侧身体垫高，下肢屈曲以固定身体（图4-6-7A）。

（2）头部枕在下端垫高15°角的IR上（头部呈顶低颏高），颈部尽量前伸，下颌后仰，使下颌骨体

部与 IR 下缘平行。面部再向被检侧转，使头部呈面低枕高姿势。

（3）检查下颌骨体部，头颅矢状面 IR 呈 30°角；检查下颌骨支部，矢状面与 IR 呈 10°角。

（4）下颌骨侧位也可以采用仰卧侧位的体位设计。如遇严重的下颌骨外伤，不易移动或无法配合者，可以采用仰卧水平侧位的体位设计（X 线球管水平位）。

【中心线】 向头侧倾斜 15°～25°角，对准对侧下颌角下方 5cm 处射入。

【基本质量评定】

（1）无异物影像。

（2）下颌骨侧位影像包括被检侧下颌体、下颌角、下颌支及部分上颈椎椎体。

（3）其中下颌骨体部及支部影像清晰显示，周围软组织层次可见（图 4-6-7B、C）。

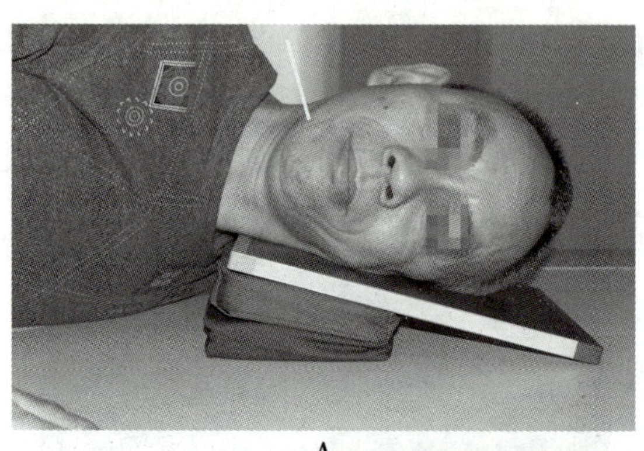

A

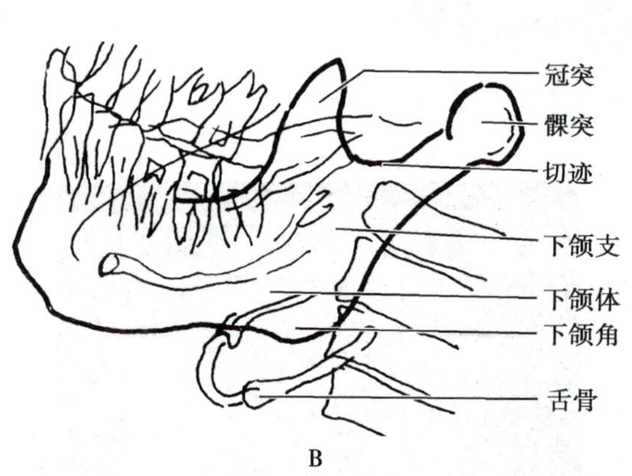

B

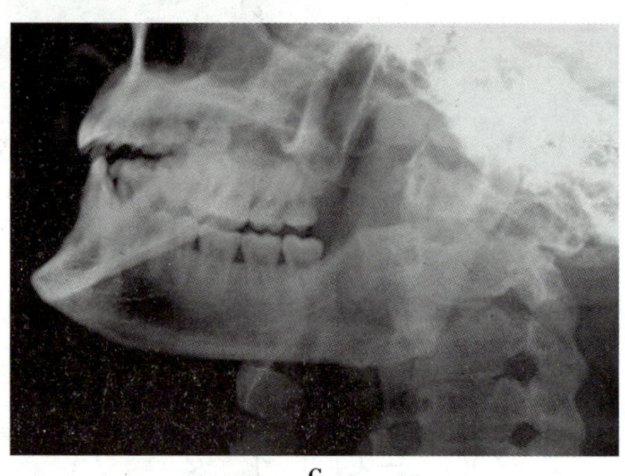

C

图 4-6-7　下颌骨侧位

A. 体位图；B. 显示示意图；C. 照片影像图。

7. 颞下颌关节侧位

【摄影目的】 用于观察颞下颌关节关节间隙，检查颞下颌关节有无脱位及颞下颌关节功能混乱等。

【体位要求】

（1）被检者俯卧位，体位设计与头颅侧位相同。

（2）被检侧颞下颌关节对准 IR 中心上，先摄闭口位片，保持头部不动，再摄张口位片（嘱被检者呼“啊…”或口内放一适当大小的软木塞以保持不动）。

（3）必须摄取两侧的颞下颌关节以作比较（图 4-6-8A）。

【中心线】 向足侧倾斜 25°角，对准对侧外耳孔上 7～8cm 处，经被检侧颞下颌关节射入。

【基本质量评定】

（1）无异物影像。

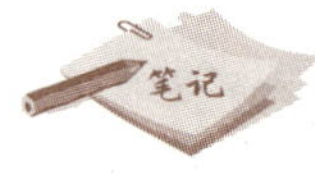

（2）颞下颌关节侧位影像包括颞下颌关节和髁状突及关节周围情况。

（3）关节凹和关节间隙显示良好、清楚，能够反映关节的张、闭口功能。

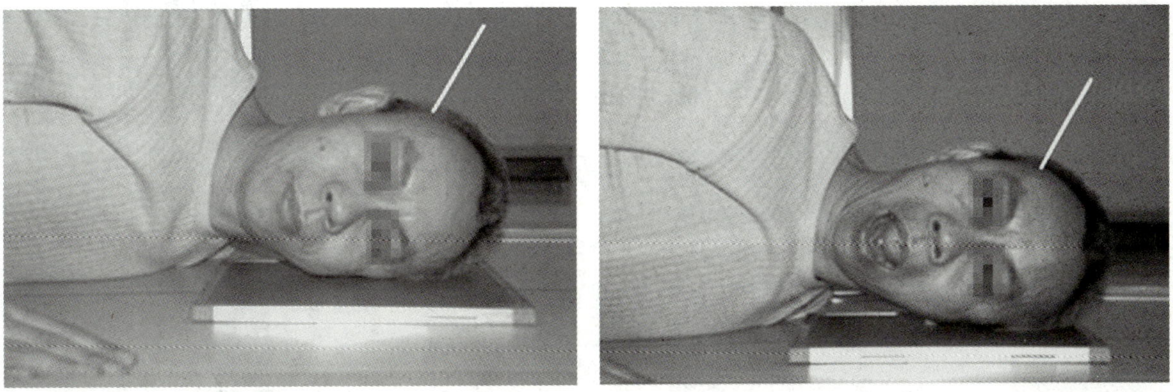

闭口位　　张口位

A

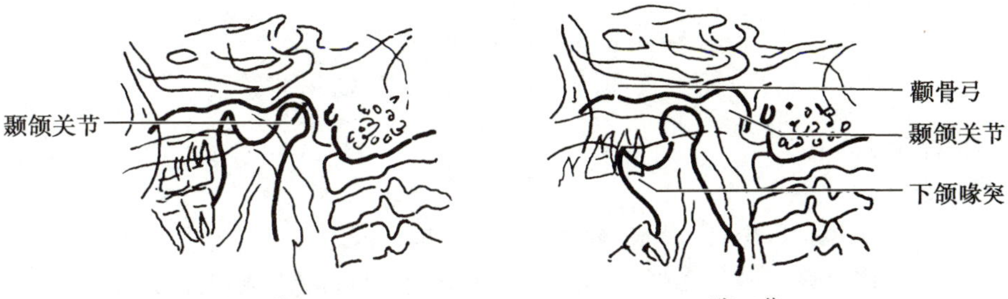

闭口位　　张口位

B

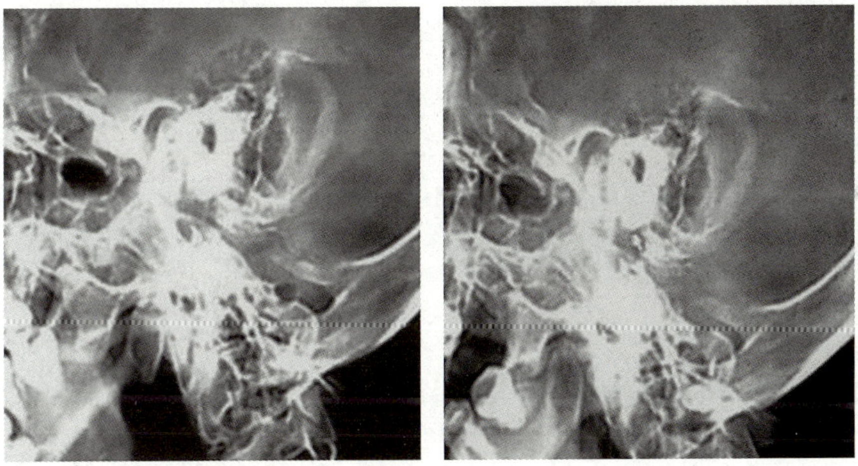

闭口位　　张口位

C

图 4-6-8　颞下颌关节侧位
A. 体位图；B. 显示示意图；C. 照片影像图。

(4) 颞下颌关节和髁状突骨纹理清晰，骨皮质锐利，周围软组织层次可见（图 4-6-8B、C）。

8. 鼻骨侧位

【摄影目的】用于检查鼻骨，了解鼻骨骨折凹陷情况。

【体位要求】

(1) 被检者俯卧于摄影床上。

(2) 头部侧转，矢状面与床面平行，瞳间线与床面垂直。

(3) 鼻根下 1cm 处对准 IR 中心（图 4-6-9A）。

(4) 此位置也可摄取站立位或坐位。鼻骨需摄左右侧位。

【中心线】经鼻根下 1cm 处垂直射入。

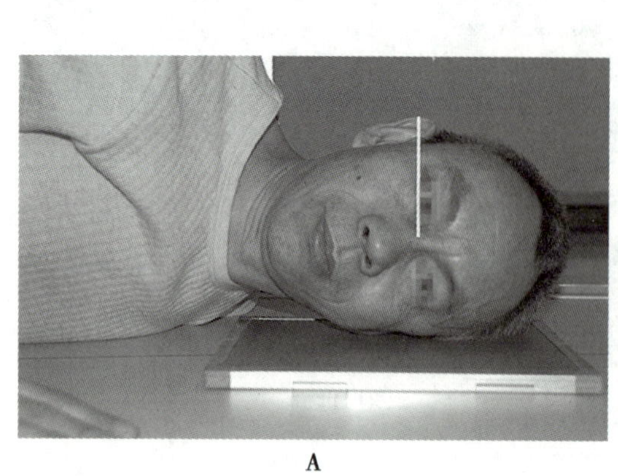
A

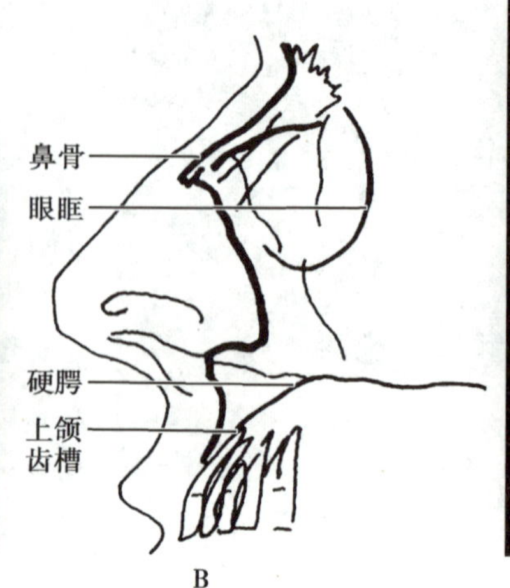

B

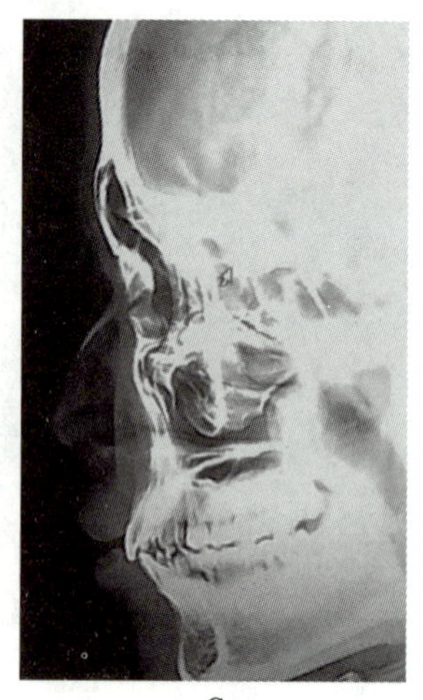
C

图 4-6-9　鼻骨侧位
A. 体位图；B. 显示示意图；C. 照片影像图。

【基本质量评定】

(1) 无异物影像。

(2) 鼻骨侧位影像包括眼眶区、鼻根部和整个鼻部的软组织。

(3) 要求双侧眼眶下缘、后缘重叠良好，鼻骨影像位于鼻根部眼眶影的前方。

(4) 鼻骨纹理清晰、骨皮质锐利，周围肿胀软组织可见（图 4-6-9B、C）。

9. 颅骨切线位

【摄影目的】 用于检查颅骨凹陷性骨折及局部骨质凸出性病变。

【体位要求】

(1) 被检者通常取卧位。

(2) 转动被检者头部，使病变区颅骨边缘的切线与 IR 呈垂直关系。在病变处放置金属标志。

【中心线】 与病变处颅骨相切，垂直射入。

【基本质量评定】

(1) 无异物影像。

(2) 颅骨切线位影像包括病变区颅骨及放置的金属标志物。

(3) 局部颅骨呈切线投影。

(4) 邻近颅骨骨质及软组织影像清楚显示（图 4-6-10）。

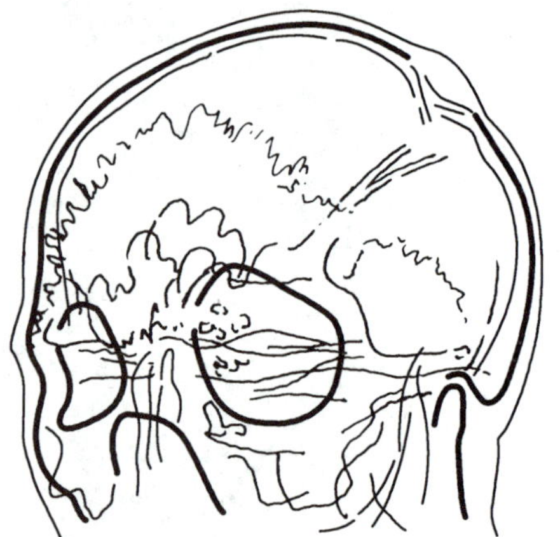

图 4-6-10　颅骨切线位显示示意图

视频：头部摄影

四、体位选择表

常见头部摄影体位选择参见表 4-6-1。

表 4-6-1　常见头部摄影体位的选择

病变	首选体位	其他体位
颅骨骨折	头颅前后位、仰卧水平侧位	切线位
颅骨凹陷性骨折	切线位、头颅前后位	
颅骨肿瘤	头颅后前位、头颅侧位	切线位
垂体病变	头颅侧位（蝶鞍侧位）	
眼眶异物定位	眼眶后前位	眼眶侧位
中耳乳突病变	许氏位、梅氏位	劳氏位、伦氏位
鼻旁窦病变	瓦氏位、柯氏位	鼻窦侧位
颞下颌关节病变	颞下颌关节闭、张口侧位	

知识链接

1. 眼眶后前位　观察眼眶的形态、大小及异物定位情况。被检者取俯卧位，体位设计同头颅后前位。中心线向足侧倾斜23°，从枕外隆凸上方6~7cm处经鼻根射入IR。影像清晰可见眶缘、眶上裂、鼻中隔、额窦和前组筛窦。

2. 眼眶侧位　观察蝶鞍、前颅底窝及眼眶的异物定位情况。被检者取俯卧位，体位同头颅侧位。中心线经对侧眼外眦射入，垂直于IR。影像清晰可见面骨、蝶鞍和前颅底窝。眼眶位于图像中心略偏前。

3. 颧骨弓顶颌轴位　观察颧骨弓上下方向投影，常用于颧骨骨折检查。被检者俯卧于摄影床上（或坐于摄影床一端），下颌颏部置于床面上，头部尽量后仰，面部向对侧倾斜约10°。中心线向足侧（坐位时为枕侧）倾斜一定角度，经听眶线中点向内1cm处且与听眶线垂直射入。影像显示颧骨弓轴位影像。

4. 茎突前后位　观察茎突长度与形态。被检者仰卧于摄影床上，下颌稍内收，使听眶线与床面垂直，面向对侧偏转5°角，曝光时嘱被检者张大口。用同样方法摄取对侧茎突。中心线经被检侧乳突尖内2cm处垂直射入。茎突影像显示于下颌骨升支与颈椎之间的空隙内。

5. 许氏位（乳突25°侧位）　观察鼓室、鼓窦、乳突气房、乙状窦等结构影像。被检者取俯卧位，体位同头颅侧位，被检侧乳突贴近IR，乳突尖置于IR中心。中心线向足端倾斜25°，经被检侧乳突尖射入。影像清晰显示乳突气房和颞颌关节，乳突尖部投影位于照片下部。

（邱勇钢）

第七节　口腔摄影检查

一、牙齿摄影

（一）牙齿解剖

1. 乳牙与恒牙　人出生后6个月开始萌出第一颗乳牙，至2.5岁出齐，达20颗，用罗马数字标记（图4-7-1）。6岁时萌出第一颗恒牙（第一磨牙），又称六龄齿，自6~7岁至12~13岁，乳牙开始逐渐脱落，最终被恒牙所替代，恒牙28~32颗，用阿拉伯数字标记（图4-7-2）。

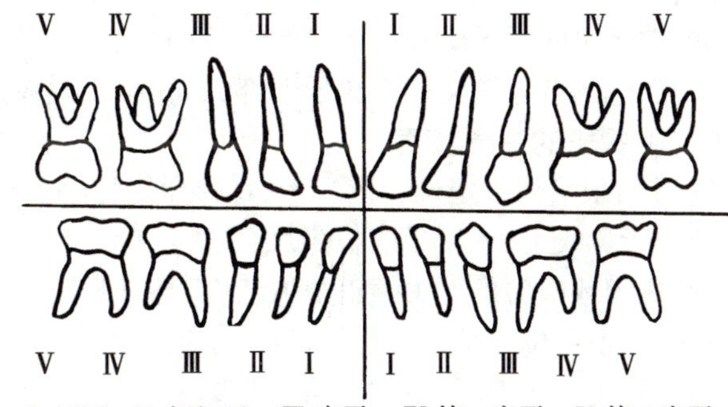

图4-7-1　乳牙排列及名称示意图

2. 牙齿形态与结构　牙齿由牙冠、牙颈、牙根三部分组成。牙体外层为牙釉质覆盖的部分称为牙冠，也称解剖牙冠。牙体为牙骨质覆盖的部分称为牙根，也称解剖牙根。冠根交界处形成的弧形曲线称为牙颈。正常情况下，牙冠的大部分位于口腔，小部分覆盖于牙龈之下。以龈缘为界，龈缘以上部分牙体称为临床牙冠，龈缘以下部分牙体称为临床牙根。牙根被埋于牙槽骨中，牙根的尖端称根尖，每个根尖处有小孔称根尖孔。通过牙体中心的一条假想轴称为牙体长轴（图4-7-3）。

牙齿有5个面（前牙有4个面1个切缘）。前牙牙冠与唇相邻接的一面为唇面，后牙牙冠与颊相邻接的一面为颊面，下颌牙靠近舌的一面为舌面，上颌牙靠近上腭的一面为腭面，牙彼此相邻的面称邻面（近、远中面），上、下颌后牙咬合时发生接触的一面称为咬合面。

牙体组织包括牙釉质、牙本质、牙骨质和牙髓，前三者是钙化的硬组织。釉质是人体中最坚硬的组织，含无机盐96%；牙本质构成牙体的主体，含无机盐70%；牙骨质在牙根部表面，结构与骨组织相似，含无机盐55%，将牙体组织与牙周组织连接在一起；牙髓位于牙髓腔内，是富含细胞、血管和神经

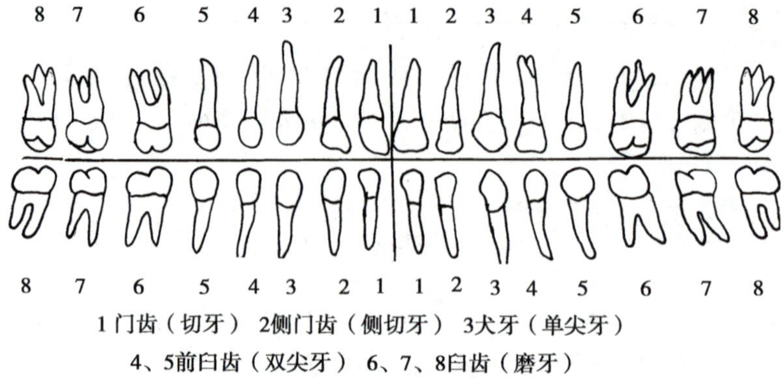

8 7 6 5 4 3 2 1 1 2 3 4 5 6 7 8
8 7 6 5 4 3 2 1 1 2 3 4 5 6 7 8
1门齿（切牙） 2侧门齿（侧切牙） 3犬牙（单尖牙）
4、5前臼齿（双尖牙） 6、7、8臼齿（磨牙）

图 4-7-2　恒牙排列及名称示意图

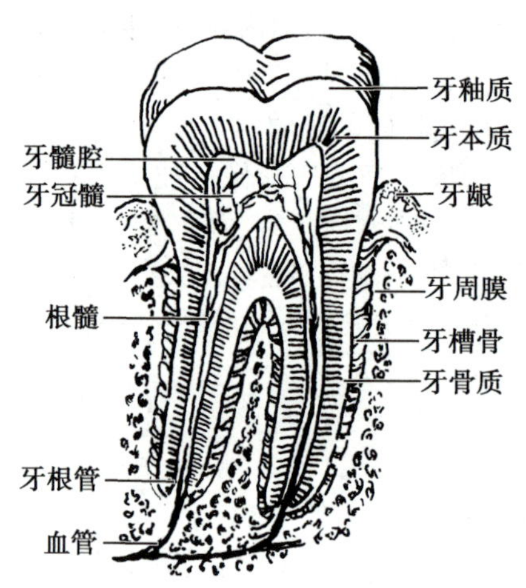

牙釉质
牙本质
牙髓腔
牙冠髓
牙龈
牙周膜
根髓
牙槽骨
牙骨质
牙根管
血管

图 4-7-3　牙齿形态与结构图

0°~-5°
-10°
-15°~-20°
-15°~-20°
1cm
眶中线
外眦
正中线
鼻翼
60°
30°~40°
30°~50°
25°~40°

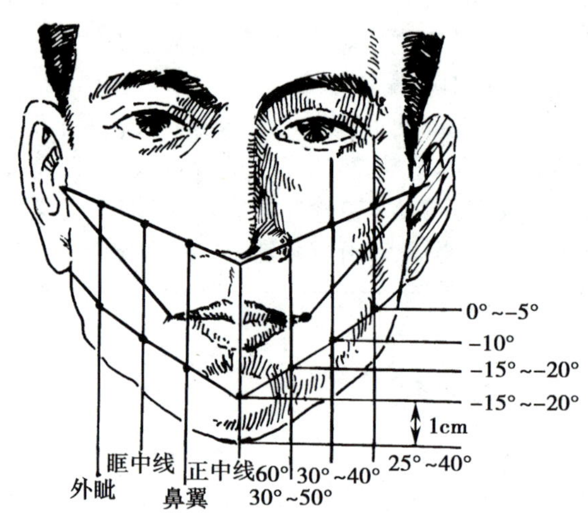

图 4-7-4　牙根尖体表定位图

的疏松结缔组织。

牙周组织包括牙周膜、牙槽骨和牙龈。牙周膜又称牙周韧带，是连接牙根和牙槽骨之间的纤维结缔组织；牙槽骨是包围着牙根的上、下颌骨突起部分，容纳牙根的凹陷称牙槽窝，牙槽窝的内壁称固有牙槽骨，两牙之间的牙槽骨称牙槽间隔，冠方游离缘叫牙槽嵴，牙槽骨是支持牙体的重要组织；牙龈为口腔黏膜，包围着牙槽突表面和牙颈部的周围，牙龈坚韧而有弹性，具有较厚的角化上皮，属软组织。

（二）摄影的注意事项

1. 牙齿根尖体表定位　上、下颌骨的牙槽骨内容纳牙根，根尖位于牙槽骨的底部。上颌牙的根尖大约位于听鼻线上，下颌牙的根尖大约位于下颌下缘上 1cm 与下颌下缘的平行线上。从纵线上看，上、下颌中切牙根尖位于头颅正中矢状面两侧，侧切牙根尖位于鼻翼中点线，尖牙根尖位于眼内眦线，第一前磨牙根尖位于鼻翼侧缘线，第二前磨牙与第一磨牙根尖位于眼眶中点线，第二与第三磨牙根尖位于眼外眦线（图 4-7-4）。

2. 牙片标记　牙齿为对称生长，为区分左、右侧牙，在牙片及包装上均压有圆点状标记，放置牙片时需将标记靠近正中矢状面，并区分曝光面与背面。

3. 牙片的分类及包装　分别为齿型片、咬合片和咬翼片三种。所用牙片的基本结构与一般 X 线片相同，现多为高清晰牙片。成人的齿型片为 30mm×40mm，儿童的为 20mm×30mm（图 4-7-5）。咬合片为 57mm×70mm，插入口腔侧为圆

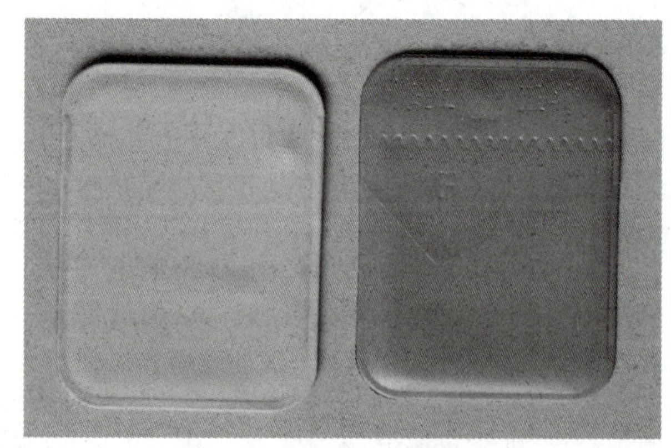

图 4-7-5　牙片正、反面包装图

弧形(图 4-7-6)。牙片在使用时把正面贴近牙舌(腭)面。具有牙片形态和功能的口腔数字化传感器(图 4-7-7)已经逐渐普及,最好配合高频牙科 X 线机使用,它没有冲洗过程,具有即刻成像且清晰、便于数字化传输和观察的优点。

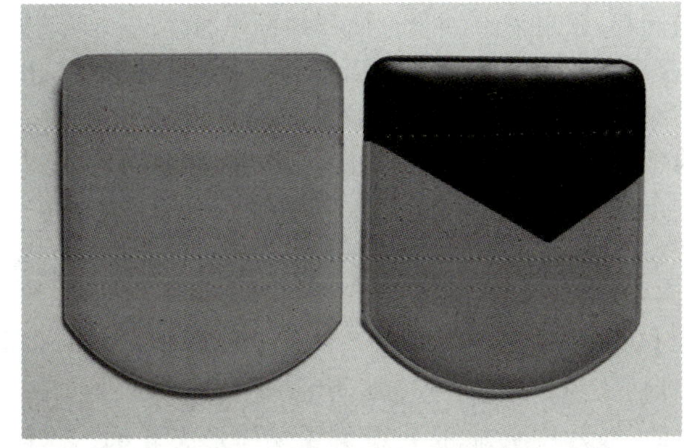

图 4-7-6　咬合片正、反面包装图

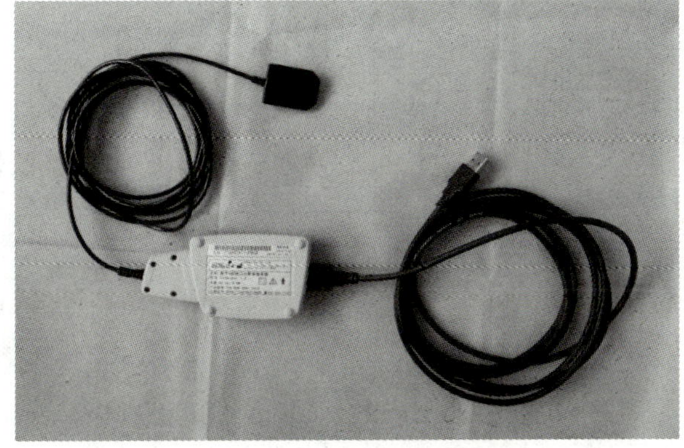

图 4-7-7　口腔数字化传感器

4. 牙齿摄影头颅基础体位　①头颅呈直立位,头颅矢状面与地面垂直,瞳间线与地面平行;②外耳孔至鼻翼连线为上颌咬合面平行线,上颌牙根尖分布于此,摄取上颌牙时应使此线与地面平行;③外耳孔至口角连线为下颌咬合面平行线,摄取下颌牙时应使此线与地面平行。

5. 胶片的放置与固定　牙齿摄影是由工作人员戴 PE 手套,将清洁包装的牙片(或传感器)置入被检者口腔内,X 线由口腔外经被检牙投射于胶片或传感器上。放置牙片所使用的器械应进行灭菌处理,防止交叉感染。牙片的正面(曝光面)应贴近被摄牙的舌面或腭面,牙片与牙齿贴紧但避免胶片过度弯曲。在放入胶片前,同被检者讲解固定牙片方法及注意事项。儿童摄片不能配合者,可由陪同人员协助固定。被检者如有恶心,可嘱其深呼吸以防发生呕吐,敏感者可局部喷 1%~2%的丁卡因,待硬腭及黏膜麻醉后摄片。不能配合者,可以考虑拍摄全口曲面断层片、下颌骨体部侧位、第三磨牙体外摄影、口腔 CT 等解决。

6. 口内牙片摄影参考条件　管电压一般采用 65~70kV,管电流一般为 1.5~10mAs,焦片距为 20~30cm。

(三)牙齿摄影技术

1. 根尖片分角线摄影技术　口腔内摄影原则上应使中心线与牙齿长轴和胶片平面所构成角度的角平分线垂直(图 4-7-8)。正常人各部分牙齿摄片时的中心线倾斜角为:上颌切牙为向足侧倾斜 42°,尖牙为 45°,双尖牙、第一磨牙为 30°,第二、第三磨牙为 28°;下颌切牙为-15°,尖牙为-18°~-20°,双尖牙、第一磨牙为-10°,第二、第三磨牙为-5°。中心线向牙近远中方向所倾斜的角度称为 X 线水平角度。该角度随患者牙弓形态改变,必须使 X 线平行穿过牙齿邻接面处(图 4-7-9)。

(1) 上颌切牙位

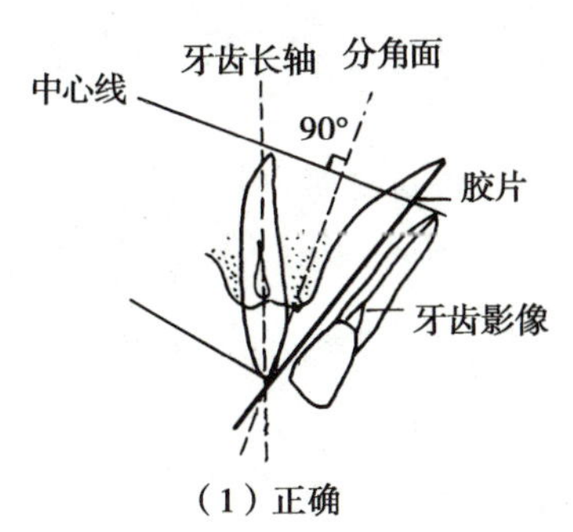

(1) 正确

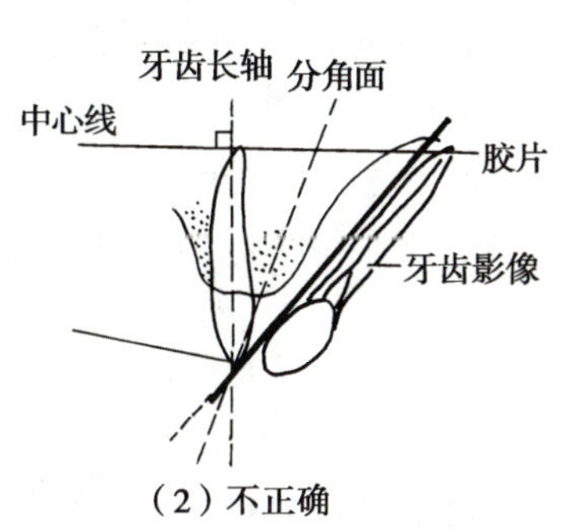

(2) 不正确

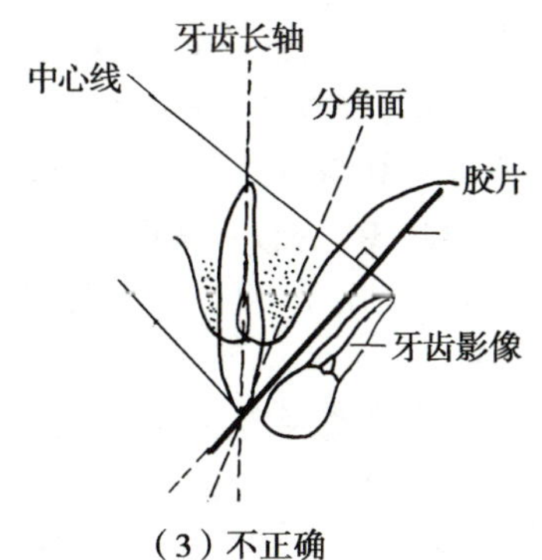

(3) 不正确

图 4-7-8　中心线投射方向示意图

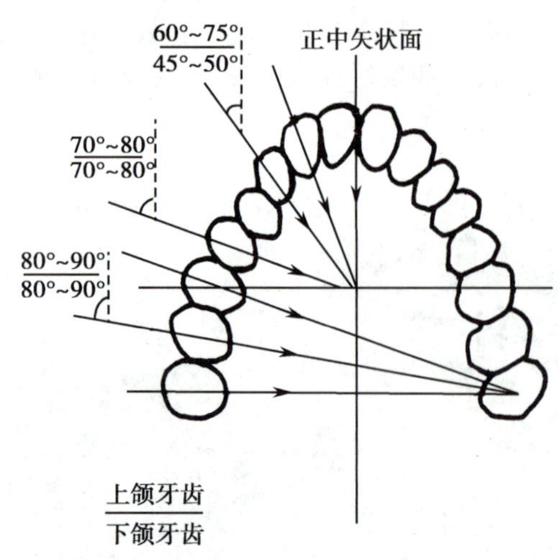

图 4-7-9　中心线与矢状面投影角度示意图

【摄影目的】观察上颌切牙的形态、病变、牙根尖周及牙槽骨的情况。

【体位要求】

1）被检者坐于摄影椅，头颅矢状面与地面垂直，头略仰起，张口使上颌咬合面与地面平行。

2）牙片竖放于切牙的舌侧，下缘贴近牙冠，并超出切缘 0.5cm 以内，下缘与颌面平行，上缘贴于腭部，被检者用右手拇指轻压胶片使之固定（图 4-7-10A）。

【中心线】向足端倾斜，与上颌咬合面呈 42°角，经牙根处与牙齿及 IR 间的分角线垂直，即对准鼻尖射入（图 4-7-10A）。

【基本质量评定】

1）无异物影像，无运动伪影。

2）胶片中央显示上颌切牙牙体形态轮廓，牙髓腔、牙周膜也清晰可见。

3）骨小梁、根尖周组织显示清晰（图 4-7-10B）。

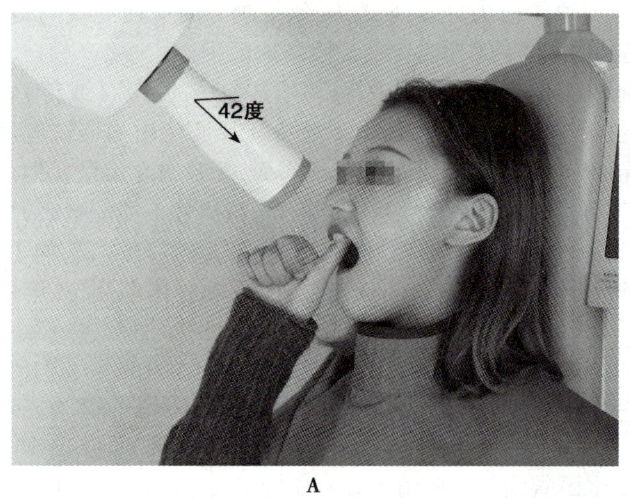

A

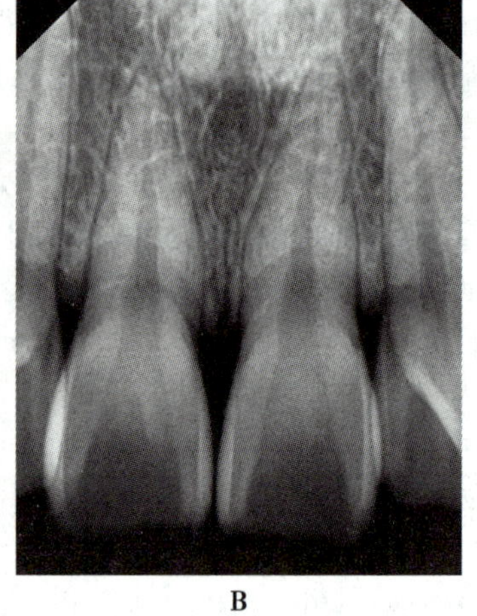

B

图 4-7-10　上颌切牙位

A. 体位图；B. 照片影像图。

视频：上颌切牙摄影

视频：牙片明室冲洗操作

（2）上颌尖牙及前磨牙位

【摄影目的】观察尖牙与前磨牙的形态、病变、牙根周及牙槽骨的情况。

【体位要求】

1）被检者坐于摄影椅，头颅矢状面与地面垂直，头略仰起，张口使上颌咬合面与地面平行。

2）牙片竖放或斜置于尖牙的舌侧，被检者用拇指轻压牙片，牙片长轴边缘与上颌咬合面平行且不超出牙冠 0.5cm（图 4-7-11A）。

【中心线】向足端倾斜，与咬合面呈约 45°角、与矢状面呈 60°~75°角，对准听鼻线与鼻翼垂直线相交处射入（用于尖牙、第一前磨牙），或对准眼眶下缘中点垂直线相交处射入（用于第二前磨牙）（图 4-7-11A）。

【基本质量评定】

1）无异物影像，无运动伪影。

2）胶片中央显示尖牙、前磨牙的形态结构，牙髓腔、牙周膜也清晰可见。

3）骨小梁、根尖周组织显示清晰（图 4-7-11B）。

（3）上颌磨牙位

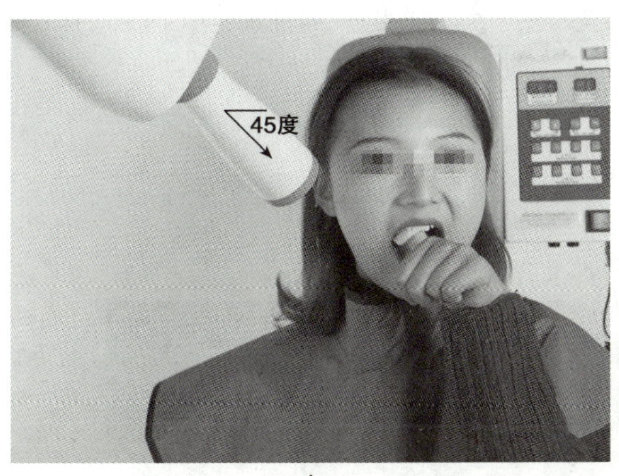

A

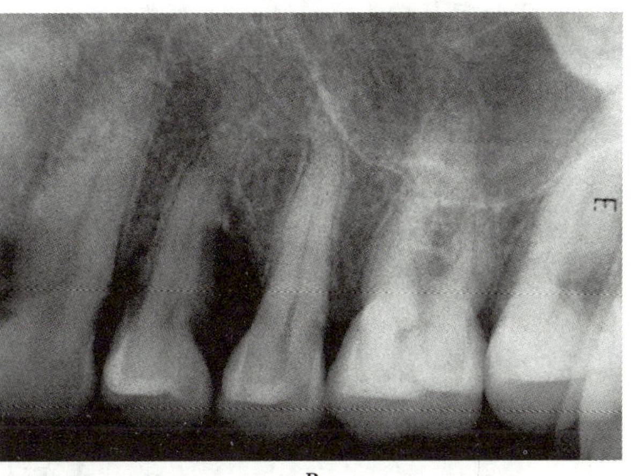

B

视频：上颌尖牙摄影

图 4-7-11 上颌尖牙及前磨牙位

A. 体位图；B. 照片影像图。

【摄影目的】观察上颌磨牙的形态、病变、牙根周及牙槽骨的情况。

【体位要求】

1）被检者坐于摄影椅上，头颅矢状面与地面垂直，头稍仰起，使上颌咬面与地面平行。

2）牙片横放，置于患牙腭侧，牙片下端超出牙冠≤0.5cm，被检者用对侧拇指或示指压紧牙片（图4-7-12A）。

【中心线】向足及对侧倾斜，与咬合面呈28°角及正中矢状面呈80°~90°角，对准听鼻线与颧突垂直线相交处射入（图4-7-12A）。

【基本质量评定】

1）无异物影像，无运动伪影。

2）胶片中央显示上颌磨牙的形态结构，牙髓腔、牙周膜也清晰可见。

3）骨小梁、根尖周组织显示清晰（图4-7-12B）。

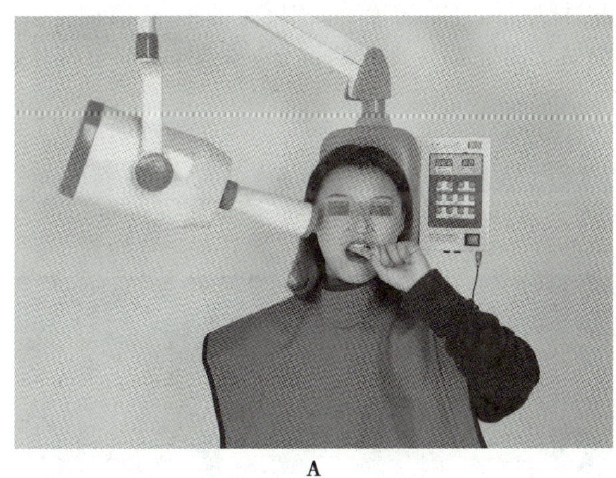

A

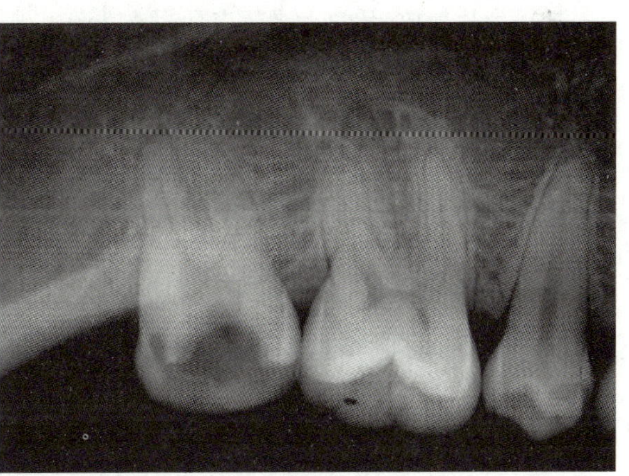

B

图 4-7-12 上颌磨牙位

A. 体位图；B. 照片影像图。

（4）下颌切牙位

【摄影目的】观察下颌切牙的形态、病变、牙根周及牙槽骨的情况。

【体位要求】

1）被检者坐于摄影椅上，头颅矢状面与地面垂直，下颌咬合面与地面平行。

2）牙片竖放于下颌切牙舌侧，牙冠贴近牙片，牙片上缘超出切缘0.5cm，用示指轻压牙片予以固定，其余四指屈曲（图4-7-13A）。

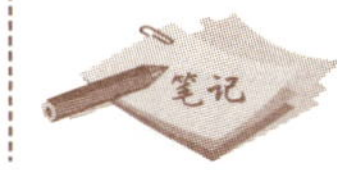

【中心线】 向头端倾斜，与下颌咬合面呈15°角及与正中矢状面平行，对准颏正中下缘向上1cm处射入(图4-7-13A)。

【基本质量评定】

1）无异物影像，无运动伪影。

2）胶片中央显示下颌切牙的形态结构，牙髓腔、牙周膜也清晰可见。

3）骨小梁、根尖周组织显示清晰(图4-7-13B)。

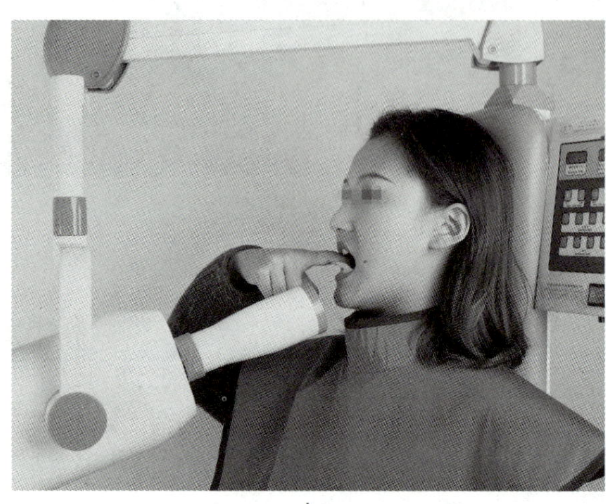

A

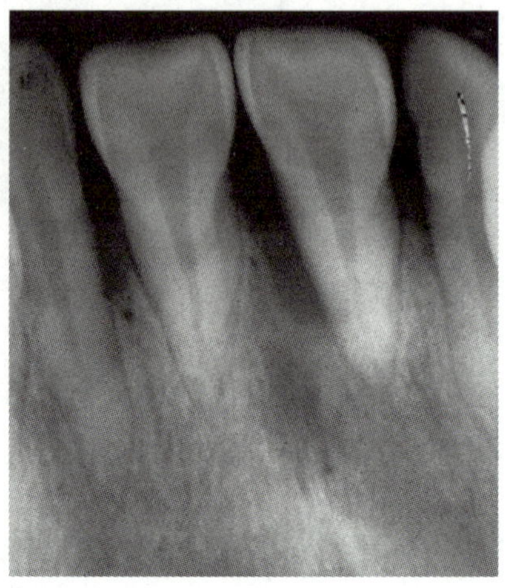

B

图4-7-13　下颌切牙位

A.体位图；B.照片影像图。

(5) 下颌尖牙及前磨牙位

【摄影目的】 观察下颌尖牙和前磨牙的形态、病变、牙根周及牙槽骨的情况。

【体位要求】

1）被检者坐摄影椅上，头颅矢状面与地面垂直，外耳孔至口角连线与地面平行。

2）牙片斜放，牙片上缘超出牙冠0.5cm。被检者对侧示指轻压牙片予以固定(图4-7-14A)。

【中心线】 与下颌牙咬合面呈18°~20°角及正中矢状面呈45°~50°角(尖牙)或70°~80°角(前磨牙)，对准被摄牙牙根处射入(图4-7-14A)。

【基本质量评定】

1）无异物影像，无运动伪影。

2）胶片中央显示下颌尖牙、前磨牙的形态结构，牙髓腔、牙周膜也清晰可见。

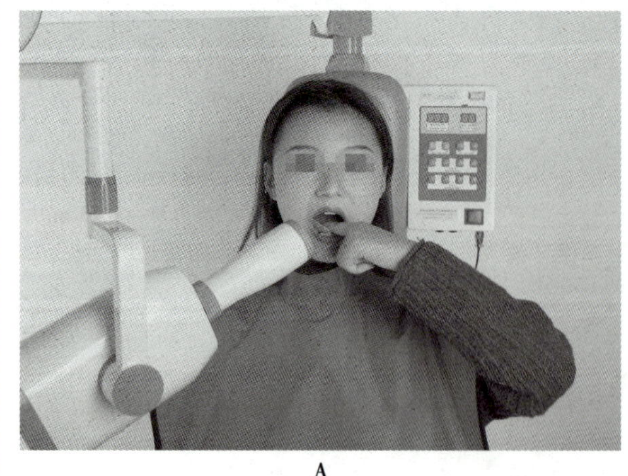

A

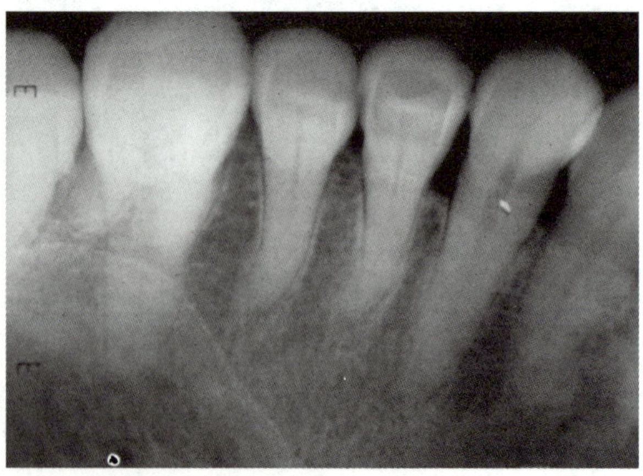

B

图4-7-14　下颌尖牙及前磨牙位

A.体位图；B.照片影像图。

3）骨小梁、根尖周组织显示清晰（图 4-7-14B）。

（6）下颌磨牙位

【摄影目的】 观察下颌磨牙的形态、病变、牙根周及牙槽骨的情况。

【体位要求】

1）被检者坐于摄影椅上，头颅矢状面垂直于地面，下颌咬合面与地面平行。

2）牙片横放在第一、二、三磨牙的舌侧，上缘超出牙冠<0.5cm，且与下牙咬合面平行，怀疑第三磨牙近中阻生时尽量向后向下推放牙片。被检者用对侧示指伸直向下轻压牙片（图 4-7-15A）。

【中心线】 向头侧倾斜与下颌咬合面呈 5°角、与正中矢状面呈 80°~90°角，即与牙长轴和牙片长轴所成角平分线垂直，对准第二磨牙根尖处射入（图 4-7-15A）。

【基本质量评定】

1）无异物影像，无运动伪影。

2）胶片中央显示下颌磨牙的形态结构，牙髓腔、牙周膜也清晰可见。

3）骨小梁、根尖周组织显示清晰（图 4-7-15B）。

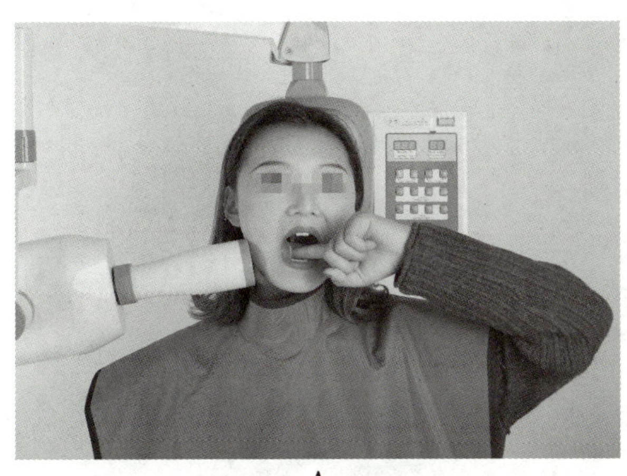

A

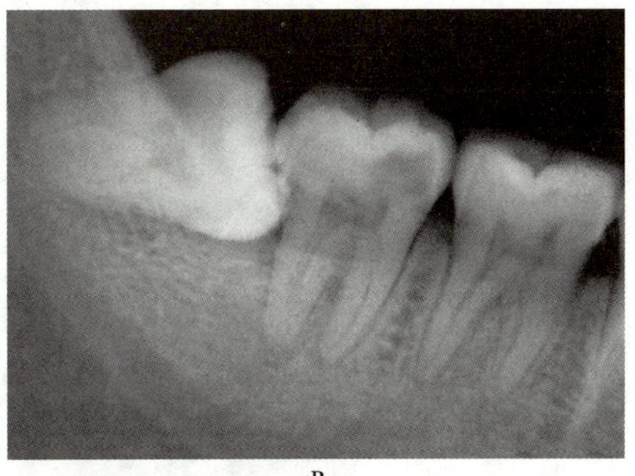

B

图 4-7-15　下颌磨牙位

A. 体位图；B. 照片影像图。

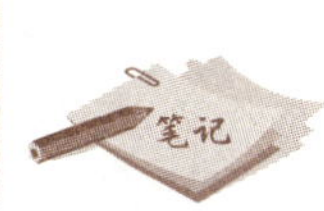

视频：下颌磨牙摄影

2. 根尖片平行投照技术　原理是使 IR（X 线胶片或数字传感器）平行于被检牙长轴放置，摄影时 X 线中心线垂直穿过牙齿到达 IR（图 4-7-16A）。这种摄影法产生的牙像畸变最小。在放置牙片时，为保证 IR 能平行于牙长轴，牙与 IR 距离（肢-焦距）较大，为减小放大失真，需要加大焦片距，即加长遮线筒，尽量采用管电压 65~70kV 牙科 X 线机摄影。

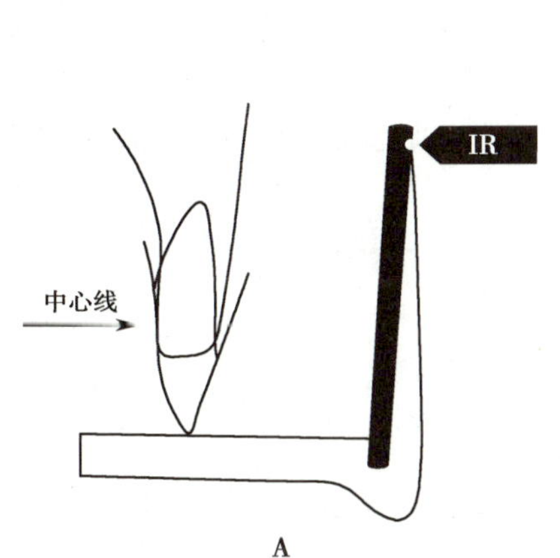

A

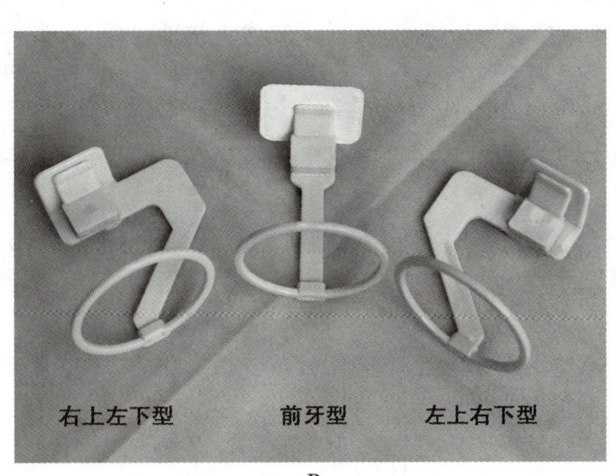

B

图 4-7-16　平行投照

A. 原理示意图；B. 定位器分型。

在放置牙片时，需要使用专用定位器。定位器分为前牙型、右上左下型、左上右下型三种（图 4-7-16B），能够耐受高压灭菌或经环氧乙烷灭菌使用。

（1）上颌切牙位

【摄影目的】 观察上颌切牙的形态、病变、牙根尖周及牙槽骨的情况。

【体位要求】

1）被检者坐于摄影椅，头颅矢状面与地面垂直，头略仰起，张口使上颌咬合面与地面平行。

2）IR 夹在前牙型定位器上，伸入口内置于上颌切牙舌侧，保持 IR 与切牙平行关系并咬住定位器（图 4-7-17）。

【中心线】 中心线垂直牙长轴射入鼻尖下方，即牙科 X 线机遮线筒对准定位器圆形窗口处投照（图 4-7-17）。

同理，牙片夹在前牙型定位器上，牙片向下就可以摄取下颌切牙影像。

【基本质量评定】

1）无异物影像，无运动伪影。

2）胶片中央显示上颌切牙牙体形态轮廓，牙髓腔、牙周膜也清晰可见。

3）骨小梁、根尖周组织显示清晰。

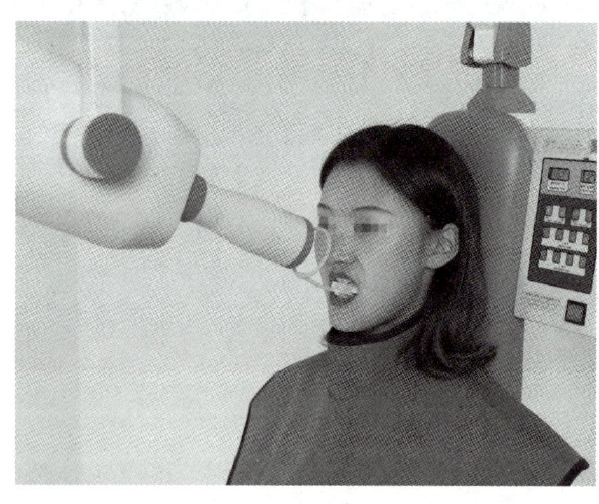

图 4-7-17　上颌切牙平行投照体位图

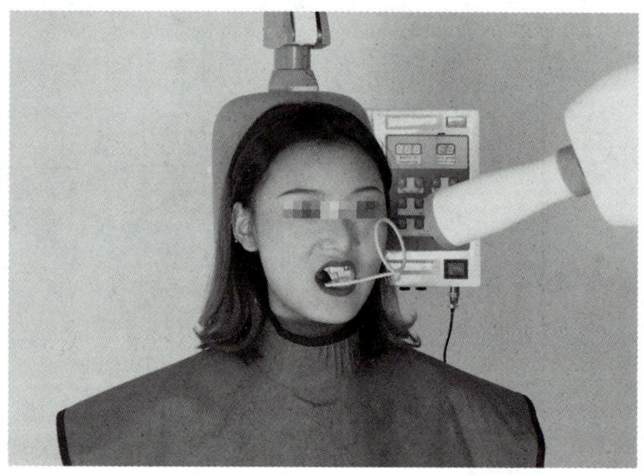

图 4-7-18　上颌尖牙平行投照体位图

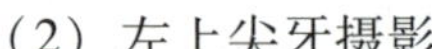

0416

视频：上颌切牙平行投照技术

（2）左上尖牙摄影

【摄影目的】 同尖牙分角线摄影。

【体位要求】

1）被检者坐于摄影椅，头颅矢状位与地面垂直，头略仰起，张口使上颌咬合面与地面平行。

2）IR 竖直或斜夹在左上右下型定位器上，IR 向上伸入口内置于上颌尖牙舌侧，保持 IR 与尖牙平行关系并咬住定位器固定（图 4-7-18）。

【中心线】 中心线垂直牙长轴射入尖牙根尖处，即牙科 X 线机遮线筒对准定位器圆形窗口处投照。

同理，IR 夹在右上左下型定位器上，IR 向下就可以摄取右下颌尖牙影像。

【基本质量评定】 同上颌尖牙分角线摄影。

（3）左下磨牙摄影

【摄影目的】 同左下磨牙分角线摄影。

【体位要求】

1）被检者坐于摄影椅上，头颅矢状面垂直于地面，听口线与地面平行。

2）IR 夹在右上左下型定位器上，IR 向下伸入口内置于在第二、第三磨牙的舌侧，上缘超出牙冠<0. 5cm，且与下牙咬合面平行。怀疑第三磨牙近中阻生时，尽量向后向下推放 IR。被检者保持胶片与磨牙平行关系并咬住定位器（图 4-7-19）。

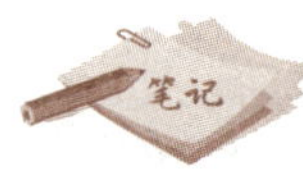

【中心线】 中心线垂直牙长轴射入磨牙根尖处，即牙科 X 线机遮线筒对准定位器圆形窗口处投照(图 4-7-19)。

同理，IR 夹在左上右下型定位器上，IR 向下就可以摄取下颌右侧磨牙影像。

【基本质量评定】 同下颌磨牙分角线摄影

3. 第三磨牙口外摄影

【摄影目的】 克服第三磨牙口内摄影时患者口底浅、恶心、患者不配合等弊端。用于观察第三磨牙的形态及萌出情况、阻生方向，第三磨牙牙胚发育情况。

图 4-7-19　下颌磨牙平行投照体位图

【体位要求】

1) 被检者面向摄影架站立或坐位。

2) IR 倾斜与底面夹角呈 75°，头颅侧转，下颏前伸，听鼻线与地面平行。被检侧的颧骨、鼻尖、下颏三点紧贴 IR，头颅矢状面与 IR 呈 45°~50°角(图 4-7-20A)。

【中心线】 对准对侧下颌角后 1cm 上 1cm 处水平射入 IR。

【基本质量评定】

1) 无异物影像，无运动伪影。

2) 胶片中央清楚显示被检侧磨牙影像及上颌结节影像，牙体形态轮廓，牙髓腔、牙周膜也清晰可见，可以判读阻生方向等信息。

3) 骨小梁、根尖周组织和下颌神经管等显示清晰(图 4-7-20B)。

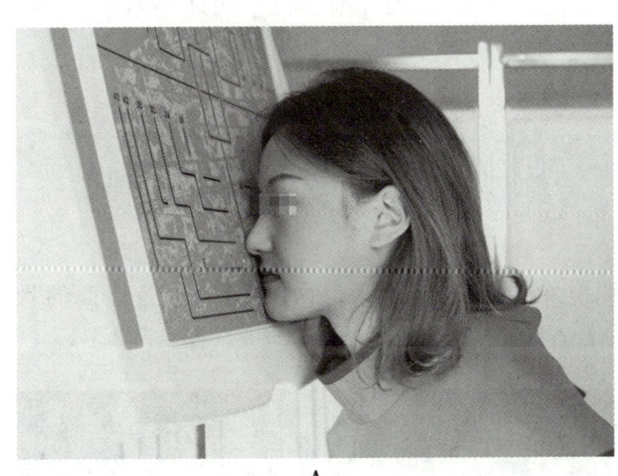

A

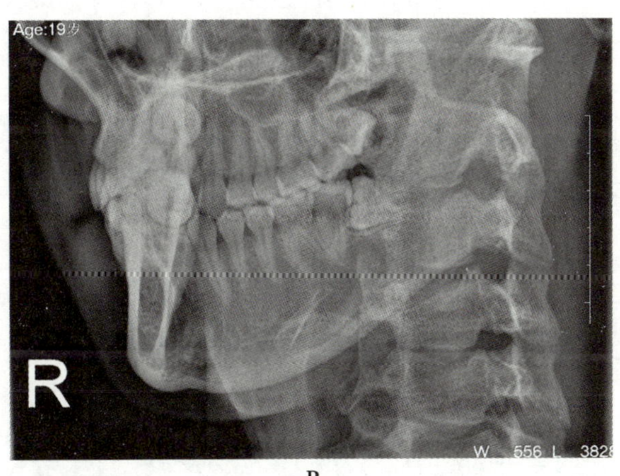

B

图 4-7-20　第三磨牙口外摄影

A. 体位图；B. 照片影像图。

视频：第三磨牙口外摄影

4. 咬合片摄影

【摄影目的】 通过摄取上、下颌咬合片，使学生能够掌握摄取该位片的头颅体位、胶片放置、中心线射入方向及射入点，学会咬合片的摄影技术。认识上、下颌咬合片的正常图像。

(1) 上颌前部咬合片

【体位要求】

1) 被检者坐于 X 线机附设的椅子上，头颅矢状面与地面垂直，听鼻线与地面平行。

2) 将咬合片圆端向后，沿上颌牙咬合面放入口内，最大限度地推向后方，使胶片前缘位于切牙外 1cm 处，两侧包括磨牙。胶片放好后，令被检者轻轻咬住咬合片，予以固定(图 4-7-21A)。

【中心线】 上颌前部咬合片，中心线向背侧倾斜 25°。经鼻骨前缘射入胶片。

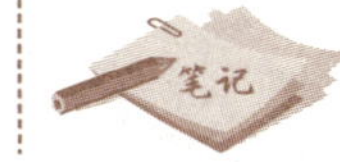

【基本质量评定】

1）无异物影像，无运动伪影。

2）胶片中央显示切牙影像较长，磨牙仍为轴位像，前部牙槽及硬腭骨质显示清晰（图 4-7-21B）。

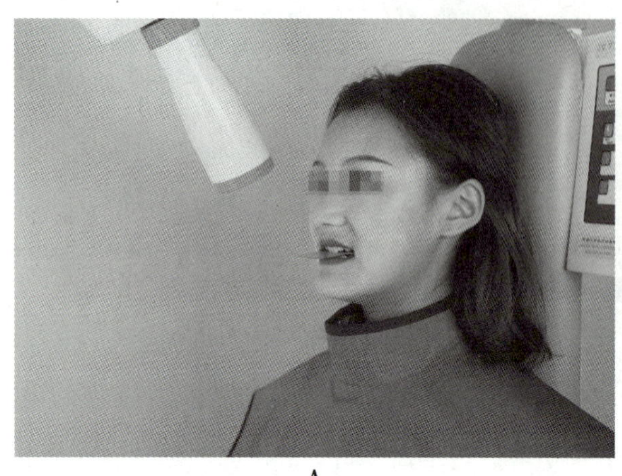

A

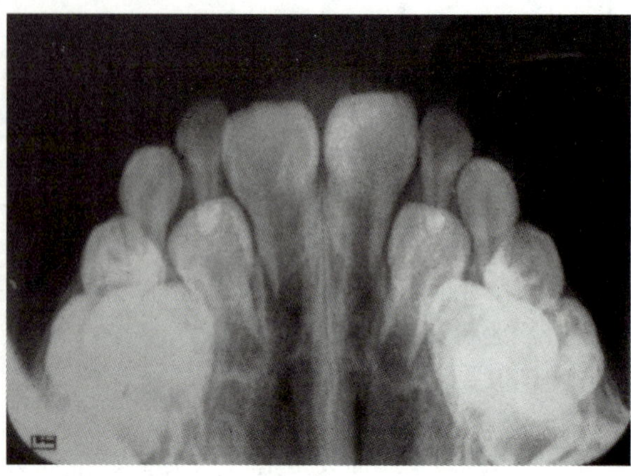

B

图 4-7-21　上颌前部咬合片

A. 体位图；B. 照片影像图。

（2）下颌咬合片

【体位要求】

1）下颌咬合片有口底咬合位和颏部咬合位，两者的摄影体位相同。被检者坐于 X 线机前的椅子上，头后仰靠于头托，使头颅矢状面及上颌牙的咬合面均与地面垂直，面部冠状面平行于地面。

2）将胶片圆端向后，正面向下插入口内，最大限度地推向后方，胶片前缘位于切牙外 1cm。令被检者闭口轻咬胶片，予以固定。

【中心线】向头端投射。

1）口底咬合位片的中心线与胶片垂直，经两侧第 2 前磨牙连线的中点射入胶片（图 4-7-22A）。

2）颏部咬合位摄影的中心线向背侧倾斜 45°，经下颌颏部中点射入胶片（图 4-7-23A）。

【基本质量评定】

1）无异物影像，无运动伪影。

2）口底咬合位片显示下颌骨体部及后部牙的轴位像，前部牙为半轴位像，颏部牙面及唇面的骨皮质为切线位像，颏棘呈刺状突起。颌下腺及腺管内若有结石，则显影于下颌骨弓内（图 4-7-22B）。

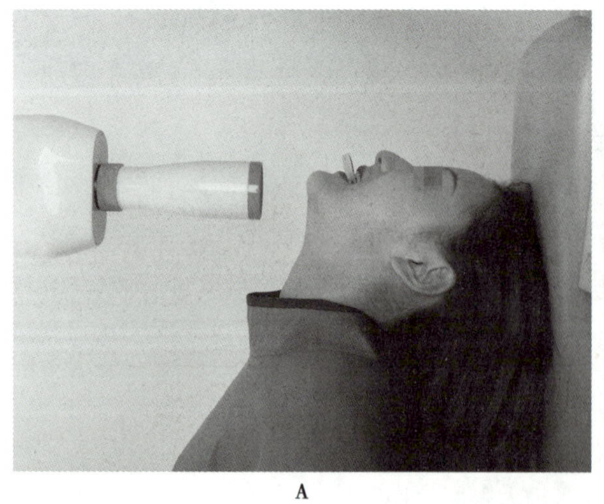

A

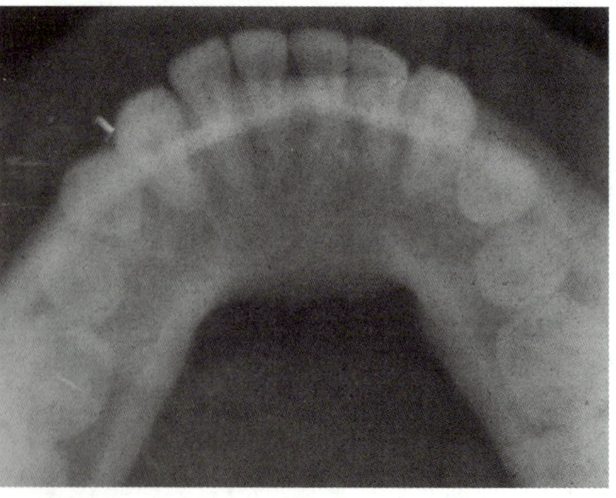

B

图 4-7-22　口底咬合位

A. 体位图；B. 照片影像图。

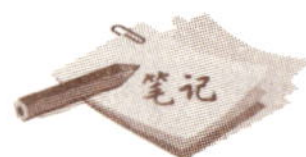

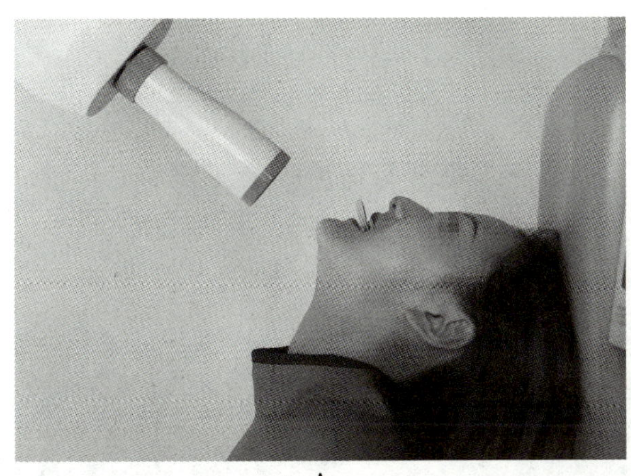
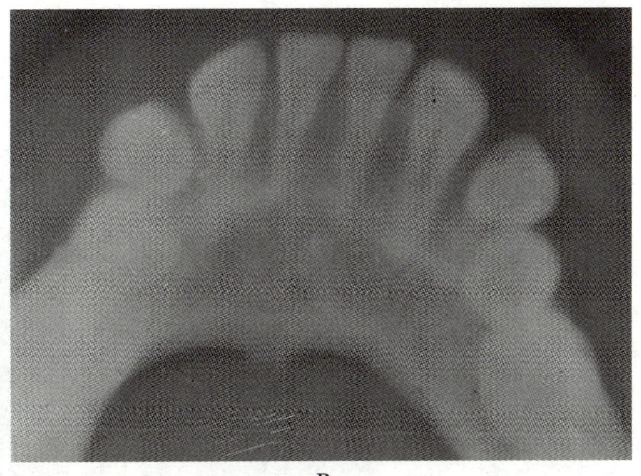

A　　　　B

图 4-7-23　颏部咬合位

A. 体位图；B. 照片影像图。

3）颏部咬合位片为颏部的斜位像，颏部骨质显影清晰（图 4-7-23B）。

二、口腔曲面全景体层摄影

芬兰人 Peatero 根据人类口腔颌面部的解剖特点，利用体层摄影及狭缝摄影原理，设计出一种口腔曲面断层专业摄影机（图 4-7-24），一次曝光便可将全口牙齿、颌骨、鼻腔、上颌窦、颞下颌关节等结构显示在一张照片上，这就是口腔曲面体层摄影，也称口腔曲面全景体层摄影。

目前临床应用主要有全口牙位曲面体层、下颌骨位曲面体层、上颌骨位曲面体层、颞下颌关节曲面体层等。

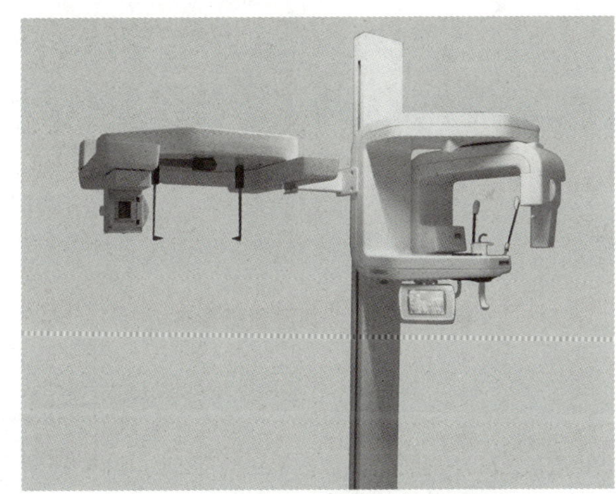
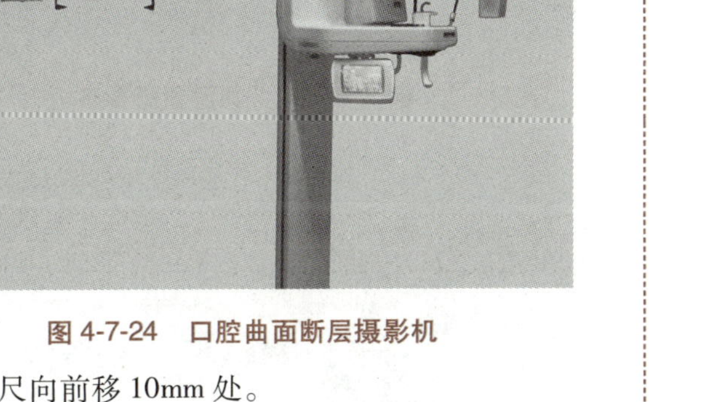

图 4-7-24　口腔曲面断层摄影机

1. 全口牙位曲面体层摄影　为牙疾病常用检查方法。摄影时，被检者立位或坐位，颈椎垂直或向前倾斜，下颌颏部置于颏托正中，头矢状面与地面垂直，听眶线与听鼻线的角平分线与地面平行。用额托或头夹将头固定（图 4-7-25A），上下切牙呈对刃咬在咬合叉上。IR 固定于片架上。全口牙位曲面体层摄影影像恒牙或乳牙显示如图 4-7-25B。

2. 下颌骨位曲面体层摄影　被检者下颌颏部置于颏托正中，头矢状面与地面垂直，听鼻线与地面平行。胶片尺寸、准备及 X 线管倾斜角度同全口牙位曲面体层摄影。层面选择：颏托标尺向前移 10mm 处。

3. 上颌骨位曲面体层摄影　被检者颏部置于颏托上，头矢状面与地面垂直，听眶线与地面平行，胶片尺寸、准备及 X 线管倾斜角度同全口牙位曲面体层摄影。层面选择：颏托标尺向前移 10～15mm 处。

4. 颞下颌关节曲面体层摄影　被检者颏部置于颏托上，头矢状面对准颏托中心，听鼻线垂直于头部基准线。层面选择：如为观察两侧颞下颌关节，将颏托向前移动 10mm；如重点观察关节结构，则将颏托向健侧移动 10mm。

视频：全口曲面体层摄影

三、头影测量摄影

1. 头影测量前后位摄影

【摄影目的】 适合用于正畸治疗诊断分析错𬌗畸形。

【体位要求】

1）被检者穿口腔铅防护围裙背向站于或坐于头影测量机的 IR 或数字传感器前（图 4-7-26）。

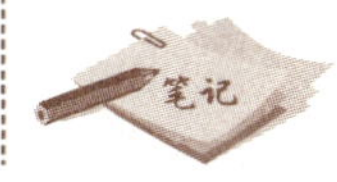

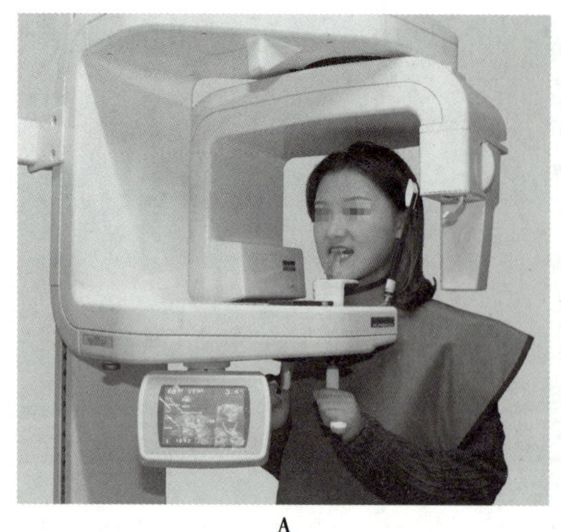
A

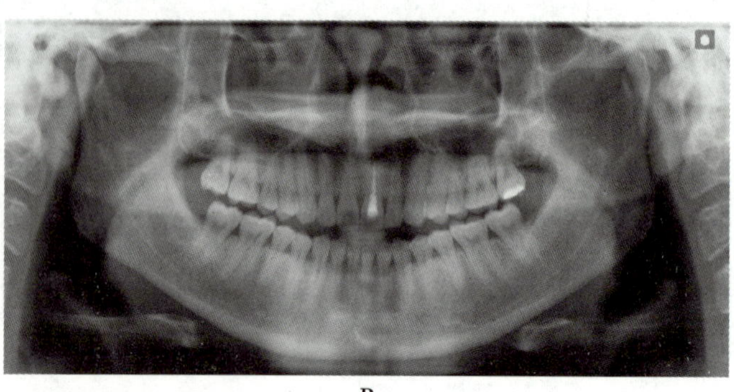
B

图 4-7-25　全口曲面体层摄影
A. 体位图；B. 照片影像图。

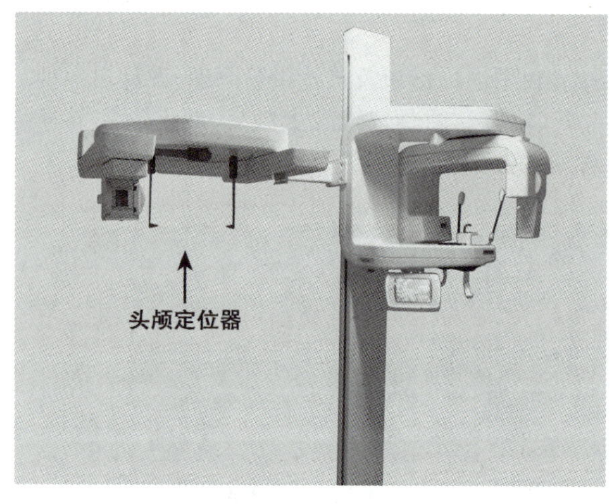

图 4-7-26　头影测量摄影机

2）将头颅置于头颅固定装置上，双耳件插入外耳道使两外耳孔保持在一条直线上，额杆压在眉心（或眶点指针指到眼眶下缘），即确定眶耳平面与地面水平并保持体位不变；曝光时患者宜平静呼吸屏气曝光（图 4-7-27A）。

【中心线】 对准眉心射入并到达 IR 中心。

【基本质量评定】

1）无异物影像，无运动伪影。

2）分别显示头颅正位的骨与软组织影像及有关头影测量用的标志点（图 4-7-27B）。

2. 头影测量侧位摄影

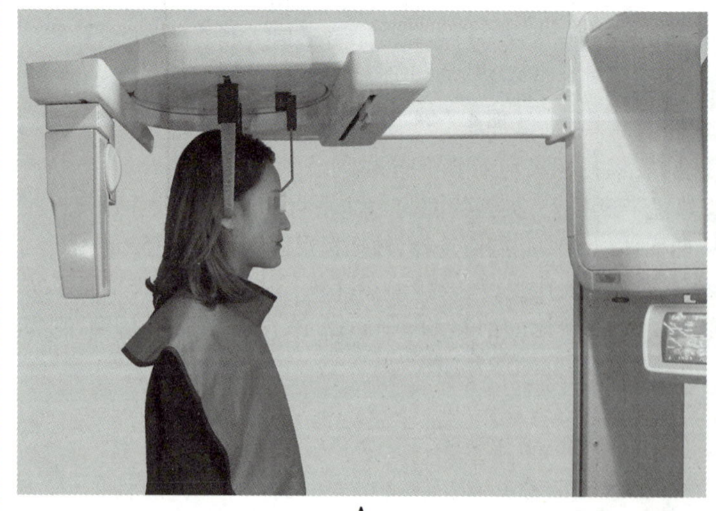
A

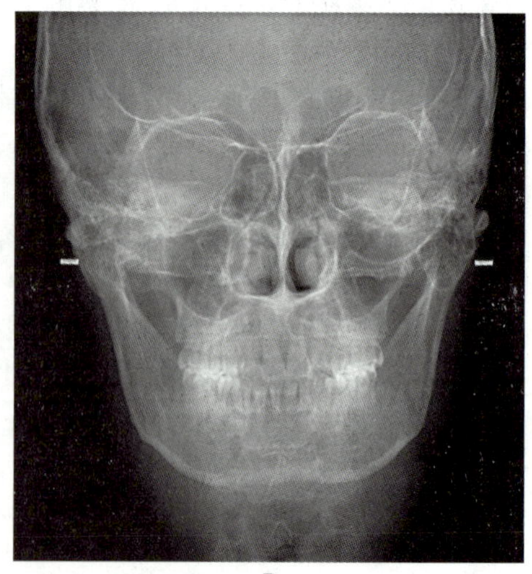
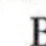
B

图 4-7-27　头影测量前后位
A. 体位图；B. 照片影像图。

【摄影目的】 适合用于正畸治疗诊断分析错秴畸形。

【体位要求】

1）被检者穿口腔铅防护围裙右侧立于或右侧坐于头影测量机的 IR 前。

2）将头颅置于头颅固定装置上，双耳件插入外耳道使两外耳孔保持在一条直线上，额杆压在眉心（或眶点指针指到眼眶下缘），即确定眶耳平面与地面水平并保持体位不变；曝光时患者宜平静呼吸屏气曝光（图 4-7-28A）。

【中心线】 对准左侧外耳孔射入经右侧外耳孔到达 IR 中心。

【基本质量评定】

1）无异物影像，无运动伪影。

2）分别显示头颅侧位的骨与软组织影像及有关头影测量用的标志点（图 4-7-28B）。

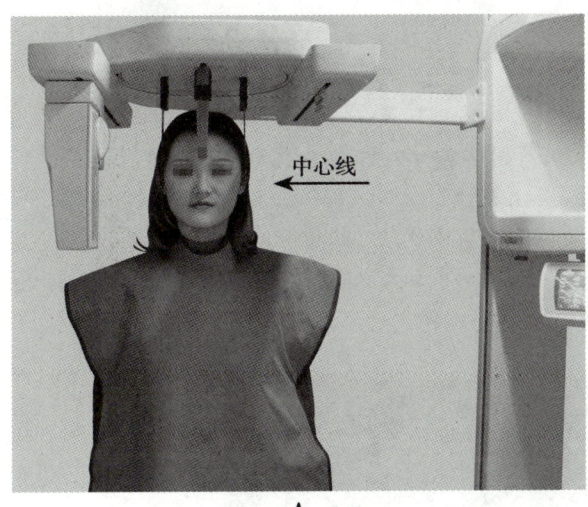

A

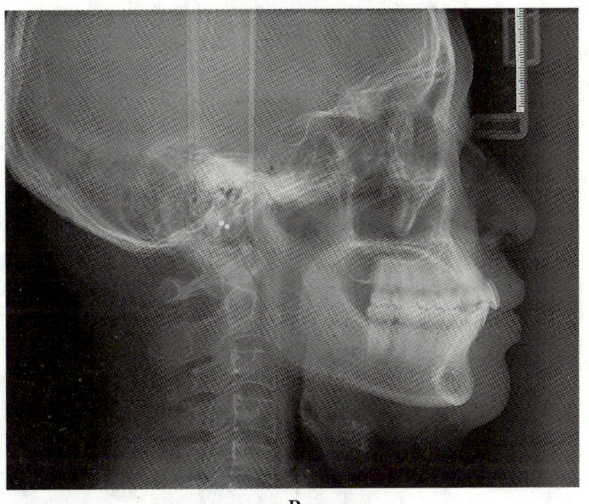

B

图 4-7-28　头影测量侧位
A. 体位图；B. 照片影像图。

四、口腔锥形束 X 线计算机断层扫描

锥形束 X 线断层扫描系统（cone beam CT，CBCT）即锥形束 CT，原理是 X 线发生器以较低的射线量（10 毫安左右）围绕投照体做环形 DR 摄影，然后将围绕投照体多次数字摄影后"交集"中所获得的数据在计算机中重组后进而获得三维图像（图 4-7-29）。CBCT 获取数据的投照原理和传统扇形扫描 CT 是完全不同的，而后期计算机重组的算法原理有类似之处。CBCT 图像分辨力远高于传统 CT。

【摄影目的】 可以为医生提供高对比的牙齿、上下颌骨、鼻旁窦、颞下颌关节、下颌神经管的三维影像信息，为口腔各科提供诊断依据，制订治疗（种植）方案提供全面支持。

【体位要求】

1）被检者穿口腔铅防护围裙站立或坐于摄影椅上。

2）下颌居中置于颏托，正中激光线穿过患者头部和颏托重合于头颅正中矢状面。使水平激光线照射于嘴唇咬合面位置；垂直激光线照射在髁突前面 3cm 处，然后固定头颅（图 4-7-30）。

【预览扫描】 验证患者定位，以便获取需捕获的视野。

【图像采集（扫描）】 根据需求确定视野、分辨力、扫描时间。确认无误后扫描。

【呼吸动作】 为使图像清晰，可以用鼻做均匀浅呼吸；如健康状态许可，嘱患者在扫描时屏气 30s。

【基本质量评定】

1）无异物影像，无运动伪影。

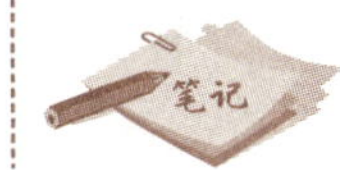

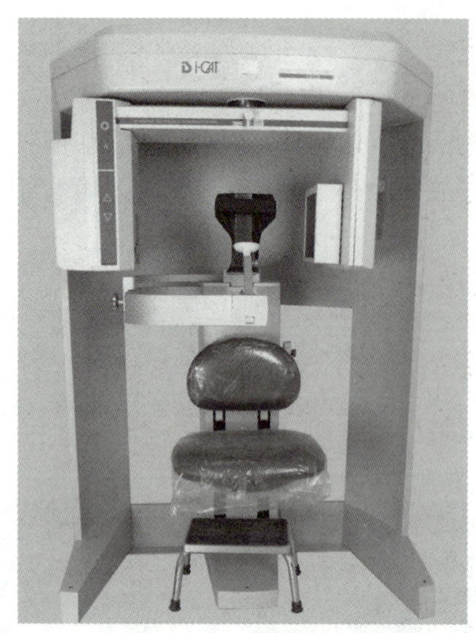

图 4-7-29　锥形束 X 线断层扫描系统(CBCT)

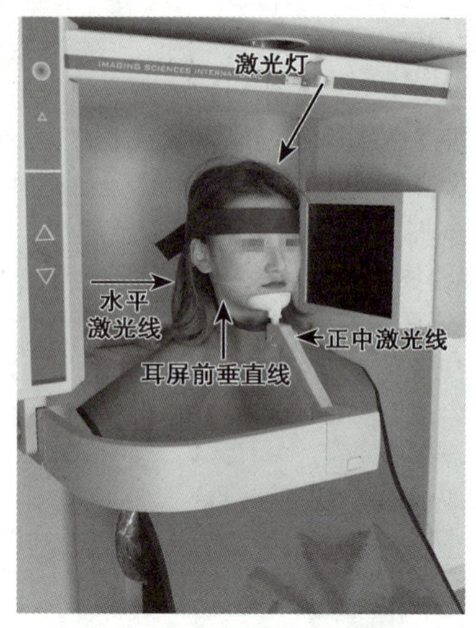

图 4-7-30　CBCT 扫描体位图

2）在阅片工作站可以读取全颌片窗(图 4-7-31)、种植窗(图 4-7-32)、头影测量窗(图 4-7-33)、颞下颌关节窗(图 4-7-34)及三维重建窗(图 4-7-35),各窗口可分别显示牙体、牙髓腔、牙周膜、下颌神经管、上颌窦、根尖周、骨小梁、牙槽骨、颞下颌关节及周边软组织影像。

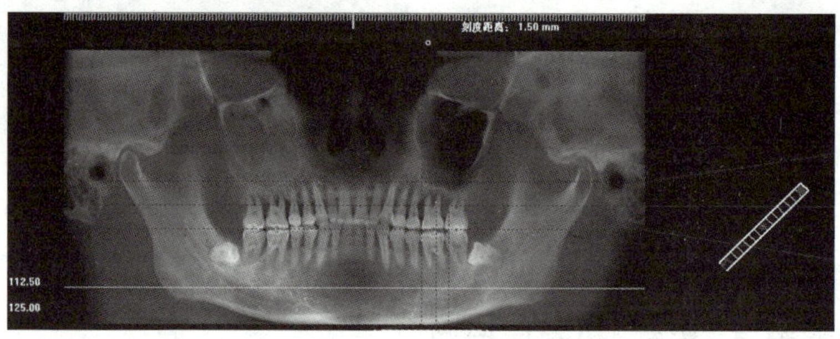

图 4-7-31　全颌片窗

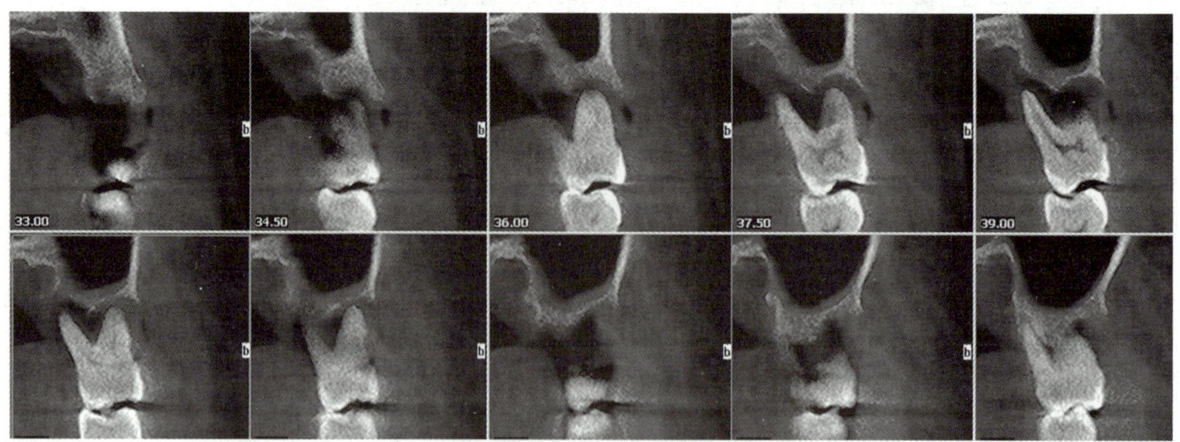

图 4-7-32　种植窗

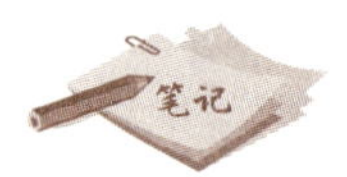

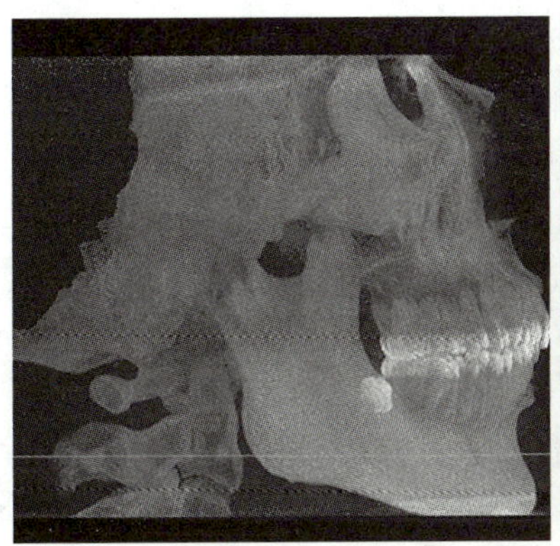

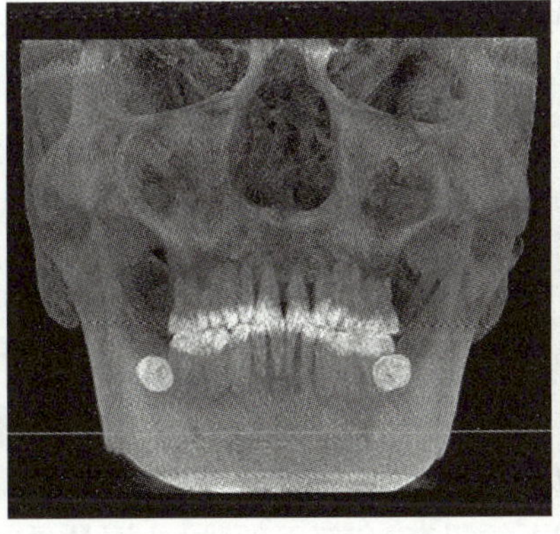

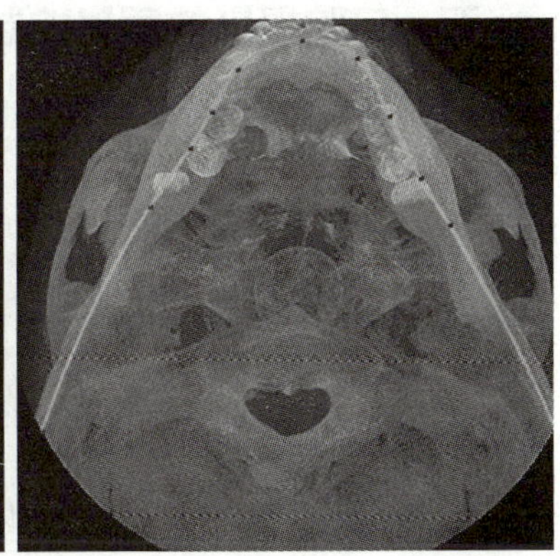

图 4-7-33　头影测量窗

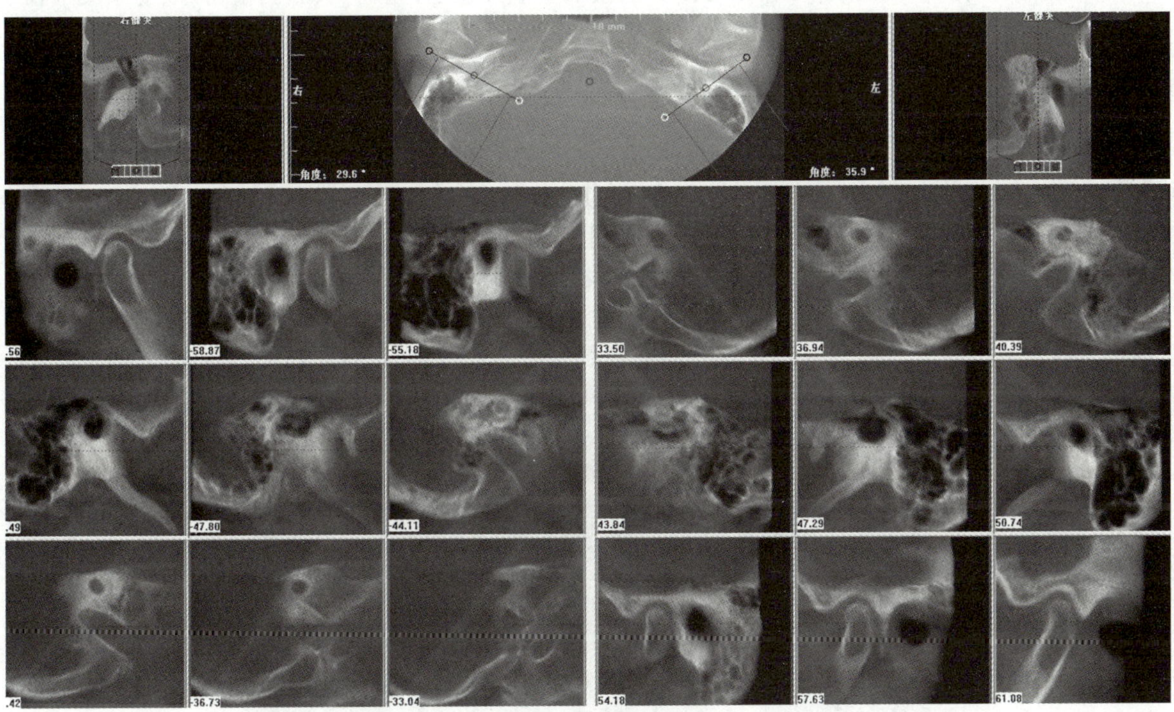

图 4-7-34　颞下颌关节窗

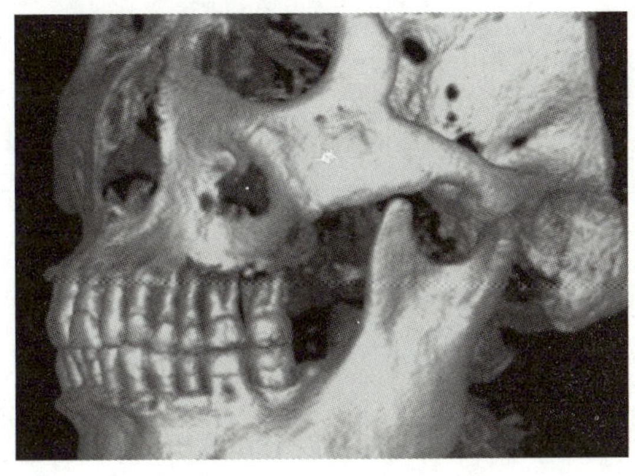

图 4-7-35　三维重建窗

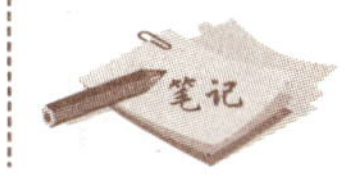

五、口腔摄影的质量控制

1. 口腔内牙片摄影为牙的正位像　口内牙片摄影无伪影（评估摄影前准备和影像后处理技术）；临床医师申请所检查牙齿应显示牙片内，所摄的牙片影像无失真，形态与所摄牙相同（评估摄影体位）；牙片影像对比度好，分辨力高，牙根尖和相邻牙槽骨、牙冠显示清楚；能清楚显示牙槽骨的骨小梁，能显示牙根骨折和牙的骨质破坏征象，能够显示牙根管和牙髓腔（评估摄影条件和影像后处理）。

2. 口腔曲面体层摄影　分全口牙位曲面体层摄影、下颌骨位曲面体层摄影、上颌骨位曲面体层摄影、颞下颌关节曲面体层摄影，目前临床上最常用的口腔曲面体层摄影为全口牙位曲面体层摄影。全口牙位曲面体层摄影把全口牙在一张片上显现出来，所摄的牙片影像无失真，形态与所摄牙相同（评估摄影体位安置）；全口牙位曲面体层摄影片影像对比度好，分辨力高，能够清楚显示牙根尖和相邻牙槽骨、牙冠、部分上颌窦、下颌支和下颌髁突、全部下颌骨；能清楚显示牙槽骨的骨小梁、牙根骨折和骨质破坏征象、牙根管和牙髓腔（评估摄影条件和影像后处理技术）。

3. 口腔锥形束 CT　在阅片工作站可以分别读取全颌片窗、种植窗、头影测量窗、颞下颌关节窗、三维重建窗，各窗口可分别显示相应区域的牙体、牙髓腔、牙周膜、下颌神经管、上颌窦、根尖周、骨小梁、牙槽骨、颞下颌关节及周边软组织影像。影像对比度好，分辨力高，影像无失真。

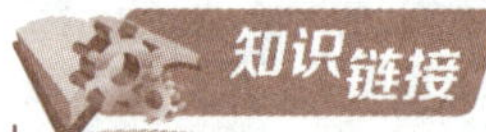

舌同颊反原理

当牙片上出现前后重叠的根管（牙根、埋伏牙）时，如何明确位置？临床上摄片（F）时发现有重叠像（牙与重叠体），这时保持原体位不变，X 线管向左水平移动拍摄第 2 张牙片（L），如果重叠体像出现在牙的左侧，说明重叠体在舌侧；重叠体像出现在牙的右侧，则判断重叠体在颊侧。即重叠体移动的方向与 X 线管移动的方向相同时，说明重叠体在舌侧；重叠体移动的方向与 X 线管移动的方向相反时，说明重叠体在颊侧。这就是舌同颊反原理（图 4-7-36）。

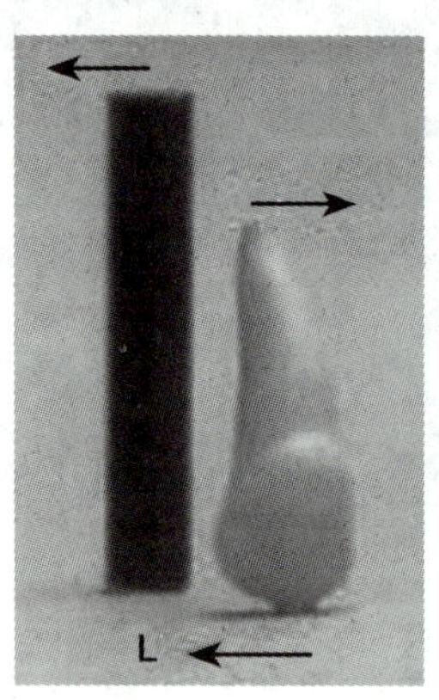

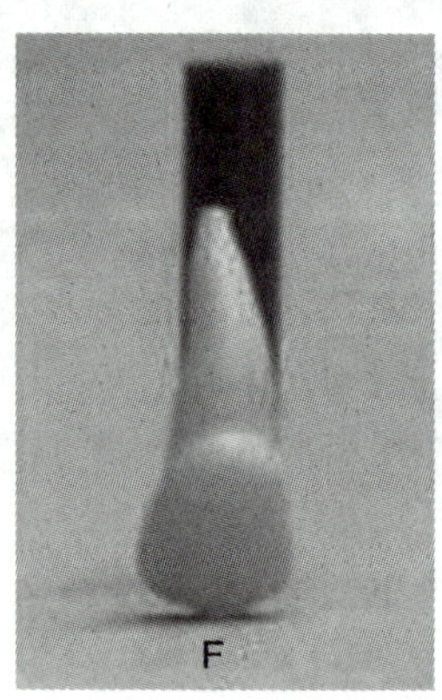

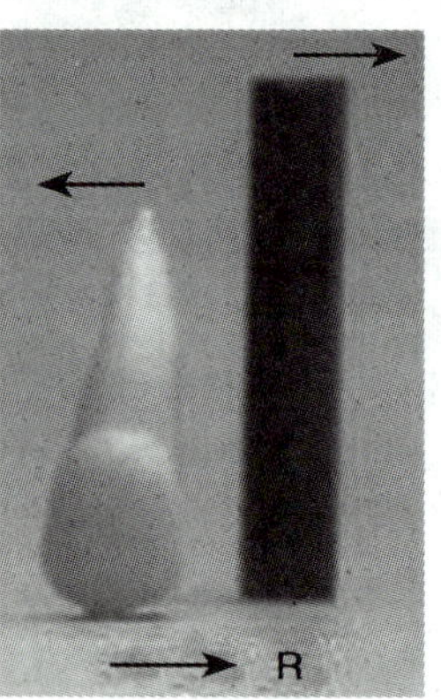

图 4-7-36　舌同颊反原理图

（曹阳　张晓康）

第八节　乳 腺 摄 影

一、乳腺摄影概述

乳腺摄影属于软 X 线摄影。软 X 线是指 40kV 以下管电压产生的 X 线，其波长较长，能量较低，穿透力较弱。用这种 X 线摄影称为软 X 线摄影。

低千伏产生的软 X 线与物质作用以光电吸收为主，而光电吸收与物质原子序数（Z）的 4 次方成正比，扩大了密度相差不大的软组织对 X 线吸收的差异，提高了软组织影像的对比。

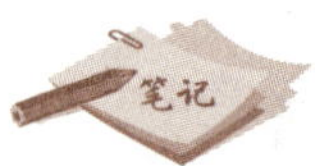

软X线摄影适用于组织器官较薄、不与骨骼重叠且有效原子序数较低的软组织。乳腺位于第3~7肋之间，内缘达胸骨旁，边缘达腋中线。大部分附着于胸肌筋膜上，小部分附着于前锯肌上，延伸到腋窝前缘。乳腺组织由腺体、脂肪组成，组织的密度差异小，对X线的吸收也小，普通X线摄影无法清楚显示其组织结构及病变，故适合使用低能的软X线摄影。

钼靶X线机（或乳腺钼靶机）的机械结构按乳腺的生理特征设计，为专用的乳腺摄影设备。其装置基本组成有操作控制台、乳腺X线摄影机架、高压发生器等。机架有C形臂、球形臂两种。普通X线摄影钨靶球管产生的X线波长为0.008~0.031nm，波长短，穿透力强；钼靶产生的X线波长为0.063~0.071nm，穿透力弱，为软X线；铑靶产生的波长介于两者之间，穿透力较钼靶强。现在的数字化乳腺摄影机使用钼-钼、钼-铑（Rh）、钨（W）-铑三种不同靶面-滤过组合。传统钼靶乳腺摄影机应用的都是钼靶摄影，对厚度大或致密型的乳腺，钼靶产生的X线能量低，穿透力弱，必须增加曝光量才能取得良好的乳腺影像效果，增加了乳腺的辐射量。钨-铑靶产生的较高能X线能穿透较厚实的乳腺组织，铑滤波板能去掉低能X线的干扰，对厚度大或致密型的腺体，钨-铑组合能得到良好的影像对比，保证图像质量，提高信噪比，也降低了患者的受照剂量。

实际工作中应选择最正当和最优化的靶面-滤过组合：当乳腺压迫厚度较薄时，选择钼-钼或钼-铑组合；当乳腺压迫厚度较大或较致密时，选择钨-铑组合。这样既降低了辐射剂量，又提升了对比度和清晰度。一般根据乳腺厚度、密度情况选择合适的靶进行摄影，手动或自动选择钼-钼靶或钨-铑靶。

摄影电压为20~40kV，4~600mAs。X线管焦点多为双焦点，0.3/0.1，大焦点最高管电流常为100mA，用于常规体位的乳腺摄影；小焦点最高管电流常为25mA，用于放大摄影或放大点压摄影。摄影距离一般为50~65cm。

IR有屏-片系统、IP、FPD、直接光子计数技术用的硅硼板等。屏-片系统的IR采用X线吸收系数较小的有机材料制作。增感屏多采用赋活型稀土硫氧化钆增感屏，为高清晰型单页后屏。选用乳腺专用X线胶片，γ值大的单乳剂胶片或采用不对称技术涂布双面乳剂的胶片，规格有18cm×24cm（8英寸×10英寸）、24cm×32cm（10英寸×12英寸）两种。乳腺摄影所用的滤线栅是线型滤线栅（碳基密纹滤线栅）栅密度36~80LP/cm，栅比4∶1~6∶1，焦距65cm；高通多孔型滤线栅（蜂窝状滤线栅）铅条交叉排列，不需填充物，提高了有用射线的通过力。

曝光控制方式有手动曝光、自动曝光控制（automatic exposure control，AEC）及全自动曝光控制（automatic optimize parameter，AOP），现代乳腺X线机多采用电离室自动曝光控制。AEC装置位于X线接收装置的下方。半自动方式根据乳腺被压迫后的厚度显示，人工选择kV值、靶-滤过板类型，曝光开始后设备自动控制所需的mAs值，保证达到接收器上所设定的感光量。全自动方式有两种：根据乳腺被压迫后的厚度和压力自动控制kV值、靶-滤过板材料和mAs；还有预曝光方式，根据乳腺被压迫后的厚度，预设条件进行一次15ms的预曝光，根据预曝光探测乳腺组织密度，并修正曝光条件，正式曝光，以保证影像质量。

乳腺放大摄影通常使用0.1的小焦点，放大率多为1.5、1.8，乳腺与IR之间间距30cm，不使用滤线器。

乳腺X线机辅助系统有立体定向活检系统、数字乳腺体层合成、计算机辅助检测（computer aided detection，CAD）系统、放大摄影等。

二、摄影注意事项

1. 摄影前必须认真阅读申请单，核对被检者信息（包括病案号、姓名、性别、年龄），了解检查者的病情、诊断要求、检查目的等。

2. 做好准确的方位标记，以利于识别。可根据需要在乳腺皮肤表面粘贴标记，以便在照片中提示肿块或手术瘢痕等。

3. 采用多个位置、摄影角度及X线入射方向进行摄影。在不影响乳腺组织显示的情况下，应将乳头置于切线位。常规摄取双侧对比。

4. 使用压迫器适当加压。加压可使乳腺变薄、密度均匀，减小曝光剂量，使影像密度均匀。另外，可缩短乳腺组织至IR的距离，减少散射线引起的模糊，减少放大失真。加压的程度应到病人能够耐

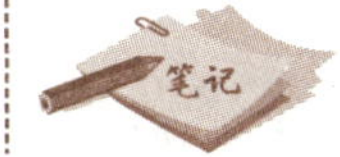

受的最大程度。但恶性肿瘤肿块较大时不宜加压过度，以免造成肿瘤扩散。对有丰胸植入物、心脏起搏器、化疗泵的检查者乳腺压迫时，要特别注意，可通过摄取附加辅助体位显示。压迫器是手动与电动组合，压迫时应先用电动加压，再通过手动缓慢渐进微调，在患者能够耐受的前提下尽量使组织厚薄均匀。

5. 摄影中通过适当的手法使乳腺组织尽量不与其他组织重叠，最大限度地使腺体暴露，且使乳腺的皮肤不产生褶皱，手法要轻柔，冬天先暖手后再操作，注意保护个人隐私。

6. 根据不同年龄的乳腺发育特点、不同生理状态的乳腺特点以及个体差异选择合适的曝光条件，女性乳腺的发育经历幼儿乳腺、青春期乳腺、妊娠哺乳期乳腺、退化期乳腺，应选择适当的 kV 值。对于巨大乳腺，可采用大号的压迫器。在月经后 1 周左右进行乳腺摄影影像最清晰。

三、常用摄影体位

乳腺摄影常用的位置有内外斜位(mediolateral-obhgue，MLO)、上下轴位或称头尾位(crani-ocaudal，CC)和侧位(medio-lateral，ML)，常规采用侧斜位和轴位。其中，内外斜位能很好地显示乳腺外上象限的组织，此部位为乳腺恶性肿瘤的好发部位。病变部位与乳腺组织重叠，不能充分显示时，追加其他位置的摄影，可根据不同的检查目的，选取不同摄影位置。

1. 乳腺内外斜位(MLO)

【摄影目的】 筛检性和诊断性乳腺摄影，显示乳腺及乳腺外上象限组织。

【体位要求】

(1) 被检者面对摄影架站立，旋转机架与胸大肌平行。

(2) 检查技师站在被检者的后外方。调节平台高度，使平台上部的高度大约与肩同高。

(3) 被检侧上臂抬高放松，放在机架手柄上，使被检侧身体外侧靠紧摄影台边缘，将乳腺及胸大肌置于摄影台上。

(4) 技师边操作边加压乳腺(图 4-8-1A)，压迫板的上角应低于锁骨，技师用手充分托起被检乳腺，向上向外拉伸乳腺与胸大肌，并展平乳腺使乳腺呈侧斜位压扁状。乳头呈切线位的同时，脚踏压迫器加压，技师在脚踏压迫控制下慢慢撤离手移开成像区域，继续用手承托乳腺，直至有足够压力能保持乳腺位置，改为手动微调加压到乳腺表面有紧绷感为止，保持乳腺的位置不变，向下牵拉腹部组织以打开乳腺下皮肤皱褶。

【中心线】 倾斜中心线约呈 45°，经被检侧乳腺的内上方达外下方垂直于摄影台中线上(图 4-8-1B)。

【基本质量评定】

(1) 乳腺组织显示完整，左右对称。

(2) 胸大肌位置正确，胸大肌下界到后乳头线，乳头线大致与胸大肌垂直。

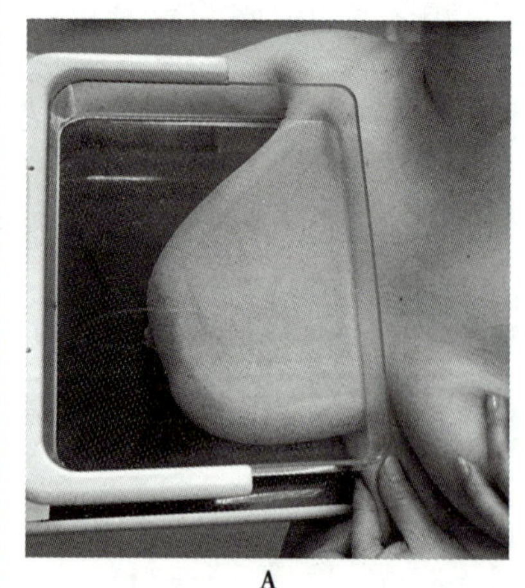
A

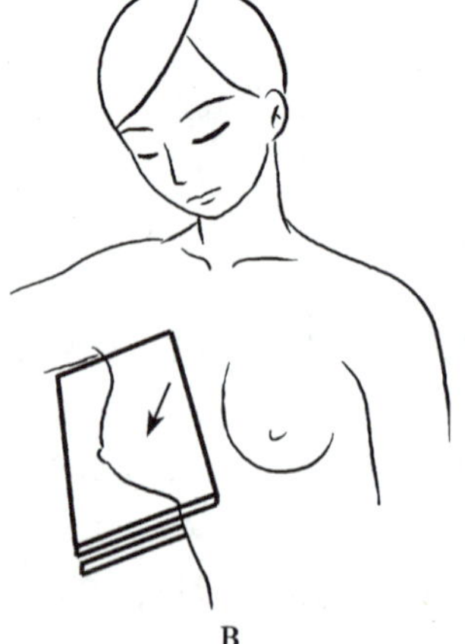
B

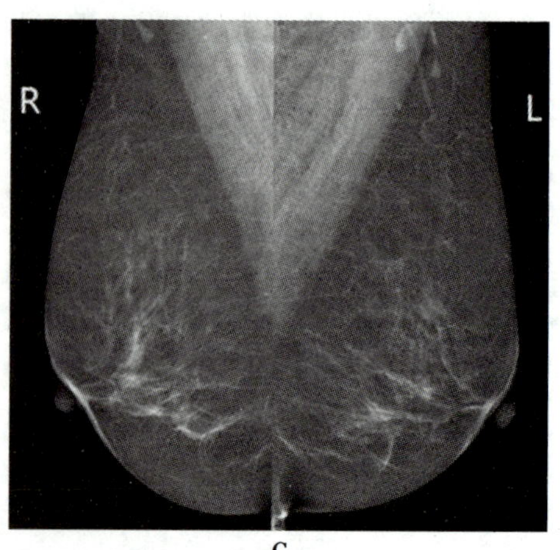

C

图 4-8-1　乳腺内外斜位
A. 压迫器加压示意图；B. 中心线入射示意图；C. 照片影像图。

（3）乳腺后方的脂肪组织、胸大肌及腋窝组织均可显示。

（4）乳头呈切线位状态显示，乳腺无皱褶，无下垂，无伪影（图 4-8-1C）。

2. 乳腺上下轴位（CC）

【摄影目的】筛检性和诊断性乳腺摄影，显示包括内侧的乳腺组织。

【体位要求】

（1）被检者面向机架站立，面转向对侧，检查侧胸壁紧靠摄影台。

（2）机架垂直于地面，技师调节摄影台高度，使被检者乳腺置于摄影台正中，乳头呈水平向前。

（3）技师站在被检乳腺的内侧，被检者头转对侧，用对侧的手用力向外压扁对侧乳腺，技师用一手放其肩上，一手托起乳腺（冬天暖手后），或腺体较大时用双手放在乳腺上下方，轻轻将乳腺组织往前上牵拉远离胸壁。因上部乳腺易成盲区，应尽量充分托起乳腺，展平皮肤皱褶，且将乳头呈切线位置于摄影台中线上。技师一边加压一边用手拉伸乳腺组织，先用电动调节压迫器自上而下压紧并固定乳腺（图 4-8-2A），再用手微调压迫器，直至乳腺表面有紧绷感为止，如果皮肤皱褶仍然存在，用一个手指轻轻滑动展平褶处。

【中心线】经被检侧乳腺的上方入射达下方垂直摄影台中线上（图 4-8-2B）。

【基本质量评定】

（1）乳腺组织显示完整，内外侧乳腺组织都能显示，左右对称。

（2）腺体后的脂肪组织清晰显示，胸大肌显示于照片的边缘。

（3）乳头呈切线位，乳腺无皱褶，无伪影（图 4-8-2C）。

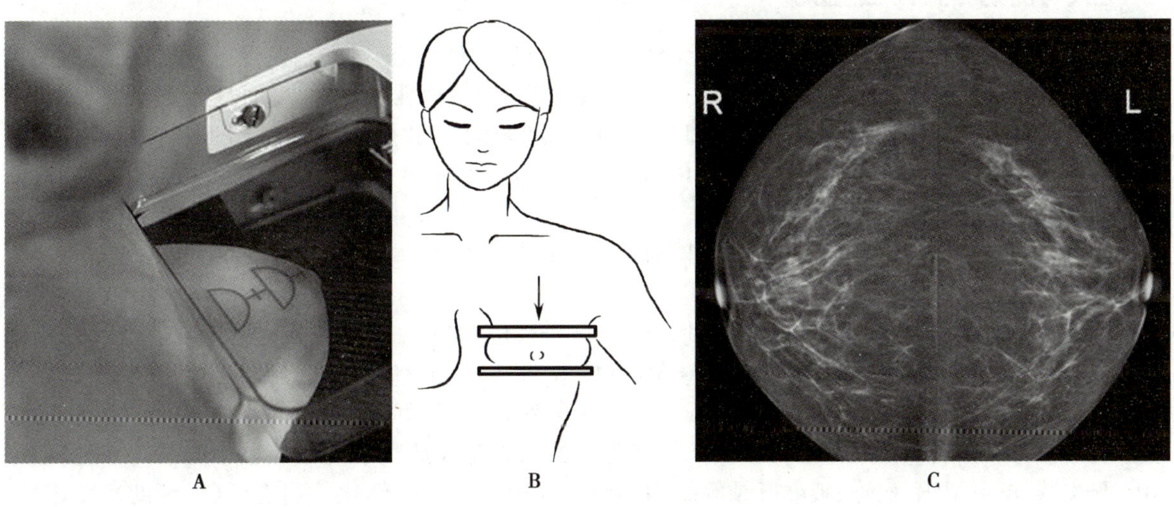

图 4-8-2　乳腺上下轴位

A. 压迫器加压示意图；B. 中心线入射示意图；C. 照片影像图。

3. 乳腺 90°侧位　包括内外侧位（medio-lateral，ML）和外内侧位（latero-medial，LM），X 线水平方向投照，作为补充位置。

【摄影目的】筛检性和诊断性乳腺摄影。

【体位要求】

（1）机架旋转置于水平方向，调整摄影台高度，乳腺中部与台中线同高。

（2）被检者立于机架前，被检侧乳腺外侧紧贴摄影台面，检查者对侧的手将对侧乳腺压至照射野外。

（3）技师边压迫边牵拉乳腺。用双手（冬天暖手后）将乳腺向前上牵拉，使腺体组织均匀呈侧位扁平，同时使乳头置于中线上呈切线位，展平皮肤皱褶。先用电动调节压迫器压紧并固定乳腺（图 4-8-3A），再用手微调压迫器，直至乳腺表面有紧绷感为止。

【中心线】经乳腺内侧射入至外侧垂直摄影台中线（图 4-8-3B）。

【基本质量评定】

（1）乳腺组织清晰显示，乳头呈切线位，无皱褶，无伪影。

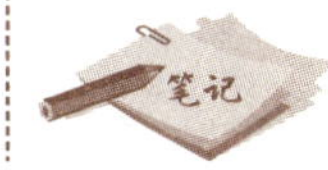

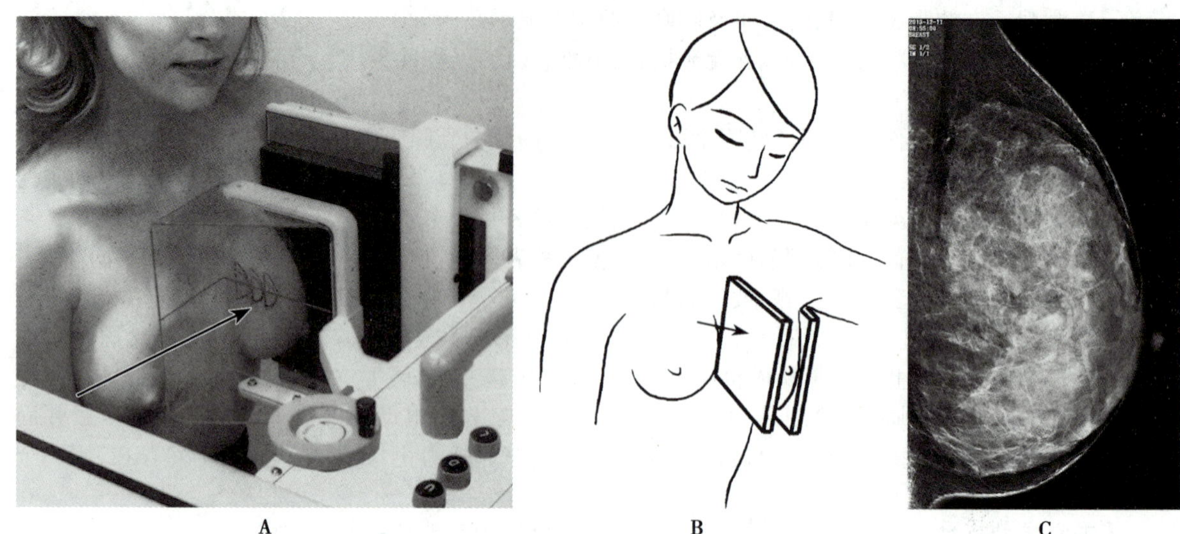

图 4-8-3　乳腺内外侧位
A. 压迫器加压示意图；B. 中心线入射示意图；C. 照片影像图。

（2）部分胸大肌显示（图 4-8-3C）。

四、乳腺数字 X 线摄影

近年来乳腺 X 线摄影逐渐进入数字化时代。数字乳腺摄影动态范围宽，密度分辨力高，能对图像进行多种后处理，特别适合乳腺组织的检查，所需辐射量比屏-片乳腺摄影少，而且能更早发现病变。数字乳腺摄影有助于计算机辅助诊断（CAD），能准确检出微小钙化灶，提高判定乳腺癌的可靠性。数字乳腺摄影支持远程会诊，可将图像资料以数字形式传送，能满足远程会诊必需的数字影像资料要求，正在逐步替代屏-片乳腺摄影。

CR 使用专用乳腺 IP，DR 使用 CCD、非晶硅、非晶硒等 FPD 检测 X 线。此外还有以下乳腺数字 X 线摄影特殊技术：

1. 全数字化乳腺摄影（full-field digital mammography，FFDM）　是近年来发展的数字化 X 线摄影技术，使用平板接收器，应用自动参数选择（AOP）技术，根据乳腺厚度、密度，自动转换阳极靶面（钼靶或铑靶），自动选择 X 线曝光条件（kV 和 mAs），产生数字化图像，并可利用数字化三维立体定位系统进行病灶活检或作病灶导丝标记切检。全数字化乳腺摄影对病灶微小钙化的敏感度很高，能清晰显示乳腺皮肤、皮下组织、血管、腋淋巴结等结构，能较清晰显示肿块、钙化等病变征象，帮助病变定性。摄影位置与普通乳腺摄影相同。

2. 相位对比乳腺摄影（phase contrast mammography，PCM）　X 线具有波动性，当其穿透物体时会发生强度（振幅）衰减和相位移动，前者形成 X 线的吸收对比，后者形成 X 线的相位对比。普通 X 线摄影即利用了 X 线吸收对比的差别成像。当 X 线穿过密度不同组织的边界时发生相位移动，导致了 X 线的轻微折射。PCM 乳腺机使用适当的焦点尺寸、适当的放大率、适当的 CR 读取精度、适当的放大再还原程序以及适当的高精度打印（硬拷贝阅读）等，使折射线和正好通过边界的直射线在成像板上得以重合，该边界就能得到更多的 X 线剂量，从而使边界影像得到强化，提高了影像的锐利度。通常使用 0.1 的焦点、1.75 倍的放大率。

3. 数字乳腺体层合成（digital breast tomosynthesis，DBT）　是一种 3D 成像技术，通过多角度曝光，获得乳腺在不同角度下的图像，再将其重建成一系列高分辨力的体层图像。重建出来的 X 线体层合成图像，消除了 2D 乳腺摄影成像中的组织重叠和结构噪声。检查时，按照标准方式压迫乳腺，保持乳腺固定，X 线球管在设定的角度范围内（通常±15°）进行旋转，每经过一定的角度（3°）曝光一次，从而产生一系列的数字图像，根据不同角度下的摄影数据重建出一系列无组织重叠的体层图像。

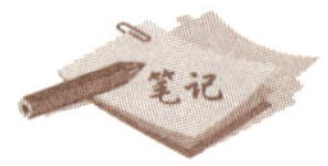

4. 对比增强数字乳腺摄影技术（contrast enhancement digital mammography，CMM）　又称对比减影乳腺摄影技术，是注射对比剂前后进行数字摄影，通过数据相减得到减影图像。分为时间减影模式和

双能量减影模式两种。时间减影模式中，先拍摄蒙片图像，再注射对比剂，得到乳腺增强后的图像，两图像相减，去除正常背景图像，只留下含对比剂的影像。双能量模式中，注射对比剂后拍摄两幅图像，一幅高能量，一幅低能量，两图像相减，正常的背景结构被去除，剩下含对比剂的图像。

5. 立体定位活检(stereotactic needle biopsy)　数字乳腺机的计算机系统可在三维平面上计算出病灶的精确位置，并且自动定位活检针，以便于进行活检等临床操作。其原理是X线在垂直于压迫平面时拍摄一张定位像，再分别于+15°角和-15°角拍摄两幅图像，根据所造成的视差偏移，数字乳腺机工作站自动计算病灶深度，即穿刺深度，定位精度在0.1~0.2mm之间，并可把深度值直接转换成与具体操作相关的数据，自动使活检针准确定位病灶。活检针刺入病灶后，直接取出病灶组织标本，或者释放导丝，以引导外科手术等。

五、乳腺摄影的质量控制

乳腺X线摄影技术的质量控制对乳腺病变的X线诊断至关重要。近年来由于高新技术的应用、设备的更新换代，尤其是全数字化摄影技术、自动曝光控制等技术的应用，乳腺X线摄影质量有了大幅度的提高。2007年我国卫生部颁布了《乳腺X射线摄影质量控制检测规范》(GBZ 186-2007)，对乳腺X射线摄影质量控制检测作出明确的规定。

(一) 影响乳腺影像质量的相关因素

1. 压迫　适当加压会提高图像质量。乳腺压迫不足主要表现为乳腺结构重叠，组织曝光差异大，乳腺较厚部分穿透不充分，较薄部位曝光过度以及运动模糊等。

2. 曝光　屏-片系统乳腺X线照片的平均光学密度(D)的范围通常应在1.4~1.8之间，对于照片的相关诊断部分，光学密度的总体范围应位于1.0~3.0之间。曝光不足时，光学密度低，照片对比度低，限制了细节，尤其是微小钙化和低对比病变的显示。曝光不足通常因压迫不当、自动曝光控制设定不正确或失效而致。曝光过度可导致较薄或脂肪型乳腺过度黑化，微小病变也无法显示。

3. 对比度　适中的对比度能显示乳腺中的微小差异。对比度低下的原因包括不适当的曝光、冲洗缺陷、压迫不当、使用低对比胶片、靶材料和/或滤过不当、滤线栅使用错误和kV过高等。

4. 清晰度　有良好清晰度的乳腺图像能捕获微小细节结构，如针状结构的边缘。在乳腺摄影中，模糊度通过微小线性结构边缘、组织边缘和钙化的模糊表现出来。乳腺摄影中可能遇到的模糊种类包括运动模糊、屏-片密着不良、增感屏模糊、几何模糊和视差模糊。

5. 噪声　或称照片斑点淹没或降低了识别钙化等微细结构的能力。乳腺照片噪声的主要产生原因是量子斑点。量子斑点是增感屏中同一区域吸收X线光子数量的统计涨落形成的，形成影像所用的X线光子越少，量子斑点产生越多。因此，曝光不足、延长冲洗时间和高速的影像接收器都可能增加噪声。

6. 伪影　是指原本被照的物体并不存在而在图像上却出现的影像。它可以是暗室技术、胶片操作、增感屏维护、可见光漏光、安全灯、滤线栅引起。CR系统可能产生伪影的因素远远大于屏-片系统。

7. 准直　模拟X线的可见光照射野应与X线照射野一致。

(二) 乳腺影像的综合评价标准

以内外斜位为例，介绍乳腺影像的综合评价标准。

诊断学要求标准：胸大肌显示充分，胸大肌的下缘能显示到后乳头线(即以近似垂直于胸壁肌肉的角度，从乳头向后画线直至胸壁肌肉或胶片边缘的线)；乳腺无下垂，乳头呈切线位显示；乳腺腺体组织充分显示；腺体后部的脂肪组织清晰显示；乳腺下皱褶分散展开；不出现皮肤皱褶；左、右乳腺影像对称，呈菱形。

影像细节的显示要求：能显示0.2mm的细小钙化灶。

被检者辐射剂量标准：标准体型被检者的体表入射剂量(乳腺压迫厚度5cm，有滤线栅)<3mGy。

需要说明的是，乳腺疾病的最终诊断应依赖于各种影像检查技术的综合应用。乳腺超声检查对人体无创伤、检查快捷、重复性强，有助于鉴别肿块的囊、实性，彩超可以显示病变血流特征；CT检查具备高密度分辨力，有益于观察病变形态、结构、钙化等情况，还有助于发现淋巴结和远处转移；MRI检查使用专用乳腺表面线圈，多方位、多参数成像显示病变，MRS技术还可以检测病变区域胆碱水平的

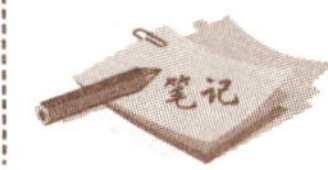

变化。CT及MRI可以进行增强扫描，观察病变血供特征有助于定性。超声、CT、MRI影像引导下的穿刺活检可以提供病理诊断。

知识链接

乳腺其他摄影

1. 放大摄影（magnification radiography）　提高空间分辨力，可精确地观察病灶密度或团块的边缘形态和内部结构，更好地显示钙化点的数目、分布和形态，有利于对良恶性病变进行区分。通常在普通摄影后对可疑病变区域进行放大摄影。被检侧乳腺和IR之间放置一个放大平台，调整之间距离为30cm。所用X线管焦点通常为0.1，放大倍数常为1.5、1.8。根据需要进行选择，保证最好的放大效果和优化锐利度。随着数字化乳腺机的推广应用，数字摄影的后处理均有图像放大处理功能。现在放大摄影技术较少应用。

2. 人工（植入物）乳腺摄影　常规采取头尾位和内外斜位，需手动设置曝光参数，压迫程度受植入物的可压迫性限制。除此之外，应加照修正的内外斜位和头尾位，即将植入体推向胸壁，使假体避开压迫范围，对前方的乳腺组织加压摄片。

3. 乳腺导管造影　通过乳腺导管将对比剂逆行注入输乳管系统然后摄影显示乳腺导管及乳腺组织的技术称为乳腺导管造影，详见造影检查章节叙述。

（黄兰珠）

第九节　急诊摄影检查

急诊的范围相当广泛，涉及内、外、妇、儿等各科。影像检查的医技人员应熟悉急诊医学知识，综合掌握和运用各学科、专业的知识技能，能够运用适宜的检查设备及检测仪器，相互配合，快速诊断，加强救治。

急诊X线摄影检查分为常规急诊摄影和紧急急诊摄影。常规急诊摄影是指被检者和急诊影像学检查申请单同时到达影像科，登记后尽量优先安排检查，技师在较短时间内正确完成X线摄影各项操作。紧急急诊摄影是指在紧急情况下，被检者可直接送达影像科立即进行检查，后期再完善相关手续并进行信息补录。

一、常规急诊摄影注意事项

1. 阅读申请单　影像科前台登记人员根据申请单录入被检者相关信息，按照检查类别和部位分配检查机房。技师检查前仔细阅读申请单，核对被检者基本信息，询问被检者或家属相关病史，初步了解病情，明确本次检查目的。如发现问题及时进行沟通，对于信息不符或不全者须更正补充后再行X线检查，避免发生医疗差错。

2. 完成相关手续　根据医院规定进行划价、收费、登记、编号，并记录检查信息以备查询。同时注意本次检查程序的严谨性，避免产生医疗纠纷。

3. 被检者的搬动　搬动被检者需遵循安全搬运的原则，掌握必要的搬运方法，固定和保护受伤的关键部位。向被检者或家属介绍摄影体位和注意事项，以得到必要的配合。随时注意观察被检者的状态和反应，必要时与急诊医师共同完成搬运工作。

4. 物品的去除　检查前尽可能除去可能产生伪影的衣物、饰品及膏药等体外物品。紧急情况下可不必强行去除没有遮挡主要检查部位或诊断时容易识别的物品。体外临时固定物一般无需去除，必要时由医师负责处理。

5. 呼吸训练　曝光前需对被检者进行呼吸方式训练，对无意识、不合作或不能达到要求者，应缩短曝光时间并观察被检者状态，选择最佳曝光时机进行曝光。

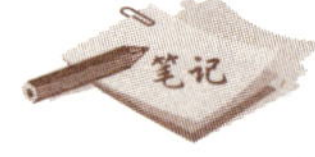

6. 摄影体位　急诊摄影一般采用常规摄影体位，当被检者由于活动受限难以达到标准时，应根据被检者伤情、体征，利用不失正常影像结构、又能发现异常变化的体位设计进行X线检查，以提供正确

的诊断依据。

7. 摄影条件 按照被检者病情及被检部位的密度、厚度确定摄影条件，尽可能参考前次摄影条件，以利于前、后影像对照。在病变范围不能确定的情况下，可适当扩大检查范围以减少漏诊。

8. 影像质量确认 检查完毕后立即预览图像，查看影像质量，如符合诊断要求则及时发送至诊断工作站。若影像质量欠佳，应马上采取补救措施，待检查达到要求后才能协助被检者离开。

二、急诊摄影注意事项

1. 危重被检者的应对 危重被检者应在临床处理后或临床医师陪同下进行检查，若发现危及被检者生命安全的任何征象，必须按“紧急事件管理预案”处理，以获取宝贵的救治时间。摄影前向被检者或家属做好解释工作，说明检查目的、注意事项，特别是检查过程中可能发生的危险因素，协助被检者达到检查的最佳配合。

2. 对被检者的保护 摄影时可利用各种摄影辅助设备，对被检者体位加以支撑与固定，避免在检查过程中发生移动。检查过程中搬动被检者时要小心谨慎，防止意外伤害或院内二次受伤，必要时由临床医师现场协助和指导。术中或术后的检查一定要了解需求和检查过程中可能存在的危险因素，在医师指导下进行操作。

3. 摄影体位 采用“标准化摄影体位”和“急诊就势摄影体位”相结合的原则。被检者无法达到标准体位时，即可采用就势摄影体位。急诊就势摄影体位要点包括：①以能够发现病变和满足定性、定位的基本诊断为目标，以正确显示兴趣区并达到会诊目的为原则；②保持被检者的位置不做大范围变动，尽量通过对X线机架和IR的调整获取接近标准体位的摄影；③常规摄影体位不能发现病变，需根据外伤部位和伤情进行非常规X线摄影时，应由医师和技师共同设计检查位置，或由有经验的技师根据病情临时设计；④可利用X线设备的透视功能，旋转体位或移动被检者，发现病变后进行点片摄影。

4. 摄影条件 摄影范围应适当增大，结合疾病表现对可疑或最可能受累的部位进行排查。可按照局部肿胀、压痛、畸形、功能障碍等体征来确定照射野。尽量缩短曝光时间，减小被检部位的运动模糊。对采用体外固定物或敷料、石膏包扎的被检者，需增加曝光条件。

5. 信息录入 在被检者信息登录界面，直接手工录入被检者基本信息。紧急情况下，可依据急诊检查预案约定的登录方案（如急诊时序编号、被检者临时编号等）登录。摄影结束后，技师务必完成一系列过程性资料，保留检查依据，及时在RIS登录系统补登记或修正，使被检者基本信息与临时编号正确匹配，与各类检查信息匹配。

6. 信息获取 通过HIS系统获取被检者基本信息，或根据医师医嘱（电子申请单或医师医嘱条纹码信息），由影像科前台RIS登录系统确认。被检者信息列表应有明确的急诊检查提示标记，按照急诊优先的原则传送到相关检查设备，优先检查。及时预览图像，一旦确认影像达到诊断要求，立即发送至诊断工作站，完成影像诊断报告和打印照片等下一步影像学流程。

7. 紧急处置 在十分紧急的情况下，技师不能拘泥于申请、划价、登记等常规程序，可直接对急诊被检者实施检查。被检者信息由后期人工补录并完善相关手续，一切以被检者的生命为重。

三、各部位急诊摄影检查

（一）四肢急诊摄影

1. 检查要求 四肢急诊多见于骨折、脱位及关节损伤，被检者病史明确，受伤部位出现疼痛、肿胀、畸形及活动障碍等。急诊X线检查简便、迅速、可靠，是骨与关节损伤的主要检查手段。骨与关节感染也常进行急诊X线检查，可判断感染部位、病原（化脓性、结核性等）及有无并发症等。

2. 摄影体位 常规采用正、侧位，个别部位加摄其他摄影体位。对关节部位的检查可根据其结构特点，采用特殊或专用摄影体位。具体摄影体位设计详见相关章节。

3. 摄影范围 长骨摄影必须包括病变邻近的关节，以关节为中心的病变应包括关节两端部分长骨，并包含摄影部位的软组织。

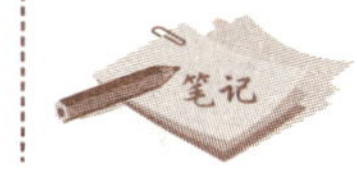

4. 注意事项

（1）骨折后的肢体外固定装置，摄影时不能自行拆除，必须拆除时，应由临床医师同意并现场处置。下肢骨骨折或关节损伤的被检者活动困难，上、下检查床时应给予扶助，避免二次受伤。

（2）已经骨折或伤情较重时，不能强迫搬动被检者受伤部位以达到标准摄影体位，应采用就势摄影方法。任何可疑部位都需要至少两个的摄影体位，摄取侧位影像时，采用水平侧位摄影可减少对被检者的搬动。

（3）关节部位的检查应显示关节面和关节间隙，以发现关节面破裂和较小的撕脱骨折骨片。软组织影像对骨与关节损伤的诊断也很重要，应注意曝光条件不能过度，充分利用后处理技术显示软组织。

（4）高处坠落、交通伤或所受到的暴力较大时，应注意传导性骨折的可能性。外伤后被检者临床症状明显，但影像上未显示出骨折征象时，需排除隐形骨折或骨挫裂伤，可采用 MRI 等其他检查，或在 2 周后复查 X 线，一般可以明确诊断。当急诊被检者不能配合检查或影像不能达到诊断需求时，应及时联系医师到现场确定，或采用其他影像学检查方法（CT、MRI 或超声）。

5. 适应证

（1）肩部创伤：肩部常见创伤有锁骨骨折、肩胛骨骨折、肱骨外科颈骨折及肩关节脱位，可由直接暴力或间接外力传导所致。肩部外伤可能累及肩部多个关节，X 线摄影范围可适当扩大。常规采用肩关节前后位，必要时加摄肩关节前后斜位。在前后位摄影基础上，可选用各种专用摄影体位，如：①肩胛骨骨折，采用肩胛骨前后正位或肩胛骨侧位；②锁骨骨折，采用锁骨后前正位或中心线向头侧倾斜前后方向半轴位；③肱骨干中下段骨折，采用肱骨正、侧位；④肱骨外科颈骨折，采用肱骨前后正位和肱骨上段侧位（穿胸侧位）。多处复合型损伤特别是累及胸腔者，应采用 CT 检查。

（2）肘关节创伤：肘关节损伤常见于跌倒时肘伸直或半屈位，手掌撑地，发生尺骨骨折及关节脱位，也可因直接外力作用所致。常规摄取肘关节正、侧位，显示骨折和脱位类型。侧位影像上因尺骨冠突与桡骨头重叠而显示不良，可加摄肘关节斜位。

（3）前臂创伤：前臂骨折在上肢骨折中发生率较高，常见有尺桡骨双骨折、尺骨骨折、桡骨骨折及前臂远端骨折，可由直接外力（如打击或机器、车轮挤压致伤，常合并有较严重的软组织损伤）、间接外力（如跌倒时手掌撑地，暴力传导所致骨折）或扭转外力（跌倒、手掌着地同时伴有扭转外力）引起。骨折还可能累及尺桡关节，造成复合损伤。常用摄影体位为前臂前后位和侧位（包括腕关节）。

（4）腕及手部创伤：多为外伤或摔伤所致，临床症状和诊断一般比较明确。腕关节摄影常摄取后前位和侧位。需要注意的是，后前位摄影时，舟骨中部的骨折（特别是线性骨折）不易显示，应采用舟骨尺偏位或内斜位。腕部标准侧位可用于对月骨脱位的判断和测量。当腕部创伤较重，疑有腕部关节软骨损伤（常见三角软骨受损）或韧带损伤、关节囊破裂等时，应采用 MRI 检查。手部创伤通常采用手部后前位和斜位，如果需要双侧对照，应分别摄取左右手正、斜位。单个手指受伤，注意中心线对准指间关节，常规采用正侧位。

（5）髋关节及股骨创伤：髋关节损伤类型可分为三个年龄段，儿童及青少年易发生股骨头骺滑脱，青壮年多见髋关节脱位，老年多发生股骨颈及粗隆间骨折。多由交通事故伤、地震伤等强大暴力，或滑倒时身体发生扭转倒地，间接暴力传导所致。X 线检查常规采用骨盆前后位，病变明确时，采用单侧髋关节前后位和斜位，必要时采用股骨颈仰卧水平侧位，了解股骨颈骨折和前后方向错位情况。股骨干骨折可发生在任何年龄段，可因直接或间接暴力引起，一般采用股骨前后正位和侧位（包括膝关节）摄影。

（6）膝关节及小腿创伤：膝关节因有较大范围的活动功能及承受强力的支持作用，最易遭受损伤。常规采用膝关节前后位和侧位，髌骨骨折一般采用髌骨侧位和髌骨轴位。胫、腓骨骨折多为直接暴力所致，如压砸、冲撞、打击致伤，也可由于高处跌下、跑跳、滑倒等间接暴力导致骨折，以胫腓骨双骨折最多，胫骨单骨折次之，腓骨单骨折最少，常规采用小腿前后位及侧位。注意胫、腓骨骨折的多节段损伤特点，检查时尽量包括上下关节。疑有交叉韧带、侧副韧带、半月板等损伤者，应采用 MRI 检查。

（7）踝关节及足部创伤：踝关节损伤多由间接外力引起，根据外力大小、方向及受伤时足所处的位置不同，可产生不同类型的骨折、不同程度的韧带损伤以及不同方向的关节脱位，以致合并发生类

型多样的复合损伤。踝关节常规采用前后位及侧位摄影，疑有撕裂伤或腓骨骨折者，加摄内斜位。急诊X线检查不能采用功能位（内、外翻应力位），必要时采用MRI检查。足部创伤分为足弓部创伤和跟骨创伤，足弓部创伤常规摄取足前后位和内斜位，跟骨创伤常规采用跟骨侧位和轴位。

（二）头颅急诊摄影

1. 检查要求　头颅急诊X线摄影主要诊断脑颅骨、面颅骨、颌骨等部位的骨折，或颌面部、五官区严重感染需要急诊处治。颅骨结构复杂，常规头颅X线摄影需要各种体位组合。头部损伤或感染常伴有颅内受累（出血、脑挫裂伤、颅内血肿等），急诊头颅X线摄影难以达到诊断要求，近年来通常采用急诊CT检查取代X线检查。

2. 摄影体位　头颅急诊摄影常取仰卧前后位，必要时加摄仰卧水平侧位和汤氏位。颅骨检查应根据骨折类型和损伤部位进行多方位摄影：颅骨凹陷性骨折，采用切线位；疑有鼻骨骨折时，取鼻骨侧位；颅面部损伤加摄大华氏位；怀疑颅底骨折时，禁用颅底轴位摄影，防止再次加重病情。头部外伤的受力作用可能来自不同方向，伤及部位和严重程度的差异很大，在检查前了解受伤情况和主要受外力部位、观察受伤部位体表特征（头皮损伤、出血、压痛、头皮血肿等）有助于摄影体位选择。

3. 摄影范围　包括全部颅骨。如摄取局部片，仅包括被检部位即可。

4. 注意事项

（1）去除可能形成伪影的头部异物，如发卡、眼镜、耳环、义齿以及头部成团物、发束发辫等。如果去除有困难，应在备注中注明并通知诊断医师。病情危重情况下，需在临床医师的监护下进行检查。

（2）摄影前需了解被检者的伤情体征及诊断要求，结合具体情况选择摄影体位、中心线入射角度及摄片条件。头部位置摆正及制动极为重要，对躁动或不合作的被检者可用防动装置固定，并根据情况改变摄影体位及姿势。曝光时，通过观察窗观察被检者，有效避免移动伪影。

（3）头颅外伤被检者一般不能采用麻醉技术，以免掩盖病情。必须使用镇静剂时，由临床医生给予处置，并在检查期间由医师现场监护，保持呼吸畅通。鼻、耳流血不能堵塞止血。对于已有软组织挫伤、裂伤或出血的情况，注意创伤面的保护和清洁。

（4）摄影时尽可能保持对称性，标明影像左右或上下方向，以指示病变所在位置。

5. 适应证

（1）颅骨骨折：分类较多，如根据骨折的部位不同可分为颅盖骨折和颅底骨折，根据骨折的形态不同可分为线形骨折、凹陷骨折和粉碎骨折等。颅骨骨折多由直接外力引起，损伤的重要性常不在骨折本身，而在于骨折可能造成的颅内血管、神经、脑组织等的损伤。如处理不及时，可引起颅内血肿、颅内感染等并发症，条件允许时应做头部CT检查。

（2）异物：颅面部异物常规摄取正、侧位影像，根据情况加摄切线位和顶颏位。异物影响拍摄时，需由临床医师现场处置，绝不可私自拔出。眼内异物进行X线检查可明确眶内有无异物及确定异物位置，常取正、侧位加薄骨位/动眼位。必要时可选择CT检查，以提高眼内异物的检出率，非磁性异物也可选择MRI检查。

（3）耳部病变：耳部受重力撞击可致颞骨乳突部骨折，为避免影像重叠，需采用不同位置及角度的摄影，双侧对比观察。急性中耳乳突炎、急性化脓性中耳炎、表皮样瘤型乳突炎等，被检者临床症状严重，常规采用许氏位或梅氏位，并摄取双侧影像对照。损伤或破坏范围较大时应采用CT检查。

（4）鼻窦病变：急性鼻窦炎、牙源性感染、鼻窦囊肿等常引起面部肿胀、麻木、疼痛等症状，常规采用鼻窦三位（柯氏位、瓦氏位、侧位）。疑有窦腔积液者可采用坐位摄影，疑有骨质破坏时应选取CT检查。

（5）咽喉部损伤：各种外力可导致咽喉结构性损伤（急诊期），被检者有高热、咽痛、吞咽和呼吸困难等症状，颈部侧位可显示咽喉软组织水肿及咽后壁脓肿。摄影时应嘱被检者在深吸气后屏气状态下强行做呼气动作，以便增加鼻咽腔内压力和含气量，使气体和咽喉软组织形成鲜明对比。咽喉与颈部诸多结构、颅底和颈椎关系密切，病变可互相影响或侵袭。因此，X线摄影应全面观察才能提出较为确切的诊断意见。

（三）脊柱急诊摄影

1. 检查要求　脊柱损伤多因传导暴力所致，多节段复合性损伤占有较大比例，常合并脊髓损伤，

表现为脊柱损伤部位自发性疼痛，活动时加剧，脊柱局部畸形、血肿、压痛。X线平片是常规的首选检查方式，主要了解脊柱骨折、脱位、破坏等情况，可明确损伤的节段及椎体压缩程度，明显的附件骨折、脱位多能清楚显示。高处坠落、地震伤、车祸伤等暴力导致脊柱爆破型损伤，前、中、后柱同时损伤并合并旋转、脊柱不稳定，骨髓受累或软组织损伤、血肿等严重的脊髓损伤可立即产生损伤平面以下弛缓性瘫痪，这是失去高级中枢控制的一种病理现象，应及时采用CT或MRI检查。

2. 摄影体位　常规摄取仰卧前后位及仰卧水平侧位，必要时加摄双斜位、寰枢椎张口位。急诊脊柱X线摄影忌摄功能位（即脊柱过伸、过屈侧位）。

3. 摄影范围　由于急诊医学不易准确判定损伤平面，应适当加大检查范围（全脊柱摄影对多节段的脊柱损伤有重要的临床意义），并保证在照片上有可靠的脊柱节段定位标志点，以鉴别椎序。如颈椎摄片应含有颅底或第1、2胸椎椎体，腰椎摄片应含第11、12胸椎。

4. 注意事项

（1）脊柱损伤被检者上下检查床时，采用移动担架床或木板等硬质工具搬运。摄影时应减少被检者的移动，如果必须搬动，可用多人平托法，同时平抬整个躯干，防止脊柱发生屈伸、扭转等动作，加重被检者损伤。颈椎损伤被检者需专人托扶头颈部，并沿纵轴略加牵引，颈部两侧用沙袋或衣物加以固定。

（2）已经发生脊柱畸形的，原则上避免进行人为校正。如发现脊柱后凸严重，正位摄影时病变上下端应加垫棉垫或泡沫进行保护。脊柱功能性检查不能作为急诊摄影常规体位，必需的特殊位置检查应有临床医师在场指导和监护。

（3）充分了解被检者损伤机制及体征，利用中心线入射方向及体位来矫正被检者因生理及病理因素造成的脊柱畸变弯曲的形态，使X线与椎体缘或椎间隙平行，尽量减少或避免影像的相互重叠。胸腰段交接处的密度差异较大，注意采用高千伏摄影和适当后处理技术。

（4）因上胸椎、下腰椎及骶尾椎侧位较其他椎体侧位厚度悬殊较大，可利用阳极效应给予补偿，以获得密度相似的影像。对组织密度大、体厚的部位，应采用分段摄片，并应注意两片间的衔接，重复邻近的1~2个椎体。

（5）腰椎疼痛、失稳，疑有腰椎峡部裂或腰椎滑脱、失稳者，采用正、侧位加斜位，急症X线检查不使用腰椎功能位（过伸、过屈侧位，正位侧屈动力片），腰椎正位一般不能良好显示腰骶关节部，必须采用X线向头侧倾斜摄影，重点显示出腰骶关节间隙。

5. 适应证

（1）颈椎创伤：屈曲型损伤较为常见。多为低头时高速坠落的重物打击于头部，或高位跌落时头部着地造成，主要有寰枢椎骨折脱位、单纯椎体压缩骨折、颈椎骨折脱位等。伸展型损伤比较少见，多为跌倒时额面部着地、颈部过伸所致，可造成颈椎后脱位、脊髓中央管周围损伤。垂直压缩型损伤为颈椎处于直立位时受垂直应力打击所致，包括第1颈椎双侧性前后弓骨折、爆裂骨折等。X线摄影检查主要诊断骨折与脱位，常规检查分为两个重点区域：①齿状突骨折、寰椎骨折和脱位，采用张口正位，常规与颈椎侧位组合进行摄影；②第3~7颈椎骨折及脱位，通常选择颈椎正、侧位（侧位最好采取仰卧水平位）。已经有颈段脊髓受压、挫伤与出血，出现四肢神经功能障碍时，应直接进行CT或MRI检查。

（2）胸椎、腰椎创伤：不同的受力和损伤有多种骨折类型，如单纯性楔形压缩性骨折、稳定性爆破型骨折、不稳定性爆破型骨折、椎体水平撕裂性损伤、屈曲-牵拉型骨折、脱位、侧向不稳、后凸畸形等。根据病变区域，常规进行分段前后位和侧位摄影（胸椎/胸腰椎/腰椎/腰骶椎），疑有多节段损伤时，采用全脊柱X线摄影。临床已提示有神经症状和/或机械不稳（PLC损伤等）的胸椎/腰椎骨折，需要考虑手术或急诊处理时，选择CT检查。凡有胸椎段爆裂骨折或三柱复合损伤造成神经功能障碍，包括脊髓、马尾、圆锥和神经根损伤者，应考虑MRI检查。

（3）骶尾椎创伤：多为直接暴力所致，如从高处坠落、滑倒或坐空致臀部着地，造成骶骨和尾骨骨折。常规采用骶尾骨前后位和侧位联合摄影，对于因外伤不能仰卧的被检者，可采取站立位或半坐位。在病变明确或常规摄影可疑骨折的情况下，采用X线球管倾斜角度的方法，分别摄照骶椎、尾椎的前后位。

（四）胸部急诊摄影

1. 检查要求 常用于肺部感染和胸部外伤，也用于原因不明的胸痛待诊的检查。肺部感染包括各种肺炎、咯血、自发性气胸、胸腔积液等。急性胸部创伤主要是暴力作用引起的胸部损伤，发生部位和损伤程度差异较大，常见有肋骨骨折、胸部异物、液气胸及胸挫伤等。在胸部外伤的同时，常有腹腔脏器受损，即同时发生胸腹部联合损伤。胸部损伤的临床表现大体归类为内科性质或外科性质，内科性质临床表现为肺部感染和肺循环的变化（肺淤血、肺充血、肺水肿等），较典型的表现为咳嗽、胸痛、呼吸困难、咯血等；外科性质临床表现为直接暴力损伤，被检者主诉有明确的受伤部位，查体局部压痛明显，活动困难，严重者出现皮肤瘀斑、胸廓畸形、反常呼吸运动等。

2. 摄影体位 常规采用站立后前位和侧位，疑有肺尖部病变应加摄胸部前凸位。床旁摄影、术中摄影或病情不允许站立时，正位摄影采用仰卧前后位或半坐前后位，侧位摄影采用仰卧水平侧位。

3. 呼吸状态 常规采用深吸气后屏气曝光，对小儿或哮喘等不能有效配合的被检者，抓住曝光时机和短曝光时间能有效防止呼吸运动和移动伪影。

4. 注意事项

（1）胸部创伤被检者常因疼痛被迫采取固定体位，多呈仰卧位，不能站立，不敢深呼吸及咳嗽。摄影前应同被检者做好解释说明工作，并指导更换体位的最佳方法，尽可能选择被检者易接受且不影响诊断的体位与姿势，减轻被检者痛苦。

（2）胸部摄影受呼吸运动影响较大，曝光时应注意前后两次摄片呼吸方式一致。

（3）心脏侧位常摄取左侧位，而常规胸部侧位则常取右侧位。

（4）疑有呼吸道传染性疾病的被检者，检查后应立即对其接触区域进行消毒，防止院内交叉感染。摄影后及时评估影像是否达到临床诊断的要求。评估影像时，主要考虑穿透性、吸气程度和人体旋转情况等。

5. 适应证

（1）感染或筛查：胸部急诊摄影主要任务之一是诊断肺部感染，查找咳嗽、胸痛、呼吸困难、咯血的原因等。胸部平片可用于证实诊断、评估预后、检出隐含病变，常规采用后前位和侧位。

（2）骨折：胸部外伤常发生肋骨骨折，骨折断端向内移位可刺破胸壁肋间血管、肺、纵隔及心脏，产生气胸或血胸等并发症。低位肋骨骨折还可损伤肝、脾等腹部器官，造成腹腔积血等。肋骨骨折根据病情可分别进行膈上肋骨和膈下肋骨摄影，膈上肋骨骨折常规摄取正、斜位。疑有腋段肋骨的损伤，摄影前应仔细检查受伤压痛点，再确定人体倾斜角度和摄影方位（前后斜位或后前斜位）。胸骨骨折多由直接外力或前胸部受挤压所致，常伴有多处复杂骨折并合并胸骨后损伤、出血、钝性纵隔损伤。疑有胸骨骨折，可采用胸骨左前斜位和侧位。明确的胸骨骨折进行胸骨X线摄影较为困难时，可采用胸骨DTS或直接CT检查。

（3）肺爆震伤：多为爆炸产生的高压气浪或水波浪冲击胸壁、撞击肺组织所致，可致肺细胞和血管损伤。创伤初期，X线影像表现不明显，应及时采用CT检查。

（4）气胸和液气胸：多为自发性气胸或外伤穿透胸膜所致气胸、液气胸，外伤者常伴有胸壁软组织损伤、肋骨骨折、皮下气肿等，常规采用胸部站立后前位和侧位。疑有少量气胸可分别进行吸气像和呼气像对比，或可疑气胸侧向上的侧卧后前位，中心线呈水平方向投照。CT检查对少量气胸的敏感性高。疑少量胸腔积液者，为显示液平面，可采用站立正位或可疑积液胸侧向下的侧卧后前位，中心线呈水平方向投照。

（5）胸部异物：胸部火器伤、刺伤常有异物存留，胸部后前位及侧位常用于确定金属异物存在和大体位置。定位困难时，可采用透视下旋转体位观察，并在适当的体位下点片。凡在检查时发现贯通伤口，应在伤口处固定可识别的定位标志。

（6）食管异物：异物可停留在食管的任何部位，但一般多为食管的生理狭窄或正常压迹处，以食管入口之第一狭窄处多见。主要症状为异物梗阻感和吞咽困难，大的异物会压迫气管出现呼吸道症状。低密度异物，透视下及普通摄影均难显示，口服医用硫酸钡剂行X线透视检查可显示出充盈缺损或钡剂被阻碍的征象，从而间接判断异物位置。细小异物需要反复吞服钡剂，在透视下观察有无涂布钡剂异物，也可服用少量钡棉，但可能使异物插入食管更深，风险较大，应慎用。不透X线的异物，透

视和摄影皆可确定异物大小、形状和位置。因食管正位与胸骨、脊柱及纵隔、心脏的影像重叠，故常取食管左前斜位或食管右前斜位。

（五）腹部急诊摄影

1. 检查要求　腹部急诊最常见于泌尿系统结石和急腹症。泌尿系统阳性结石可在X线平片上较好显示。急腹症常意味着病变广泛及病情严重，具有发病急、进展快、病情重以及变化多端的特点，一旦处理不当会造成严重的后果。X线平片在急腹症的诊断中发挥着重要作用，但因自然对比不足，对于急腹症病因的明确受到一定限制。近年来CT在急腹症影像诊断中的重要性逐渐提升，其高密度分辨力及先进的后处理技术极大地提高了诊断的可靠性、准确性，CT检查已发展成为确定急腹症病因的首选方法。

2. 摄影体位　常用摄影体位有腹部仰卧前后位、腹部仰卧侧位、腹部站立前后位、腹部站立侧位、右侧朝上腹部侧卧后前位（右上水平位）及左侧朝上腹部侧卧后前位（左上水平位），可根据病变情况组合使用。急腹症疑消化道穿孔或肠套叠者，常规取站立前后位；肝脓肿、膈下脓肿、急性胃扩张、外伤性肝破裂等，常规采用仰卧前后位和右上水平位；急性胰腺炎、脾破裂、肾挫伤等，采用仰卧前后位和左上水平位；腹部刀伤或火器伤，在创口处置金属标记后，摄正位和创口向上水平位；阑尾炎、盆腔内脓肿、腹股沟疝、脐疝等中下腹部病变，采用中下腹正位和右上水平位；初生婴儿先天性直肠肛管闭锁或畸形，在肛门皮肤贴标记，采用倒立正、侧位，检查时间以出生后18~24h为宜。

3. 呼吸状态　常规采用呼气后屏气曝光，有利于使腹腔脏器得到伸展和良好显示。重症情况下，为了避免呼吸运动和肠道蠕动造成的伪影，宜采用短时间曝光。

4. 注意事项

（1）急腹症检查前不需进行肠道准备，如有可能，检查前排便，以减少腹部肠腔内容物（食物、粪便、气体、药物）对影像的干扰。禁止灌肠、胃肠减压、服止痛药等临床处理。急腹症可能有胃肠穿孔，禁止服用钡剂。

（2）体位必须标准，人体不应有任何方向的旋转，特别是水平位检查，脊柱应伸直垫平，改变体位或转动后，一般稍停留一会儿（至少需要5min）再进行摄影，目的是使内脏器官位置稳定和肠内气体、液体流动到位，以便观察液气平面和腹腔游离气体。

（3）上腹部急腹症病变定位困难，摄影时通常包全双膈面，范围较大时需考虑分段包全的摄影方法。由于腹脂线和盆脂线在腹部疾患诊断中的重要性，任何一种体位都必须包全双侧的侧腹壁软组织，盆脂线应显示良好。外伤性膈疝、先天性膈缺损等横膈病变，必须包括部分胸部；肠梗阻、肠套叠、肠扭转、肠粘连以及全腹膜炎症，需要观察全腹部情况，摄影时应包括腹腔和盆腔。

5. 适应证

（1）肠梗阻：是指肠内容物在肠道中通过受阻，可由多种因素引起，是常见的外科急腹症之一。有时急性肠梗阻诊断困难，病情发展快，最后可致休克、死亡。X线平片可采用仰卧前后位包全盆腔、右上水平位包全膈肌的方法，提高检查成功率。CT能够可靠地明确有无梗阻、梗阻的位置、原因及程度等，对于肠梗阻的检查具有明显优势。

（2）胃肠道穿孔：是常见的急腹症，常继发于溃疡、创伤、炎症、肿瘤等，胃及十二指肠溃疡穿孔是胃肠道穿孔最常见部位。腹部平片是检查胃肠道穿孔最简单、有效的方法，多可做出正确诊断。上腹部胃肠道穿孔常取站立前后位和侧位，必要时加摄右上水平位。CT主要用于检查胃肠道穿孔后的并发症。

（3）异物性急腹症：腹部异物是常见的腹部急症，主要因误吞或遗留异物于腹腔所致。腹部异物种类繁多，常见有硬币、鸡骨、别针、纽扣、瓶盖、义齿等。腹部异物的定位，常规采用仰卧前后位和侧位。

（4）泌尿系统结石：是泌尿系统的常见病，结石可见于肾、膀胱、输尿管和尿道的任何部位。在急诊被检者中，肾、输尿管及尿道结石较为多见，往往是由上部器官结石下移，嵌顿或停留在下部器官，有时停留后继续下降，从而出现急诊症状。肾与输尿管结石的典型表现为肾绞痛与血尿，膀胱结石的主要表现是排尿困难和排尿疼痛。泌尿系统结石摄影一般采用腹部仰卧前后位。

（六）骨盆急诊摄影

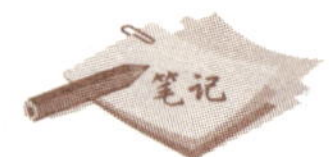

1. 检查要求　由于骨盆区结构复杂，盆壁的血管及静脉丛丰富，骨折合并腹腔脏器损伤常有盆腔

大量出血，死亡率很高。急诊 X 线摄影是诊断骨盆骨折的基本方法，可判定骨折部位、类型和骨盆环稳定性。对于严重的骨盆创伤或伴有复合伤者，应及时进行 CT 扫描。疑有骨盆内出血、腹膜后血肿、腹（盆）腔内脏损伤（膀胱或后尿道损伤、直肠损伤等）、神经损伤（主要为马尾、腰骶神经与坐骨神经损伤等）者，应选择 MRI 检查。

2. 摄影体位　骨盆骨折常规采用仰卧前后位，可根据被检者病情和临床需要加摄特殊体位。疑多处骨盆骨折，骨盆环不稳定，判断骨盆环移位，耻骨体、上下支和坐骨骨折者，采用骨盆三位（前后位、入口位、出口位）；疑髂骨、髋臼骨折，需观察髂骨、髂耻柱、髂坐柱、闭孔者，采用髂骨斜位、闭孔斜位组合检查。

3. 摄影范围　骨盆骨折常累及股骨头颈部，骨盆正位应包括股骨头颈部。

4. 注意事项　髋部骨折、股骨颈骨折被检者进行骨盆前后位摄影时，不能强迫搬动下肢内旋，应尽量保持受伤自然状态进行检查。髂骨斜位及闭孔斜位等对被检者扳动较大可能产生二次伤害的摄影体位应谨慎使用。

5. 适应证　常见为骨盆骨折，多因直接暴力撞击挤压骨盆或从高处坠落冲撞所致，亦可因肌肉剧烈收缩造成挫裂或撕脱骨折等闭合性损伤，枪弹、弹片火器伤等易导致开放性盆骨损伤。低能量损伤所致的骨折大多不破坏骨盆环的稳定，治疗上相对容易。但中高能量损伤特别是机动车交通伤，多不仅限于骨盆，在骨盆环受到破坏的同时常合并广泛的软组织伤、盆内脏器伤或其他骨骼及内脏伤。

知识链接

动态 DR

X 线摄影检查是急诊医学中最基础、最常用的影像学检查方法，传统 DR 成像快捷准确、清晰度高，曾在急诊科诊断中起着十分重要的作用。然而传统 DR 也存在明显的弊端，如进行胸部投照时由于影像重叠，极易造成骨折的漏诊；被检者因疼痛无法保持固定拍摄姿势时，易导致图像伪影及重复曝光。

动态 DR 在传统 DR 的基础上实现了新的技术突破，具有透视下实时点片的功能，能够输出 900 万像素的静态影像，且能实现 17 英寸×17 英寸方形动态影像的输出。同时，对于一些急腹症或胸腹部外伤被检者要求立位检查，由于病情危重或不能配合而无法站立时，可使被检者平卧于检查床上，固定稳妥后缓缓将床倾斜到一定角度，从而较好地完成必要的检查项目，避免了传统 DR 需要不断变换体位而给外伤和危重被检者所带来的痛苦及二次伤害。

动态 DR 是真正集透视和摄影于一体的多功能数字化 X 线机，在急诊检查中不仅可提供高清晰度和对比度的影像，而且能够有效提高检查效率，减轻了医务人员的劳动强度，并为急诊患者的救治争取了宝贵的时间。

（张云鹏）

第十节　床旁摄影检查

床旁 X 线摄影是针对急危重症被检者、不易搬动或行动不便者，将移动式（或便携式）X 线机移动至床边进行摄影的检查方式。传统屏-片式床旁摄影由于受到多种因素制约，影像质量难以保证，且辐射剂量较大。随着 X 线影像技术的普及和发展，数字床旁摄影技术得到了广泛应用。

床旁 CR 摄影灵敏度高，曝光宽容度较大，在曝光量不足或过量时能一定程度上较好地显示图像。床旁 DR 成像系统操作方便，大大减轻了工作人员的负荷，且成像速度快，图像质量高，能即时为临床提供诊治依据，同时又可降低辐射剂量，更好地满足了急危重症被检者的床旁拍片要求，已渐渐有取代床旁 CR 摄影的趋势。

一、摄影注意事项

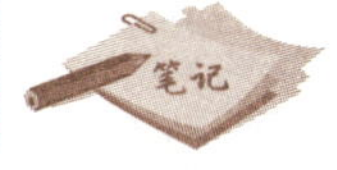

1. 机器准备　值班床旁技师应熟悉当日的工作环境和机器性能，注意观察有无故障，始终使床旁

X线机处于良好的准备状态，以保证床旁摄影顺利开展。电瓶充电式X线机要有充足的电能存储量，保证机器顺利到达病房；普通移动式X线机应有合适的外电源插座，X线机接通电源后，务必将地线连接好。

2. 摄影前准备　认真阅读申请单，核对被检者信息，简单询问病史。摆位前去除可能造成伪影的饰品、衣物、膏药等。搬动被检者时动作要轻，危重被检者应有临床医生协助进行。合理设计体位，尽量将主射线方向朝向安全无人的地方。床旁摄影一般不使用滤线栅，对身体较厚部位可使用低栅比（6∶1/8∶1）的固定滤线栅。

3. 床旁摄影防护　进行摄影检查时，应使同室的患者和陪同人员撤离病房，到达安全无电离辐射的区域等待，对同室不便移动的重症患者或因特殊情况需留下的陪同人员，进行屏蔽防护或用铅皮掩盖，并在条件允许情况下对被检者进行合理防护。

4. 影像处理　摄影后立即进行影像预览或后处理工作，使兴趣区或特定区域解剖结构显示良好。尽快将影像上传到诊断工作站或打印出照片，并及时与医师沟通，完成床旁摄影工作。

5. IR的使用与保养　①已照与未照的IR应有明显区分标记，或放置在不同区域，避免在摄影过程中混淆；②严格规范IR的放置方向，确保原始图像与被检部位上下、左右方位一致；③对有感染、出血的被检部位进行摄影时，需将IR放入一次性塑料袋内，术中床旁摄影时也要将IR用一次性无菌巾包裹；④用清洁剂或消毒水润湿毛巾，定期清洁IR表面的灰尘和污点。

二、床旁摄影防护原则

床旁摄影是在病房或手术室实施的特殊X线摄影检查，是一项较常规X线检查辐射效应更加明显的放射实践活动。床旁摄影实施辐射防护比较困难，表现在：①操作人员在近距离和没有屏蔽的房间进行放射学检查；②被检者病情危重，检查时的防护程度有限；③被检者同室的其他病人往往不能撤离，有被放射线照射的危险；④通常采用小型移动式床旁机进行摄影，辐射量较大。

国际放射防护委员会（ICRP）提出了辐射防护的三项基本原则，即放射实践的正当化、放射防护的最优化和个人剂量限值。因此，床旁摄影防护必须遵循以下原则。

1. 床旁摄影正当化原则　床旁摄影是针对急危重症被检者与不能移动被检者的一种X线摄影检查，不能把床旁摄影视为上门检查的优质特殊服务之一而忽略了辐射的危害。床旁摄影中放射实践的正当化判断很重要，应严格把握申请限度，杜绝对床旁X线摄影的过度应用。

2. 床旁摄影防护最优化原则　床旁摄影时，应合理利用距离防护、时间防护及屏蔽防护，尽量减少床旁摄影的辐射剂量。可采取的措施有：①合理选择照射野，采用高管电压、低管电流曝光，尽量缩短曝光时间，避免重复照射；②使用符合要求的个人防护用品，对检查部位以外敏感器官进行屏蔽防护，合理利用体位防护；③采取必要的防护措施保护操作者和被检者同室的其他病人，劝离病房中无关人员，留在房间的人员尽量远离被检者，距离X线管2m内尽量不要留人。

三、移动CR床旁检查流程

1. 阅读床旁摄影申请单，了解摄影目的，选择适当大小的IP。

2. 到达病房后接通X线机电源，开机进行球管预热。现场核对申请单内容，正确输入被检者信息（姓名、性别、年龄、ID号、检查部位、摄影体位等）以及IP放置方向。

3. 在无菌环境（手术室、传染/隔离病房）或感染环境进行检查时，按手术室管理要求换装，将IP套上无菌套或用一次性床单包裹。

4. 摆位前尽可能去除被检部位影响成像的物品，根据被检者情况合理设计体位。选择摄影条件，调整并固定摄影装置，根据环境条件采取适当防护措施，进行必要的呼吸训练后曝光。

5. 摄影完毕后，将IP上的条形码号码填写在被检者申请单上，返回影像科立即进行IP扫描，在本机或图像打印工作站进行图像处理和照片打印。一体化移动CR应在检查现场立即扫描，判定摄影质量，并将图像传送至存储服务器和打印工作站。

四、移动DR床旁检查流程

1. 阅读床旁摄影申请单或院内网络紧急预约单，了解摄影目的。

2. 检查现场核对申请信息，进行信息登录（被检者姓名、性别、年龄、ID号、检查部位、摄影体位及接收器放置方向等）。在无菌或感染环境进行摄影时，将DR接收器套上无菌套或用一次性床单包裹。

3. 去除被检区域影响成像的物品，合理设计摄影体位。根据环境条件采取适当防护措施，选择摄影条件，进行必要的呼吸训练后曝光。

4. 摄影完成后立即进行影像预览，确认是否满足诊断要求。及时将保存的图像传送至诊断工作站。适当图像后处理后，完成照片打印工作。

5. DR检查时，通常可显示出本次检查的辐射剂量，在图像DICOM属性内没有该项目的情况下，需在备注栏加注辐射剂量记录。

6. 若被检者信息不全，在检查后必须及时通过PACS（或手工录入RIS）对被检者检查信息进行补充或匹配；若采用特殊检查方法，需要在RIS技师工作站信息提示栏录入本次检查方法备注。

五、床旁摄影技术

1. 床旁摄影体位　床旁摄影多数被检者不能达到规范体位要求，需灵活采用技术措施，摄取满足诊断要求的影像。

2. 摄影条件选择　数字摄影与传统屏-片摄影系统相比，有较高的灵敏度且曝光宽容度大，但并不意味着数字摄影的摄影条件可随意选择。应根据使用机型制订规范的曝光条件表，选择合适的摄影距离，并确定是否使用滤线栅。

3. 影像处理及后处理　操作者根据临床需求，可对兴趣区影像进行后处理：①根据不同的摄影部位和诊断要求进行窗宽、窗位调整，图像旋转或剪裁，按需要进行各种测量与标记；②需要时进行图像重建；③各种原因造成不能满足诊断要求的床旁图像，应及时重照。

4. 图像存储与照片打印　床旁摄影图像一般先存储在本机，向医院中央存储信息中心发送前需要再次核对被检者信息，发现有误立即编辑修改。床旁摄影刻录光盘备份，要求按照急诊标记卷标、被检者检查索引、检查日期等，按顺序存放在档案橱中，由专人管理。床旁摄影应有急诊识别标志，以便及时打印。术中照片应及时送达手术室，以便外科医生决定手术方案。

六、床旁胸部摄影

1. 摄影目的　观察危重或不宜搬动被检者的胸部情况（感染、积液、术后等）。

2. 摄影前准备　①联系医嘱医师，了解病情和检查目的，协助病房护士去除可能影响检查的床旁物件（床头挡板、氧气瓶、心电监护仪、输液架等）。不能去除时，应向诊断医生说明，并做好照片标记；②观察被检者情况，与被检者或家属沟通检查过程，消除紧张情绪，争取最大配合；③给予被检者适当防护措施，做好呼吸训练。

3. 体位设计　通常采用前后位（尽量取坐位前后位或半坐前后位，无法实现时选择仰卧前后位），被检者双臂上举或置于身体两侧，IR置于背部，人体冠状面平行于IR。被检者处于坐位或半坐位时，背部预先用枕头或其他软垫支撑。躯干长轴平行于IR长轴，两肩尽量下垂。IR上缘超出两肩部3cm，两侧包括侧胸壁皮肤。常规采用深吸气后屏气曝光，不易控制呼吸时，可采用平静吸气后屏气曝光或根据被检者呼吸规律抓住时机，不屏气状态下短时间曝光。

4. 中心线　因为被检者体位不固定，注意调整X线管倾角，保证中心线垂直于IR，对准胸骨角下缘第5、6胸椎平面射入。

5. 摄影距离　标准距离100～120cm，环境条件受限时，可适当调整。

6. 管电压　75～85kV（使用固定滤线栅），65～70kV（不使用滤线栅），或依据摄影距离及被检者具体情况设定。

7. 摄影后处理　移动CR需及时返回影像科进行IP扫描处理；移动DR应立即与临床医师共同预览、调整影像，以影像达到诊断需求为目的；一般单幅打印不能小于8英寸×10英寸，按1∶1打印。

8. 基本质量评定　①肺野内无异物影像，某些不能去除的、可识别的医疗诊治物品，在不影响诊断的情况下允许保留（评估摄影前准备）；②影像包括胸廓、全部肺野及两侧肋膈角（评估检查范围）；

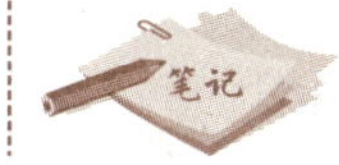

③两侧胸锁关节及胸廓两侧对称显示，肩胛骨投影于肺野之外，双侧锁骨位于同一平面，肺尖部显示充分（评估摄影体位）；④两侧肺野密度基本相等，肺纹理可见，膈面（包括肋膈角）边缘清晰，纵隔、胸壁及胸部软组织影像层次分明，透过心脏影隐约可见肋骨及胸椎。在没有使用滤线栅的情况下，影像灰雾偏大但没有影响到肺内结构和液气平面显示（评估摄影条件）。

9. 注意事项　①医嘱要求重点显示肺内液平面情况时，被检者应处于坐位或半坐位，中心线从水平方向射入并适当增加曝光条件；②危重症者调整体位过程中，应密切观察其反应、状态，保持氧气通道和心电监护连线畅通，检查过程应有病房医师或护士在场；③选择高千伏、低毫安秒的曝光条件，提高影像质量的同时，减少射线损伤；④摄影体位根据病情或医嘱医师现场要求改变时，应在检查申请单上进行备注；⑤床旁胸部摄影常规采用正位，必要时加摄侧位。

知识链接

床旁胸部特殊摄影

胸部病变具有疾病多样化和病理变化复杂的特点，X线摄影方法可根据病情和诊治需要进行选择。

1. 透视及点片　当需要观察膈肌活动度、横膈疝、小儿透明膈症、异物定位等时，可根据病情和X线设备情况，采用透视结合点片。

2. 双能量减影　利用骨与软组织对X线光子能量衰减方式不同，以及不同原子量物质的光电吸收效应差别，这种衰减和吸收的差异在不同能量X线束的衰减强度变化中反映更为强烈，而康普顿散射效应的强度在很大范围内与入射X线的能量无关，可忽略不计的特点，将两种效应的信息进行分离，选择性去除骨或软组织的衰减信息。胸部双能量减影能较好地分别显示肺野和胸廓骨结构，对显示中央气道的病变、增加肺结节的检出率、提高对钙化的敏感性和准确性等均有帮助。

3. 融合体层摄影　采用球管与接收器反向同步直线运动，可在一轮投照下获得兴趣区及其前后相关层面的连续多幅高清断层图像，避免层面外组织结构的干扰。用于胸部摄影中能够清晰显示胸部与纵隔被重叠遮蔽的病变，对观察支气管病变及肺部空洞、肿块等具有一定价值，可用于对病灶的空间定位和细节显示。

（张云鹏）

本章小结

本章的主要内容是各部位的X线摄影检查技术，包括四肢、胸部、腹部、脊柱、骨盆、头部、口腔、乳腺、急诊及床旁摄影。

介绍了四肢、胸部、腹部、脊柱、骨盆、头部、口腔、乳腺摄影的各部位的X线摄影的体表定位标志、摄影注意事项、常用摄影体位设计及摄影位置的选择；常用摄影体位设计的主要内容包括摄影目的、体位要求、中心线及基本质量评定等内容。

急诊摄影和床旁X线摄影属于非常规的特殊情况下的X线摄影。急诊X线摄影检查程序分为常规急诊流程和紧急急诊流程，重点介绍了四肢、头颅、脊柱、胸部、腹部、骨盆等急诊摄影的检查要求、摄影体位、摄影范围、注意事项、适应证等内容。床旁X线摄影逐步过渡到数字摄影模式，其快速成像、实时观察、图像后处理等优点使数字床边摄影技术得到迅速发展。在床旁X线摄影中，摄影技师必须具备丰富的实践经验，正确运用防护原则，熟练X线机操作规程。

思考题

1. 四肢摄影为什么要摄取正侧位？为何摄影范围必须包括一端关节？
2. 简述四肢六个关节摄影的体位设计及中心线。
3. 简述胸部正位、侧位及双斜位的摄影方法。
4. 简述肋骨摄影的摄影要点。
5. 简述腹部摄影的注意事项、常用摄影位置的体位设计要点。
6. 简述颈椎、腰椎、骶尾骨摄影常用体位的摄影要点。
7. 简述骨盆摄影的摄影要点。
8. 简述头颅摄影的注意事项。
9. 简述头颅后前位、侧位、瓦氏位、柯氏位及切线位的摄影要点。
10. 口腔曲面摄影与牙片 X 线摄影有何异同？
11. 简述常规乳腺摄影的操作方法，说出各摄影位置显示的内容与盲区。
12. 简述急诊摄影的注意事项。
13. 简述床旁 X 线摄影的注意事项。

扫一扫，测一测

笔记

第五章 X线造影检查技术

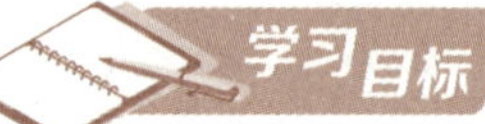

1. 掌握：对比剂的分类和引入人体的方法，碘对比剂不良反应的临床表现和处理措施，造影的术前准备、检查技术与摄影方法；子宫输卵管造影检查的摄影方法。

2. 熟悉：对比剂的临床应用，碘过敏试验的方法，造影检查前的预防措施，碘对比剂禁忌证，数字减影血管造影技术的减影程序与临床应用。

3. 了解：对比剂肾病的预防及处理，消化系统、泌尿与生殖系统造影检查的适应证和禁忌证。

人体中某些器官的组织密度与相邻器官或病变的密度相同或相似，缺乏天然对比，需用人工的方法将某些物质引入体内。这种以医学成像为目的，将某种特定物质引入人体内，以改变机体局部组织的影像对比度，显示其形态和功能的检查方法，称为X线造影检查，被引入的物质称为"对比剂"（contrast medium）。

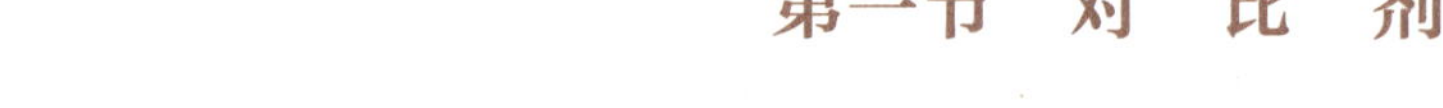

第一节 对 比 剂

广义来讲，对比剂包括X线对比剂、磁共振对比剂、超声对比剂、ECT及PET对比剂等各种检查方法需要引入的物质，由于物质成分和作用不同，无法统一，这里仅针对X线对比剂进行讨论。

天然对比是指人体的组织结构存在着一定的比重和密度的差异，X线通过人体后在胶片上形成明暗黑白不同图像。人体很多器官和组织与周围的结构缺乏明显的密度差异，为了改变其对比度，人为引入对比剂改变它们之间的密度差，称为人工对比。

X线对比剂种类繁多，理化性能各异。理想的对比剂应具备以下条件：①与人体组织的密度对比相差较大，显影效果良好；②无味、无毒性及刺激性，不良反应小，具有水溶性；③黏稠度低，无生物活性，易于排泄；④理化性能稳定，久贮不变质；⑤价廉且使用方便。

一、对比剂分类

（一）根据对比剂的显示效果分类

1. 阴性对比剂　是指X线衰减系数小于人体组织结构的物质，一般具有密度低、原子序数低、吸收X线量少、比重小的特点。X线照片上显示为影像密度高或黑的影像。如空气、氧气、二氧化碳等。

2. 阳性对比剂　是指X线衰减系数大于人体组织结构的物质，一般具有密度高、原子序数高、吸收X线量多、比重大的特点。X线影像上显示为影像密度低或白色的影像。常用的有钡剂和碘剂。

（二）根据对比剂的分子结构分类

1. 离子型对比剂　是指对比剂在溶液中以离子型存在。常用的有复方泛影葡胺、碘克酸等。

2. 非离子型对比剂　是指对比剂在溶液中以无离子型存在。常用的有碘海醇（欧乃派克）、碘普罗胺(优维显)、碘曲仑(伊索显)等。

(三)根据使用途径分类

1. 血管内注射对比剂　为水溶性含碘制剂,利用碘的高X线吸收的特点,提高组织的对比度。主要是静脉注射用,也可以直接用于动脉注射。

2. 椎管内注射对比剂　穿刺后注入蛛网膜下腔。可做椎管及脑池造影。

3. 胃肠道使用对比剂　主要是钡剂和碘水,可口服,亦可灌肠。

4. 腔内注射对比剂　如膀胱造影、胸膜腔造影等。

5. 胆系对比剂　碘制剂经过胆系排泄的对比剂,可使胆管内呈高密度,是一种间接显影对比剂,经静脉注射排泄到胆管系统(胆管与胆囊),也可以经口服,排泄到胆管系统(胆管与胆囊),使其成为高密度易于识别。

(四)根据渗透压分类

人体的血浆渗透压为313mmol/L。

1. 高渗对比剂　主要是指离子单体对比剂,如泛影葡胺。这种对比剂不良反应的发生率较高。

2. 次高渗对比剂(原低渗对比剂)　实际上,次高渗透压并没有达到实际意义上的低于人体渗透压,只是相对高渗对比剂而言,与人身体的渗透压相比还是要高得多。即使是低渗对比剂,随着浓度的增加,渗透压也随之增高。

3. 等渗对比剂　主要是非离子对比剂,渗透压在300mmol/L左右。与正常人体的渗透压基本相同,不良反应发生率较低(表5-1-1)。

表5-1-1　常用对比剂的分类和理化性质

分类	结构	通用名	分子量/MW	碘含量/$mgI \cdot ml^{-1}$	渗透压/$mmol \cdot kg\ H_2O^{-1}$
第一代(高渗对比剂)	离子型单体	泛影葡胺(diatrizoate)	809	306	1 530
第二代(次高渗对比剂)	非离子型单体	碘海醇(iohexol)	821	300	680
				350	830
		碘帕醇(iopamidol)	777	300	680
				370	800
		碘普罗胺(iopromide)	791	300	590
				370	770
		碘佛醇(ioversol)	807	320	710
				350	790
		碘美普尔(iomeprol)	777	400	726
	离子型二聚体	碘克酸(ioxaglicacid)	1 270	320	600
第三代(等渗对比剂)	非离子型二聚体	碘克沙醇(iodixanol)	1 550	320	290

二、对比剂的临床应用

(一)常用阴性对比剂

1. 空气和氧气　最为常用,取之方便,费用最低。因其溶解度较小、吸收较慢,故在器官及组织内停留时间较长。因有产生气体栓塞的危险,故不能注入正在出血的器官。抽取空气时,应用无菌纱布或火焰过滤,以免引起感染。

2. 二氧化碳　溶解度较大,易于弥散,停留在组织和器官内的时间短,不良反应小,即使进入血管也不会产生气体栓塞,但极易在器官和组织内被吸收,应在较短时间内完成造影检查工作。

(二)常用阳性对比剂

1. 医用硫酸钡

(1)性状:医用硫酸钡为白色粉末,无臭,不溶于水、有机溶剂及酸碱性溶液,不被胃肠道吸收,性

质稳定，耐热，不怕光，能久贮不变，分子含钡量54%。医用硫酸钡有粉剂和混悬剂两种，系临床常用的对比剂。目前市场销售及临床应用的硫酸钡粉剂或混悬剂绝大多数已由厂家配好，只需加入固定的水量搅拌即可使用。根据各种用途配成不同的浓度，其钡水质量比为：稠钡剂为(3~4)∶1，稀钡剂1∶1，灌肠用为1∶4。混悬剂含50%硫酸钡，临床多使用制成品。

（2）临床应用：医用硫酸钡粉剂主要用于胃肠道的单对比和气钡双对比造影检查。用量根据检查部位而定：食管造影检查，浓度一般为200%左右，口服用量10~30ml；胃、十二指肠造影检查，浓度一般为160%~200%，一般口服用量为每人每次50~250ml；小肠和结肠造影检查，浓度在60%~120%，钡剂灌肠用量为800~1 000ml。

2. 复方泛影葡胺

（1）性状：为无色透明或微黄色水溶液，黏稠度低，含碘量高，耐受性好。浓度有60%、76%两种，每安瓿20ml，另有30%，每安瓿含量1ml，用于碘过敏试验。

（2）临床应用：主要用于静脉肾盂造影、周围血管造影，亦可用于CT增强及瘘管和器官腔内造影检查。该对比剂毒性低，不良反应少，应用广泛。成人用量为：静脉肾盂造影，60%或76%，20~40ml；周围血管造影，60%或76%，15~40ml；胃肠造影，76%，30~90ml。若有低温结晶析出，可置于温水中溶解。

3. 碘海醇（碘苯六醇、欧乃派克）

（1）性状：为非离子型对比剂，即在溶液中不分解成离子。为无色至淡黄色澄清液体，具有多种浓度，分装有10ml、20ml、50ml、100ml、200ml等多种规格。

（2）临床应用：为新型非离子型对比剂，其渗透压与血液相近，黏度适中，易于注射。可用于心血管造影、动静脉造影、尿路造影和CT增强检查等。心血管造影用碘浓度350mg/ml，30~60ml。尿路造影成人用浓度300mg/ml，40~80ml；儿童根据体重，最高按8ml/kg计算。

4. 碘普罗胺（优维显）

（1）性状：为非离子型对比剂，水溶液为无色透明或微黄色，黏度低。分子含碘量48.1%。浓度有300mg/ml、370mg/ml，分装有20ml、30ml、50ml、100ml等规格。

（2）临床应用：适用于CT增强检查、数字减影血管造影、动脉造影、静脉肾盂造影及子宫输卵管造影等。但不能用于蛛网膜下腔造影及脑池造影。

5. 碘曲伦（伊索显）

（1）性状：非离子型对比剂，分子含碘量46.82%。浓度有240mg/ml、300mg/ml。有10ml、20ml装。

（2）临床应用：其渗透压与脑脊液和血液几乎相等，是目前临床上理想的椎管造影对比剂。因其与体液混合缓慢，显影时间长，黏滞度较大，故不适合于血管内注射（表5-1-2）。

表5-1-2　常用对比剂列表

常用对比剂	成分别名	结构和性状	制剂
医用硫酸钡	硫酸钡	白色粉末；无味，性质稳定，耐热，不溶于水和酸碱溶液；在胃肠道内不被吸收	有适合于不同检查需要的多种制剂。另外，双重对比造影用硫酸钡常配带产气粉
复方泛影葡胺	优路芬	离子型单体，无色透明或微黄，分子含碘量高	浓度60%、76%，20~100ml/安瓿；浓度30%，1ml/安瓿
碘海醇	碘苯六醇、欧乃派克、奥米培克	非离子单体，无色透明溶液，黏稠度低，亲水性高，其渗透压与血液相近，不良反应少，使用安全可靠	注射剂，140~350mg/ml，50~100ml/瓶
碘普罗胺	优维显	非离子单体，无色透明或微黄色溶液，黏稠度低，毒性少	注射剂，含碘量，300~400mg/ml，20~200ml/瓶
碘必乐	碘帕醇	非离子单体，无色透明溶液，黏稠度低，毒性少	注射剂，含碘量300~400mg/ml，20~200ml/瓶

续表

常用对比剂	成分别名	结构和性状	制剂
安射力	碘佛醇	非离子单体，无色透明溶液，黏稠度低，毒性少	注射剂，含碘量 300~400mg/ml，20~200ml/瓶
碘曲仑	伊索显	第一个非离子型二聚体，6 碘/分子，无色透明溶液，黏稠度较高，毒性少，其渗透压与脑脊液和血液几乎相同	注射剂，含碘量 240~300mg/ml，10~20ml/瓶
碘化油	碘油	系碘与植物油结合的有机碘化合物。无色或淡黄色，不溶于水，能与水分散乳化	油剂：浓度 40%，10ml/安瓿

三、对比剂的引入途径

对比剂的引入途径有直接引入和间接引入两大类。

（一）直接引入法

直接引入法是通过人体自然孔道、病理瘘管或体表穿刺等途径，直接将对比剂引入造影部位。一般有三种途径：①口服法，如消化道钡餐造影；②灌注法，如支气管造影、尿路逆行造影、子宫输卵管造影、结肠灌注造影等，属于经自然孔道直接灌入法；肠道瘘管造影、软组织瘘管造影、术后胆道造影等，属于经病灶瘘管直接灌入法；③穿刺注入法，经注射针头或导管将对比剂注入体内，如肝胆管造影、椎管造影、关节造影、浅表血管造影等，属于体表穿刺直接注入法；心腔造影、大血管及各种深部血管造影等，是直接穿刺利用导管将对比剂注入。另外，某些部位的脓肿、囊肿亦可用直接穿刺方法，抽出腔内所含液体而注入对比剂进行造影。

（二）间接引入法

间接引入法是将对比剂通过口服或静脉注入体内，经过吸收，利用某些器官的排泄功能，使对比剂有选择地聚集到需要检查的部位而产生对比。一般有两种途径：①生理排泄法，如静脉肾盂造影；②生理吸收法，如间接淋巴管造影等。

知识链接

碘制剂的理化特性

碘制剂中水溶性有机碘类对比剂应用最多，其主要理化特性包括水溶性、黏滞性、渗透压、离子性及化学毒性。

（1）水溶性：对比剂的水溶性与生物学安全性密切相关。人体血液中的主要成分是水，所以要求对比剂有较高的水溶性。水溶性与对比剂的分配系数有关，系数越小，水溶性越高。

（2）黏滞性：对比剂的黏滞性与对比剂含碘量、对比剂分子大小及温度有关。黏滞性随碘浓度的增加而呈指数性增加，分子量大的二聚体对比剂比单体对比剂黏滞性大，当浓度不变时，黏滞性随温度增加而降低。

（3）渗透压：对比剂渗透压大小与单位体积中溶质的颗粒数成正比，离子型对比剂较非离子性对比剂的渗透压高。高渗透压易导致血容量增加、红细胞变形皱缩、血管通透性增加等，出现不良反应。低渗对比剂的渗透压稍高于血浆渗透压，人体对其耐受性较好，不良反应少。等渗对比剂渗透压与血浆渗透压相近，易被人体接受。

（4）离子性：离子型对比剂在水溶液中解离成带正、负电荷的离子，增加了体液的传导性，进而干扰体内电解质的平衡，影响神经组织的生物学过程。另外，这些带电荷的离子易与蛋白质结合，发生特异质反应的概率明显增加。

（5）化学毒性：对比剂的化学毒性除各种分子的固有因素外，主要与对比剂的亲水性和亲脂性有关。亲脂性越大，与血浆蛋白结合率越高，毒性就越大。另外，还与注射速度和容量、对比剂浓度等有关。

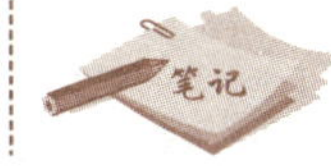

（范文亮）

第二节 使用对比剂的注意事项

一、对比剂的过敏反应

（一）概述

几乎所有的药物在发挥其功效的同时都会引发一定程度的不良反应，即便在正常用法、用量情况下也有可能出现有害的或与用药目的无关的反应，严重者甚至可危及生命。按照WHO国际药物监测合作中心的规定，将正常剂量的药物用于预防、诊断、治疗疾病或调节生理功能时出现的有害的和与用药目的无关的反应称为药物不良反应(adverse drug reactions，ADR)。

碘对比剂不良反应包括碘过敏反应和毒性反应，前者与对比剂剂量、注射速度无关，而后者与之关系密切。国家药典、中华放射学会、放射医师协会对碘过敏试验的行业规范与指南认为，一般无须做碘过敏试验(有多中心研究结果显示，小剂量碘过敏试验无助于预测离子型和非离子型碘对比剂是否发生不良反应)，除非产品说明书注明特别要求。

（二）对比剂对主要系统的影响

1. 循环系统　离子型对比剂可抑制心脏传导系统功能，使心率减慢。还可抑制血管扩张，使血压下降。非离子型对比剂对上述变化影响不大。

2. 泌尿系统　由于对比剂使心肌收缩功能减弱，血管舒张，血压下降，致使肾血流量减少，影响肾功能。同时，对比剂本身的毒性可引起肾小球及肾小管受损，产生异性蛋白尿，严重者发生肾功能衰竭。

3. 神经系统　离子型对比剂可以破坏血脑屏障，具有一定毒性的对比剂接近脑细胞产生毒害作用，引起抽搐和癫痫发作。非离子型对比剂对神经组织损害较轻。

（三）签署碘对比剂使用的知情同意书

对比剂的不良反应是免疫学、心血管系统和神经系统紊乱等综合反应。对比剂不良反应的发生率与很多因素有关，发生机制相当复杂。水溶性碘对比剂为临床上用量最大，不同程度的不良反应较为常见。医用硫酸钡一般无不良反应。因此，这里仅介绍碘制剂不良反应的预防和治疗。

在使用碘对比剂前应与受检者或监护人签署知情同意书，之前需要了解受检者有无碘过敏史、甲状腺功能亢进、肾功能不全者以及心、肝、肺功能的异常，以便及早发现高危受检者；甲状腺功能亢进受检者是否可以注射碘对比剂，需要咨询内分泌医师；肾功能不全受检者，使用对比剂需要谨慎和采取必要措施。

知情同意书的内容包括：使用碘对比剂可能出现不适和不同程度的过敏反应；注射部位可能出现对比剂渗漏，造成皮下组织肿胀、疼痛、麻木，甚至溃烂和坏死等；使用高压注射器时，存在造成注射针头脱落、注射血管破裂的潜在危险；询问有无特别的过敏史，是否存在甲状腺功能亢进及肾功能状态；受检者或监护人详细阅读告知的内容，同意接受注射碘对比剂检查；签署的情况包括受检者或监护人、监护人与受检者关系、谈话医务人员、签署时间。

中华医学会推荐碘对比剂使用患者知情同意书内容如下：

碘对比剂使用患者知情同意书

1. 既往无使用碘剂发生不良反应的病史。

2. 无甲状腺功能亢进、严重肾功能不全、哮喘病史。

3. 使用碘对比剂，可能出现不同程度的不良反应。

(1) 轻度不良反应：咳嗽、喷嚏、一过性胸闷、结膜炎、鼻炎、恶心、全身发热、荨麻疹、瘙痒、血管神经性水肿等。

(2) 中度不良反应：严重呕吐、明显的荨麻疹、面部水肿、咳嗽、呼吸困难、血管迷走神经反应等。

(3) 重度不良反应：喉头水肿、惊厥、震颤、抽搐、意识丧失、休克等甚至死亡，或其他不可预测的不良反应。

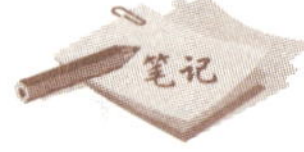

(4) 迟发性不良反应:注射碘对比剂1小时至1周内也可能出现各种迟发性不良反应,如恶心、呕吐、头痛、骨骼肌肉疼痛、发热等。

4. 注射部位可能出现碘对比剂漏出,造成皮下组织肿胀、疼痛、麻木感,甚至溃烂、坏死等。

5. 使用高压注射器时,存在注射针头脱落、局部血管破裂的潜在危险。

6. 如果出现上述任何不良反应的症状,请及时与相关医师联系,联系电话:__________。

7. 我已详细阅读以上告知内容,对医护人员的解释清楚和理解,经慎重考虑,同意做此项检查。

签署人__________(患者或其监护人;如果是监护人:监护人与患者关系)

谈话医护人员__________

签署时间:__________

注:不符合上述内容包括条件,又需要使用碘对比剂者,建议签署"患者使用碘对比剂知情同意书"时,在上述内容基础上增加针对该患者具体情况的相关条款。

(四) 造影检查前的预防措施

造影检查前通常要采取以下各项措施预防碘过敏意外的发生:

1. 正确掌握各种碘对比剂的适应证　应熟悉受检者病史及全身情况。凡造影前均应筛查具有高危因素的受检者,严格掌握适应证,并做好预防和救治准备工作。

2. 说明检查程序　让受检者和家属了解整个造影检查程序,做好解释工作,消除受检者紧张情绪,并准备好各种抢救药品和设备。

3. 注意补充水分　造影前应注意补液,评价其水电解质平衡状况,并酌情纠正某些高危因素对脏器功能的影响,确保体内有足够的水分。

4. 对比剂温度　碘对比剂存放条件必须符合产品说明书要求,使用前建议加温至37℃。

5. 患者水化　建议在使用碘对比剂前6~12h至使用后24h内,对患者给予水化。水化的方法:动脉内用药者,推荐对比剂注射前6~12h静脉内补充生理盐水或5%葡萄糖+154mmol/L碳酸氢钠溶液,滴注液流率≥100ml/h;注射对比剂后连续静脉补液≥100ml/h,持续24h;提倡联合应用静脉补液与口服补液,以提高预防对比剂肾病效果。静脉内用药者,推荐口服补液方式,注射对比剂前4~6h开始,持续到使用对比剂后24h,口服清水或生理盐水,使用量100ml/h;条件允许者建议采用与动脉内用药相同的水化方法。

6. 掌握对比剂的使用　医学影像学医护人员要熟悉和掌握碘对比剂的性能、用量、禁忌证以及不良反应的最佳处理方法。

(五) 对比剂肾病

1. 定义　对比剂肾病(contrast-induced nephropathy, CIN)是指排除其他原因的情况下,血管内途径应用碘对比剂后2~3d内血清肌酐升高至少44μmol/L(0.5mg/dl)或超过基础值25%。发生对比剂反应的高危因素包括高龄(≥75岁)、原有肾功能不全、糖尿病、血容量不足、心力衰竭、使用肾毒性药物、非甾体类药物和血管紧张素转换酶抑制剂类药物、低蛋白血症、低血红蛋白血症、低钾血症、单克隆免疫球蛋白病、大剂量使用碘对比剂、不完全水化。

2. 对比剂肾病的预防　预防对比剂肾病要注意以下几点:

(1) 询问病史:是否有肾脏疾病、肾脏手术史、糖尿病、高血压、痛风以及近期应用肾毒性药物或其他影响肾小球滤过率药物的病史。根据病史,选择用药剂量及给药方法。

(2) 水化:使用碘对比剂前,按前述方法对患者进行水化。

(3) 关于药物:目前尚无任何一种药物经过权威机构验证可以降低CIN的发生。

(4) 血液滤过:预防CIN的作用有待进一步证明,临床试验中血液滤过本身影响研究的终点。

3. 对比剂肾病的预后　通常为一过性,血清肌酐在给药后3d达峰值,约10d恢复到基线水平;如果给药后24h内血清肌酐水平增加不超过5mg/dl,发生可察觉的CIN倾向不大;转归与原有肾功能减退程度及患者的状况有关,肾功能严重障碍者使用碘对比剂可造成不可逆性肾功能损害。

(六) 碘对比剂禁忌证

1. 绝对禁忌证　患者有甲状腺功能亢进。甲状腺功能亢进正在治疗康复的患者应咨询内分泌科

医师是否可以使用含碘对比剂,如果内分泌科医师确认可以使用碘对比剂,建议使用能满足诊断需要的最小剂量,并且在使用碘对比剂后仍然需要密切观察患者的情况。注射含碘对比剂后2个月内应当避免甲状腺核素碘成像检查。

2. 慎用碘对比剂的情况　①肺动脉高压;②支气管哮喘;③心力衰竭;④孕妇;⑤副蛋白血症,包括骨髓瘤等,此类患者使用碘对比剂后容易发生肾功能不全;⑥高胱氨酸尿,碘对比剂可引发高胱氨酸尿患者血栓形成和栓塞。

建议使用等渗碘对比剂或次高渗碘对比剂,避免大剂量或短期内重复使用碘对比剂,并充分水化。

二、对比剂的过敏试验

碘过敏试验的方法有静脉注射法、口含试验(舌下试验)、眼结膜法、皮内试验方法等,其中以静脉注射法相对可靠。应当注意,在做碘过敏试验时偶尔也有过敏反应现象,重者甚至会出现休克、死亡。其结果只有参考价值,阴性结果也存在着发生严重反应的可能性,阳性结果并不是一定发生过敏反应,有时会出现碘过敏的迟发反应,所以应随时观察患者的变化,千万不能掉以轻心。碘制剂试验方法有下列5种:

1. 皮内试验　应用药敏试验注射器将30%有机碘对比剂0.1ml注入前皮内,在该处下方或对侧前皮内注入同量蒸馏水做对照。10~15min后观察结果。注药处出现直径1.5cm红斑或有伪足者为阳性,局部发生水疱、变黑或坏死为强阳性。部分患者虽然皮内试验阴性,造影时仍可出现过敏症状。皮内试验的错误率为20%~30%。

2. 静脉注射试验　有两种方法:①在造影前用原装对比剂静脉注射1ml,观察3~5min,如无反应即将余者全部注入静脉进行造影检查;②在造影前一天进行,用30% 1ml过敏试验用对比剂首先注入皮内0.1ml;10min后无反应,再静脉注入剩余的0.9ml,15min后出现恶心、呕吐、胸闷、咳嗽、气急、荨麻疹或休克等症状为阳性反应。

3. 口服试验　①检查前3日口服复方碘溶液,每日3次,每次10滴;②检查前口服10%碘化钾溶液,每日3次,每次10ml,连服3d;③造影前口服10%碘化钾20ml,服后30min无反应即可进行造影。服药后出现唾液腺肿胀、唾液增加、恶心及呕吐、皮肤潮红、手脚麻木等症状为阳性反应。

0503
图片:碘过敏试验流程及要点说明

4. 结膜试验　检查患者两侧眼结膜无充血时,向一侧眼内滴入对比剂2~3滴,4~5min后观察结果。结膜轻度充血为Ⅰ度反应;中度充血同时流泪为Ⅱ度反应;显著充血,结膜血管增粗及迂曲为Ⅲ度反应。结膜试验反应快,通常在造影注药前进行。

5. 舌下试验　方法是将对比剂0.6~1.0ml滴入舌下,5min后如无反应,嘱患者咽下。出现舌下充血、流涎、口唇及舌麻木感、心慌等为阳性反应。

三、对比剂不良反应的临床表现及处理措施

(一)碘对比剂不良反应的临床表现

1. 轻度反应　面部潮红、眼及鼻分泌物增加、打喷嚏、恶心、头痛、头晕、皮肤瘙痒、发热与瘙痒、结膜充血,少数红疹、咳嗽、轻度呕吐、轻度荨麻疹等。出现此类反应时应停止注射,让患者安静休息,做好安慰及解释工作,让患者松弛、深呼吸,观察反应发展的动态。

2. 中度反应　胸闷、气短、剧烈呕吐、腹痛腹泻、大片皮疹、结膜出血。表现为麻疹样皮疹,眼、面、耳部等水肿,胸闷气急,呼吸困难,声音嘶哑,肢体抽动,中度呕吐,轻度喉头水肿和支气管痉挛等,血压也可呈暂时性下降。此类反应表现较危急,应立即停止注射对比剂,千万要保留静脉通道。

0504
图片:碘过敏反应流程图

3. 重度反应　循环衰竭:血压下降、脉搏细速、意识模糊、知觉丧失、心搏骤停。呼吸衰竭:喉与支气管痉挛、呼吸困难、并发肺水肿、咳大量泡沫样或粉红色痰。过敏性休克:面色苍白、四肢青紫、发冷、呼吸困难、肌肉痉挛、血压下降、心搏骤停、意识丧失、惊厥等。上述反应的出现,往往意味着危及生命。处理方法:必须迅速通知有关科室及急诊科医师,就地急救处理。

(二)碘对比剂不良反应的处理措施

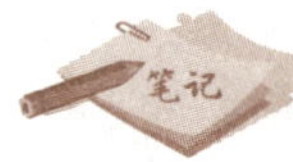

1. 急性不良反应　为对比剂注射后1h内出现的不良反应:

（1）恶心、呕吐：症状呈一过性，采用支持疗法；症状为重度、持续时间长的应考虑采用适当的止吐药物。

（2）荨麻疹：散发、一过性荨麻疹建议采用包括观察在内的支持性治疗；散发、持续时间长的荨麻疹应考虑采用适当的肌内或静脉注射 H_1 受体拮抗剂，但用药后可能会发生嗜睡和/或低血压；严重的荨麻疹考虑使用肾上腺素（1∶1 000），成人 0.1～0.3ml（0.1～0.3mg）肌内注射；6～12 岁患儿注射 1/2 成人剂量；6 岁以下患儿注射 1/4 成人剂量。必要时重复给药。

（3）支气管痉挛：氧气面罩吸氧（6～10L/min），定量吸入 β_2 受体激动剂气雾剂（深吸 2～3 次）。给予肾上腺素，血压正常时肌内注射 1∶1 000 肾上腺素 0.1～0.3ml（0.1～0.3mg），有冠状动脉疾病或老年患者使用较小的剂量，患儿用量 0.01mg/kg，最多不超过 0.3mg；血压降低时肌内注射 1∶1 000 肾上腺素 0.5ml（0.5mg），6～12 岁患儿采用 0.3ml（0.3mg）肌内注射，6 岁以下患儿肌内注射 0.15ml（0.15mg）。

（4）喉头水肿：氧气面罩吸氧（6～10L/min）；肌内注射 1∶1 000 肾上腺素，成人剂量为 0.5ml（0.5mg），必要时重复给药，6～12 岁患儿肌内注射 0.3ml（0.3mg），6 岁以下患儿肌内注射 0.15ml（0.15mg）。

（5）低血压：单纯性低血压，抬高患者双下肢，氧气面罩吸氧（6～10L/min）；用普通生理盐水或林格乳酸盐快速静脉补液无效时，肌内注射 1∶1 000 肾上腺素，成人剂量为 0.5ml（0.5mg），必要时重复给药。6～12 岁患儿肌内注射 0.3ml（0.3mg），6 岁以下患儿肌内注射 0.15ml（0.15mg）。迷走神经反应（低血压和心动过缓）：抬高患者双下肢，经氧气面罩吸氧（6～10L/min）。静脉注射阿托品 0.6～1.0mg，必要时于 3～5h 后重复用药，成人总剂量可达 3mg（0.04mg/kg），患儿剂量 0.02mg/kg（最大剂量 0.6mg），必要时重复给药，总量不超过 2mg，用普通生理盐水或林格乳酸盐快速静脉内补液。

（6）全身过敏样反应：向心肺复苏小组求助；必要时行气道吸引；出现低血压时，按上述处理低血压的方法处理给予抗组胺药物。

2. 迟发性不良反应　对比剂注射后 1 小时至 1 周内出现的不良反应为迟发性不良反应。对比剂给药后可出现各种迟发性症状（如恶心、呕吐、头痛、肌肉疼痛、发热），但许多症状与对比剂应用无关，临床须注意鉴别。与其他药疹类似的皮肤反应是真正的迟发性不良反应，通常为轻度至中度，并且为自限性。迟发性不良反应处理措施是对症治疗，方法与其他药物引起的皮肤反应治疗相似。

3. 晚迟发性不良反应　为通常在对比剂注射 1 周后出现的不良反应，或可引起甲状腺功能亢进，偶见于未经治疗的 Graves 病或结节性甲状腺肿患者、年老和/或缺碘者。

（三）碘对比剂造影后的观察

1. 使用碘对比剂后的受检者应至少观察 30min 以上，因为大多数的严重不良反应都发生在这段时间。

2. 碘对比剂血管内给药后的迟发性不良事件，是指对比剂注射后 1 小时至 1 周内出现的不良反应。多为荨麻疹，常常为轻至中度并且为自限性。告知以往有对比剂不良反应或白介素-2 治疗的受检者有发生迟发性皮肤反应的可能性。

3. 要注意受检者有无其他不适，必要时及时给予处理。造影后观察 48h 比较有意义，观察的主要重点包括受检者的症状、体征、血清肌酐、尿素氮等。特殊病例在造影结束后可适当输液、利尿，以促进对比剂排泄。

4. 血透的受检者在接受对比剂检查后，应立即进行血液透析。

5. 注射碘对比剂后有发生甲状腺功能亢进危险因素受检者，在注射含碘对比剂后应当由内分泌科医师密切监测。

6. 对比剂外渗的处理措施

（1）轻度渗漏：多数损伤轻微，不需要处理，但需要嘱咐受检者注意观察，如有加重，应及时就诊。对个别疼痛较为敏感者，局部给予普通冷湿敷。

（2）中、重度渗漏：可能引起局部组织肿胀、皮肤溃疡、软组织坏死和间隔综合征。处理措施：①抬高患肢，促进血液回流；②早期使用 50%硫酸镁保湿冷敷，24h 后改为硫酸镁保湿热敷，或者黏多糖软膏等外敷；也可以用 0.05%地塞米松局部湿敷。

(3) 对比剂外渗严重者,在外用药物基础上口服地塞米松5mg/次,3次/d,连续服用3d;必要时,咨询临床医师。

(四)腹部加压引起的迷走神经反应

在进行泌尿系统造影时,在用棉垫、气囊或压迫器等压迫输尿管的同时,腹部内脏亦受到压迫和刺激,而引起迷走神经兴奋、冠状动脉痉挛和心肌神经传导障碍,症状和处理如下:

1. 轻度反应 表现为面色苍白、出冷汗、烦躁不安、脉搏细弱等休克症状;应立即去掉腹部压迫物,同时皮下注射阿托品0.5mg。

2. 重度反应 表现为意识障碍甚至心搏骤停,应立即采取相应急救处理。

(王宝才)

第三节 各部位造影检查

一、消化系统造影

消化系统包括食管、胃、小肠、结肠及肝、脾、胰等脏器。它们由肌肉、结缔组织、腺体等构成,密度大致相同,均缺乏天然对比。造影检查能够显示消化道和消化腺的病变形态及功能改变,同时亦可观察消化道和消化腺以外某些病变的范围及性质,所以消化系统造影检查的临床应用较为广泛。

消化道造影检查分为食管造影、胃及十二指肠造影、小肠造影和结肠造影。

(一)食管造影

1. 适应证 包括:吞咽不畅及吞咽困难;门脉高压症,了解有无静脉曲张;食管异物及炎症;食管、咽部肿瘤或异物感;观察食管周围病变与食管的关系。

2. 禁忌证 包括:食管-气管瘘;肠梗阻;胃肠道穿孔;急性消化道出血;腐蚀性食管炎的急性期等。

3. 造影前准备 了解病史,根据病人吞咽困难的程度,给予不同剂量和黏稠度的钡剂。一般不需做特殊准备。疑有贲门痉挛、贲门周围癌及食管裂孔疝时,因需观察胃部情况,应禁饮食6~12h。做低张双对比造影,要备好平滑肌松弛剂如10~20mg山莨菪碱(654-2),或0.5~1mg阿托品等。

4. 对比剂 医用硫酸钡。若疑有气管-食管瘘者宜用碘水或碘油作对比剂。

5. 造影技术 检查前常规做胸腹部透视,以排除胃肠道穿孔及肠梗阻等并发症。食管邻近结构的异常及纵隔内病变常可对食管造成推移和压迫,检查时应注意纵隔形态的变化。

含一口对比剂,被检者取立位,稍左前斜,吞钡,观察吞咽动作、双侧梨状窝和食管上段扩张是否正常;继而随对比剂的走行,观察钡剂通过食管全长是否通畅,食管壁扩张及收缩情况,钡剂通过后的黏膜情况。颈段食管摄取正、侧位片。

食管异物被检者用钡棉检查,较小异物可见钡剂或钡棉偏侧通过或绕流,较大嵌顿异物显示钡剂或钡棉通过受阻,尖刺状或条状异物常见钡棉勾挂征象。食管钡棉检查虽然有时可以起到治疗作用,但是风险也很大,现在更好的选择是CT检查食管异物(图5-3-1)。

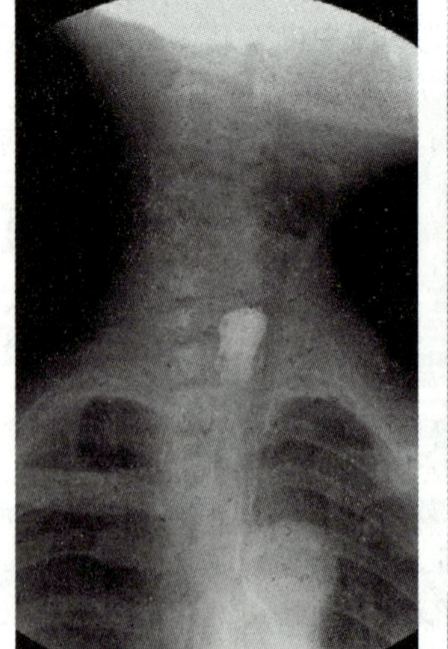
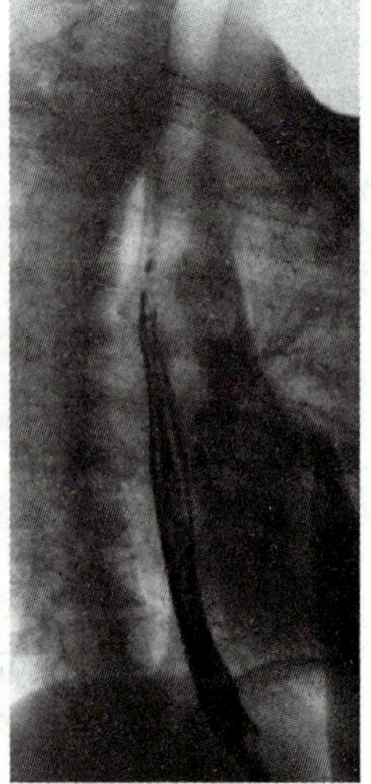

图5-3-1 常规食管钡餐造影

(二)胃及十二指肠造影

1. 单对比法上消化道造影

(1) 适应证:先天性胃肠道异常;对有上腹部症状如上消化道出血、疼痛、恶心、呕吐等欲明确原因者;上腹部肿块,为确定与胃肠道的关系;胃十二指肠手术后的复查;尤其适合以器官、形态、结构改变为主的疾病(如疝、套叠、慢性不全型扭转、憩室)及功能改变为主的疾病

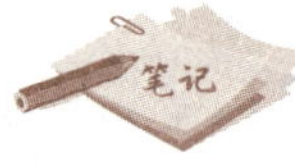

（如吞咽困难、贲门失弛缓症、反流及反流性损害）。

（2）禁忌证：胃肠道穿孔；急性胃肠道出血，一般于出血停止后两周，大便隐血试验阴性后方可进行；肠梗阻，对于轻度单纯性小肠梗阻和高位梗阻，为明确原因可酌情进行。

（3）造影前准备：造影前3d不服用含有铁、铋、钙等不透X线的药物，造影前须禁食、禁水至少6h，对于有幽门梗阻的受检者，应在检查前一天晚上置入胃管给予引流，检查时除去体表异物（金属）。

（4）对比剂：选择钡剂要求颗粒细小（1μm左右）、均匀且具有较高的悬浮稳定性，浓度50%～100%。应根据不同部位和要求以及受检者吞咽困难程度进行浓度配比。对于食管检查，钡水比例为3∶1～4∶1，浓度较高且黏稠，要求能挑起成丝；胃及十二指肠检查，钡水比例为1∶1.2，或用150g钡加200ml水；调钡时必须搅拌均匀，避免成块或形成气泡。对怀疑有高位梗阻、食管-气管瘘以及呕吐较严重的受检者，可改用稀钡或碘水做上胃肠道检查。

（5）造影技术：检查前常规做胸腹部透视，以排除胃肠道穿孔及肠梗阻等并发症。食管邻近结构的异常及纵隔内病变常可对食管造成推移和压迫，检查时应注意纵隔形态的变化。

受检者立位口服一大口较稠钡剂（钡水比例为3∶1～4∶1），正位透视观察吞咽动作是否正常，双侧梨状窝是否对称，再迅速转成右前斜位，跟随钡剂走行逐段观察食管充盈扩张及收缩排空情况。然后辅以左前斜位及正位进行观察。

再口服适量较稀钡剂（钡水比例为1∶1.2）100～150ml，重点观察胃黏膜。检查顺序为先胃底，后胃窦和幽门前区。在检查中应不断用手或者压迫器按压腹部作触摸涂布，这有利于胃体和胃窦区黏膜的显示。同时，注意观察黏膜的柔软度、粗细形态、有无破坏中断及纠集现象。继而再服多量钡剂（200～400ml），重点观察胃充盈相下的形态、轮廓、蠕动、张力、位置等情况，从而可以间接判断胃壁的柔软度和韧度。

充盈相的突出优点是可以清晰显示位于切线位上的龛影，所以应在透视中转动受检者，尽可能使病变位于切线位上，但对于胃窦部小弯偏前或后壁的病变显示较为困难，应予以加压法进行检查。加压可直接用检查医师（戴防护手套）的手或X线机上的压迫器，在胃中等充盈时最为方便。单对比法进行上胃肠道造影中，手法操作极为重要，只有通过熟练而灵巧的手法才能充分展现单对比法充盈相及加压相的优势，这绝非压迫器所能取代。

通过手法操作可达到以下目的：将钡剂涂布于器官内黏膜表面；转动受检者至合适角度；将与病变重叠脏器（肠道）推开，使病变显露充分、清楚；对被检器官进行扪诊，了解有无压痛、有无肿块、肿块与病变的关系等。胃底因位置较高，不易按压，同时缺乏蠕动，黏膜形态各异，容易漏诊，要采取不同体位进行观察。立位时，应利用胃泡内的气体观察有无软组织肿块，钡剂通过食管下段及贲门时有无受阻、绕流、分流及走行位置的改变；右前斜位观察贲门下的连续曲线是否自然；仰卧位时胃底充盈钡剂，可显示其充盈相的轮廓；俯卧位时，胃底充气，可显示胃底黏膜。

在检查胃的过程中，若十二指肠球部充盈，应随时进行十二指肠检查。若胃检查结束后，十二指肠球部仍未充盈，可借助蠕动波到达幽门前区时局部加压，把钡剂推入球部，然后按球部、球后、降部、水平部和十二指肠空肠区的顺序逐段检查，同时须用手法加压观察黏膜相。要重点观察十二指肠的形态、轮廓、蠕动和收缩功能及有无龛影和激惹征象。立位时便于将球部的前后壁病变转到切线位上观察；俯卧位胃蠕动活跃，球部和降段易于充盈，可显示其轮廓；仰卧位右侧抬高，易使胃窦内的气体进入十二指肠内，构成双对比相。

2. 双对比法上消化道造影　目前胃肠道疾病主要依靠动态多相造影检查（dynamic multiphasic radiography），即双对比法上消化道造影，把传统单对比法的充盈相、加压相与双对比法的双对比相、黏膜相的优点相结合。在受检者躯体转动时，在充气扩张的胃内钡液流动中发现和认识胃内所呈现出病变的变动图像，能对病变作出定位（确切部位）、定形（大小和形状）、定质（柔软度、浸润范围）及定性（炎性、良恶性）的四定诊断，是目前最为理想的上胃肠道检查方法。

（1）适应证：①胃肠道起源于黏膜的病变（良恶性肿瘤、溃疡、炎症）。②起源于黏膜下的病变（主要是间质性良恶性肿瘤）。③单对比造影发现可疑病变而难以定性者。④临床怀疑有肿瘤而常规造影又无阳性发现者。⑤胃镜检查发现早期肿瘤病变者。

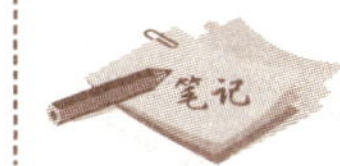

（2）禁忌证：①胃肠道穿孔。②急性胃肠道出血一般于出血停止后2周、大便潜血试验阴性后方

可进行。③1周内内镜活检者。④肠梗阻以及低张药物使用禁忌者。

（3）造影前准备：造影前3d，受检者不服用含有铁、铋、钙等不透X线的药物；造影前需禁食、禁水至少6h，同时禁烟；对于有幽门梗阻的受检者，应在检查前一天晚上置入胃管引流；上机检查前除去体表异物（如金属类）。

（4）对比剂：山莨宕碱（654-2）针剂20mg，产气粉3～5g。应选择颗粒具有高度杂异性（大小不均、形态各异）的胃肠道专用双重对比造影用硫酸钡。

（5）造影技术：对没有禁忌证的受检者于检查前3～5min给予肌注低张药物20mg。检查前常规做胸腹部透视，以排除胃肠道穿孔及肠梗阻。受检者用10ml温开水口服产气粉3～5g，吞服后约产气300ml，可使胃腔充气扩张。透视观察应使胃泡相当于拳头大小，气太多，则不利于黏膜涂钡。随即口服双对比造影专用硫酸钡混悬液150ml左右，最后含一满口（约40～50ml）于口中，站立于检查床前。

嘱受检者将口含钡剂一次咽下后，分别于左右前斜位透视观察食管充盈相及双对比像并摄片。将检查床转至水平位，请受检者在床上由左向右翻滚转动2～3周，然后正位仰卧，使钡剂在胃表面形成良好涂布。按照全面无遗漏的原则，在透视下改变受检者体位，使钡液在腔内流动，使器官的各部分依次分别成为双对比区，并适时摄片。

常规检查应包括以下体位：

1）立位右前斜位及左前斜位，观察食管。

2）仰卧正位，观察胃体胃窦双对比像。

3）仰卧右前斜位，观察胃幽门前区双对比像。

4）仰卧左前斜位，观察胃体上部及胃底双对比像。

5）仰卧右后斜位，观察贲门正面相。

6）俯卧右后斜位，观察胃窦前壁双对比像。必要时可使床面倾斜至头低足高，并借助棉垫垫压，效果更好。

7）俯卧左后斜位，观察胃体、胃窦充盈相和十二指肠充盈相。

8）仰卧右前斜位，观察十二指肠双对比像。

9）立位，观察胃窦及十二指肠球部充盈加压相。受检者恢复立位，使胃体下部胃窦部与十二指肠充盈钡剂，然后依次压迫球部、胃幽门前区及胃窦等处。如近身检查操作时，检查者可用传统手法"推"与"压"同时进行，效果更好。

10）立位，观察胃充盈相：受检者取立位后，再加服浓度较低（60%～80%）的钡液150ml。此时胃体、胃窦及十二指肠呈充盈相，胃底部呈立位双对比相，部分小肠也可显示，应在透视下转动体位，以充分显示胃角切迹及十二指肠曲。以上步骤大约15次曝光，一般选择12幅图像照片。

检查可根据情况灵活掌握顺序，重点部位可反复观察，随时可吞钡。双对比像必须将各观察部位近地侧处于远地侧，而充盈相则相反。胃底贲门区必须有四个体位（俯卧右前斜、右侧位、半立右后斜、直立左后斜），同时应注意观察贲门形态及胃底双对比像。在检查过程中，检查者应熟悉各种体位的显示内容，做到心中有数。当一个体位显示出多个部位时，要全部摄片，而不必重复检查。显示全貌以不遗漏病变为原则，尽量减少不必要的曝光。胃肠道双对比造影每次检查持续时间应以10～15min为宜。时间太长可发生钡液沉淀、涂布不佳，时间太短则可能有所遗漏。对于特殊疾病，还常需采用特殊体位和方法。如食管静脉曲张受检者，因站立位减少了食管静脉的充盈，可取卧位及头低足高位，同时深吸气、深呼气后作相反的屏气动作，可暂停食管蠕动，以增加食管静脉充盈。不合格的双对比像常可导致漏、误诊。

（6）双对比造影的基本质量要求

1）腔壁应充分而适度扩张，皱襞基本展平，钡液可在充分扩张的囊腔内随体位变化而自由流动是扩张适度的标志。

2）被检查的器官应有2/3以上面积为双对比区，低洼积钡或钡池不应占有过多的投影面积。

3）腔壁线应连续、无中断、均匀、清楚、纤细（宽度小于1mm）。如同一器官腔壁线的粗细相差明显，或出现非病理所致的中断，均应视为不合格，不能据此诊断。

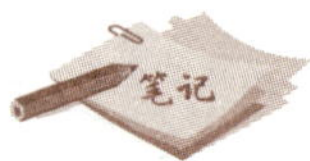

4）双对比区内应无或极少有气泡、钡液凝聚、皲裂、吻触等伪影。

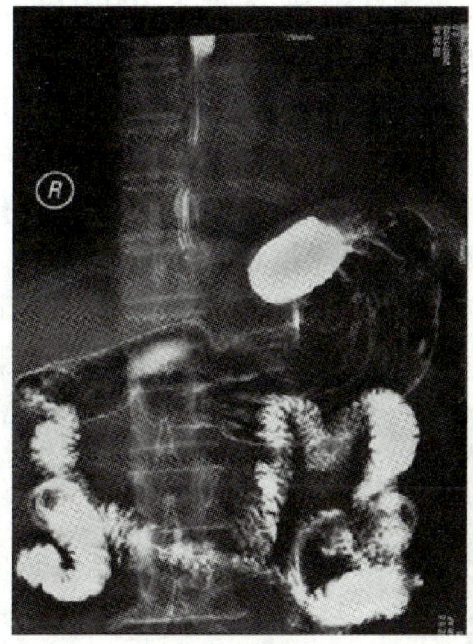
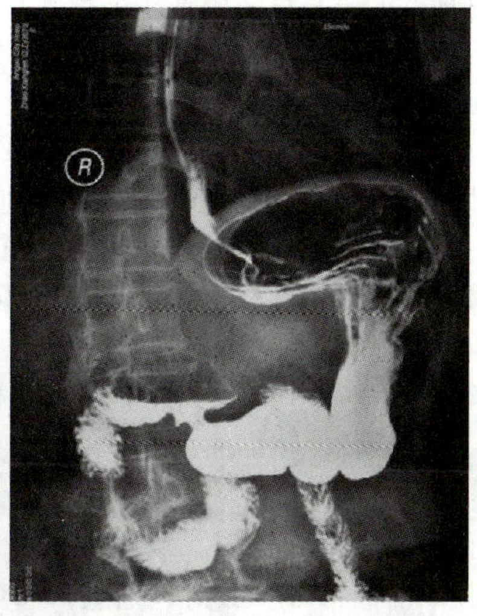

图 5-3-2 气钡双对比胃肠钡餐造影

检查可根据情况灵活掌握顺序，重点部位可反复观察，随时可吞钡(图 5-3-2)。

(三) 小肠造影

1. 小肠常规造影 小肠包括十二指肠、空肠和回肠。十二指肠属上消化道检查范围，临床上常用的小肠检查主要指空肠和回肠。

(1) 适应证：包括肠道出血怀疑来自小肠者，不明原因的腹痛、腹胀和腹泻者，怀疑有小肠炎症和肿瘤者。

(2) 禁忌证：包括胃肠道穿孔、急性胃肠道出血、小肠完全梗阻。

(3) 对比剂：钡剂采用 40%~50%硫酸钡悬浊液。

(4) 造影前准备：造影前禁饮食 6~12h。检查前一天晚 8h 开水泡服番泻叶 9g，30min 后再泡服一次，使肠道清洁。

(5) 造影技术：造影前常规观察胸腹部。口服钡剂小肠造影检查通常在上胃肠道造影后，立即让受检者口服 300ml 左右 40%~50%稀钡，使小肠完全充盈；单纯口服钡剂小肠造影则直接口服 600ml 稀钡。向右侧卧位可增加胃内张力，使钡剂更容易进入小肠。透视中须用压迫法仔细分开相互重叠的肠袢，并顺序摄取各部位点片，必须观察到钡剂充盈回盲部，在末端回肠、部分盲肠及升结肠显影后才可结束检查。

2. 小肠气钡双对比造影 是利用插入十二指肠内的导管直接将大量的钡剂混悬液和空气连续注入，使小肠充分扩张，蠕动减弱或消失，有利于小肠器质性病变的检查，但不适宜观察小肠功能性改变。

(1) 适应证：包括小肠肿瘤的诊断、临床怀疑小肠不完全梗阻性病变、出血性病变、炎性病变(结核或局限性肠炎)、梅克尔憩室等。

(2) 禁忌证：包括胃肠道穿孔、急性胃肠出血、小肠坏死和十二指肠活动性溃疡、小肠不完全梗阻等。

(3) 对比剂：双对比造影硫酸钡混悬液。

(4) 受检者准备：检查前一天中午嘱受检者吃少渣饮食，下午口服 50%硫酸镁 50ml 清肠导泻，尽量多饮水，总量应达到 1 500~2 000ml，可以间断饮用。晚餐进流食，睡前(21:00)服用缓泻剂(酚酞片或果导片 2 片)。检查当日早晨禁食，肛门内注开塞露一支，尽量排净大便。清洁结肠不能采用洗肠法，因为洗肠液可经回盲瓣逆流进入并滞留于回肠，可严重影响末端回肠及回盲部的充盈。造影前行胸腹部透视，以排除消化道穿孔及梗阻受检者。

(5) 造影技术：取坐位或立位，将带金属头的十二指肠导管由鼻孔或口腔插入，缓慢送入胃内，再取仰卧右后斜位，在透视下用手法和变换体位将导管末端插入十二指肠空肠曲，用胶布将导管固定于面颊部。将钡混悬液加温至 37℃装入灌肠筒内，将灌肠筒挂在输液架上，高度约距床面 70~80cm。再

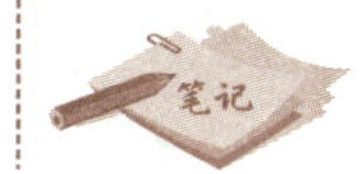

以橡胶管连接于已插好的十二指肠导管。在透视下缓慢灌注钡剂，速度以100ml/min为宜，通常在5~10min内给予400~1 000ml。当钡剂到达回肠末端时即停止注钡，然后用气囊缓慢注气，随时询问被检者的感觉。注气量可根据小肠肠曲充盈情况及被检者的耐受程度而定，一般约需800ml左右。在灌钡注气过程中，应严密观察钡首、气头在小肠中的走行、充盈情况、肠管蠕动、扩张度和黏膜皱襞情况。同时不断推压互相重叠的肠曲，使其显示清楚，以利于发现较小病灶。特别要注意有无黏膜破坏、肠壁僵硬、管腔狭窄、龛影、充盈缺损、粘连和异常通道等。回盲部是疾病的好发部位，应仔细观察。发现可疑病变随时摄片。还可根据检查需要，分别摄取钡剂充盈像、注气后的双对比像(图5-3-3)。

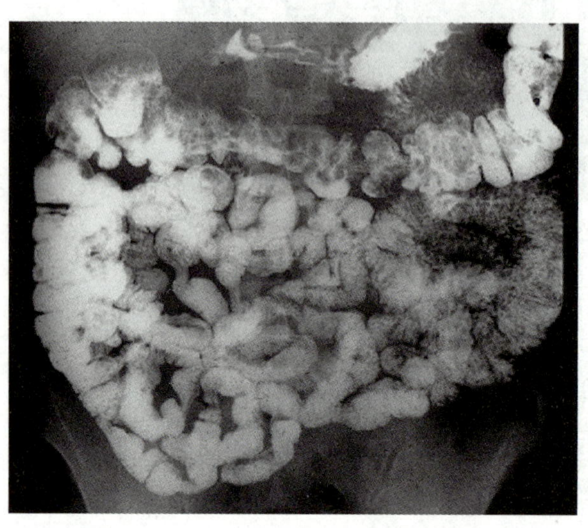

图5-3-3　小肠气钡双对比造影(插管法)

(四) 结肠钡剂灌肠造影

1. 结肠常规钡剂灌肠造影　是利用稀钡自直肠逆行灌入结肠，以了解结肠器质性病变的常规造影方法。

(1) 适应证：包括结肠良恶性肿瘤、炎症及结核，肠扭转、肠套叠的诊断以及早期肠套叠的灌肠整复，观察盆腔病变与结肠的关系。

(2) 禁忌证：包括结肠穿孔或坏死、急性阑尾炎、中毒性巨结肠、肛裂疼痛不能插管者。

(3) 对比剂：硫酸钡制剂，一般配成钡水重量比为1:4的溶液，用量800~1 000ml。

(4) 造影前准备：主要是清除结肠内容物。被检者检查前3天不吃有渣食物。检查前一日晚8:00左右开水泡服番泻叶9g，30min后再泡服一次。检查前1.5h用温水或生理盐水清洁灌肠。其他需要准备的器械包括带气囊的双腔导管、灌肠桶或压力灌注泵。

(5) 造影技术：受检者取屈膝左侧卧位，将肛管缓慢插入直肠，后取仰卧位，行胸腹常规透视，以了解胸腹部一般情况。再将右侧略抬高，透视下经灌肠桶或压力灌注泵将浓度为15%~20%稀钡800~1 000ml，经导管注入全部结肠直至盲肠充盈。在灌肠过程中，密切注意钡头有无受阻、分流及狭窄，发现异常立即停止注钡，用手或压迫器在患处按压，观察肠管轮廓、宽窄、移动度及有无压痛与激惹征象，必要时进行点片。对病变好发部位如直肠、乙状结肠、盲肠应重点检查。充盈像检查结束后，让被检者排钡，根据需要分别摄取充盈像和黏膜像照片(图5-3-4)。

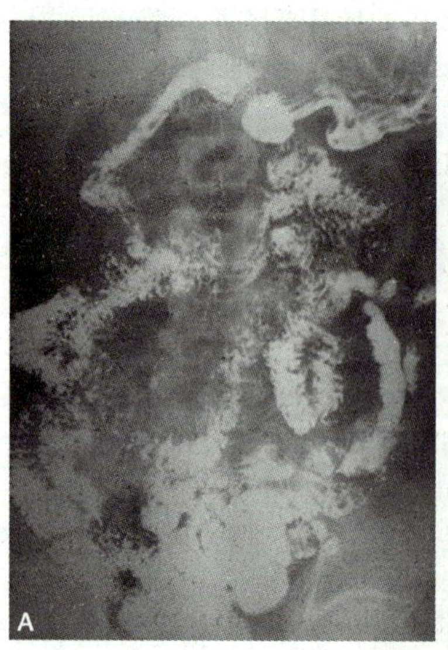

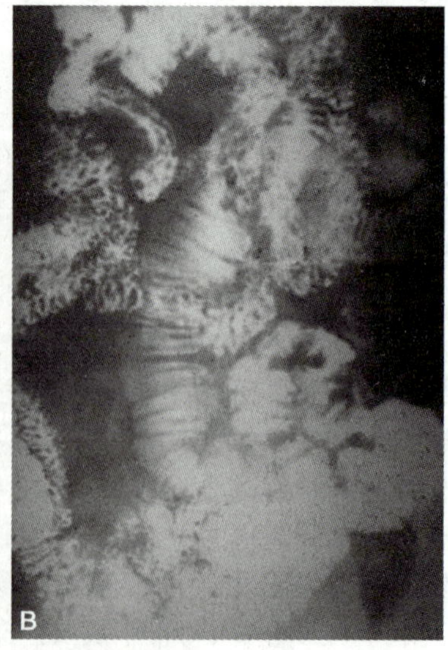

图5-3-4　常规结肠钡剂灌肠造影

A. 充盈像；B. 黏膜像。

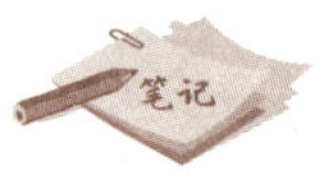

2. 结肠低张双对比造影　是注入低张药后结肠内灌入钡剂并注入足量的气体，使肠腔充气扩张形成双重对比的改良方法。本法可以明显提高结肠内细微病变的显示率，目前已被广泛应用。

(1) 适应证：包括怀疑有结肠息肉或肿瘤者、慢性结肠溃疡性结肠炎或肉芽肿性结肠炎者、鉴别肠管局限性狭窄的性质、结肠高度过敏或肛门失禁的病人等。

(2) 禁忌证：包括结肠穿孔或坏死、急性溃疡性结肠炎、中毒性巨结肠、危重或虚弱的被检者。

(3) 对比剂：结肠双对比造影应采用细而颗粒均匀的钡剂。浓度以70%～80%为好。调钡时钡剂温度应控制在40℃左右。

(4) 造影前准备：同结肠常规钡剂灌肠造影。

(5) 造影技术：肌内注射山莨菪碱10～20mg。取俯卧头低位或左侧卧位，插入带有气囊的双腔导管，在透视下向结肠内分别注入钡剂。根据结肠的解剖位置调整体位，便于钡剂流入，使钡首经直肠、结肠各段而达盲肠。若钡首未达盲肠，可嘱被检者翻转体位4～5次，使钡剂均匀涂布于肠壁上，形成双重对比。

(6) 摄影技术：在透视下观察双对比造影效果，采用分段摄片。一般在俯卧头低位（倾斜20°～30°角）显示直肠、部分乙状结肠、降结肠下段、升结肠、盲肠比较清楚；仰卧位显示横结肠和部分乙状结肠较清楚；仰卧足侧向下倾斜60°～90°角显示升、降结肠上段比较清楚；右前斜位可将结肠肝曲展开；左前斜位易将结肠脾曲展开。可根据临床要求和病变的具体情况分别摄片，点片满意后终止检查（图5-3-5）。

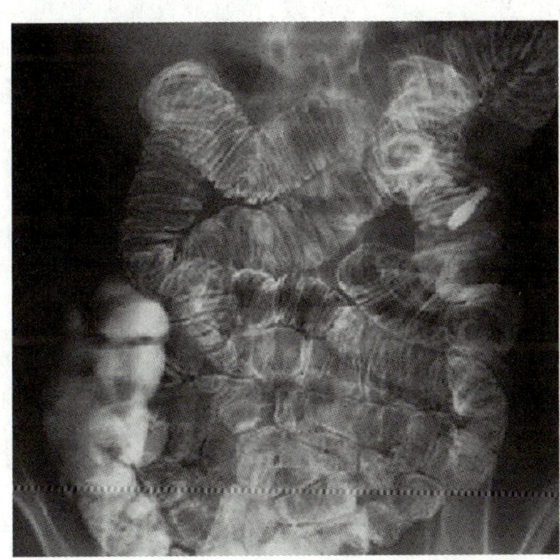
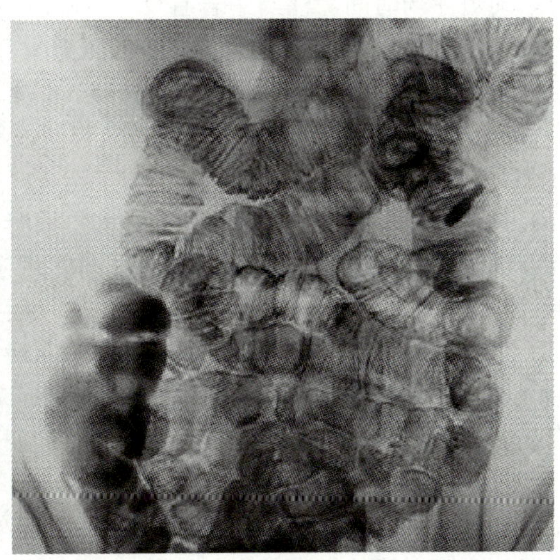

图5-3-5　结肠气钡双对比造影

二、泌尿及生殖系统造影

泌尿及生殖系统造影检查是诊断泌尿生殖系统疾病的重要检查方法，可观察泌尿生殖系统的内部结构和生理功能，对了解有无病变有很大帮助。

泌尿系统由肾、输尿管、膀胱和尿道组成。肾脏在体表的标志为上极平第12胸椎上缘，下极平第2腰椎下缘，随呼吸及体位的改变略有上下移动。输尿管有三处生理性狭窄：肾盂与输尿管移行部；与髂总动脉交叉处；膀胱入口处，即膀胱壁内段。这些生理狭窄常是输尿管结石的滞留部位。

泌尿系统的器官均为软组织构成，缺乏天然对比，平片只能见到肾脏的轮廓、大小、钙化及阳性结石，其内部结构及排泄功能必须经造影才能显示。

（一）静脉肾盂造影

静脉肾盂造影（intravenous pyelography，IVP）又称静脉尿路造影，有常规静脉肾盂造影和大剂量静脉肾盂造影两种。

1. 常规静脉肾盂造影　是将对比剂通过静脉注入，经肾脏排泄至尿路而使其显影的一种检查方法。此方法简便易行，痛苦少，危险性小，能同时观察尿路的解剖结构及分泌功能，应用广泛。肾功能

严重受损时，尿路显影不佳或不显影。

（1）适应证：包括尿路结石、结核、囊肿、肿瘤、慢性炎症和先天性畸形，原因不明的血尿和脓尿，尿路损伤，腹膜后肿瘤的鉴别诊断，肾性高血压的筛选检查，了解腹膜后包块与泌尿系的关系。

（2）禁忌证：包括碘过敏及甲状腺功能亢进者，严重的肾功能不良者，急性尿路感染，严重的心血管疾患及肝功能不良。

（3）对比剂：最好采用非离子型对比剂，76%复方泛影葡胺现在较少使用。成人用量一般为20ml，少数肥胖者可用40ml；儿童剂量则以0.5~1.0ml/kg体重计算；6岁以上即可用成人量，必要时用等渗非离子型对比剂。

（4）造影前的准备：造影前两天不吃易产气和多渣食物，禁服钡剂、碘剂、含钙或重金属药物。造影前日晚服泻药，口服蓖麻油30ml或泡服中药番泻叶5~10g。造影前12h禁食及控制饮水。造影前先行腹部透视，如发现肠腔内产物较多，应做清洁灌肠或皮下注射垂体加压素0.5ml，促使肠内粪便或气体排出。摄取全尿路平片以备与造影片对照诊断。做碘过敏试验，并向被检者介绍检查过程，以取得被检者的合作。

（5）造影技术：被检者仰卧在摄影床上，将2个圆柱状棉垫呈倒“八”字形压迫在两侧髂前上棘连线水平上，此水平相当于输尿管进入骨盆处，输尿管后方为骶骨，故在此处压迫输尿管可有效阻断其通路。在棉垫之上放血压表气袋，用多头腹带将棉垫、气袋同腹部一起束紧，然后由静脉注入对比剂。当注入对比剂1~2ml后减慢速度，观察2~3min，如被检者无不良反应，即将对比剂在2~3min内注完，必要时可缩短注药时间。注药中若有反应，应立即停止注药。如反应轻微，待症状缓解后仍可继续造影。对比剂注射完毕，给血压表气袋注气，压力为80~100mmHg，压迫输尿管以阻止对比剂进入膀胱，以利于肾盂充盈显示。注药完后于7min、15min及30min各摄肾区片1张。肾盂肾盏显影良好时，解除腹带，摄全尿路片1张。若30min肾盂显影淡或不显影，膀胱内又无对比剂，应解除腹带，延长至1~2h重摄肾区片。

（6）摄影技术：常规法静脉肾盂造影多摄取肾区前后位片，观察肾盂肾盏内对比剂充盈情况。摄片时取仰卧位，身体正中线对准台面中线，两臂放于身旁。中心线对准胸骨剑突至脐部连线的中点。照射野尺寸应控制在25cm×30cm（10英寸×12英寸）。曝光时，被检者先深吸气后呼气再屏气。

（7）照片显示：正常尿路造影是经静脉注入对比剂后1~2min肾实质显影，密度均匀。2~3min后肾小盏开始显影，随后肾大盏和肾盂也对称显影。7min时肾盂、肾盏在照片上显示的影像较淡，15min后影像显示清晰，30min时肾盏、肾盂显影最浓。如果肾功能不良，则显影延迟，密度较低，严重时可不显影。

正常肾盂多呈三角形，上缘凸，下缘凹呈弧形弯曲，基底位于肾窦内，尖端向内下与输尿管相连。在全尿路片上输尿管呈细带状影。膀胱内虽有对比剂充盈，但因量较少，充盈不足，故膀胱上方多呈凹陷状。正常两侧肾盂肾盏密度相等（图5-3-6）。

（8）注意事项：腹部有巨大肿块、肥胖及腹水的被检者压迫输尿管有困难时，可采用倾斜摄影床

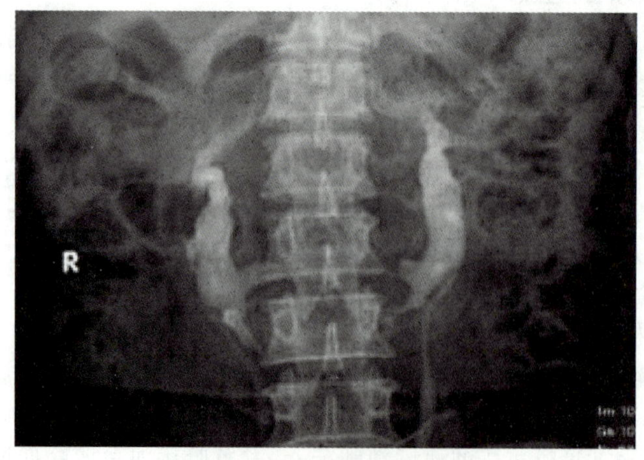

图5-3-6　静脉肾盂造影

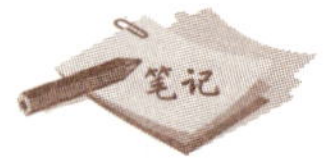

面的方法，使被检者头低足高30°角，以减缓对比剂及尿液流入膀胱；若因腹带压力过大，出现迷走神经反应或下肢血供不足时，应减轻腹带压力或暂时松解，待症状缓解后重新加压或采用头低足高位继续造影，症状严重者应立即解除腹带，进行对症治疗；对于年老体弱、腹主动脉瘤及腹部手术后不久的被检者，也可采用将双倍量的对比剂3min内注射完毕，不加压迫带，取头低足高15°角位，被检者无压迫之苦，且能达到诊断要求。

2. 大剂量静脉肾盂造影　是将100ml以上的对比剂加葡萄糖液做快速静脉滴注，使全尿路显影的一种检查方法。

（1）适应证：包括常规法静脉肾盂造影或逆行肾盂造影显影不满意，肥胖、腹水及腹部巨大肿块，高血压被检者需要观察肾脏，不合作的小儿和为了观察全尿路者。

（2）禁忌证：包括碘过敏者，有严重的心血管疾病因大量液体快速注入静脉可增加心脏负担者，多发性骨髓瘤合并肾功能衰竭者，有严重肝病者。

（3）对比剂：多用60%复方泛影葡胺，剂量按体重2ml/kg计算，加入等量5%葡萄糖混匀后使用。对比剂量最大不应超过140ml。

（4）造影前准备：不必禁水。肾功能损害严重时，禁水不但达不到提高肾盂内对比剂浓度的目的，反而导致体内电解质紊乱，引起无尿症。亦不需做压迫输尿管准备。其他准备事项同常规法静脉肾盂造影。

（5）造影技术：被检者仰卧于摄影台上，先摄取全尿路平片一张。然后采用静脉法将对比剂在5~8min内快速滴注完毕，因时间过长会影响显影效果。自注药开始后的10min、20min及30min各摄尿路片一张。若肾盂、肾盏及输尿管显影不良，可适当延长时间后再摄片。

（6）摄影技术：摄影位置同腹部前后位，因在一张片上能够同时显示肾实质、肾盂、输尿管及膀胱，所以照射野应包括第11胸椎及耻骨联合。中心射线经耻骨联合至剑突连线的中点垂直射入接收器。必要时，加照膀胱斜位及尿道片。

（7）照片显示：因对比剂量大，肾实质内充有较多的对比剂，使肾影密度增高，肾盂、肾盏、输尿管及膀胱内可同时有对比剂显影。

（8）注意事项：造影中少数病人可出现轻度咳嗽、喷嚏、皮疹或面部潮红等，通常不需做任何处理而自愈。如症状较重，应降低注药速度或停止注药，予以对症处理。

（二）逆行尿路造影

1. 逆行肾盂造影　是通过膀胱镜将输尿管导管插入输尿管内，经导管注入对比剂，使肾盂、肾盏、输尿管等全尿路充盈并显示其形态的一种检查方法。优点为充盈完全，显影清晰，不受肾功能障碍的影响，同时摄片时间及体位不受限制。缺点为操作复杂，痛苦较大，不能观察肾功能，且易发生逆行性感染。故此种检查多用于做选择性应用。

（1）适应证：包括碘过敏者，静脉肾盂造影不能达到诊断目的者，如严重的肾盂积水、肾结核及先天性多囊肾等，输尿管疾患如肾输尿管连接处狭窄及中下段输尿管受阻、占位、重复肾及输尿管断裂等，邻近肾及输尿管的病变，证实尿路结石的部位等。

（2）禁忌证：包括尿道狭窄，肾绞痛及严重血尿、泌尿系统感染，严重膀胱病变禁做膀胱镜检查者，心血管疾患及全身性感染者。

（3）对比剂：非离子型对比剂，或者76%复方泛影葡胺稀释至15%~35%，一般用量为每侧10~20ml。具体用量要根据临床实际操作而定。如有阳性结石，可选用气体。

（4）造影前准备：检查前清洁灌肠，清除肠道内积粪和气体；禁食有关药物；摄尿路平片等。但不必禁水、做碘过敏试验。

（5）造影技术：通常在无菌条件下由泌尿科医师通过膀胱镜将导管插入输尿管，透视观察导管位置，导管头一般在肾盂下方一个椎体为宜。透视下缓慢注入对比剂，速度不宜过快，压力不能过高，以免对比剂外溢，影响诊断。对比剂一般每侧注入5~10ml，用10~15s注入完毕，还可根据病情多次重复注射。当透视下观察肾盂、肾盏充盈满意后，根据诊断需要立即摄片，照片显示满足诊断要求后拔出导管，终止检查。

（6）摄影技术：常规摄取腹部仰卧前后位片，必要时加摄侧位、斜位、头高位或头低位片。若需观

察肾盂、肾盏的排空，可在注入对比剂后2min再摄片。若观察肾盂、输尿管交界处，须先把导管抽至输尿管上1/3处，然后注入对比剂并摄片。若观察输尿管情况，应将导管缓慢抽至输尿管下端，注入少量对比剂后摄片。同时加摄左右斜位片，以明确导管与阴影的前后左右关系，以便确诊。

（7）照片显示：由于对比剂浓度高，肾盂肾盏与周围组织对比良好，影像清晰，优于静脉肾盂造影。

（8）注意事项：双侧输尿管导管注射对比剂时，注射速度不宜过快，必须同步。若被检者一侧肾区有胀感时，应停止注药，另一侧继续注射至肾区有胀感为止。对于肾盂积水的受检者，造影的目的在于了解梗阻病变的位置和性质，切忌在扩大的肾盂内再注入大量对比剂，否则会因突然增加肾脏内的压力而导致输尿管完全梗阻或并发感染（图5-3-7）。

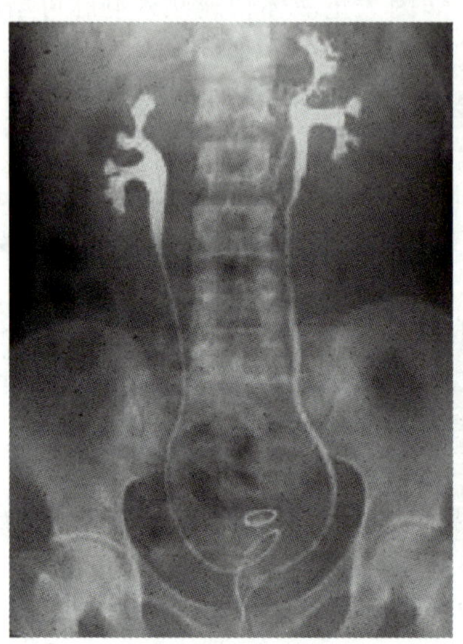
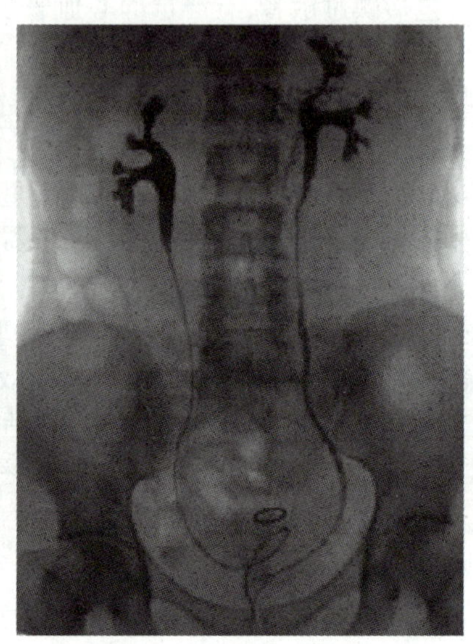

图5-3-7　逆行肾盂造影

2. 膀胱造影　是利用导管经尿道插入膀胱内，逆行注入对比剂，以显示膀胱的位置、形态、大小及与周围组织器官的关系，采用透视和摄片相结合的检查方法。膀胱造影主要有逆行造影和静脉尿路造影等，但以逆行造影最为常用。

（1）适应证：包括膀胱器质性病变，如肿瘤、结石、炎症、憩室及先天性畸形；膀胱功能性病变，如神经性膀胱、尿失禁及输尿管反流；膀胱外在性压迫，如前置胎盘、盆腔内肿瘤、前列腺疾病、输尿管囊肿等。

（2）禁忌证：包括尿道严重狭窄、膀胱大出血、膀胱及尿道急性感染等。

（3）对比剂：常用碘浓度为非离子型对比剂-370（含碘浓度370mg/ml）稀释至一半浓度，或者76%复方泛影葡胺稀释至35%左右。成人一般为250~300ml；小儿视年龄而定，2~5岁20~70ml，6~12岁70~150ml。疑有膀胱结石或肿瘤病变者，用低浓度对比剂，以免遮盖病变。

膀胱造影亦可选用空气作对比剂，剂量250~300ml，通常注气到病人有胀感为止。也可先注入上述碘液类对比剂30~50ml，再注入空气或氧气250~300ml，做双重对比造影。

（4）造影前准备：清洁灌肠，清除结肠及直肠内的粪便和气体；嘱被检者排空尿液，排尿困难者应插管导尿；准备导尿管，成人用12~14号，小儿用8~10号；插导尿管所需消毒用具等。

（5）造影技术：被检者仰卧检查台上，导尿管顶端涂润滑剂后经尿道插入膀胱，固定导尿管，在透视下将对比剂缓慢注入膀胱。注药中经常变换受检者体位，做多轴位观察，发现病变及时点片。注药完毕即拔出导尿管，摄取前后位及左、右后斜位片。图像观察满意后，嘱被检者自行排尿，将对比剂排出。

（6）摄影技术：一般采用膀胱前后位、膀胱右后斜位、膀胱左后斜位，必要时加摄侧位或俯卧位。

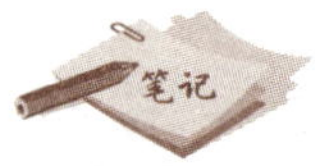

（7）照片显示：膀胱显示为密度增高的椭圆形影，前后位显示膀胱两侧壁及顶部边缘，右后斜位观察膀胱的右前缘及左后缘，左后斜位则显示膀胱左前缘及右后缘（图5-3-8）。

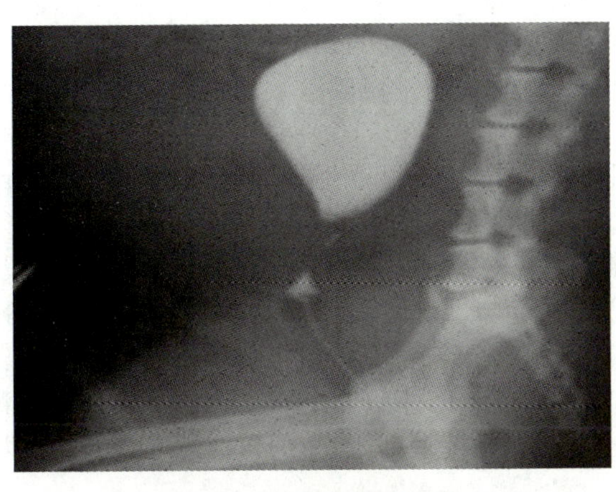

图 5-3-8 正常膀胱造影

（8）注意事项：摄取膀胱造影片均用滤线器，焦点至接收器的距离为 75～90cm；插导管时动作要轻，以免损伤尿道；单纯膀胱气体造影对观察膀胱内低密度结石、小肿瘤及异物等更为清晰。

3. 尿道造影　是诊断尿道疾病常用的检查方法，多用于检查男性尿道。

（1）适应证：包括尿道结石、肿瘤、瘘管及尿道周围脓肿，前列腺增生、肿瘤及炎症，先天性尿道畸形如后尿道瓣膜、双尿道及尿道憩室，尿道外伤性狭窄等。

（2）禁忌证：包括急性尿道炎、阴茎头局部炎症及尿道外伤出血等。

（3）对比剂：常用非离子型对比剂-370 稀释至一半浓度，或 76%泛影葡胺稀释至 30%左右。注入法，用量 20～30ml；排尿法，是将 76%复方泛影葡胺 40ml 加入 150～200ml 氯化钠稀释后注入。

（4）造影前准备：检查前嘱被检者自行排尿，有过敏史者做碘过敏试验，备好导尿管、对比剂及消毒用具等。

（5）造影方法

1）注入法：被检者仰卧摄影台上，尿道外口及周围常规消毒，将导尿管插入尿道外口内少许，用胶布固定，由导管注入对比剂。在注药 20ml 时嘱被检者做排尿动作，使随意括约肌松弛，利于后尿道充盈。继续注药的同时进行摄片。亦可用一带锥形橡皮头的注射器将对比剂直接注入尿道，适用于尿道狭窄不易插入导管，需观察前尿道病变者。

2）排尿法：为注入法的补充检查方法。通常在注入法检查完毕时，膀胱内留有大量的对比剂，此时可嘱被检者排尿并同时摄片；也可将导尿管插入膀胱，注射对比剂 150～200ml，拔出导尿管。将被检者置于摄影体位，嘱其自行排尿，在排尿过程中摄片。排尿法造影时，因后尿道松弛，管腔较大，利于观察膀胱颈及尿道功能，或有无后尿道狭窄等先天性畸形。

（6）摄影技术：被检者仰卧于摄影床上，右侧抬高，使身体矢状面与床呈 45°角，左髋及膝关节屈曲 90°角，平放摄影台上，阴茎拉向左方，与床面平行。照射野上缘与髂前上棘相齐，下缘包括全尿道。男性尿道造影常摄取左后斜位，亦可摄前后位或右后斜位片。中心线经耻骨联合前缘垂直射入。

（7）照片显示：尿道起于耻骨联合上方的膀胱下缘，向下行走为后尿道，管腔较粗呈梭形，长 3. 0～3. 5cm。膜部较细，在耻骨联合后下方，以下为尿道海绵体部（图 5-3-9）。

（8）注意事项：注入法造影时，注药压力不宜过高，以免因尿道狭窄而引起破裂，使对比剂进入组织间隙及血管内。

（三）生殖系统造影

生殖系统造影主要是指子宫输卵管造影，它是经子宫颈口注入对比剂，以显示子宫颈管、子宫腔及两侧输卵管的一种 X 线造影检查方法。主要用于观察子宫的位置、形态、大小以及输卵管是否通畅等病变。部分被检者造影后可使原输卵管阻塞变为通畅而达到治疗目的。对于多次刮宫后引起的宫腔内粘连，造影还有分离粘连的作用。

1. 适应证　包括子宫病变如炎症、结核以及肿瘤，子宫输卵管畸形、子宫位置或形态异常，确定输卵管有无阻塞及阻塞原因和位置，各种绝育措施后观察输卵管情况。

2. 禁忌证　包括生殖器官急性炎症，子宫出血、经前期和月经期，妊娠期、分娩后 6 个月内和刮宫术后 1 个月之内，

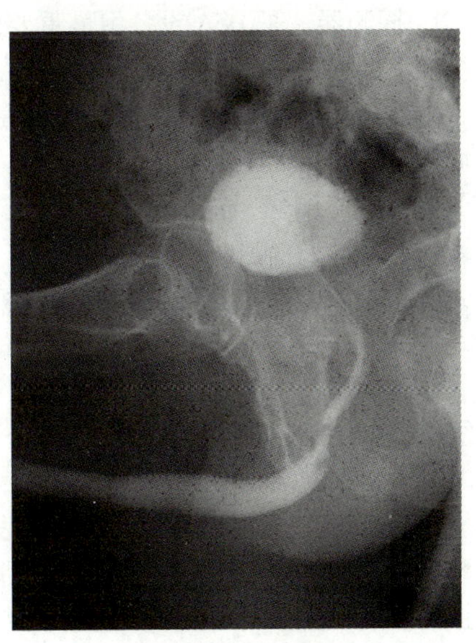

图 5-3-9 尿道造影

子宫恶性肿瘤,碘过敏者。

3. 对比剂 常用碘浓度为非离子型对比剂-370或碘油。

4. 造影前准备 造影时间选择在月经停止后第3~7天内进行;做碘过敏试验;造影前排空大小便,清洁外阴部及尿道。

5. 造影技术 常规插管及注射对比剂由妇产科医生操作。病人仰卧检查台上,取截石位,消毒铺孔巾后用窥阴器扩张阴道暴露宫颈。将一个子宫颈钳夹住子宫颈之前唇,探宫腔深度后,放入锥形橡皮头的导管。将注射器灌满对比剂,首先将导管充盈排气,以免假性充盈缺损形成。在透视下先缓慢分段注入3ml,然后再注入至子宫输卵管全部充盈,注射中切忌压力过高,并在透视下密切观察是否有宫旁静脉对比剂逆流。

6. 摄影技术 被检者仰卧摄影台上,正中矢状面对准并垂直台面中线。照射野上缘达髂前上棘,下缘包括耻骨联合。一般在子宫输卵管充盈后即停止注射,摄取第一张片,加摄双侧输卵管斜位片,水质对比剂15min后、碘油24h后摄排空后照片。

7. 照片显示 子宫位于耻骨联合上方,宫腔为倒置三角形。充盈对比剂的子宫腔密度均匀,边缘光滑,宫颈管边缘呈羽毛状或棕榈状。输卵管自子宫角伸向盆腔两侧,呈迂曲柔软的线条状,由内端向外端分为间质部、峡部、壶腹部和伞部(图5-3-10)。

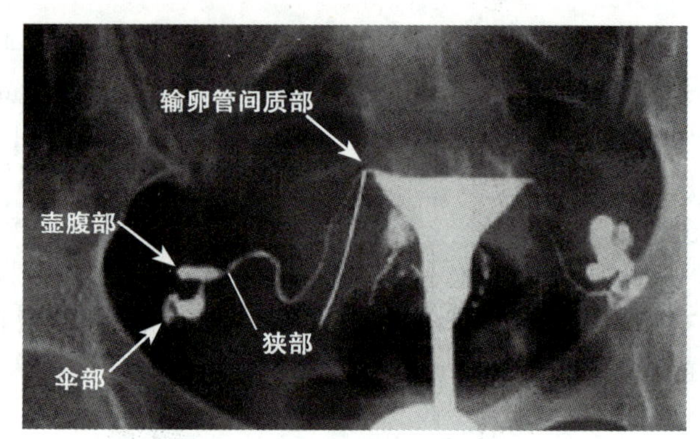

图5-3-10 子宫输卵管造影

8. 注意事项 注射对比剂过程中,透视发现子宫腔轮廓不清、周围出现条纹状和树枝状阴影时,为对比剂进入子宫静脉征象,应立即停止注药;尽量缩短透视时间,减少X线照射量;造影前3天及造影后1周内禁止性交,造影前应排空大小便,必要时清洁灌肠;忌入气泡,否则易造成误诊;造影后3天口服抗感染药物。

三、心脏及大血管造影

数字减影血管造影(digital subtraction angiography,DSA)是20世纪80年代继CT之后出现的一项医学影像学技术,是电子计算机技术与传统X线血管造影技术相结合的一种检查方法。此处介绍核心的常用技术。

(一)DSA设备的构造及特性

1. 探测器 是DSA设备中最重要的部件之一,常用的探测器种类包括影像增强器探测器、数字平板探测器及CCD探测器等。

影像增强器主要作用是提高影像亮度,便于电视摄像机将不可见的X线影像转换成可见光图像。由增强管、管容器、电源、光学系统以及支架部分组成。X线穿过物体后,在增强管输入屏的荧光体层转变成可见光图像,与输入屏相接的光电阴极发出光电子,在聚焦电极及阳极形成的电子透镜的作用下,聚焦加速后在输出荧光屏上形成缩小了的电子影像,再由输出屏转为可见光图像。输出屏上的可见光图像由光学系统传送到电视摄像机,在电视监视器上观察;若输送到录像机可以录像,或输送到DSA设备上进行减影等。

非晶硅平板探测器、非晶硒平板探测器、CCD探测器是近年来出现的新型数字平板探测器,具有X线转换效率高、动态范围大、密度分辨力高等优点,已成为数字DSA的主流机型,其原理可以参见DR。

2. C型臂 两顶端分别安装射线发射装置和信号检测设备,一端为X线管组件和准直器,另一端安装影像增强器、X线电视摄像机或平板探测器等。C型臂能绕水平轴转动,以调节X线管组件的不同摄影角度,适应不同体位和位置的检查要求。其特点为:①机架倾斜时不影响术者操作,并且从各个方向操作导管时均不受机架干扰;②多角度造影时,机架与导管床无位置冲突;③机架具有按预设

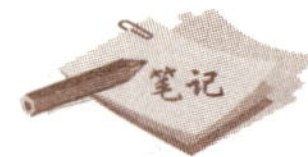

角度自动复位功能；④影像增强器及X线准直器窗口设有安全保护传感器，当发生位置冲突时能自动安全地停止机械动作；⑤摄影过程中能按无菌要求操作机架；⑥电缆表面有覆盖物，方便清洁；⑦双向摄影装置的机架之间有机械或数字防撞传感器，能避免发生碰撞。

3. 导管床　是DSA检查时所用的手术床。为方便操作，该床为单端固定，可上下升降、前后移动、左右旋转，有的导管床还具有头脚端倾斜的功能。导管床的床面材质一般为碳素材料，具有吸收X线少、质地均匀、强度高的特点。

4. 操作台及计算机系统　按照不同检查需求，可分别选择曝光剂量如mA、kV等，或选用自动曝光方法。可根据检查部位特点及检查要求，选择采集帧数，设置曝光启动时间及动态或静态采集。可进行受检者基本信息录入，通过监视器实时显示采集的影像，并可进行图像回放、放大、像素移位、边缘增强、图像冻结等操作，随时显示DSA的工作状态及操作提示等。

（二）高压注射器

DSA检查中对比剂的总量、流速控制及与曝光时间同步等都关系到检查成败及受检者安全。高压注射器能够确保在短时间按设置要求将对比剂注入血管内，高浓度显示目标血管，形成高对比度影像。高压注射器包括注射头、控制台、多向移动臂及机架。

1. 注射头　包括针筒及控制针筒活塞，显示容量刻度装置、指示灯及加热器组成。

2. 控制台　由主控板和系统显示构成。控制台功能很多，主要有信息显示部分、技术参数选择、注射控制等。

（1）信息显示：主要显示注射器的工作状态及操作提示，如对比剂每次实际注射量及对比剂累积总量、剩余对比剂量及操作运行中故障提示。

（2）参数选择：按照检查要求，可分别选择对比剂总量、流速（ml/s）、选择单次或多次重复注射、注射或X线曝光延时选择。注射延时方式为先X线曝光后注射，X线曝光延时为先注射后曝光。

3. 多向移动臂及机架　高压注射器多向移动臂具有三轴方向，安置在落地机架或天轨上，移动方便，不占地面空间。

4. 工作原理　高压注射器通过控制对比剂剂量、流率、注射压力等满足造影需求。其基本原理是由电机转动推动螺杆前进，继而推动针筒内的活塞开始注射。通过多圈电位器转动反馈螺杆所处的位置，并由机械限位装置控制前和后位置，以此控制注射剂量。在微机设定注射流率后，由控制电路控制电机转速。当设定的速度与实际速度不等时，电机转动，以调节注射速度。电机后端具有反馈线圈，把电机转动的信息反馈给控制板，当超速时停止电机转动，终止注射。

注射压力是由控制电路来监测与限制主电路采样电机电流，通过速度的反馈计算出压力值，并与预置的压力极限比较。如果达到压力极限，电机会以一定比例减速（约10%左右），注射继续进行。如果在短时间内速度无法下降，则报错并停止注射。在整个注射结束后，控制制动交换器切断电机电源，使电机停转。

（三）成像方式

DSA的成像方式分为静脉DSA（IV-DSA）和动脉DSA（IA-DSA）。静脉DSA又可分为外周静脉法和中心静脉法，动脉DSA又可分为选择性动脉DSA和超选择性动脉DSA。随着DSA设备的性能不断升级和介入放射学的发展及广泛的临床应用，DSA的成像方式有了较大的变化。

1. 静脉DSA（IV-DSA）　是一种高对比剂剂量的造影检查，每次检查需要多次注入大量对比剂方能显示感兴趣区的全貌。在进行IV-DSA时，先要进行血液循环时间的估测，循环时间长短又受诸多因素影响，如个体差异、运动状况及受检部位的距离，导管顶端及对比剂注射部位等。目前用外周静脉法和中心静脉法DSA来显示动脉系统的方法已基本废弃。

2. 动脉DSA（IA-DSA）　是将对比剂直接进入兴趣动脉或接近兴趣动脉处，可明显改善小血管的显示。IA-DSA优点：对比剂用量少，浓度低；低浓度的对比剂减少了被检者的不适，从而减少了移动性伪影；血管相互重叠少，明显改善了小血管的显示；操作灵活性大，便于介入治疗，对被检者亦无较大的损伤。动脉DSA成像方式的应用日趋广泛。

DSA显示血管的能力与血管内碘浓度和曝光量平方根的乘积成正比。如欲使直径相差一倍的两血管成像获得同样清晰的效果，可将血管内的碘浓度加倍或将曝光量增强4倍。但从受检者的辐射

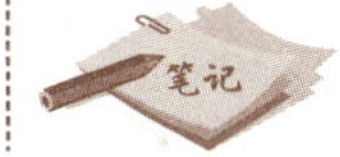

剂量和设备的负荷考虑，可取的方式是提高血管内碘浓度。

3. 动态DSA　在DSA成像过程中，X线管、人体和探测器在规律运动的情况下获得DSA图像的方式称为动态DSA。常见的是旋转式血管造影、步进式血管造影或遥控对比剂跟踪技术等。

（四）DSA减影方式

DSA是通过计算机处理突显血管而消除其他组织干扰的技术。减影方式有时间减影、能量减影及混合减影。现常用的是时间减影。

1. 时间减影（temporal subtraction）　是注入的对比剂团块进入兴趣区之前，将一帧或多帧图像作蒙片（mask）像储存起来，并与按时间顺序出现的含有对比剂的充盈像一一进行相减。这样消除了两帧间相同部分的影像，突出显示对比剂通过的部分。因造影像和mask像两者获得的时间先后不同，故称时间减影。它包括脉冲方式、超脉冲方式、连续方式、时间间隔差方式、路标方式、心电图触发脉冲方式等。

（1）脉冲方式（serial mode or pulse mode）：为每秒进行数帧摄影，采用间隙X线脉冲曝光，持续时间（脉冲宽度）在几毫秒到几百毫秒之间。同时，DSA系统在对比剂未注入造影部位血管前和对比剂逐渐扩散的过程中对X线图像进行采样和减影，最后得到一系列连续间隔的减影图像。脉冲方式的特点是间隙、一连串单一曝光，射线剂量较强，所获得的图像信噪比较高，图像质量好，是一种普遍采用的方式。这种方式主要适用于活动较少的部位，如脑、颈、腹部等。

（2）超脉冲方式（super pulse mode）：是在短时间进行每秒6~30帧的X线脉冲摄影，然后逐帧高速重复减影，具有频率高、脉宽窄的特点。应用于快速运动的器官，以减少图像的运动性模糊，如心脏、冠脉及大血管DSA成像。由于每帧的X线量较低，噪声相应增加，对比分辨力降低。由于在短时间内进行一系列的X线曝光，对X线机要求较高，X线管的负荷也增大，需用大电流的大热容量X线管以及极少延时的快速控制电路。

（3）连续方式（continuous mode）：与透视一样，X线机连续发出X线照射，得到与电视摄像机同步、以25~50帧/s的连续影像信号，亦类似于超脉冲方式。它以电视视频速度观察连续的血管造影过程或血管减影过程。连续方式频率高，能显示快速运动的部位，如心脏、大血管，单位时间内图像帧数多，时间分辨力高。在这种方式时，采用连续X线或脉冲X线照射，在摄制了mask以后，每张图像都与之相减，产生一个连续的图像系列。

（4）时间隔差方式（time interval difference，TID）：是mask像不固定，顺次随机地将帧间图像取出，再与其后一定间隔的图像进行减影处理，从而获得一个序列的差值图像。mask像时时变化，边更新边重复减影处理。

（5）路标方式（road map mode）：其使用为介入性操作插管提供了安全快捷的条件，是一种实时时间减影技术。它是以透视的自然操作作为“辅助mask”，用含对比剂的充盈像取代辅助mask而作实际mask，与随后不含对比剂的透视像相减，获得仅含对比剂的血管像，以此作为血管内插管的路标。操作者能清楚地了解导管的走向和尖端的具体位置，顺利地将导管插入目的区域。

（6）心电图触发脉冲方式（EGG mode）：心电图触发X线脉冲与固定频率工作方式不同，它与心脏大血管的搏动节律相匹配，以保证系列中所有的图像与其节律同相位，释放曝光的时间点是变化的，以便掌握最小的心血管运动时机。外部心电图以三种方式触发采像：①连续心电图标记；②脉冲心电图标记；③脉冲心电门控。在系列心电图触发工作中，由于避免了心电图搏动产生的图像运动性模糊，所以在图像频率低时也能获得对比度和分辨力高的图像。此方式用于心脏大血管的DSA检查。

2. 能量减影（energy subtraction）　也称双能减影、K缘减影，即进行兴趣区（ROI）血管造影时，几乎同时使用两个不同的管电压进行曝光采像，由此产生的两帧图像进行减影，由于两帧图像是利用两种不同的能量摄制的，所以称为能量减影。

能量减影是利用碘与周围软组织对X线衰减系数在不同能量下有明显差异的物理特性，即碘在33keV时，其衰减曲线具有锐利的不连续性，此临界水平称K缘。而软组织的吸收系数曲线是连续的，没有碘的特征，并且能量越大其质量衰减系数越小。碘的这种衰减特性与碘原子在K层轨迹上的电子有关，如果采用两种不同能量，即高于或低于K缘的两种X线光谱进行摄影时，可获得对比剂到达前后的高千伏和低千伏两组图像。若将这两帧像相减，所得的图像将有效地消除软组织，保留含碘血

管信息和少量骨骼影。

能量减影法还可以把同吸收系数的组织分开，把骨组织或软组织从 X 线图像中除去，得到仅含软组织或骨组织的影像。能量减影技术要求 X 线管的电压在两种能量之间进行高速切换，增加了设备的复杂性，同时这种减影不能消除骨骼的残影。

3. 混合减影（hybrid subtraction）　基于时间与能量两种物理变量，是能量减影同时间减影技术相结合的技术。混合减影是先使用双能量 K 缘减影，获得的减影像中仍含有一部分骨组织信号。再将能量减影过的蒙片和能量减影过的造影像作一次时间减影，形成第二次减影，消除残存骨组织信号，得到纯含碘血管图像。

（五）图像采集

1. 一般资料输入　在受检者进行 DSA 检查治疗前，应输入姓名、性别、年龄、登记号、造影部位等基本资料。

2. 确定 DSA 方式　选择与造影部位和受检者状态相适应的减影方式。例如，盆腔、四肢血管选用脉冲方式，每秒 2～3 帧即可，而冠状动脉则应选用超脉冲方式，心脏可选用心电图触发脉冲方式，每秒 25 帧以上。

3. 采集时机　采集时机及帧率的选择原则是使对比剂的最大浓度出现在所摄取的造影系列图像中，并尽可能减少受检者的曝光量。

采集时机实际包括采集延迟和注射延迟两个方面：采集延迟就是先注射对比剂，然后曝光采集图像；注射延迟则先曝光采集图像，后注射对比剂。延迟时间的选择取决于造影方法及导管顶端至造影部位的距离，在 IV-DSA 或导管顶端距兴趣区较远时，应使用采集延迟；IA-DSA 特别是选择性和超选择性动脉造影时，应选用注射延迟。

4. 选择相关技术参数　DSA 检查前都要选择减影方式、矩阵大小、增强器输入野的尺寸（放大率）、摄像机光圈大小、X 线焦点、X 线管的负载、X 线脉冲宽度、千伏和毫安值、采像帧率、mask 的帧数、积分帧数、放大类型、曝光时间、注射延迟类型和时间、对比剂总量和浓度、注射流率、噪声消除方式等。这些参数的选择依据 DSA 的装置不同而不同。

（六）术前准备

1. 病人准备　做碘过敏及麻醉药过敏试验；检查心、肝、肾功能，出凝血时间及血常规；穿刺部位备皮；术前 4h 禁饮食，给镇静剂及排空大小便；向被检者解释，消除顾虑及紧张，争取术中配合；备好临床检查资料和有关影像学资料；建立静脉通道。

2. 器械准备　事先检查 X 线机、导管床、DSA 设备及高压注射器，以免术中设备出现故障；准备好相应型号的穿刺针、导丝及适宜形状的导管、消毒手术包；必要的抢救设备，如氧气、除颤器、气管切开包、气管插管器械等。

3. 药品准备　备好相应浓度的对比剂；准备栓塞剂、抗凝剂、化疗药及各种急救药物。

4. DSA 的适应证

（1）血管病变：①局限性或弥散性血管狭窄，或血管狭窄与扩张相间；②血管闭塞和阻塞、血管瘤、动静脉畸形和动静脉瘘；③血管先天性变异畸形或缺如；④血栓形成和静脉瓣膜功能不全；⑤人造血管或冠脉搭桥血管的再病变等。

（2）出血性病变：①消化道急、慢性出血；②支气管大咯血；③外伤性血管损伤；④自发性动脉瘤破裂或动静脉畸形血管破裂；⑤医源性（如手术、穿刺）所致的血管损伤等。

（3）血管的介入治疗：①血管成形术；②血管内支架安置术；③经颈内静脉门体静脉分流术；④血管内溶栓术；⑤出血动脉及肿瘤供养动脉的栓塞术等。

（4）鉴别诊断：①良、恶性肿瘤的鉴别；②炎性与肿瘤性病变的鉴别；③血管瘤与囊性病变及肿瘤性病变的鉴别等。

（5）术后随访：①冠状动脉搭桥术后复查；②颅内血管性病变术后复查；③血管成形术后复查；④血管内支架安置术后复查；⑤人造血管术后复查等。

（6）各种先天性心脏病。

5. DSA 的禁忌证　包括：碘和麻醉剂过敏，严重的心肝肾疾患，严重的血管硬化或穿刺血管严重

阻塞病变，急性炎症、高热，严重的出血倾向和凝血功能障碍，穿刺部位感染。

（七）DSA 的临床应用特点

1. DSA 与传统心血管造影的比较　与传统心血管造影相比，DSA 具有以下优势：①图像的密度分辨力高，可使密度差值为 1% 的影像显示出来；②图像系列的摄制、储存、处理和传递都是以数字形式进行；③能消除造影心脏血管以外的结构，仅留下造影的心血管影像、图像清晰且分辨力高；④能作动态性能研究，如确定心脏功能参数（射血分数、体积变化等），研究对比剂在血管内的流动情况，从而确定器官的相对流量、灌注时间和血管限流等；⑤具有多种后处理功能，对图像进行各种处理、测量和计算，有效地增加诊断信息；⑥造影图像能长期存盘，反复观察，且无信息损失；⑦DSA 的血管路径图功能能作为插管的向导，减少手术中的透视次数和检查时间；⑧DSA 对微量碘信息敏感性高，对比剂用量少、需要的浓度低，而图像质量高；⑨超脉冲 DSA 成像速度快，时间分辨力高，单位时间内可获得较多的画面。

2. 动脉 DSA 与静脉 DSA 比较　动脉 DSA 是目前应用较广泛的成像方式，与静脉 DSA 相比，其主要优势表现在：①所需对比剂的浓度低，用量小；②显像清晰，能显示直径 0.5mm 的小血管，血管相互重叠少；③运动性伪影发生概率大为减少；④放射辐射剂量减少；⑤成像质量高，诊断准确性增加，同时有利于介入治疗。

目前 IV-DSA 基本少用，但选择性 IV-DSA 可用于门静脉、腔静脉、髂静脉、肾静脉、逆行股深静脉等部位的疾病诊断和介入治疗。

（八）临床应用

1. 头颈部血管造影

（1）体位设计及选择：颈内动脉造影常规选择标准正侧位。透视下校正体位，正位两岩骨位于眼眶内下 2/3 处。侧位为水平侧位，两外耳孔重合，必要时倾斜 X 线管。对于动脉瘤根部，可加照 15°～30°角斜位，使之呈切线显示。椎动脉造影常规选择标准侧位和汤氏位。病人呈汤氏位，透视下校正体位，增强器向头端倾斜 30°～35°角，使两侧岩骨位于眼眶的上缘，可见枕骨大孔。侧位为水平侧位，两外耳孔重合。

左前斜 60°～65°角斜位可使主动脉弓、颈动脉及椎动脉彼此分离且清晰显示；左前斜 70°角或右前斜 70°角位，可使颈内与颈外动脉起始部分离；30°角斜位可较好分辨颈内动脉虹吸部；左前斜 25°角或右前斜位，可显示乙状窦与颈静脉球；颈总动脉摄标准正侧位后，再取左前斜或右前斜 5°～30°角位；颅内动脉及颈部动脉造影一般选择 DSA 的常规脉冲方式成像，以 2～3 帧/s 的摄影速度曝光，曝光至静脉回流为止。对于不易配合者，可选用超脉冲方式，以每秒 25 帧的摄影速度曝光。采用注射延时，先曝光采集 mask 像 1～2s 后，再注射对比剂。

（2）造影参数的选择：对比剂浓度为 50%～60% 非离子型对比剂。于主动脉弓处注药时，颈动脉造影对比剂总量为 10～15ml/次，注射流率 5～8ml/s；椎动脉对比剂总量为 6～8ml/次，注射流率 3～5ml/s，压限 450～600 磅/平方英寸（pounds per square inch，PSI）；颈内动脉注药时，对比剂用量 8～10ml/次，注射流率 6～7ml/s；于椎动脉内注药时，对比剂用量 6～8ml/次，注射流率 4～5ml/s，压限 300PSI；颈总动脉注药时，对比剂用量 10～15ml/次，注射流率 6～8ml/s，压限 450PSI；颈外动脉注药时，对比剂用量 6～8ml/次，流率 4～6ml/s，压限 300PSI。对于超选择性的颅内动脉或颈外动脉的分支，对比剂用量 6～8ml/次，注射流率 3～6ml/s；栓塞后复查造影时造影用量 3～5ml/次，注射流率 2～3ml/s，压限 150PSI，或手推注药行 DSA 采集曝光（图 5-3-11）。

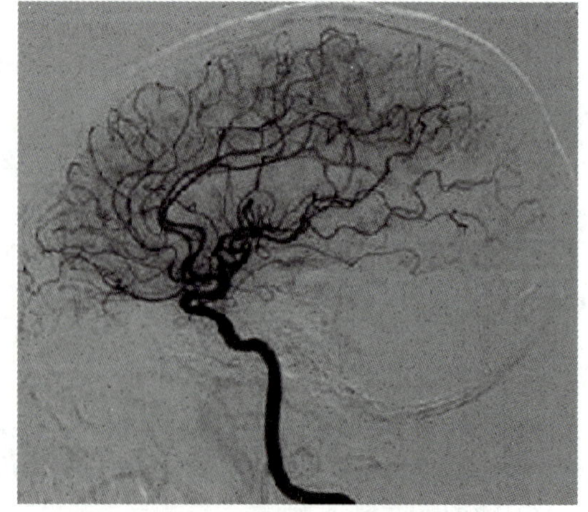

图 5-3-11　脑血管造影

2. 胸部血管造影

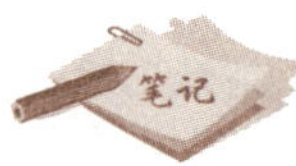

（1）体位设计及选择：支气管动脉造影常规取

正位，必要时加照斜位；上腔静脉造影取正位；肺动脉造影常规取正侧位，肺栓塞时可加照斜位；对支气管动脉、上腔静脉、锁骨下动脉、胸廓内动脉及肋间动脉造影时，选用 DSA 的脉冲方式成像，采像帧率为 36 帧/s。肺动脉采用超脉冲 DSA 成像或 DCM 减影成像，每秒 25 帧。均采用屏气曝光，先曝光 1～2s 采集 mask 像，后注射对比剂，曝光至感兴趣区显示满意为止。肺动脉造影曝光至左房显像，上腔静脉造影曝光至侧支循环显示（图 5-3-12）。

（2）造影参数选择：对比剂浓度为 50%～60% 非离子型对比剂。肺动脉干注药时，对比剂用量 30～40ml/次，流率 15～20ml/s，压限 400～600PSI；一侧肺动脉选择性造影时，对比剂用量 20～30ml/次，流率 10～15ml/s；上腔静脉非选择造影时，对比剂用量 20～30ml/次，流率 10～15ml/s；插管法选择造影时，对比剂用量 15～25ml/次，流率 8～10ml/s；支气管动脉造影时，对比剂用量 5～10ml/次，流率 2～3ml/s，或手推对比剂 DSA 采像；锁骨下动脉造影时，对比剂用量 5～10ml/次，流率 4～8ml/s；腋动脉造影时，对比剂用量 8～10ml/次，流率 5～7ml/s；胸廓内动脉、肋间动脉及腋动脉分支造影时，对比剂用量 6～8ml/次，流率 2～3ml/s。

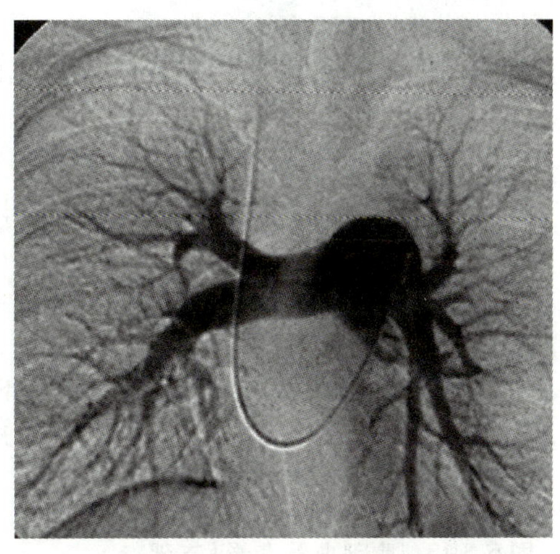

图 5-3-12　肺动脉造影

3. 躯干大血管造影

（1）体位设计及选择：升主动脉、主动脉弓和降主动脉造影应选用左前斜 45°～65° 角位，使之呈平面显示；对于腹主动脉、髂动脉及肺动脉造影，应取正位；如显示肺动脉瓣、主干、分叉和分支的全貌，可取肺动脉轴位，即被检者仰卧，增强器向头侧倾斜 30°～45° 角。大血管造影可采用 DSA 的脉冲方式成像，曝光至兴趣区显示满意（图 5-3-13、图 5-3-14）。

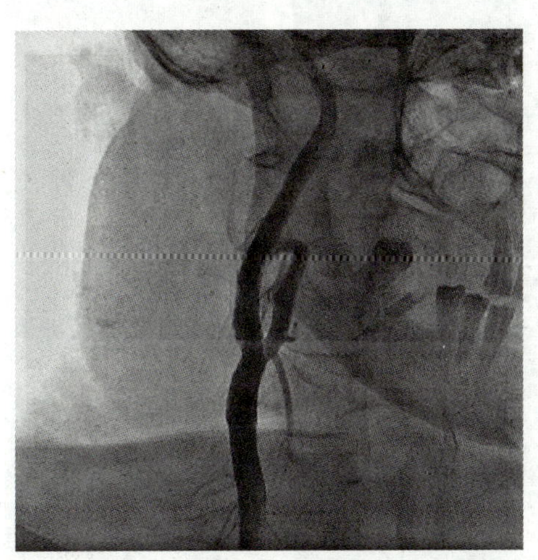

图 5-3-13　颈部大血管造影（支架植入）

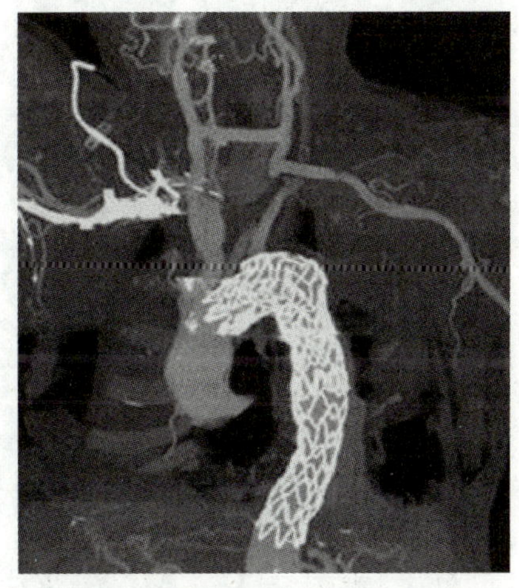

图 5-3-14　胸部大血管造影（支架植入）

（2）造影参数选择：对比剂浓度为 50%～60% 非离子型对比剂。胸主动脉和腹主动脉对比剂量每次 30～50ml，注射流率 15～30ml/s，压限 600PSI；肺动脉对比剂量每次 25～30ml，注射流率 15～20ml/s，压限 450PSI。

4. 腹部血管造影

（1）体位设计及选择：腹腔动脉、肝动脉及其分支血管造影均采用正位。动脉瘤或血管主干相互重叠者，可选用相应的左、右前斜位。肝脏血管造影一般选用 DSA 的脉冲方式，每秒 24 帧。先曝光 1～2s 采集 mask 像，再注射对比剂。腹腔动脉造影观察门静脉者，曝光时间达 15～20s，直至门静脉显示满意。肝动脉造影者，应曝光至肝内毛细血管期显示，或动脉门静脉瘘显示满意（图 5-3-15）。

（2）造影参数选择：对比剂浓度为 50%～60% 非离子型对比剂。腹腔动脉造影每次注射 30～35ml

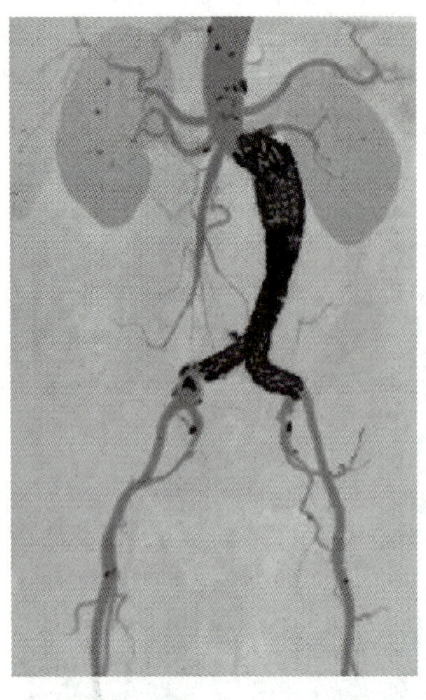

图 5-3-15　腹部血管造影(支架植入)

(需观察门静脉),流率 8～10ml/s;肝总动脉造影每次 10～20ml,流率 5～7ml/s;超选择肝内动脉造影每次 8～10ml,流率 4～6ml/s;肝右动脉比肝左动脉对比剂量和流率均略高;肝内血管栓塞后复查造影,对比剂每次 4～8ml,流率 1～3ml/s。

5. 四肢血管造影

(1) 体位设计及选择:上肢血管造影,被检者仰卧,手臂向外平展;下肢血管造影,病人仰卧,下肢伸直。一般摄取正位,必要时加摄侧位和斜位。摄下肢血管正位片时,股部应轻度外旋,摄片时间为注射对比剂完毕即摄第 1 张照片,隔 3～5s 摄取第 2 张照片。具体摄片时间应根据上下肢血流速度不同、穿刺点与病变部位及病变种类等情况作适当调整。如静脉栓塞者,可于注射对比剂后 5～10s 摄取第 2 张照片(图 5-3-16)。

(2) 造影参数选择:对比剂浓度为 40%非离子型对比剂。锁骨下动脉造影,对比剂总量 12～15ml,流率 4～5ml/s,压限 150～300PSI;腋动脉-上肢动脉造影,总量 10～12ml,流率 3～4ml/s,压限 150～300PSI;髂总动脉-下肢动脉造影,对比剂总量 15～20ml/次,流率 12～15ml/s,压限 300PSI;髂外动脉-下肢动脉造影,对比剂总量为 10～12ml/次,流率 6～8ml/s,压限为 150～250PSI;选择性下肢动脉造影,对比剂总量为 10～12ml/次,流率 4～6ml/s,压限为 150～200PSI;下肢静脉造影,对比剂用量为 60～80ml/次,注射流率 1～1.5ml/s。

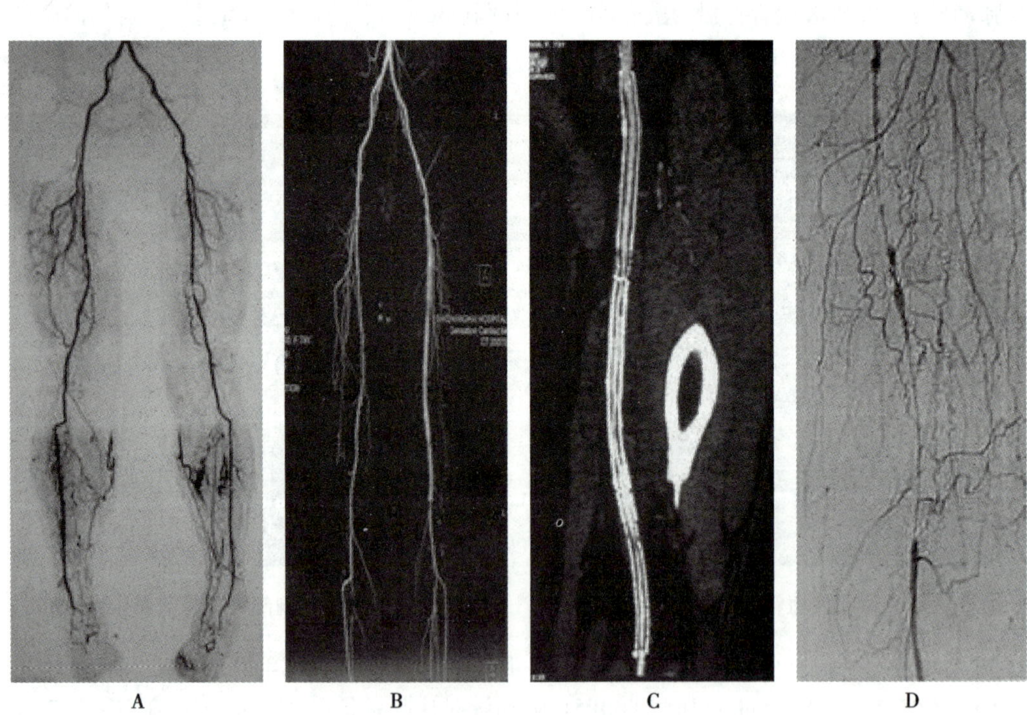

图 5-3-16　下肢血管造影(支架植入)

四、其他造影

(一) 乳腺导管造影

乳腺导管造影是经乳头上的输乳管开口,向输乳管内注入对比剂并进行摄影,以显示部分输乳管的形态及邻近组织结构的检查方法。

1. 适应证　任何有乳头溢液,包括血性、浆液性、黄色和清水样溢液等;单侧乳腺逐渐增大;了解

乳腺肿块与乳导管的关系；分辨手术容易遗漏的深部病变；用于鉴别乳头状瘤和乳腺癌。

2. 禁忌证　对碘对比剂过敏者；急性乳腺炎。

3. 对比剂　碘浓度为350～370mgI/ml非离子型对比剂，每次用量0.5～2ml，水溶性好，优点是在各级导管内扩散充盈良好，易于自动排出和吸收。

4. 造影前准备　清除乳头表面分泌物；乳头皮肤表面的消毒用品一份；造影器具，如4号或5号钝头针、2ml无菌注射器等；其他备品有用作乳头分泌液细胞学检查的载玻片、照明灯、放大镜等。

5. 造影技术　被检者取坐位或仰卧位，清除乳头表面分泌物，用碘酊或75%酒精棉球常规消毒乳头部。可将乳头涂上橄榄油，轻轻挤压乳房，仔细找出溢液的乳导管外口或与肿块相邻部位的乳眼。根据乳眼大小选择针头的粗细，用左手固定乳头，右手持针缓缓地插入乳孔，切勿用力过大而造成人为的假道，或穿破导管使对比剂进入乳导管外的间质，一般进针不超过1cm。注射对比剂前，先排出针管内气体，以免造成类似肿瘤的导管内充盈缺损，防止注射压力过大，当注射到有胀感并能指出对比剂的方向时，即可拔出针头。用棉球或其他胶膜包裹乳头，以免对比剂流出，并迅速进行摄片工作。

6. 摄影技术　常规采用内外斜位（MLO）和头尾位（CC）摄影。必要时需追加侧位。

7. 照片显示　正常乳腺导管自乳头向内分支逐渐变细，呈树枝状影。管径由2～3mm逐渐变细，各支导管通畅、舒展、充盈均匀，直至末支盲管和小叶。青年妇女的乳腺管多而细且密度一致，分支多少可以有所不同（图5-3-17）。

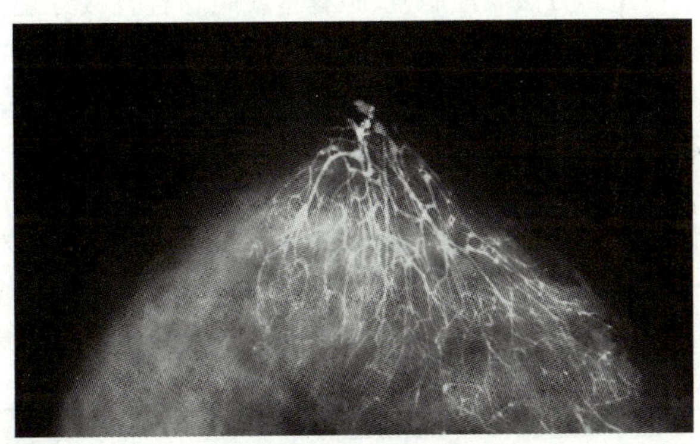

图5-3-17　乳腺导管造影

8. 注意事项　①患乳导管口的选择必须正确，若误插入正常的乳孔可造成假阴性表现；②操作时，勿将小气泡注入乳导管内，否则可造成假性充盈缺损，影响正常诊断；③若乳头溢液较多，注入对比剂前务必将溢液尽量抽净，以免对比剂被溢液冲淡而影响对比；④针头不宜插入过深而刺破管壁，使得对比剂外溢；⑤注射对比剂时应缓慢、轻柔，若注射时感到阻力且被检者主诉有痛感，则表示插管不当，对比剂有外溢进入间质，应立即停止注射；⑥检查后应尽量将对比剂挤出。

（二）T形管胆道造影

胆系手术后，经置于胆总管内的T形引流管注入对比剂而显示胆管影像，称T形管胆道造影。

1. 适应证　胆系手术后了解胆管内是否有残留结石、蛔虫、胆管狭窄，以及胆总管与十二指肠之间是否通畅，从而决定是否终止引流或再次手术。

2. 禁忌证　胆系感染及出血，严重的心、肝、肾功能不良，甲状腺功能亢进，对碘过敏者。

3. 对比剂　常用76%复方泛影葡胺或碘海醇注射液，用量20～40ml。对比剂使用前适当加温，能减少刺激。

4. 造影前准备　清除肠道粪便及气体；做碘过敏试验；备好造影用具及药品等。

5. 造影技术　T形管造影多在术后1～2周内进行。造影时，被检者仰卧在检查台上，引流管口部消毒，抽吸管内胆汁，降低管内压，用生理盐水冲洗胆管，将加温的对比剂10ml缓慢注入T形管内，透视观察肝管及胆总管充盈情况。如果肝管尤其是左侧肝管充盈不良，应采取头低30°角、右侧抬高或左侧卧位，加注对比剂10ml，至全部肝管及胆总管充盈满意后，即进行摄片。

6. 摄影技术　取仰卧位，左侧抬高20°～30°角，避免胆总管同脊柱重叠，必要时加照斜位可清楚显示肝管各支形态。照片胆系显影清楚，对比良好，肝管为树枝状，由细至粗，逐渐移行，边缘整齐，密度均匀，向上可充盈至肝管的3～4级。胆总管为带状，较粗，位于脊柱右缘（图5-3-18）。

7. 注意事项　①对比剂用量不得超过60ml；②注射对比剂前测量胆管内压力；③注射对比剂压力不应太大，防止发生感染；④造影结束后应尽量将对比剂抽出。

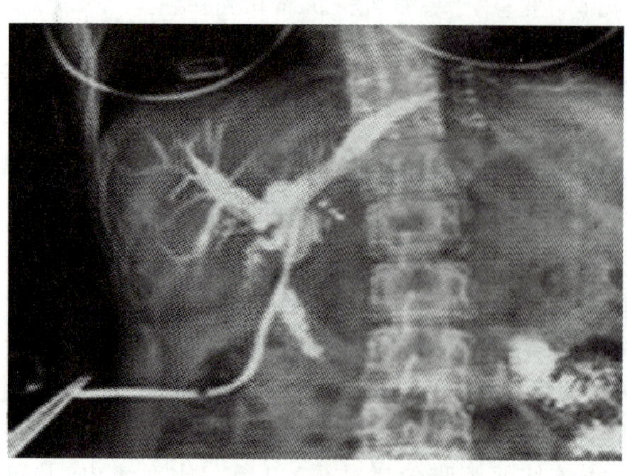

图 5-3-18　T 形管胆道造影

（三）术中胆道造影

1. 适应证　具备胆总管切开的相对适应证者，胆道畸形，胆道严重粘连、解剖关系不清者，不能肯定胆道结石已经取净者，胆道狭窄、缩窄性胆管炎。

2. 禁忌证　碘过敏者，急性化脓性胆囊炎，胆道大出血。

3. 对比剂　常用准备 12.5%碘化钠或非离子型碘对比剂 20~40ml。

4. 造影前准备　准备移动 X 线机，因为术中有可能多次拍片，最好准备移动 DR。在手术台与病人右上腹背部之间预置无菌巾包裹的平板探测器，以备摄片时放置于病人胆区后方。造影时，手术野应除去不透 X 线的器械。

5. 造影方法　经胆囊、胆囊管或胆总管直接穿刺。穿入胆系后，先抽吸胆汁，用生理盐水冲洗后注入对比剂，并立即摄片。

6. 摄影技术　注意先抽除导管或注射器内的空气，推入对比剂 10ml 立即摄片。如果效果不能满足医生要求，可以重复。

7. 注意事项　①应先将导管和注射器内气泡排出，以免将气泡注入胆道而被误认为结石；②胆管下端痉挛，多见于经 T 形管造影时，可能与注药太快、对比剂刺激胆胰管括约肌有关。注药速度应在 10~20s 内注完为宜，术前及术中勿用吗啡类药；③对比剂浓度太高，如达 20%以上，小结石可被掩盖而难以发现；④术中胆道造影与胆总管切开探查两法皆可有假阳性或假阴性，故应相辅应用才能提高正确率（图 5-3-19）。

（四）经皮肝穿刺胆管造影

经皮肝穿刺胆管造影（percutaneous transhepatic cholangiography，PTC）是用细针经皮肝穿刺，直接刺入肝管内并注射对比剂，使胆管显影的一种检查方法。用于鉴别阻塞性黄疸的原因并确定阻塞部位。为了避免发生内出血、胆瘘和胆汁性腹膜炎等并发症，此法常用于造影后立即手术的被检者。

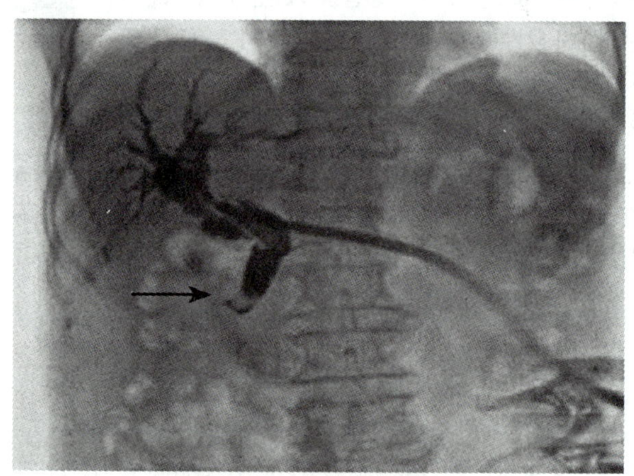

图 5-3-19　术中胆道造影

1. 适应证　原因不明的梗阻性黄疸，肝内胆管结石并有阻塞性黄疸，了解胆管肿瘤的部位及范围，胆道多次手术后仍有梗阻症状，胆管损伤引起胆管狭窄，胆管狭窄或闭锁等先天性畸形，未能确定的肝内、外胆瘘。

2. 禁忌证　凝血功能障碍，急性化脓性胆管炎，病人全身情况差、不准备进行手术者，碘过敏者。

3. 对比剂　常用非离子型碘对比剂，用量 10~40ml。

4. 造影前准备　测定凝血功能，化验血型；嘱被检者练习在较长时间内控制呼吸；建立静脉输液通道；做碘过敏试验；造影前禁食 6~8h；造影前做腹部透视，观察肝下有无充气肠管，以免穿刺时误入肠腔；备好对比剂及穿刺用品。

5. 造影方法　被检者仰卧摄影床上，叩诊明确肝浊音区。透视确定穿刺部位和方向，在被检者深吸气时找出右肋膈角最低点，穿刺部位应在此处稍下方，即位于腋中线第 8、9 肋间处；同时透视确定第 11、12 胸椎的位置，与肝门处于同一平面。然后皮肤消毒，局部麻醉；选用长 18cm、内径 0.5mm、外径 0.7mm、带钢丝针芯的穿刺针，经穿刺点对准肝门方向逐渐刺入；穿刺针与胸壁呈 70°角，进针约 10cm 时，抽出针芯，接上针筒进行抽吸；若针已进入肝内胆管，则有脱空感，并有胆汁流出；若无胆汁流出，

使针筒保持抽吸状缓慢退针，至胆汁流出时固定针头；测量胆管内压力，抽出部分胆汁。缓慢注入对比剂，立即摄片。

6. 摄影技术　常取仰卧位，左侧抬高 20°角前后位摄片，必要时加摄斜位片（图 5-3-20）。

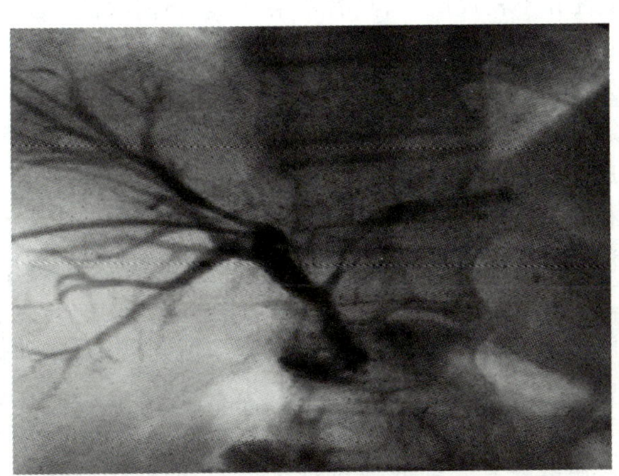

图 5-3-20　经皮肝穿刺胆管造影（胆道支架植入）

（五）小儿肠套叠空气灌肠复位

1. 适应证　临床高度怀疑小儿患有肠套叠；肠套叠在 48h 以内无血便或在 24h 以内有血便。

2. 禁忌证　患儿有休克、脱水、肠坏死及腹膜刺激征象；立位腹平片有穿孔。

3. 造影前准备　空气灌肠前，要检查空气灌肠机功能是否完善，Foley 管气囊有无漏气。在进行此项检查时，应用铅橡皮保护患儿生殖器部位。整复过程中，临床医师必须到场，先用镇静药、解痉药如氯丙嗪、阿托品。

4. 造影方法　空气灌肠前应先立位透视胸腹部或摄立卧位腹平片。将 Foley 管头部涂上液状石蜡，插入肛门，肛管气囊内注入 10～15ml 气体将肛门堵塞，接上空气灌肠机。先进行诊断性空气灌肠，诊断压力为 8kPa（60mmHg），在透视荧光屏上观察气柱前进情况，当见到杯口及软组织块影时即可摄片，以确定肠套叠的诊断。对诊断已经确定的病例，如无上述肠套叠复位的禁忌证，可逐渐增加压力，通常复位压力为 10. 7～13. 3kPa（80～100mmHg），最高压力不能超 16. 0kPa（120mmHg）。维持空气压力约 5min 以后再停歇，必要时可作做适当的肿块按摩。

肠套叠复位成功时可见气体突然进入小肠，回肠充气，透亮度顿时增高，肿块消失，患儿入睡。

（六）窦道及瘘管造影

1. 适应证　先天性窦道以及瘘管如甲状舌管瘘，颈部窦道（鳃瘘）等，感染性窦道如慢性骨髓炎、软组织脓肿等，创伤或手术后并发的窦道。

2. 禁忌证　窦道、瘘管有急性炎症，对碘过敏者。

3. 对比剂　常用非离子型碘对比剂。

4. 造影技术　被检者取卧位，瘘口朝上。常规瘘口及其皮肤消毒后，经瘘口插入造影导管（如窦道内原有引流管，可利用引流管作为造影导管）；用纱布及胶布将导管固定后，于透视监视下经导管缓慢注入对比剂，至对比剂略有溢出时为止，然后透视下选择显示窦道及病灶最清楚的位置与角度点片。

5. 注意事项　①对比剂的选择应根据窦道的大小和部位，窦道较大者宜选用浓度较高的对比剂，窦道较细者则宜选用浓度较低的对比剂，用量的多少取决于腔道的大小；②对比剂的注入应在透视下进行，以便掌握对比剂的引入途径和分布范围，以及选择适当的摄片位置与角度；③至少应摄取互相垂直的两张照片，摄片前应将溢于皮肤、衣服、床单及诊断床上的对比剂全部清除、擦净，以免混淆诊断，必要时应于瘘口做金属标记。

（程曙文）

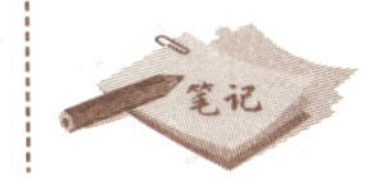

本章小结

1. 理想的X线对比剂应具备的条件包括:①与人体组织的密度对比相差较大,显影效果良好;②无味、无毒性及刺激性和不良反应小,具有水溶性;③黏稠度低,无生物活性,易于排泄;④理化性能稳定,久贮不变质;⑤价廉且使用方便。

2. X线对比剂存在多种不同的分类方法。常用的分类方法包括根据对比剂的显示效果分类、根据对比剂的分子结构分类、根据使用途径分类、根据渗透压分类等。

3. 对比剂的临床应用需了解常用的阴性对比剂和阳性对比剂。

4. 对比剂的引入途径有直接引入和间接引入两大类。

5. 碘过敏试验的方法有静脉注射法、口含试验(舌下试验)、眼结膜法、皮内试验方法等,其中以静脉注射法相对可靠。

6. 在使用碘对比剂前必须与受检者或监护人签署知情同意书,之前做好造影检查前的预防措施。

7. 在使用对比剂后要密切关注患者的临床表现,根据临床表现的轻重采取相应的处理措施。

8. 钡剂造影技术由普通造影发展到低张双对比造影,能够较好地显示消化道的黏膜像和充盈像,对于消化道器质性和功能性变化均能做到详细地观察和记录,对许多早期病变能及时作出诊断。

9. 胆系造影技术由单纯口服法造影发展到静脉注射胆系造影以及经皮穿刺胆管造影等,对胆系检查的质量进一步提高。

10. 泌尿系统造影由有机碘对比剂、二碘化合物发展成三碘化合物,三碘对比剂毒性低、浓度高。造影技术亦由逆行肾盂造影发展到静脉尿路造影、大剂量静脉尿路造影等,同时配合做肾动脉造影,使泌尿系统的检查范围进一步扩大。

11. 心脏及脑血管造影因合成了各种浓度高、毒性低的有机碘对比剂,同时快速换片机、高压注射器问世,以及利用导管进行造影和摄影技术不断改进,使心脏及血管造影快速发展,现已开展了选择性和超选择性的血管造影。

思考题

1. 何为X线造影检查?
2. 碘对比剂不良反应的临床表现和处理措施。
3. 对比剂外渗的处理措施。
4. 举例说明常用对比剂的临床应用
5. 叙述对比剂的引入途径。
6. 静脉肾盂造影的摄影技术和注意事项。
7. 简述子宫输卵管造影检查技术的摄影技术。
8. 简述钡剂灌肠的适应证和禁忌证。
9. 简述DSA血管造影的适应证和禁忌证。

扫一扫,测一测

第六章　X线影像质量管理及控制

学习目标

1. 掌握:X线影像质量评价方法及应用;X线影像的质量控制方法。
2. 熟悉:影像质量管理的基本概念。
3. 了解:影像质量管理的发展;模拟X线影像与数字X线影像质量评价的异同;X线设备、影像显示及打印的质量控制方法。

第一节　影像质量管理概述

一、影像质量管理发展简介

1973年《北美放射学杂志》报道了美国尘肺检查有40%的影像照片不符合诊断要求,这一报道震撼了美国职业安全与保健协会。为此,1979年和1980年美国弗吉尼亚州影像放射学界人士召开了放射诊断及核医学的质量保证程序认定会议,确定了影像质量管理体制。1980年10月WHO在慕尼黑召开了放射诊断的质量保证研讨会,并于1982年出版了《放射诊断的质量保证》,向世界各国推荐放射诊断质量保证方案,成为影像技术发展的重要推动力。

我国医学影像质量管理活动起步较晚。1987年人民卫生出版社出版了WHO《放射诊断的质量保证》的中文译本。1988年我国第一个放射质量控制中心在浙江省建立;与此同时,国家卫生标准技术委员会放射卫生防护分会提出了制订包括医用诊断X线摄影技术质量保证、医用诊断X线透视质量保证、医用诊断X线特殊检查质量保证为内容的"医用放射诊断质量保证标准"的计划。卫生部于1993年、1995年分别颁布了《医用X线诊断放射卫生防护及影像质量保证管理规定》《大型医用设备配置与应用管理暂行办法》等法规,并宣传、推广影像质量保证和质量控制的计划和实施方法,对我国影像质量管理工作的发展起到了促进作用。

二、影像质量管理的基本概念

(一)国际标准化组织管理理念

1. 质量管理原则　成功的质量管理需要系统管理和透明式管理。质量管理的原则是:①以被检者为中心;②领导作用;③全员参与;④过程方法;⑤管理的系统方法;⑥持续改进;⑦基于事实的决策方法;⑧互利的原则。

2. 质量管理体系基本原理　主要包括:①方法原理;②过程方法原理,即管理体系将输入转化为输出的活动过程方法原理;③最高管理者在质量管理体系中的作用原理;④管理文件工作原理;⑤质量管理体系评价原理;⑥持续改进原理;⑦统计技术作用原理。

3. 质量管理体系的要求　主要包括：①识别质量管理体系所需要的过程；②确定这些过程的顺序和相互作用；③确保这些过程有效运作和对这些过程的监控；④监控和分析这些过程，并实施必要的措施，以实现规划的良好结果和持续改进。

（二）质量与质量管理

质量是指产品的特性及满足顾客和其他相关方面要求应具备的性质。对放射诊断来说，质量就是指影像本身或该项检查固有的能满足临床诊断目的的性质。管理是指导和控制各组织的相互协调活动，即制订计划及完成计划所进行的一切活动的总和。

质量管理（quality management，QM）是指制订质量计划，并为实现该计划所开展的一切活动的总和。它包括质量保证（quality assurance，QA）和质量控制（quality control，QC）一切活动的全部过程，是结合现代质量管理理念与方法形成的理念、精神、质量标准、价值及行为准则，是一种质量文化。

（三）全面质量管理

所谓全面质量管理（total quality management，TQM），就是为了最经济地生产、销售令用户充分满意的合乎质量标准的产品，将企业内所有部门为质量开发、质量保证、质量改进所付出的努力统一、协调起来，从而能达到效果的组织管理活动。

对于医学影像质量管理，包括下面几个方面的组织协调活动：①以低的辐射剂量获得好的影像质量；②充分满足临床诊断需要的符合质量标准的照片影像；③引进高质量的成像设备；④影像学科全员参与并共同努力开展 QA、QC 活动。全面质量管理的重要意义在于树立全员的质量意识，明确影像质量既是影像学科全员的存在价值，又是被检者的期望。质量等于用户（被检者）的利益，其结果是质量提高，本部门的利益也会得到提高和发展。

三、质量管理活动的程序

质量管理活动程序分为正常管理程序和出现问题时的管理程序两种。

（一）正常管理程序

一个医学影像学科的正常管理程序，可利用美国管理学家 Deming 提出的计划（plan）、实施（do）、检查（check）和总结（action）的循环程序来进行，简称 PDCA 循环程序。

1. 计划　包括工作目标、人员分工、成像设备和材料的购置计划，技术路线、方法等 QA、QC 管理活动。制订计划时，注意可行性、科学性、稳定性和严肃性。

2. 实施　按计划实施的条件是：①人员分工明确、具体；②各类人员的职责明确，上下级关系明确；③制订合理可行的规章制度，使全体人员有章可循；④各类人员配置合理，有明确的时效性；⑤各类人员有良好的职业道德。最好的实施是通过一段运行后形成惯性运行。

3. 检查　这一个程序是保证计划能否健康实施的关键，主要工作是利用客观的物理评价与统计手段，将实施结果与计划进行对比，了解情况，发现问题并及时解决。

4. 总结　当计划实施完毕时，应根据提供的一切技术资料、数据、图表等反应出的基本情况进行总结，肯定成绩，找出存在的关键问题，对全员进行利益兑现。找出的问题暂时解决不了的，可转到下一次 PDCA 循环程序中。

这样的程序循环，每循环一次就向一个新的水平迈进一步，上一次 PDCA 是下一次的依据，从而达到全面质量管理。

（二）出现问题时的管理程序

管理活动中一旦发现问题，就必须迅速作出反应，及时解决。但解决问题也有相应的管理程序。

1. 分析问题的原因　按专业组划分的 QC 小组到现场分析应有状态（或称标准状态）与现状之间的差别，然后分析出现问题的原因，通过集体讨论，确定是设备问题还是技术方法、材料、操作人员出现的问题。分析时注意客观数据资料，从各个角度进行分析，防止先入为主。

2. 制订对策　根据找出的问题分析出现问题的原因，提出对策即解决问题的方案，制订方案的实施计划书，终止以前的做法并按新对策实施。

3. 确认效果进行总结　在实施新方案取得良好效果时，要对效果进行确认，并取得上级主管部门的理解和支持。为防止质量效果的退化，进一步明确责任人、技术方法、注意点、操作要点，将取得的

良好效果稳定下来，形成惯性运行。总结完毕，要写成书面的QC活动报告书。若问题未得到全面解决，不应放弃，可以写出阶段性报告，以便成为进行下一次QC活动的出发点。

知识链接

质量管理的必要性

1. 规范技术操作、提升影像学检查质量　规范化技术操作以医学影像达到一定临床质量标准为目的，根据现有设备和仪器条件规定相应的操作规范及检查方法，提高疾病的诊断率，减少漏、误诊，使医学影像工作者在医疗实践中做到有章可循，减少医疗纠纷的发生。

2. 降低电离辐射对人体的危害　被检者在接受X线检查时会受到不同程度的X线照射。与20世纪80年代相比，现在放射学检查平均剂量已由当年的0.54mSv增加到3.2mSv，医用电离辐射已成为人体接受辐射照射的主要来源。英国癌症研究中心与牛津大学科学家对15个工业国家的统计数据分析研究后发现，每年诊断出的癌症病例中有0.6%是由X线检查所致。在德国，1.5%癌症患者是由X线导致的；在X线和CT检查更为普遍的日本，这个数据是3.2%。因此，对影像检查实施质量管理的目的之一就是尽可能以最小的曝光剂量获得满足临床诊断要求的影像，最大限度地减少电离辐射对人体的危害。

3. 保障设备正常运转，发挥设备最大效能　目前，X线检查项目有50多种，设备的数量与机型种类也越来越多，其质量的优劣是影响影像质量和被检者受照剂量的重要因素，关系到整个医院是否能正常运转。

4. 提升影像学检查质量，保证对疾病的正确诊断　设备的成像参数设置、扫描方式的多样化决定了医学影像成像的复杂性。进行医学成像的质量控制，建立一套系统的质控标准，是保证医院和被检者共同受益的重要手段。

第二节　X线影像质量评价

医学成像系统是一个复杂的系统，从信号（X线）输入到最后医生观察解释的影像输出，整个过程涉及许多物理过程。只有所有的过程都确保影像信号准确地从输入端传到输出端，才能获得高质量的影像。总结起来，主要的评价方法可分为主观评价法和客观评价法，以及两者相结合的综合评价法。

一、主观评价法

影像质量的主观评价即依靠观察者（评价者）的主观判断进行的评价。其评价结果受观察者的因素影响，不同的观察者得到的结果可能不尽相同，甚至差别迥异，因而是不全面的。自20世纪早期开始国内外有关学者曾做了大量研究工作，其研究的成果主要可分为以下类型：

1. 分辨力评价法　是指以人的视觉感觉到的能分辨清楚的影像细节来评价影像质量的方法，其单位是每毫米中能分辨清楚的线对数，单位记作LP/mm。其特点是以人的视觉能分辨的影像细节评价影像质量，优点是简便易行、操作方便，缺点是因人而异、不够全面。

2. ROC曲线法　ROC（receiver operating characteristic curve）一般译为受试者操作特性曲线，是以通信工程学中信号检出理论（signal detection theory，SDT）为基础，以心理临床评价的受试者操作特性曲线解析和数理统计处理为手段的一种评价方法。现在已得到国内外医学影像研究工作者的认可，应用广泛，被认为是影像检查技术和诊断方法的对照研究标准方法和最广泛的统计方法。

二、客观评价法

主观评价法简单易行，但其易因观察者因素而变，不够稳定全面，研究人员开始使用构成影像的一些物理属性评价影像质量，出现了影像质量的客观评价。所谓客观评价，就是用测定构成影像的一些物理属性（参数）评价影像质量的方法。

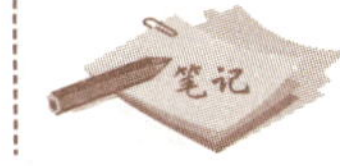

1. 调制传递函数评价法　调制传递函数（modulation transfer function，MTF）是从光学传递函数

(optical transfer function, OTF)发展而来，并借用了无线电通信中"调制"的概念。MTF 是描述成像系统分辨力(空间分辨力、锐利度)特性的重要参量，它把输入对比度与输出对比度联系起来，MTF 是空间频率的函数。

2. 噪声评价法 均方根值(root mean square, RMS)和维纳频谱(wiener spectrum, WS)是描述 X 线照片斑点(噪声)特征的物理量。RMS 是统计学中描述"统计涨落"的物理量，即标准差，是描述不同屏-片组合系统斑点(噪声)大小的物理参量。WS 也称噪声功率谱(noise power spectrum, NPS)，它描述 X 线影像中噪声能量随空间频率变化的特性，因而表示了噪声和空间分辨力的关系。

3. 噪声等价量子数和量子检出效率评价法 噪声等价量子数(noise equivalent quanta, NEQ)和量子检出效率(detective quantum efficiency, DQE)是 20 世纪 60 年代用于评价天体物理摄影系统成像质量的物理量，70 年代进入医学影像领域，是对系统整体性能进行量化评价的基本方法。它们比较成像设备输出侧的信噪比(signal-noise ratio, SNR)和输入侧的信噪比。DQE 能提供关于系统将输入 X 线信号转换成有用的输出信号的效率，还有关于增加的噪声的测量，并考虑到系统的输入/输出特性，甚至包括在图像采集过程中产生的模糊(失锐)。DQE 是不同探测器之间性能比较的金标准。此外，还有信噪比和特性曲线等。

三、综合评价

综合评价法是以诊断要求为依据，用物理参量作为客观评价手段，再以成像的技术条件作为保证，三者有机结合，而且注意尽量减少被检者受检剂量的综合评价影像质量方法。

常规影像综合质量评价标准包括影像显示标准、画面质量标准、参考剂量水平、成像技术参数、影像密度范围等。

1. 影像显示标准 是指在照片影像上能显示特别重要的解剖结构和细节，并用可见程度来表征其性质。可见程度可分为隐约可见、可见、清晰可见三级。这取决于正确的体位设计、被检者配合和成像系统的技术性能。

2. 画面质量标准 画面美观，体位设计标准，摄影标志齐全，用片尺寸合理、分格规范，照射野大小合适，照片无污染、无划痕等。

3. 参考剂量水平(dose reference level, DRL) 是放射学中被检者辐射剂量管理的实用工具。国际辐射防护委员会(ICRP)引入了参考剂量水平的概念，此水平为一种调查水平，以一个易于测量的量来表示，通常为在体模或参考人群表面上的空气内或组织等效材料内的吸收剂量。如果被检者辐射剂量持续高于 DRL，则应采取必要的 QA、QC 措施，以降低被检者剂量。表 6-2-1 是不同组织机构发布的 DRL 数值。

表 6-2-1 不同组织机构发布的参考剂量水平

检查	IAEA	EC	IPEM	MRPB	AAPM
胸部后前位	0.4	0.3	0.3	0.2	0.25
胸部侧位	1.5	1.5	1.5	1	1.5
腹部前后位	10		10	6	4.5
骨盆前后位	10	10	10	4	

4. 技术参数 必需的技术参数要合理组合，具体包括摄影设备、标称焦点、管电压、总滤过、滤线栅性能、摄影距离、照射野控制、曝光时间、防护屏蔽等。

标准影像必须遵守下列一般原则：影像能满足诊断学要求；影像标注完整、无误；无技术操作缺陷；用片尺寸合理、分格规范，照射野大小适当；影像整体布局美观，无影像变形；检查部位外的防护；密度值控制在 0.25~2.0 之间。

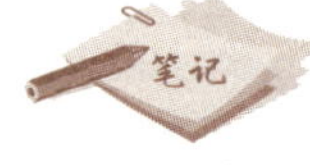

在影像质量标准的讨论中，对照片上不同的摄影部位规定了不同的密度范围(表 6-2-2)。值得注意的是，不同的诊断医师对影像密度有不同的评价要求。

表 6-2-2　不同摄影部位的影像密度

解剖部位	影像密度	解剖部位	影像密度
肺野第2前肋间	1.70±0.05	软组织	1.7~1.8
肺门	0.75±0.05	关节腔	0.9~1.1
肺周边部	0.65±0.05	股骨皮质	0.4~0.5
心影部	0.40±0.02	髌股重叠区	0.4~0.5
膈下部(肝区)	0.35±0.02	胫骨上段中点	0.55~0.65

5. 环境因素　常规影像照片是一种黑白负片，必须借助X线观片灯，通过透射光将照片的光密度分布转换为光的空间强度分布，形成视觉可见影像。因此，观片室环境与观片灯性能也要列入质量管理。数字成像是用电子显示设备进行图像观察的，显示设备的亮度、表面反射等会影响诊断，对环境要求也很严格。

四、模拟成像与数字成像质量评价的异同

模拟成像包括屏-片组合和影像增强器电视系统，数字成像包括CR、DR、DSA及CT和MRI等。本节所介绍的成像质量评价主要指屏-片组合与CR和DR的异同。

（一）主观评价结果的异同

1. 分辨力评价结果　胶片感光乳剂层卤化银感光颗粒的尺寸为1~2μm，用于X线摄影的胶片分辨力为30LP/mm左右。X线胶片往往与增感屏组合使用，高分辨力增感屏的分辨力为15LP/mm左右，普通增感屏的分辨力为5.0LP/mm左右，一般应用的屏-片组合成像的分辨力为5.0~7.0LP/mm。CR和DR成像像素值受技术水平的限制，一般在100~150μm，成像的分辨力为3~5LP/mm。从成像的分辨力角度看，CR和DR是低于屏-片组合的。

2. ROC曲线评价异同　屏-片组合成像的技术参数确定后，若视读条件相同，所测试的ROC曲线的面积等参数值是不变的，而CR和DR的ROC曲线的特性值却受CR和DR后处理参数的影响而改变。也就是说，当成像技术条件确定后，通过图像后处理可以得到多条ROC曲线。

（二）客观评价结果的异同

1. γ值测定的异同　对屏-片组合来说，当屏-片组合确定后，在相同测试条件下获得的特性曲线是不变的。而对CR和DR成像系统，在曝光后可以通过后处理中旋转量(GA)的变化来改变γ值的大小，GA增大可以增加影像对比度，GA减小可以减小影像对比度。这就是说，CR和DR成像系统比屏-片组合具有更好的选择性。

2. MTF测试的异同　测试成像系统的MTF有两个条件，一是成像系统必须是线性的，二是成像系统必须具有位移不变性。对屏-片组合而言，由于其特性曲线仅有直线部分是线性的，而CR和DR成像系统的数字特性曲线完全是线性的，显然这一点CR和DR比屏-片系统好；从成像位置的不变性来看，由于屏-片组合成像时影像上的密度值是连续的，骨形成的影像信号的位置是固定不变的，而CR和DR成像系统所形成的数字影像是离散数字，在这一点上不如屏-片系统好。但是由于CR和DR的后处理功能，其测得的MTF值比屏-片系统好。

3. WS测试的异同　屏-片组合形成影像上的噪声因素仅有3个：①X线量子噪声；②增感屏结构噪声；③胶片的颗粒状性。而形成数字影像的噪声因素多，以CR成像系统为例，就有6个：①X线量子噪声；②A/D转换量子噪声；③IP的结构噪声；④读取时的结构噪声(激光扫描造成)；⑤显示或记录系统的噪声(激光打印设备或显像噪声)；⑥胶片的噪声。显然，测试噪声频率特性WS时测定CR和DR的困难大，而且测定的WS值还受后处理影响，而对屏-片组合而言就无此现象。

从总体上看，数字影像要比屏-片组合成像优越性多，特别是从满足临床需要上看，数字影像的优点更多。如一次曝光后，通过后处理技术可以得到不同对比度和感兴趣区的数字影像。但需注意的是，应用后处理技术时要把握好选用的后处理参数，否则会使所获得的影像噪声增加，使成像系统输出信息量减小。

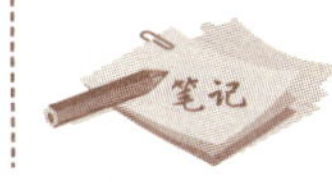

第三节　X线影像质量控制

一、X线设备的质量控制

（一）数字X线摄影系统的计量性能及要求

数字X线摄影系统计量性能检测目的是进行性能的检查和影像质量的保持。主要体现在对以下几项技术指标的检测上：

1. 辐射输出的空气比释动能　是指不带电电离粒子在质量为 *dm* 的某种物质中释放出来的全部带电粒子的初始动能总和 *dEtr* 除以 *dm*。在检定条件下，单次曝光辐射输出的空气比释动能应不大于10.0mGy。

2. 辐射输出的重复性　X线管电压、管电流选定后，照射6次，辐射输出的重复性应不大于5.0%。

3. 辐射输出的质　当管电压70kV时，半价层应不小于2.1mmAl。

4. 空间分辨力　是指在数字图像中高对比度的条件下能分辨出相邻两个物体的能力。要求在管电压50kV、5mAs或在最低自动模式条件下曝光，对于CR不低于18LP/cm；对于电荷耦合器件（CCD）探测器的DR不低于20LP/cm，对于平板探测器（FPD）的DR不低于25LP/cm。

5. 低对比度分辨力　是指在数字图像中低对比度的条件下能分辨两种以上组织微小的密度差异的能力。要求在管电压70kV、12.5mAs条件下应能分辨模体（DIGI-13）1.2%。

6. 动态范围　是指在数字图像中一次曝光所获得的信息量的范围，体现图像的动态范围。要求对CR在不使用滤线器条件下，用常规SID，选择管电压70kV、20mAs或适当管电压，自动曝光模式下，可分辨阶层数应大于40；对DR在使用滤线器条件下，用常规SID，选择管电压70kV、20mAs或适当管电压，自动曝光模式下，可分辨阶层数应大于50。

7. 伪影　是指由于曝光条件选择不当等原因产生的正常影像以外的显影。在常规工作条件下，应影像均匀、无伪影。

8. X线管的电压　在工作范围内，X线管电压值的误差不超过±10.0%。

（二）检测用设备

1. 剂量计　必须是积分型电离室或半导体型的剂量计，剂量有效量程上限应不小于10Gy，下限应不大于1Gy。其校正因子扩展不确定度不大于5.0%。

2. 半价层测量仪　其铝片的纯度应大于99.5%，厚度误差不超过±0.05mm。

3. 空间分辨力测试卡　铅当量为0.1mmPb，最大有效线对应不小于50LP/cm。

4. 密度分辨力模体　应符合AAPM和IEC的相关技术要求。

5. 灰阶等级模块　其材料吸收系数值应达到相关技术要求，灰阶层数应不低于100级，厚度误差不超过±0.02mm。

6. 均匀模块　铝模的纯度应大于99.5%，厚度误差不超过±0.1mm。

7. 非介入式电压表　其相对误差小于±2.0%。

（三）检测方法

1. 辐射输出的空气比释动能

（1）将剂量仪电离室置于照射野的中心，电离室中心轴与射线束垂直，SID为100cm，在正常过滤条件下选最大照射野，选X线管电压70kV、20mAs。

（2）在上述条件下曝光，连续测量3次，取其平均值，按下式计算空气比释动能，单位为mGy。

$$K=M\cdot K_{TP}\cdot N_K$$

式中，M 为剂量计3次测量的平均值，K_{TP} 为电离室型探测器温度、气压密度修正，N_K 为电离室或半导体探测器空气比释动能的校准因子。

2. 辐射输出的重复性

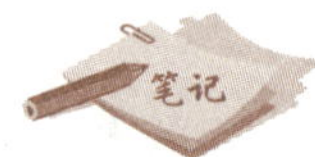

（1）在摄片方式工作时，将X线管电压调至70kV、20mAs或X线管电流调至最大管电流的50%。

（2）用积分式剂量计，在非减弱辐射束下将剂量仪电离室置于照射野的中心，在正常过滤条件下，选最大照射野，电离室的中心轴与射线束垂直，SID 为 100cm，连续测量 n 次（$n \geqslant 6$），重复性用下式计算。

$$V = \frac{1}{\overline{K}} \sqrt{\frac{\sum_{i=1}^{n} (Ki - \overline{K})^2}{n-1}} \times 100\%$$

式中，Ki 为空气比释动能测量值，$\overline{K}$ 为空气比释动能测量值的平均值。

3. 辐射输出的质　将剂量仪的电离室置于 X 线照射野的中心，在标准过滤条件下选最大的照射野，电离室的中心轴与射线束垂直，SID 为 100cm，将 X 线管电压调至 70kV、20mAs。用半价层测量仪直接进行测量。

4. 空间分辨力　将分辨力测试卡放置于影像探测器输入端，并处在照射野的中心位置，在管电压 50kV、5mAs 或在自动模式条件下曝光，调整窗宽窗位使影像最佳，直接读取可分辨的线对值。

5. 密度分辨力　将密度分辨力测试模体放置在影像探测器输入端，并处在照射野的中心位置，在管电压 70kV、12.5mAs 条件下曝光，调窗宽窗位最佳，应能分辨模体（DIGI-13）1.2%。

6. 动态范围　选择管电压 70kV、20mAs 或适当管电压，自动曝光模式下，对阶梯模块进行成像，调整窗宽窗位最佳，在影像上直接读出可分辨的阶层数。

7. 伪影

（1）对 CR 选不同规格常用的 IP 进行检测，检测前应对 IP 进行一次彻底擦除处理：①在不曝光条件下扫描成像，在常用的窗宽和窗位下进行调整、观察，不应有伪影。②在观片灯箱上观察或在显示器上观察原始影像，照片或影像全野应清晰、均匀一致，无伪影。如果超过 2 块 IP 影像上发现有不均匀一致或伪影，应对所有 IP 进行该项检测和评价。

（2）对 DR 用均匀模块，选择常用 SID 和 70kV、20mAs 自动曝光成像，不应有伪影。

8. X 线管电压　将非介入式电压表的探测器置于 X 线照射野中心，射线束轴与探测器截面垂直。选择 70kV 或其他常用的电压值，每点至少重复测量 3 次，取其平均值，用相对偏差 Ev 表示电压的准确度。

（四）检测结果的处理

医用数字 X 线摄影系统检测结果应满足国家医用数字 X 线摄影系统检定规程相关要求，合格的发给检定证书，不合格的发给检定结果通知书。检定周期一般不超过 1 年。经调试、修理后的医用数字 X 线摄影系统必须重新检定。

二、X 线影像的质量控制

中华医学会影像技术学会借鉴欧共体影像综合评价标准，制订了我国的 X 线影像综合评价的标准《常规 X 线影像质量标准（草案）》。

（一）影像质量标准

医学影像质量控制标准制订的目的是以最低辐射剂量、最好影像质量为临床诊断提供可供信赖的医学影像信息。它由医学影像检查成像过程的最优化来实现。该标准以成像过程最优化中的三条主线给出影像质量评价标准：①以诊断学要求为依据；②以能满足诊断学要求的技术条件为保证；③同时充分考虑减少影像检查的辐射剂量。

（二）影像质量控制

1. 诊断学标准

（1）影像显示标准：是指在照片影像上能显示特别重要的解剖结构和细节，并用可见程度来表征其性质。可见度可分 3 级：①隐约可见，是指解剖学结构可探知，但细节未显示，只特征可见；②可见，是指解剖学结构的细节可见，但不能清晰辨认，即细节显示清晰；③清晰可见，是指解剖学结构的细节能清晰辨认，即细节清晰。以上规定的解剖学结构和细节能在照片影像上看到，从而有助于作出准确的诊断。这取决于正确的体位设计、被检者的配合以及成像系统的技术性能。

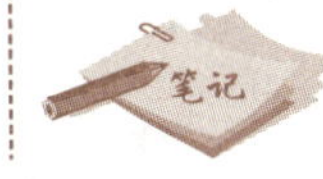

（2）重要的影像细节：这些标准为在照片影像上应显示的重要解剖学细节提供了最小尺寸的定量信息，这些细节也许是病理性的。

2. 体位显示标准 该标准以相应的摄影位置的体位显示标准为依据。

3. 成像技术标准 该标准给出成像技术标准的合理组合。

4. 受检者剂量标准 该标准提供在各种摄影类型的标准体型下被检者体表入射剂量的参考值。

5. 照片影像上解剖点的密度标准范围 本标准设定的不同部位特点解剖点的密度范围可作为定量评价照片影像质量标准的参考值。

（三）标准影像必须遵循的一般规则

规则适用于人体各部位影像质量的评价，即：①影像显示能满足诊断学要求；②影像注释完整、无误；③无任何技术操作缺陷；④用片尺寸合理，分隔规范，照射野控制适当；⑤整体布局美观，无影像诊断的变形；⑥对检查部位之外的辐射敏感组织和器官应尽量加以屏蔽；⑦影像呈现的诊断密度范围应控制在0.25~2.0之间。

三、影像显示的质量控制

（一）X线检查数字图像共享软阅读环境要求

1. 图像阅读工作站

（1）具备Dicom 3.0格式的数字图像阅读及后处理功能。

（2）具备数字图像与显示器1∶1匹配显示功能。

（3）显卡灰阶输出大于10bit。

（4）具备CD-R阅读驱动器。

2. 诊断室照度小于100lx，显示器表面无直射光。

（二）X线检查硬拷贝图像共享观察条件要求

1. 医学影像X线检查图像是指合格及以上质量的医学影像X线检查图像。

2. X线摄影图像及造影图像应有受检者基本信息、检查时间、体位。

3. X线摄影图像硬拷贝尺寸应接近真实大小。

4. 观片灯箱的亮度大于或等于2 000cd/m^2。

5. 观片灯光源颜色为白色（含色温大于6 500k以上的光源），并且具有良好的均匀性。

四、影像打印的质量控制

影像打印的质量控制是保障医学影像诊断一致性的重要前提，影响胶片影像质量的环节因素主要包括主机设备的图像信号质量和打印介质转换的化学特性、介质存储条件等。

干式打印机作为主流的胶片打印设备，其影像打印的质量标准为：①干式打印机应能提供12bit灰阶能力，即能打印12bit图像数据，以满足新型主机设备的影像输出要求；②干式打印机应能提供胶片边缘的打印，即不可在胶片的两边留下白边，且打印后的干式胶片在灯箱上受热后不应卷曲；③干式打印机胶片应具有良好的存档特性，即在美国标准协会推荐的储存条件下保存100年；④干式打印机应能连接输出信号符合DICOM3.0标准的主机；⑤干式打印机应具有强大的联网能力，即能和其他胶片打印机组成打印机阵列互相支援，或能连接到医疗影像PACS网络系统上；⑥干式打印机胶片的最低密度为0.2~0.22，最高密度为2.8~3.2。

胶片打印机的技术指标：①分辨力（dpi），是指单位面积内像素的多少，也就是显示精度，目前国际上按1英寸面积内的像素多少计算；②片速，即打印胶片的速度，一般以14英寸×17英寸胶片为准，单位张/h；③像素大小，一般以pm为单位；④图像大小，一般用矩阵表示。

【附】

一、成像服务量化评价指标

医学影像成像服务的量化评价包括平均划价预约登记操作时间、平均候检时间、平均检查时间以

及平均阅片报告时间等指标。通过统计分析医学影像信息系统中影像检查工作流程各个节点的数据,可以得到上述评价指标数据。

1. 平均划价预约登记操作时间　是统计受检者在影像科服务窗口完成划价、预约、登记所用时间的平均值,是反映影像科服务窗口服务质量和效率的重要绩效考核评价指标。因检查项目的不同以及登记保管人员计算机操作熟练程度和业务熟悉程度的不同,平均划价预约登记操作时间也有较大不同。该指标可对登记保管员进行量化考核评价时提供参考。

2. 平均候检时间　是统计受检者从进入影像科室预约检查至影像检查开始之间等候时间的平均值,是反映影像科提供影像检查服务能力与效率的重要绩效考核评价指标。通过受检者在服务窗口的预约登记,可以得到受检者的基本信息,包括精确的时间节点数据,这是影像科室医学影像成像服务的开始。实时关注科学管理,积极调控受检者的平均候诊时间,能有效避免受检者候检时间过长导致的临床诊疗效率的下降,促进影像科室的服务流程更加合理,提高受检者满意度。

3. 平均检查时间　是统计受检者进入影像检查机房至影像检查项目结束所用时间的平均值,是反映不同影像成像设备、不同影像检查项目、不同病情的受检者、不同影像技师实施影像检查所需时间的量化评价指标,为影像检查的预约排期和机房分配提供重要的参考依据。同时,该指标还可对影像技师进行量化绩效考核时提供参考。

4. 平均阅片报告时间　是统计影像诊断医师浏览每一位受检者数字影像与临床资料,进行分析判断并完成报告书写、报告审核、电子签名认证签发报告所用时间的平均值,是反映不同影像检查项目、不同病情的受检者、不同影像诊断医师阅片报告所需时间的量化评价指标,也是反映影像科提供影像检查服务能力与效率的重要绩效考核评价指标。该指标可对影像诊断医师进行量化绩效考核时提供参考。

二、胸部正位的影像质量标准

根据影像质量综合评价要求,将综合评价分数按视读评价、物理评价、技术评价及入射剂量评价进行分配。其中,视读标准 70 分,物理标准 30 分,技术标准 50 分,入射剂量标准 50 分,总计 200 分。

1. 视读评价　分配分数 70 分,评价内容包括诊断学划区和诊断学要求。

诊断学划区把整个胸部影像按解剖结构划分为肺野区和纵隔区两个区域。肺野区又分为肺纹理末梢侧和纵隔侧,纵隔区又分为气管、气管分叉和心膈重叠部三个区域。

诊断学要求包括肺门影像细节可见,左心影内可辨肺纹理,肩胛骨投影肺野以外,两侧胸锁关节对称,标志正确,画面美观,光学密度适宜,影像对比度协调及层次丰富。光学密度评价要求:第 2 肋间最高密度 1.7,肺门中密度 0.75,肺周边中密度 0.65,心影低密度 0.4,膈下最低密度 0.35。

具体到各解剖结构的诊断要求与评价标准为:

(1) 两上肺野:清晰可见直径 2mm 末梢血管分支影像;两上肺野外带密度标准 1.7±0.05;分数 15。

(2) 两下肺野分支:清晰可见直径 1mm 末梢血管影像;两下肺野外带密度标准 1.13±0.05;分数 15。

(3) 左上肺动脉:清晰可见直径 5mm 血管影像;密度标准 1.13±0.04;分数 8。

(4) 右下肺动脉:清晰可见直径 5mm 血管影像;密度标准 0.98±0.02;分数 8。

(5) 气管:重点评价低密度区、低对比影像的分辨力;气管密度标准 0.62±0.03;分数 8。

(6) 左右主支气管:重点评价低密度区中略高密度影像(气管分叉)的分辨力;密度标准 0.44±0.02;分数 8。

(7) 心脏、横膈部重叠区:重点评价高密度区、高对比影像的分辨力;心影密度标准 0.37±0.02,膈下密度标准 0.33±0.02;分数 8。

2. 物理评价　共计 30 分,对比度、锐利度及颗粒度分别为 10 分。光学密度纳入各评价区域定标。

(1) 对比度评价:肺野与肺门密度差为 0.8、气管与纵隔密度差为 0.05、肺野、气管分叉与下纵隔密度差为 1.3、肺野与邻近肋骨密度差为 0.30。

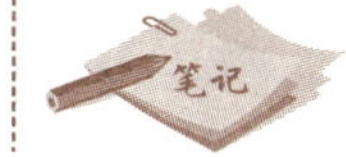

（2）锐利度评价：锁骨及肋骨、心脏、横膈边缘锐利；肺纹理边缘清晰。

（3）颗粒度评价：肩胛骨下方软组织内无噪声斑点影像。

3. 入射剂量评价（表6-3-1）

表6-3-1　标准成人胸部摄影入射剂量平均值

类别	胸厚/cm	身高/cm	体重/kg	一次剂量/mGy	积累量/mGy	评价分数
男性	20	173	67.5	0.117	≤0.5	50
女性	18	162	54.5	0.1	≤0.3	

4. 摄影技术评价　胸部摄影基本保证条件见表6-3-2。

表6-3-2　胸部摄影基本保证条件表

项目	指标	评价分数
管电压	120kV	10
栅比	>10∶1	10
影像载体感度	相对感度400	10
总滤过	>3.0mmAl	10
焦点	≤0.6	10
总计		50

5. 胸部正位影像评价等级和评价分数标准（表6-3-3）

表6-3-3　正位胸片评价等级和评价分数表

	评价部位	标准片	一级片	二级片	废片
1	右上末梢血管追踪	15	12	9	6
2	右下末梢血管分叉	15	12	9	6
3	左上肺动脉分支	8	6	4	2
4	右下肺动脉重叠影	8	6	4	2
5	主气管	8	6	4	2
6	左右主支气管追踪	8	6	4	2
7	心脏横膈重叠影	8	6	4	2
8	对比度	10	8	6	4
9	锐利度	10	8	6	4
10	颗粒度	10	8	6	4
11	密度	纳入1~7评价区域中定标			

三、阅片条件的检测

阅片条件的检测是指检测阅片灯亮度和阅片的环境照度（illuminance in reading room，IRR），使之有利于阅片医师眼睛观察到影像显示出的信号，不至于因阅片条件不符合要求而使影像上已有的信号显示不出来。

1. 阅片灯亮度的检测

（1）检测的依据：根据人眼的生理特点，医师的阅片诊断能力在视觉灵敏度一定范围内随光照度的增加而提高，而且与光强度的对数值成正比。但达到一定数值时，上升速度减慢并趋于饱和；然后光照度再增加，视读能力不但不再上升反而逐渐下降。1995年欧共体组织制订的综合影像质量评价

标准规定：经 X 线照片入射到医师眼中的光强度应保持在 100cd/m^2 左右，换算为照射单位约为 314Lx。

医师阅片对阅片灯的要求是：阅片灯照度是可调的，可调范围在 2 000～6 000Lx。除此之外，阅片灯还应该设有强光灯，以备阅读高密度的照片影像。

（2）检测方法：每天在医师读片前，按照度正确操作，对阅片灯进行检测，当阅片灯亮度低于 2 000Lx 时，应考虑更换；检测阅片灯时还要检测亮度均匀程度，卫生部有关文件标准规定不均匀度为 30%，不均匀度超过 30% 也应考虑更换。

2. 环境照度的检测

（1）检测的依据：外来的光线会降低影像对比度，即影像上已显示的信号有可能因外来光线减低了信号对比度而视读不出来。现在推荐阅片室内的环境照度只有在 50～100Lx 之间才符合要求。这也就是现在提倡的，尽量使用高性能的阅片灯在低环境照度条件下进行阅片的道理。

（2）检测方法：在医师阅片前，对阅片室内环境照度进行检测。如果在 50～100Lx 范围内，则认为合理；如果大于 100Lx，就必须用布帘遮光，减低外来光线强度。

四、数字化影像科工作人员的质量角色和责任

受检者到达影像科后，影像科工作人员如登记保管员、影像技师、影像护士、影像医师等分别依据自身工作角色与岗位职责为受检者服务，以保证影像检查与诊断结果的顺利完成。

1. 登记保管员　在影像科服务窗口工作，其质量角色与职责包括：

（1）在影像检查的划价记账、预约登记、机房分配、预约改期、诊断报告与影像胶片的合并整理、核对与发放；保证受检者与影像检查信息数据的正确性、完整性、唯一性，保证数据信息的质量，保证医疗安全。

（2）认真、细致、耐心地回答受检者咨询的问题，不断提升窗口服务质量。

（3）与影像检查机房的影像技师、影像护士密切沟通，科学、合理、高效地分配影像检查资源，努力保证受检者的平均候检时间能够长期有效控制在医疗机构绩效考核的具体指标之内，提高受检者的满意度。

（4）对于需要受检者补充提交外院历史影像或者需要会诊后才能出具诊断报告的情况，与影像诊断报告室的影像诊断医师密切沟通协调，保证诊断报告及时完成、按时发放。

2. 影像技师　在影像科的影像检查机房工作，按照设备操作规范要求操作影像成像设备，按照影像技术检查规范要求执行影像检查。其质量角色与职责包括：

（1）遵照临床医嘱，遵照设备与影像技术规范，负责受检者的固定与床旁 X 线摄影、CT、MR、全数字乳腺 X 线摄影、骨密度测量、核医学、口腔 X 线摄影等影像检查工作，优选影像技术，优化成像参数，保证影像质量和医疗安全。

（2）负责排版、打印、整理、核对胶片，杜绝差错，保证影像发布的质量。

（3）认真、细致、耐心回答受检者咨询的问题，不断提升影像检查服务质量。

（4）严格遵守影像成像设备的操作规程，认真做好设备的日常质控、保养和维护，努力保证在用的影像成像设备始终处于"完好待用"状态。

3. 影像护士　在影像检查机房工作的影像护士的质量角色与职责包括：

（1）按照医疗器械、高压注射器、监护设备的操作规范要求操作。

（2）按照对比剂、急救抢救药品的用药说明使用药物。

（3）按照影像技术的增强扫描规范要求设置高压注射器注射参数。

（4）登记记录医用耗材器械、对比剂、抢救药品的数量、生产批号、有效期。

（5）协助影像技师完成增强检查。

（6）检查过程中如出现过敏反应，遵照过敏反应紧急预案，协助医师进行现场抢救工作。

4. 影像诊断医师　为保证影像诊断质量和医疗安全，影像诊断医师的质量角色与职责包括：

（1）认真、细致、耐心回答受检者咨询的问题，提升影像诊断服务质量。

（2）在影像诊断报告的书写、审核中，结合受检者既往病史以及本次影像检查所要达成的目标；

同时，对比历次医学检查与检验结果；全面、规范，准确地描述影像学表现；诊断意见（印象）与影像学表现（征象）的描述相符合。

（3）根据检查与诊断的要求，可以要求临床医师补充受检者的详细病史。

（4）根据受检者影像的质量，可以要求影像技师重新检查或补充检查。

（5）高年资影像诊断报告审核医师具有召回已审核签发报告的权限，及时管控潜在的医疗风险和差错。

（杨德武）

本章小结

医学影像质量管理遵循管理学的一般模式，突出以病人为中心，以系统的方法学和透明式的管理模式，进行 PDCA 的管理循环。在具体的管理方法中介绍了几种相对简单、常用的管理及分析方法，具体运用中可不必拘泥于此，更应灵活运用，融会贯通。对放射诊断影像质量进行评价时，主观评价法、客观评价法及综合评价法各有其优缺点，要根据具体的情况和实际要求选用合适的评价方法。数字 X 线影像质量控制的内容应结合实际工作内容，从医学影像设备、图像质量、影像显示及打印等四个方面进行质量的管理和控制，加强放射科工作人员的职责落实和监督检查。

思考题

1. 简述医学影像质量管理活动的内容和目标。
2. 简述 X 线影像质量的评价类型和具体方法。
3. 简述模拟成像与数字成像质量评价的异同。
4. 简述 X 线设备质量控制的技术指标。
5. 简述 X 线影像质量控制的目的及标准。
6. 简述数字 X 线图像阅读及观察的环境要求。
7. 以干式打印机为例，简述影像打印质量标准。

扫一扫，测一测

参考文献

[1] 曹厚德. 现代医学影像技术学[M]. 上海:上海科学技术出版社,2016.
[2] 李萌. 医学影像检查技术[M]. 3 版. 北京:人民卫生出版社,2014.
[3] 张晓康. 医学影像成像原理[M]. 3 版. 北京:人民卫生出版社,2014.
[4] 石明国. 放射师临床工作指南[M]. 北京:人民卫生出版社,2013.
[5] 秦维昌. 医学影像技术学——总论卷[M]. 北京:人民卫生出版社,2011.
[6] 余建明. 医学影像技术学——X 线造影检查技术卷[M]. 北京:人民卫生出版社,2011.
[7] 张云亭. 医学影像检查技术学[M]. 3 版. 北京:人民卫生出版社,2010.
[8] 袁聿德. 医学影像检查技术[M]. 2 版. 北京:人民卫生出版社,2009.

中英文名词对照索引